Journal of CLINICAL REHABILITATION BOOKS

高次脳機能障害の
リハビリテーション

編集：武田克彦　三村 將　渡邉 修

Ver.3

医歯薬出版株式会社

This book was originally published in Japanese
under the title of :

KOUJINOUKINOUSHOUGAI-NO RIHABIRITĒSYON BĀJON SURĪ

(Rehabilitation for higher brain dysfunction Ver.3)

Editors:

TAKEDA, Katsuhiko
 Director,
 Bunkyo Cognitive Neuroscience Laboratory

MIMURA, Masaru
 Professor, Department of Neuropsychiatry,
 Keio University School of Medicine

WATANABE, Shū
 Professor, Department of Rehabilitation Medicine,
 The Jikei University Daisan Hospital

© 2018 1st ed

ISHIYAKU PUBLISHERS, INC.
 7-10, Honkomagome 1 chome, Bunkyo-ku,
 Tokyo 113-8612, Japan

～ はじめに ～

　本書「高次脳機能障害のリハビリテーション」の初版は，1995年8月に発行された．わが国で，未だ「高次脳機能障害」という用語が十分に周知されていない時期であった．高次脳機能障害に関する専門書は非常に少ない折に，臨床に活きる実践的な最高レベルのテキストを目指し，当時，第一線で活躍されておられた先生方に執筆をご依頼した．その結果，本書は初版が2002年までに9刷にまで増刷され，さらに2004年には，この間の脳科学の技術的進歩および国際的レベルでの研究成果を鑑み，新たに「高次脳機能障害のリハビリテーション Ver.2」が発行され，同書も12刷まで増刷され幅広く読者の支持をいただいた．

　わが国の高次脳機能障害者支援の動きは，1996年に脳外傷，低酸素脳症等の若年の後天的な知的障害に関する問題が国会で初めて取り上げられたことに端を発した．それは，高次脳機能障害のみならず情緒，行動障害が顕著であるにもかかわらず，身体障害が軽度のために，なんら法律的な救済が得られない若年層の問題を打破するための意見陳述であった．そして患者・家族会の粘り強いロビー活動のなかで，2001年，厚生労働省は高次脳機能障害支援モデル事業を開始し，国内で10の機関を高次脳機能障害支援に関するモデル病院（施設）として選定し，高次脳機能障害に関する実態調査，評価方法，地域支援，就労支援に関する研究を開始した．その結果，2004年4月には診療報酬請求の対象として「高次脳機能障害」が診断名として申告できるようになり，その診断基準も発表された．さらに2006年，障害者自立支援法の実施にあたっては，都道府県の地域生活支援事業のなかに高次脳機能障害支援普及事業が盛り込まれた．このように，この22年は高次脳機能障害者およびその家族にとって，制度面における氷河期を抜けでた意義深い時期であった．本書は，こうしたわが国の高次脳機能障害者支援体制に呼応するように，患者およびご家族のニーズに答えるべく，専門職に対し，高次脳機能障害に関する知識と認知リハビリテーションの治療技術を提供してきたと考えている．

　本書の構成は，まず，「Ⅰ．総論」において高次脳機能障害のリハビリテーションに関する基本的理念が述べられている．「Ⅱ．基本概念と研究の進歩」では，〈症候編〉と〈疾患編〉に分けて，前者では，神経心理学の主軸となる13の症候を網羅し，各病態について詳述されている．後者では，高次脳機能障害の原因となる7つの疾患群の特徴，臨床上，注意すべきポイントがまとめられている．ついで，「Ⅲ．画像診断」では，最新の画像検査技術が，特に高次脳機能障害に焦点をあてて紹介されている．「Ⅳ．リハアプローチの実際」では，前述の高次脳機能障害の代表的な各要素的症候に対するリハビリテーション治療の基本的な考え方と技術が示されている．症例報告では，各執筆者がご苦労された事例の経過が具体的に報告されている．各種の認知リハビリテーションの効果を無作為化比較試験で示すことはなかなか難しいので，こうした症例報告には，大きな意義があると考えている．

　本書「高次脳機能障害のリハビリテーション Ver.3」が，わが国の高次脳機能障害者支援の発展のために，幅広く専門職の座右の書としていただければ幸いである．

2018年11月
編者を代表して　渡邉　修

高次脳機能障害のリハビリテーション Ver.3

編集：武田克彦　三村 將　渡邉 修

I. 総論

2_ 脳の可塑性と高次脳機能障害
……加藤元一郎，三村 將

II. 基本概念と研究の進歩

症候編

10_ 全般性注意障害……先崎 章
19_ 無視症候群—半側空間無視，運動無視……武田克彦　今福一郎
27_ 視空間認知障害……高橋伸佳
33_ 視覚性失認……平山和美
39_ 聴覚性失認—音声・環境音・音楽の認知障害……佐藤正之
47_ 失語症……松田 実
54_ 失読失書—Gerstmann症候群を含む……河村 満
59_ 失行……板東充秋
70_ 記憶障害……藤森秀子　三村 將
80_ 遂行機能障害……田渕 肇
87_ 情動と意欲の障害……生方志浦　上田敬太・他
93_ 病識の低下……渡邉 修
98_ 脳梁離断症候群……東山雄一　田中章景

疾患編

107_ 脳血管障害—もやもや病，脳動静脈奇形等含む……林 竜一郎
117_ 脳外傷……並木 淳
124_ 脳炎・脳症……船山道隆　黒瀬 心
131_ 低酸素脳症……浦上裕子
138_ パーキンソン病と類縁疾患……長谷川一子
151_ 認知症—変性性認知症，血管性認知症等……鈴木由希子　池田 学
156_ てんかん……赤松直樹

CONTENTS

III. 画像診断

166_ MRI, CT……徳丸阿耶　櫻井圭太・他
173_ fMRI……神長達郎
180_ 拡散テンソル解析……妹尾淳史
185_ PET, SPECT……安野史彦

IV. リハアプローチの実際

主な症候の評価法とリハビリテーション・対応の基本

194_ 注意障害のリハビリテーション……豊倉 穣
210_ 無視症候群のリハビリテーション―半側空間無視，運動無視，視空間認知等
　　　……太田久晶　石合純夫
220_ 失認のリハビリテーション―視覚，聴覚……小野内健司　武田克彦
227_ 失語症のリハビリテーション……種村 純
236_ 読み書きのリハビリテーション……春原則子
241_ 失行のリハビリテーション……早川裕子
249_ 記憶障害のリハビリテーション……原 貴敏
258_ 遂行機能障害のリハビリテーション……坂爪一幸
267_ 情動と意欲の障害への対応―うつ，アパシーを含む……岡田和悟　山口修平
273_ 病識の低下への対応……渡邉 修

高次脳機能障害に関するTOPICS

279_ 高次脳機能障害に対する薬物療法……田中 裕
286_ 小児の高次脳機能障害……栗原まな
296_ 自動車運転再開支援……藤田佳男　三村 將
302_ 高次脳機能障害者への就労支援……峯尾 舞
311_ 高次脳機能障害を支える社会制度……今橋久美子
318_ 患者家族会の取り組み……東川悦子

認知リハビリテーション―症例報告

323_ 重度の注意・記憶・遂行機能障害を呈した外傷性脳損傷後のリハビリテーション
　　　―復職に至った一例……青柳陽一郎
327_ 視空間認知障害のリハビリテーション―半側空間無視症例に対する自動車運動適正評価
　　　……岡﨑哲也　加藤徳明・他
330_ 視覚性失認への認知リハビリテーション……橋本圭司　中島恵子

CONTENTS

- 335_ 聴覚性失認および皮質聾のリハビリテーション……進藤美津子
- 340_ 発症6カ月後に職場復帰をはたしたWernicke失語症例に対するリハビリテーション……関 啓子　苅田典生
- 345_ 失読・失書—純粋失読と失読失書のリハビリテーション……綿森淑子　鈴木 勉・他
- 353_ 観念失行，失語症のある患者のリハビリテーション……緒方敦子
- 360_ 脳梁失行に対するリハビリテーション……吉田 瑞　笠井史人
- 364_ 着衣障害患者のリハビリテーション……横山絵里子
- 372_ 展望記憶に関するリハビリテーション……南雲祐美　加藤元一郎・他
- 378_ 前交通動脈瘤破裂くも膜下出血術後記憶障害例に対する認知リハビリテーション—回復期における間隔伸張(SR)法を用いた介入……原 寛美
- 383_ 遂行機能障害の認知リハビリテーション—制御障害への治療介入と改善機序の検討……坂爪一幸　本田哲三
- 388_ Cerebellar cognitive affective syndromeのリハビリテーション—小脳出血後に行為抑制障害，発動性障害，記憶障害が著明であった1例……松元秀次

コラム

- 17_ せん妄の診断と治療……幸田るみ子
- 45_ 音楽療法とメロディック・イントネーション・セラピー……佐藤正之
- 77_ ワーキングメモリー……板東充秋
- 115_ TMS……木村郁夫　安保雅博
- 162_ 遺伝子疾患と高次脳機能……永井知代子
- 178_ 光脳機能イメージング(NIRS)……星 詳子
- 191_ 硬膜下電極……田村健太郎
- 208_ ニューラルネットワーク……福澤一吉
- 235_ 覚醒下手術……鈴木匡子
- 278_ PTSD……深津玲子
- 294_ 成人期発達障害……丹治和世
- 309_ 高次脳機能障害に対する海外での取り組み……小川喜道
- 392_ 小脳と高次脳機能障害……中元ふみ子　武田克彦

巻末付録

- 394_ 高次脳機能障害相談窓口の情報
- 397_ 高次脳機能障害関連学会

398_ 索引

〈執筆者一覧〉

● 編集

武田 克彦	文京認知神経科学研究所
三村 將	慶應義塾大学医学部精神神経科学教室
渡邉 修	東京慈恵会医科大学附属第三病院リハビリテーション科

● 執筆（五十音順）

青柳陽一郎	藤田保健衛生大学医学部リハビリテーション医学Ⅰ講座
赤松 直樹	国際医療福祉大学福岡保健医療学部医学検査学科／医学部　神経内科
安保 雅博	東京慈恵会医科大学リハビリテーション医学講座
池田 学	大阪大学大学院医学系研究科精神医学教室
石合 純夫	札幌医科大学医学部リハビリテーション医学講座
今橋久美子	国立障害者リハビリテーションセンター　高次脳機能障害情報・支援センター
今福 一郎	独立行政法人労働者健康安全機構　横浜労災病院神経内科
上田 敬太	京都大学大学院医学研究科脳病態生理学講座
生方 志浦	京都大学大学院医学研究科脳病態生理学講座
梅田 聡	慶應義塾大学文学部心理学科
浦上 裕子	国立障害者リハビリテーションセンター　病院リハビリテーション部
太田 久晶	札幌医科大学保健医療学部作業療法学科
岡﨑 哲也	特定医療法人財団博愛会　博愛会病院　リハビリテーション科
緒方 敦子	鹿児島大学大学院医歯学総合研究科　運動機能修復学講座リハビリテーション医学
岡田 和悟	大田シルバークリニック
小川 喜道	神奈川工科大学創造工学部　ロボット・メカトロニクス学科
小野内健司	筑波病院神経内科
笠井 史人	昭和大学医学部リハビリテーション医学講座
加藤 徳明	産業医科大学医学部リハビリテーション医学講座
加藤元一郎	慶應義塾大学医学部精神神経科学教室
神長 達郎	帝京大学医学部放射線科
亀山 征史	東京都健康長寿医療センター放射線診断科
河村 満	奥沢病院
苅田 典生	神戸大学医学部附属病院神経内科
木村 郁夫	東京慈恵会医科大学リハビリテーション医学講座
栗原 まな	神奈川県総合リハビリテーションセンター小児科
黒瀬 心	慶應義塾大学医学部精神神経科学教室，足利赤十字病院神経精神科
幸田るみ子	静岡大学学術院　人文社会学領域大学院　人文社会学研究科臨床人間科学専攻
小山 美恵	横浜市立脳卒中・神経脊椎センター　リハビリテーション部
佐伯 覚	産業医科大学医学部リハビリテーション医学講座
坂爪 一幸	早稲田大学教育・総合科学学術院教育心理学教室
櫻井 圭太	帝京大学医学部放射線科

佐藤 正之	三重大学大学院医学系研究科認知症医療学講座
下地 啓五	東京都健康長寿医療センター放射線診断科
進藤美津子	昭和女子大学人間社会学部
鈴木 匡子	東北大学大学院医学系研究科高次機能障害学
鈴木 勉	地域活動支援センターはるえ野
鈴木由希子	大阪大学大学院連合小児発達学研究科行動神経学・神経精神医学寄附講座
関 啓子	三鷹高次脳機能障害研究所
妹尾 淳史	首都大学東京大学院人間健康科学研究科放射線科学域
先崎 章	東京福祉大学社会福祉学部
高橋 伸佳	千葉県立保健医療大学健康科学部　リハビリテーション学科
武田 克彦	編集に同じ
田中 章景	横浜市立大学医学部神経内科学・脳卒中医学
田中 裕	医療法人緑会たなかクリニック
種村 純	川崎医療福祉大学医療技術学部感覚矯正学科
田渕 肇	慶應義塾大学医学部精神神経科学教室
田村健太郎	奈良県立医科大学脳神経外科
丹治 和世	山形県立こころの医療センター精神科
津田 哲也	県立広島大学保健福祉学部　コミュニケーション障害学科
德丸 阿耶	東京都健康長寿医療センター放射線診断科
豊倉 穣	東海大学医学部付属大磯病院リハビリテーション科
永井知代子	帝京平成大学健康メディカル学部言語聴覚学科
中島 恵子	帝京平成大学大学院臨床心理学研究科
中元ふみ子	東京逓信病院神経内科
南雲 祐美	元東京都リハビリテーション病院　リハビリテーション部心理科
並木 淳	国家公務員共済組合連合会立川病院救急科
橋本 圭司	はしもとクリニック経堂
長谷川一子	国立病院機構相模原病院神経内科
早川 裕子	横浜市立脳卒中・神経脊椎センター　リハビリテーション部
林 竜一郎	横浜市立市民病院神経内科
原 貴敏	東京慈恵会医科大学附属第三病院　リハビリテーション科
原 寛美	桔梗ヶ原病院高次脳機能リハビリテーションセンター
春原 則子	目白大学保健医療学部言語聴覚学科

板東　充秋	ばんどう　みつあき	東京都立神経病院脳神経内科
東川　悦子	ひがしかわ　えつこ	元 NPO 法人日本脳外傷友の会
東川　麻里	ひがしかわ　まり	北里大学医療衛生学部リハビリテーション学科言語聴覚療法学専攻
東山　雄一	ひがしやま　ゆういち	横浜市立大学医学部神経内科学・脳卒中医学
平山　和美	ひらやま　かずみ	山形県立保健医療大学作業療法学科
深津　玲子	ふかつ　れいこ	国立障害者リハビリテーションセンター学院
福澤　一吉	ふくざわ　かずよし	早稲田大学文学学術院文学部心理学コース
藤田　佳男	ふじた　よしお	千葉県立保健医療大学健康科学部リハビリテーション学科　作業療法学専攻
藤森　秀子	ふじもり　ひでこ	横浜市立脳卒中・神経脊椎センターリハビリテーション部
船山　道隆	ふなやま　みちたか	足利赤十字病院神経精神科
星　詳子	ほし　ようこ	浜松医科大学光尖端医学教育研究センターフォトニクス医学研究部　生体医用光学研究室
本田　哲三	ほんだ　てつぞう	飯能靖和病院リハビリテーションセンター
松田　実	まつだ　みのる	清山会医療福祉グループ顧問／いずみの杜診療所
松元　秀次	まつもと　しゅうじ	日本医科大学大学院医学研究科リハビリテーション学分野
峯尾　舞	みねお　まい	北原国際病院リハビリテーション科　就労支援室
三村　將	みむら　まさる	編集に同じ
村井　俊哉	むらい　としや	京都大学大学院医学研究科脳病態生理学講座
安野　史彦	やすの　ふみひこ	国立長寿医療研究センター精神科
山口　修平	やまぐち　しゅうへい	島根大学医学部内科学講座第三
横山絵里子	よこやま　えりこ	秋田県立リハビリテーション・精神医療センターリハビリテーション科
吉田　瑞	よしだ　みずほ	昭和大学医学部リハビリテーション医学講座
渡邉　修	わたなべ　しゅう	編集に同じ
綿森　淑子	わたもり　としこ	広島県立保健福祉大学名誉教授

I

総論

総論

脳の可塑性と高次脳機能障害

はじめに

　認知リハビリテーション（cognitive rehabilitation）ないし認知訓練（cognitive training）は，主に脳損傷に起因する機能障害（impairment）を訓練によって回復に導こうとするリハビリテーション（以下リハ）を指している．認知（cognition）とは，外界や自己身体の情報に注意を向け，それを知覚し理解する能力だけでなく，情報を操作・統合・維持する能力や，能動的に外界に働きかけて行動し，さらに他者と交流する能力まで含んでいる．したがって，これらすべての活動の障害が認知リハの対象となり，その対象領域は極めて多岐にわたる．これらのなかで，近年特に研究が進んでいるのは，全般的注意障害，記憶障害，半側空間無視を含めた視空間障害，遂行機能や行為の障害，および情動障害をターゲットにした領域である．

　認知リハにおいては，まず脳損傷後の神経心理学的障害が同定され，その障害に対する訓練計画が作成され，そしてその効果が検査課題の成績上昇や日常生活上の改善という2つのレベルで判定される．すなわち，まず認知障害のタイプやその重症度が正確に認識され，どのような機能が障害され，あるいは逆に残存しているかを把握することが重要である．次に，どのような訓練方法を用いるかが検討される．この訓練法の選択の際，最も重要なことは，障害された機能はどのような脳内メカニズムに基づいて回復する（可能性がある）のか，認知訓練はどのような回復メカニズムの援助をしようとしているのか，訓練の戦略はどのようなメカニズムをターゲットとして，どのような脳の変化を期待して計画すべきなのかということを考慮することである（図）[1]．

神経系の回復メカニズムについて

　成人の非進行性で獲得性の脳損傷は，損傷後数週間から数カ月で迅速に回復することがあること（rapid recovery），またその後も，数年続き得る緩徐な回復が存在すること（slower recovery）が多くの報告により指摘されている．たとえば，この回復の現象は知覚障害，注意障害，半側空間無視，言語障害，健忘等の高次脳機能障害において示されている．すなわち，なおも予備的ではあるが，認知リハにより，ある状況やある条件においては認知・行動における機能回復が生じることが支持されている[2-4]．

　では，このような回復はどのようにして生じるのであろうか．脳損傷例において障害された神経系の機能が回復するメカニズムには，再建（reestablishment）と再組織化（reorganization）という2つの方法がある．第1の方法である再建ないし復元（restitution）においては，ある障害された機能は，損傷を受ける以前に機能していたのと同じように再構築される．すなわち，機能はまさに復元されることとなる．この再建という考え方の背景には，神経系は体験により変化し得る可塑的なものであり，その構造を復元する可能性を自らのうちに保存しているという考えが存在している．また，この回復はより基本的な行動依存型の回復である．機能回復の第2の考え方は，再組織化ないし再編成である．再組織化では，障害された機能が全く同様の形で取り戻されるのではなく，その機能の実現が別な操作方法へと置き換えられる．この機能回復の方法は，以前とは別の方法や手段，すなわち異なった機能的プロセスやメカニズムを用いて同様な効果が達成されるという意味で，機能の代償（compensation）である．

　通常は，この再建に基づいた回復とより間接的

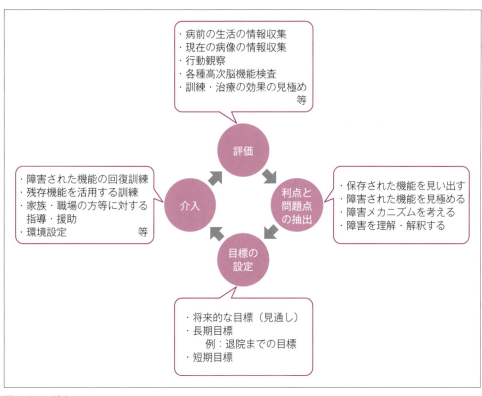

図 リハの流れ

(三村・他, 2010)[1]

な代償過程が組み合わされた形で,機能回復の背景が形成されると考えられている.たとえばKolb (1996)によれば,より小さな損傷の場合は,本来の組織のなかで損傷を免れた部分が利用されることにより行動の再建が生じ,一方,ある機能にとって重要な領域の大部分が取り除かれるような大きな損傷の場合は,他の健常なサーキットに基づいて代償的な適応によって部分的な回復が生じると予想されている[5].また,RobertsonとMurre[6]のコネクショニスト・モデルでも,損傷された神経回路の機能の再建は,相対的に小さな損傷の場合には可能であるが,大きな損傷の場合には,代償過程が回復の背景に存在する可能性が高いことが示唆されている.

(1) 再建(復元)について
①神経生物学的な復元

再建ないし復元が生じることは,成人の中枢神経系には,部分的にではあるが,以前に知られていたよりも大きな可塑性が存在していることを示す所見によっても支持されている.神経生物学的には,シナプス再モデル化(synaptic remodeling)が,この経験に依存した機能の再現には最も重要であるといわれている.この訓練・経験の結果としてシナプスが再モデル化される現象は,樹状突起の分岐(dendrite arborization)の増加により生じる場合もある.このシナプス変化の基本的なメカニズムは,シナプス前ニューロンとシナプス後ニューロンのHebb則に基づいた活動だとされる.すなわち,神経回路を構成するニューロンを結合するシナプス強度の増減は,シナプス前ニューロンと後ニューロンの活動相関によって制御されるという原則に基づいて,神経回路の再結合が行われる.このHebb則に基づいた学習メカニズムは,後述する刺激法の効果の背景にあると考えられている.なお,受傷後数時間から数日の急性期の回復はunmasking,すなわち以前から存在している潜在能力のある神経解剖学的連結に基づいた神経

回路の活性によるものであるという見解もある．また，シナプスの可塑性を実証したいくつかの研究は，可塑性はいつも患者に利益をもたらすとは限らないと報告している．すなわち，ジストニアや幻肢痛のケース等では，広範な皮質の再組織化は不利益な方向に働き，さまざまな症状を生じさせることも知られている．

②神経伝達物質系の変化

いくつかの研究が，神経伝達物質システムに影響を与える薬物により脳損傷後の回復が促進されることを指摘している[7]．たとえば，ノルアドレナリンないしドーパミン作動薬は，脳卒中後うつ病ケースの認知機能の改善に有効であり，また脳損傷後の注意の転導性亢進や動機付けの欠如を改善することが報告されている．また，ドーパミン作動薬には，半側空間無視や全般性注意，言語の流暢性を改善する可能性がある[8]．ただし，症例，または作動薬の量によっては，逆に症状が悪化することもある．さらに，コリン作動性の薬物は，失語例において呼称能力を改善する．筆者らも，コリン作動薬であるドネペジルが言語性ワーキングメモリーの障害に有効であった頭部外傷例を経験している[9]．

③Diaschisis の解除

上述した神経回路の再結合以外の再建メカニズムに，抑制作用の解除がある．この一つに，diaschisis の解除が含まれる．Monakow により提唱されたこの diaschisis という現象は，「局在性の脳損傷部位に隣接していないが，機能的に連結している領域の脳活動の抑制作用」を指す．この「機能的離断 (functional splitting)」は，シナプス活動の局所性の減少であり，遠隔領域への求心性連絡が消失したために生じることが想定されている．この抑制作用が自然にないし訓練によって消失すると，障害以前の正常な機能が回復すると考えられる．近年の diaschisis に関する実証的研究，特に神経画像法を用いた研究では，大脳半球間の diaschisis (transhemispheric diaschisis)，皮質損傷による視床の血流および代謝の低下 (cortico-thalamic diaschisis)，皮質下深部損傷による皮質の diaschisis (cortical diaschisis)，大脳半球の損傷に伴う対側小脳の血流および代謝の低下 (crossed cerebellar diaschisis) 等が知られている．

④競合性抑制（competitive inhibition）の解除

もう一つの抑制作用の解除による再建は，競合性抑制（competitive inhibition）の解除である．競合性抑制ないし抑制性競合（inhibitory competition）とは，損傷された神経回路が，損傷されていない神経回路，特に脳梁を介した対側半球からの抑制性の競合により，さらなる機能喪失に陥るという現象である．このタイプの抑制作用は，いくつかの神経生理学的実験で証明されている．たとえば Wallace らは，ネコの線条皮質の損傷による半側空間無視が，損傷と対側の黒質の破壊で軽快することを示し，これを競合的抑制の減弱によるものと考えている．また，サルにおいても，同様の所見が報告されている．この実験では，まずサルの頭頂葉後部損傷後の随意性眼球運動が損傷側と同側に向かう傾向が示され，次にこの眼球運動の異常が対側半球の頭頂葉後部にさらなる損傷を与えることにより改善されることが観察されている．この競合性抑制というプロセスを取り除くことにより，抑制された神経回路の少なくとも部分的な回復がもたらされる可能性がある．この回復メカニズムを用いた認知リハでは，対側半球の機能を抑制することは，損傷側の活動を増大させることに置き換えられる．

（2）再組織化（代償）について

もう一つの機能回復のメカニズムは，再組織化である．前述したように，この代償的方法では，障害された機能が以前と全く同じような形で取り戻されるのではなく，以前とは別な方法や手段，すなわち異なった機能的プロセスを用いて同様な効果が達成される．この場合，以前の機能は失われ，全く別の行動が出現するわけであり，回復という言葉は本来の意味を逸脱し，むしろ機能的再組織化という言葉がよりふさわしいことになる．このタイプの回復の背景として，大脳局在論は決定的な原則であり，ニューロン間の結合や解剖学的な構造が破壊されたときには，それが支えてきた機能は不可逆的に消失するという考えがある．

機能の再組織化という仮説では，機能が多くの中枢によって制御される可能性を仮定しなければならない．たとえば，一つの機能は，各半球の対称的位置にある中枢や神経系の異なったレベルにある中枢等によっても制御されていると仮定される．そして，それらのうち一つの中枢が損傷を受けた場合には，その中枢と関係をもった他の中枢が，破壊された中枢の活動を引き受けることによって回復が生じると仮定される．いくつかの中枢の役割は，その重要性ないし特殊性に関して異なっている可能性があり，回復における差異を必然的にもたらすこととなる．すなわち，同じ行為が遂行されるとしても，それは損傷が生じる以前とは異なったプロセスによって行われることになる．

なお，回復メカニズムが再建によるものか再組織化によるものかの議論に関連して，左半球損傷後の失語の回復メカニズムについての議論がある．一つの意見では，損傷されていない左半球の残された言語領域の活動が重要であるという．また右半球の機能による代償を重要視する見解もある．筆者らも，失語の回復過程を脳血流量を測定することにより評価し，亜急性期では残存する左半球の活動が，慢性期では右半球の活動が重要であることを示した[10]．前者はより再建に近く，後者は再組織化により近い考え方で捉えられる．

回復メカニズムに基づいた認知リハ

(1) 再建（復元）に基づいた認知リハ
①刺激法

機能の再建を目指す訓練法の中心は，刺激法である．刺激法では，何らかの形で損傷された神経回路に直接刺激が入力され，結果として，上述したHebb則に基づいた神経回路の再結合が生じることが期待される．刺激する方法としては，損傷された神経回路をボトムアップ的に刺激する方法とトップダウン的な刺激法があり，また非特異的な刺激や覚醒度全体を高める方法もある．なお，回復メカニズムにおけるdiaschisisと競合性抑制は，ともに損傷された神経回路に連結する回路内における抑制性の活動であると考えられる．刺激法は，この抑制作用を調節ないしは操作するという効果をもつ場合もある．すなわち損傷半球の賦活は，対側半球の活動性低下を引き起こし，これがdiaschisisや競合性抑制を解除する．

②ボトムアップな刺激による訓練

刺激法は，特に注意障害の訓練に有効とされ，ボトムアップな特異的刺激による訓練の効果が示されている．たとえば，RobertsonとNorth[11-14]は，右半球損傷後の左側空間無視例において，左側外空間における左上肢の使用による訓練を試み，この訓練が左側空間無視を改善させたことを報告している．この訓練では，左手の不使用を警告する装置が使用され，たとえ左麻痺が存在してもこれが不全麻痺なら少しでも動かすことが要求された．この訓練では，左側外空間と左側身体がともに関連する空間処理に関与する右半球内の神経回路の賦活が生じ，これにより損傷された神経結合が補完され，同時に，この右半球の活動性の上昇が左半球から右半球に向かう競合性抑制に打ち勝つと考えられている．この回復に競合性抑制が関与する証拠として，この訓練において両上肢を使用した場合には上記の効果は得られないことも示されている．これは，右半球と同様に左半球も賦活されるため，競合性抑制を取り除くという効果が生じないと説明されている．なお，左手の使用訓練による改善は，日常生活に汎化したという．このような日常生活上の改善の意義は大きい．というのは，1970年代から1980年前半にかけて行われた，ニューヨーク大学のDillerやWeinbergによる半側空間無視に対する視覚探索訓練や視覚性選択性注意の訓練は，日常生活への汎化に乏しかったからである．また，このタイプの訓練の効果は，不全麻痺を生じた上肢に関しても報告されている．Taubら[15]によると，不全麻痺が存在する上肢の使用の促進および非患側の上肢の不使用という訓練を2週間行ったところ，その後の2年間において訓練群に運動機能の有意な改善がみられたという．

③トップダウンな刺激による訓練

再建を促進する興味深い訓練法として，随意性注意が損傷回路にもたらす影響（attentional modulation）に基づいた方法が考案されている[6,16]．注

意は後部脳領域におけるシナプス活動を調節している可能性がある．たとえば，注意を向けることにより，後頭葉のV4受容野の反応が変化することが示されている．この現象は，聴覚野や体性感覚野においても指摘されており，さらに，動物やヒトにおいて注意がシナプスの可塑性を変化させることも示唆されている．以上の注意過程により生じる脳の変化は，認知リハに大きな影響をもつ．すなわち，トップダウンな注意過程が，損傷された神経回路の再結合や修復を促進する可能性が存在するということである．DesimoneとDuncanによれば，視覚認知において位置か形かの選択を行う場合，トップダウン過程によって選択されるテンプレートは，おそらく前頭前野のワーキングメモリーに媒介される神経回路によって引き起こされると考えられている[17]．この注意による制御のメカニズムは，視覚だけでなく，他の知覚や運動，高次認知機能にも及ぶことも示唆されている．すなわち，前頭前野からのトップダウン入力により後部脳の神経回路に選択的な変化が生じることになる．そして，この注意によるテンプレートからの入力は，損傷され不完全となったシナプス結合のパターンの再建に重要な役割をもつ可能性がある．この考え方は，注意過程の統合能力が，脳損傷後の認知障害の全般的改善と強い関連をもっているという所見と一致している．また，経験に依存した脳機能の変化や回復は，刺激によって生じる体験に注意が適切にはらわれているときにのみ生じるという見解にも一致している．

次に，このトップダウン入力による刺激の有効性を示唆する報告を紹介する．Robertsonら[18,19]は，半側空間無視例に対して，自己教示的に自らの覚度（アラートネス）のレベルを周期的に上昇させる訓練を行い，持続性注意のみならず半側空間無視が改善されることを指摘している．すなわち，全般性の注意レベルの上昇が，空間性方向性の注意に影響を与えた．このメカニズムは，半側空間無視の出現に重要な後部脳における空間性定位システムと，持続性注意の維持に重要な右側の前頭葉―頭頂葉システムに関するPosner[20]の仮説に基づいている．この仮説では，空間性定位システムは，右側の前頭葉―頭頂葉システムにより調節されていると想定されており，持続性注意の指標である覚度の変化は，空間における方向性定位に関する注意の変化を引き起こすことになる．認知訓練においては，覚度の上昇をもたらすようなトップダウンな刺激の入力により右前頭葉―頭頂葉システムが賦活され，この活動が方向性注意を担当する後部脳の神経回路の再建を促進する．そしてその結果半側空間無視が改善することになる．Posnerの仮説は，全般性の聴覚性持続性注意障害が半側空間無視の症例の特徴であること，さらには短い全般的な聴覚性の刺激が，視覚刺激が与えられる300〜1,000 ms前に提示されると，一過性に空間性方向性注意の障害が消失することによっても支持されている．

(2) 再組織化（代償）に基づいた認知リハ

機能の再組織化による回復の概念を主張した代表的研究者は，Goldstein[21]とLuriaである[22]．ゲシュタルト心理学とソビエト心理学という対立する立場にあるはずのこの偉大な2人の臨床家が，ヒトの高次機能が皮質損傷によって障害された場合に生じる機能の再組織化の重要性を同じように強調していることは非常に興味深い．すなわち，両者ともに，有機体はたとえ損傷を受けても，新しい操作ストラテジーを用いて外界の要求に対して自らを適合させていくことができることを説いている．この一致は偶然とはいえず，むしろ再組織化理論の認知リハにおける重要性を示すものといえる．たとえば，Goldsteinは，より限局した損傷の場合に生じる回復より，大きな病変の後に生じる回復のほうが優れたものになるという一見逆説的な現象を指摘している．彼によれば，損傷が大きい場合には，全く新しいストラテジーが用いられるために再組織化はより広範なものになるが，限局性の病変の場合には，残された皮質領域よる回復の試みが古いスタイルに基づいて行われるため，行動における根本的な革新が生じるのが妨げられるという．またLuriaも，脱抑制（初期の回復）や対称的位置にある大脳領域による代理のメカニズムを認めながらも，より複雑な心理学的機能の回

復に関して再構成のメカニズムを主張している．彼によれば，行動論的な再構成は，新しい機能系が作動しはじめることを意味しており，この際，訓練士の介助と患者の能動的な関与により，訂正と適応への試みが方向づけられるという．さらに，代償，代理，直接的訓練という認知リハにおける基礎的な3つの方法を記述した英国のZangwillも，代理（substitution）という名のもとに機能の再組織化の可能性を挙げている[23]．Zangwillによれば，この代理は障害された機能に代わって新しい行為を構築することであり，代理を訓練によって発展させることが重要であるという．Zangwillは，左半球後部脳の重篤な損傷による読字障害例に対して行った代理訓練を自験例として挙げている．

近年では，この再組織化ないし代償法は，特に健忘例に適用されることが多い．というのは，エピソード記憶の障害には，従来の刺激法は有効ではなく，むしろ外的なキューや内的な記憶戦略を用いた代償法が有効であることが示されているからである．記憶障害の代償法の詳細については，関連項を参照されたい．なお，BäckmanとDixon[24]によると，代償行動がどの程度発展するかは，障害の重症度に左右され，その程度はUカーブを描くという．すなわち，中等度の障害のケースが最もよく代償行動をとることができ，軽度の障害の場合，ヒトは代償の必要性を自覚せず，反対に重度の障害例では代償行動を実行するための技術に欠ける．この現象は，健忘例にも当てはまる．つまり，重症の健忘をもち，かつ他の認知障害のない例で最も代償法が有効であるが，一方，健忘が中等度であっても健忘以外の障害が存在する場合には代償法を学習するのが困難になると報告されている．

なお認知リハには，再建や再組織化を促進する訓練以外に，いくつかの方法がある．これには，障害された領域内の残存能力の効率的活用による訓練，学習法の改善による認知訓練，障害の回避や迂回（バイパス）等が挙げられるが，詳細は別稿を参照されたい[2,3]．

（加藤元一郎，三村 將）

★文献

1) 三村 將，早川裕子：高次脳機能障害のリハビリテーション．精神医 52：997-1004, 2010.
2) 加藤元一郎：脳と認知的リハビリテーション—その概観と最近の進歩．脳の科学 24：521-530, 2002
3) 加藤元一郎，鹿島晴雄：高次機能リハビリテーション．新世紀の精神科治療6 認知の科学と臨床，松下正明（総編集），中山書店，2003, pp353-371.
4) 鹿島晴雄・他：認知リハビリテーション，医学書院，1999.
5) Kolb B：Brain plasticity and behavior, Erlbaum, 1996.
6) Robertson IH, Murre JM：Rehabilitation of brain damage：Brain plasticity and priciples of guided recovery. Psychol Bull 125：544-575, 1999.
7) Barrett AM, Gonzalez-Rothi LJ：Theoretical bases for neuropsychological interventions. Neuropsychological Interventions, Eslinger PJ (ed), The Guilford Press, 2002, pp16-37.
8) Mimura M et al：Toward a pharmacotherapy for aphasia. Handbook of Neurological Speech and Language Disorders, Kirshner HS (ed), Marcel Dekker Inc, New York, 1995, pp465-481.
9) 加藤元一郎・他：塩酸ドネペジルと在宅テレビゲーム訓練により言語性ワーキングメモリ容量の改善が認められた頭部外傷後遺症の一例．認知リハビリテーション 2002, 新興医学出版社，2002, pp95-102.
10) Mimura M et al：Prospective and retrospective studies of recovery in aphasia：Changes in cerebral blood flow and laguage functions. Brain 121：2083-2094, 1998.
11) Robertson IH, North N：Spatio-motor cueing in unilateral left neglect：The role of hemispace, hand and motor activation. Neuropsychologia 30：553-563, 1992.
12) Robertson IH et al：Spatiomotor cueing in unilateral left neglect：Three case studies of its therapeutic effects. J Neurol Neurosurg Psychiatry 55：799-805, 1992.
13) Robertson IH, North N：Active and passive activation of left limbs：Influence on visual and sensory neglect. Neuropsychologia 31：293-300, 1993.
14) Robertson IH, North NT：One hand is better than two：Motor extinction of left hand advantage in unilateral neglect. Neuropsychologia 32：1-11, 1994.
15) Taub E et al：Technique to improve chronic motor deficit after stroke. Arch Phys Med Rehabil 74：347-354, 1993.
16) Robertson IH et al：Phasic alerting of neglect patients overcomes their spatial deficit in visual awareness. Nature 395：169-172, 1998.
17) Desimone R, Duncan J：Neural mechanisms of selective visual attention. Annu Rev Neurosci 18：193-221, 1995.
18) Robertson IH et al：Sustained attention training for unilateral neglect：Theoretical and rehabilitation implications. J Clin Exp Neuropsychol 17：416-430, 1995.
19) Robertson IH et al：Motor recovery after stroke depends on intact sustained attention：A 2-year follow-up study. Neuropsychology 11：290-295, 1997.

20) Posner MI : Interaction of arousal and selection in the posterior attention network. In : Attention, Selection and Control, Baddeley A, Weiskrantz L (eds), Clarendon Press, Oxford, England, 1993, pp390-405.
21) Goldstein K : Der Aufbau des Organismus. Martinus Nijhoff, Haag, 1934.(村上 仁, 黒丸正四郎訳：生体の機能, みすず書房, 1957.)
22) Luria AR et al : Restoration of higher cortical function following local brain damage. Handbook of Clinical Neurology, 3rd ed, Vinkin PJ, Bruyn GW (eds), North-Holland Publishing Company, 1969, pp368-433.
23) Zangwill OL : Psychological aspects of rehabilitation in cases of brain injury. *Br J Psychol Gen Sect* **37** : 60-69, 1947.
24) Bäckman L, Dixon RA : Psychological compensation : A theoretical framework. *Psychol Bull* **112** : 259-283, 1992.

II

基本概念と研究の進歩

〈症候編〉
〈疾患編〉

症候編

全般性注意障害

はじめに

　注意はすべての認知機能の基盤である[1]．ある特定の認知機能が適切に機能するためには，注意の適切かつ効率的な動員が必要である．脳損傷後の注意の障害は，多くの認知障害を引き起こす．全般性注意の障害と個々の神経心理学的障害との関係は切り離すことはできず，注意障害が本人の神経心理学的障害の本質である場合から，他の障害と重畳している場合までさまざまである．たとえば記憶障害は，注意機能に大きな負荷をかける活動で顕在化することが多く，厳密に注意障害の影響を排除して吟味することは難しい．一例では，数唱（digit span）は記銘力検査ではなく，全般性注意を把握する検査として分類されている．同様に，ある神経心理学的障害（失語，失行，失認等）の存在が明白な場合でも，その背景にはしばしば注意障害が潜んでおり，注意機能が改善すると，特定の障害についても回復がみられることになる．さらに複雑な機能の障害，たとえば学習障害においても，注意の障害が基盤にあるか否かの吟味が重要である．

　さらに注意機能は，広く社会的生活を営むためのさまざまな行動に介在し，これらを統合する役割をもつ．行動上の問題とみえても，その背景にはしばしば注意の障害が潜んでいる．注意障害が改善されることで認知機能が改善し，ひいては行動障害に回復がみられる．意識障害（せん妄等）をベースとする注意障害がその最たるものである．また，多動性障害の子どもに注意・覚度を向上させる精神刺激薬（methylphenidate）を投与することによって，多動の改善がみられることが知られている．日常生活上の問題や社会的な行動障害の改善を目指したリハビリテーション（以下リハ）医学のプログラムでは，しばしば注意障害の視点からのアプローチが必要である．

　一般に注意は，全般性注意（generalized attention）と方向性注意（directed attention）とに分けられる．前者の障害が全般性注意障害であり，後者の障害は半側空間無視（unilateral neglect）である．両者にはその発現メカニズムを含めて関連があるが，無視症候群については他稿にて詳細な説明があるため，本稿では主に全般性注意について述べる．

全般性注意とは

　冒頭に述べたように，注意（全般性注意）は脳機能の土台のようなものである．注意が障害されると大なり小なりすべての認知機能が障害される．注意の障害は精神活動のすべての段階に影響する．図1[2]は注意や覚醒が諸活動の根源であることのわかりやすい模式図である．これはニューヨーク大学医療センター脳損傷者に対する外来通院治療プログラムでの臨床的な治療実践[3]の中からBen-Yishayらが作成したものである．厳密なエビデンスによるものではないが，非常に示唆に富む図である．このように，高次の認知機能（特に言語を介するもの）は注意の影響を受けており，高次の脳機能と注意は相互関係をもっている．高次脳機能障害を吟味する場合，どこまでが注意の障害であり，どこからが別の神経心理学的障害なのか，明確な境界線を引くことが難しい．

　注意についてはさまざまな定義がなされてきた．注意とは，「意識的，意図的にひとつの対象や，複雑な体験のひとつのコンポーネントに心的エネルギーを集中し，他の情動的ないし思考的内容を排除すること（Campbell, 1981）」，「心的活動をひとつないしいくつかの対象に能動的に向けること，ないしは心的活動がひとつないしいくつかの対象により受動的にひきつけられること（Peters,

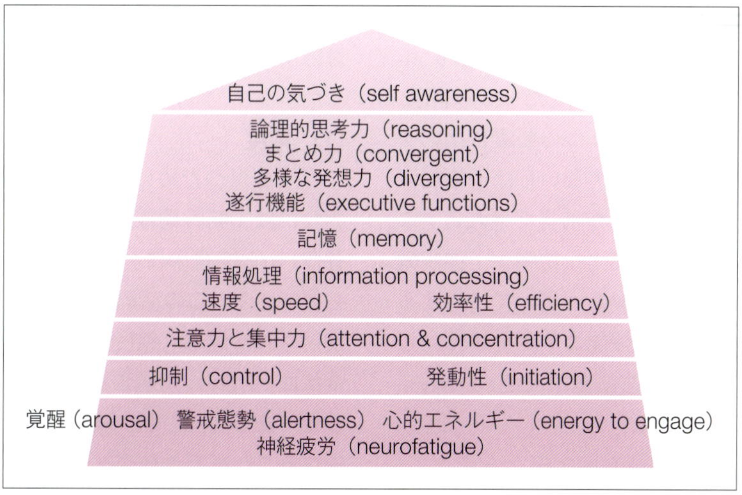

```
                自己の気づき（self awareness）
              論理的思考力（reasoning）
              まとめ力（convergent）
              多様な発想力（divergent）
              遂行機能（executive functions）
                      記憶（memory）
              情報処理（information processing）
              速度（speed）         効率性（efficiency）
              注意力と集中力（attention & concentration）
              抑制（control）        発動性（initiation）
       覚醒（arousal）  警戒態勢（alertness）  心的エネルギー（energy to engage）
                      神経疲労（neurofatigue）
```

図1　神経心理ピラミッド
より下方に位置する神経心理学的機能が十分に働かないと，それより上方に位置する機能を十分に発揮できない．

(先崎，2009)[2]

1984）」，「必要な情報の選択と，正確で組織立った行為のプログラムの保証，およびその行為の経過に対して恒常的制御を維持することで，意識的活動の選択的性格を保証するもの（Luria, 1973, 1975）」等[4]が古典的な定義として知られている．このように注意は，外的事象（外界の刺激）と内的表象（思考や構え）との相互関係の中で瞬時に重要なものを取捨選択し，脳の活動を増幅あるいは制御していく機能といえる．注意は，自己の生体を維持するため，状況にふさわしく行動するために，欠かすことができない．

注意のコンポーネント

注意には，少なくとも3つのコンポーネントがあると考えられている．すなわち，「覚度・アラートネスないしは注意の維持機能（vigilance, alertness, or sustained attention）」，「注意の選択機能（selection）」，「注意による制御機能（control or capacity）」である．これらの3つの機能は，それぞれ相対的に独立していると考えられる．

(1) 覚度・アラートネスないしは注意の維持

覚度・アラートネス（vigilance）とは，刺激に対する全般的な受容性ないしは感度に影響を与える神経系の状態のことをさす．いわば，ある時点での注意の強度を維持する能力といえる．具体的には，刺激に対してほとんど反応を示さない昏睡のレベルから，一貫して反応性が良好である覚醒（wakefulness）の状態まで，さまざまなレベルで変動する．arousalという用語は，刺激ないしは刺激の変化に対するこれらの神経系の非特異的な反応を説明する際に用いられる．覚度によって，さまざまな刺激がある状況の中で，生体の反応性を保つことができる．

一方，持続性注意とは，ある一定の時間，注意の覚度を維持する能力である．持続的に注意が保たれることで，時間経過の中で目標やゴールに向かって参加や活動が維持され続ける．この持続性注意の障害は，課題の施行に対する時間経過の影響（time-on-task effects），すなわち，課題を数分から数時間実行していると時間が経過するにつれて成績が低下する，という現象により観察される．ちなみにこれは，慣れや練習の効果によって，時間が経過するにつれて成績が上昇する現象とは逆である．また，課題の施行中に突然数秒間成績が低下する現象（lapses of attention）も持続性注意の障害と考えられる．

(2) 選択機能

注意の選択機能とはある刺激にスポットライト

(焦点)を当てる機能であり，最も重要な注意のコンポーネントである．選択性注意（selective attention）とは，多くの刺激の中からただ一つの刺激，ないしは刺激に含まれるただ一つの要素に反応する能力をさす．通常では，妨害ないしは干渉刺激（distracters）が存在することが前提とされる．この選択性注意の力が低下すると，妨害・干渉刺激のほうに注意が転導し，行動を一貫して持続することができない．この選択機能こそが全般性注意機能の中心であり，焦点性注意（focused attention）ともよばれる．

(3) 注意による認知機能・行動の制御

注意による認知機能の制御とは，ある認知活動を一過性に中断し，より重要な他の情報に反応したり，2つ以上の刺激に同時に注意を向けたりするような，目的志向的な行動を制御する機能をいう．前者は注意の変換（switching attention），後者は分配性注意（divided attention）とよばれる．また，視覚的・聴覚的なシーンのある部分に随意的に注意の焦点を当てること，ある刺激への反射的な反応を抑えること，外界からの干渉刺激を抑制することも，この制御機能に含まれる．この制御の場合には，意識的であれ無意識的であれ，目的や理由が存在しているという意味で，短期記憶を含有するワーキングメモリーの働きも関与する．そして，知覚は注意にどう関係しているのか，具体的には注意は知覚等の認知機能に影響を与える原因（cause）なのか，それとも神経系の競合相互作用の副産物（product），すなわち知覚の結果（effect）なのかという議論が生じる．行動の将来における帰結のフィードバックを含めた諸活動の統合機能をも，注意の制御機能に含めると考えるとさらに話は複雑になる．

注意を司る脳の部位

臨床では，さまざまな局所損傷や機能不全を抱えた患者が注意障害を呈している．「注意機能と関連している単一の局所がある」というよりは，「神経ネットワークの機能低下が注意障害を引き起こしている」と考えるべきであろう．前述の注意の「覚度」，「選択」，「制御」の3つのコンポーネントと対応する神経ネットワークを順に述べる．

(1) 覚度

覚度を保つためには覚醒の維持が必要であり，それには①脳幹網様体系（中脳を中心とする脳幹背側）から②視床に至る上行性網様体系の活動が必要である．この活動がさらに大脳皮質各部位に投射されて意識，覚度が維持される．中でも，③帯状回（前部），④頭頂葉が適度に活動することが必要である[5]．覚度が保たれて，外界の刺激を感受することができる．

(2) 選択

複数の外界の刺激から，特定の重要な情報を選択し，注意を向けるためには，不必要な対象から注意を解放（disengagement）し，注意の対象を移動（shift）し，肝心な対象に注意を定める（engagement）ことが必要である．比較的研究が進んでいる視覚的な注意に限定すると，視線移動と視運動協応が行われるためには④頭頂葉，⑤前頭眼野の働きが必要であるという[5]．Mesulam[6]による空間

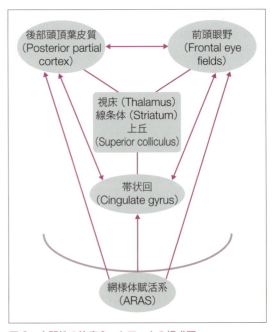

図2　空間性の注意ネットワークの模式図
（Mesulam, 2000, 文献6をわかり易く紹介したAndrewes, 2016, 文献5を引用）

性の注意ネットワークの模式図を図2に示す[5]. これは半側空間無視のメカニズムの説明の際によく引用される図ではあるが, 視覚性の全般性注意を想定する場合にも参考になる. なお, 解放という過程から「制御」の機能が一部必要であると考えると⑥前頭葉の前頭前野の働きも必要であろう（後述）.

(3) 制御

制御を司っているのは, 前頭葉前頭前野全体であると考えられる. すなわち, 眼窩部（反応抑制と関連）のみならず, 背外側部（遂行機能と関連）, 背側円蓋部（行動の整理や順序立てと関連）, 内側部（意思の発現や葛藤の処理と関連）, すべての働きの総体によるものと考えられる[5,7]. そして以下のような制御システムの理論の展開に至った.

情報処理モデルからみた注意による制御システムの理論展開

注意の働きにより能動的に脳機能が制御されていることを, 短期記憶に関する認知心理学の立場からは, Shallice[8]の情報処理モデルにより, SAC (supervisory attentional control)とよんだ. Shalliceによる行動の制御モデルによれば, routineないつもと同じ状況では, 外界から情報の入力によって, contention schedulingという「行為選択の一覧表」の中から, 適切な行為がほぼ自動的かつ迅速に選択される. しかし, non-routineな状況, すなわち自動的な行為が無効なときや, 習慣的な反応を抑制し新たに活動する必要があるときには, 注意による制御システムであるSAS (supervisory attentional system)が機能すると考えた.

また, 情報の保持とその処理という観点から, 注意による制御過程をワーキングメモリーに含まれる機能であるとの理論も提唱された[9,10]. ワーキングメモリーは, 現在進行中の活動にとって重要な情報を記憶に一時的に維持し処理する, ある種の記憶の形態である. ワーキングメモリーでは, 短期記憶に類似した機能を司るコンポーネント以外に, 中央実行系（central executive）という処理システムが仮定されている. このcentral executiveには, 一過性に保持されている情報に注意を分配したり, ある情報から他の情報へと注意を変換したり, またこれらの操作を行っている間, いくつかの情報が同時に「心の黒板」に保持されているのを確実にする等の役割が想定されている. 具体的には, 情報の並列処理やdivided attentionとの関連が示唆される. そして, Baddeley[9]はSASとこのcentral executiveとの間の密接な関連を説いた.

このようなSASやcentral executiveといった概念と, 注意機能や前頭葉機能との関連はやや思弁的な傾向があった. しかし, 注意というものが前頭前野のさまざまな働きによって維持されるという考え方が現在に引き継がれている. 具体的には, トップダウン制御 (top down control), ボトムアップ制御 (bottom up control)といった制御の概念を取り入れ, 注意の機能コンポーネントを想定する仮説にまとめられている.

注意の機能的コンポーネント（前頭葉系注意モデル）

脳活動の観点からみれば, 注意による認知機能の制御とは, 頭頂・側頭・後頭葉における知覚処理過程を, その個体がもつ知識やルールによって調節することである. これは, 知覚に対するトップダウン制御を意味する.

注意と知覚の関係, 注意によるトップダウン制御について, ボトムアップ制御も含めたKnudsen[11]の仮説を図式化したものが図3[12]である. これは, 外界刺激が感度の調節メカニズム (sensitivity control)により, より強く賦活された神経表象（情報を神経系の活動パターンとして表現したもの）となり, 競合的選択過程やワーキングメモリーの働き等でトップダウン制御としてかかわるというものである. ある外界刺激がセイリアンスフィルター（個体にとって, ある刺激だけが際立った情報となる）を通して, 神経表象が賦活される際にボトムアップ制御として働く. すなわち, ある視覚・聴覚情報に注意を向けるためには, 前頭前野によるトップダウン制御が必要だが, そのコントロールの調節は外界視覚刺激によって賦活（ボトムアッ

症候編

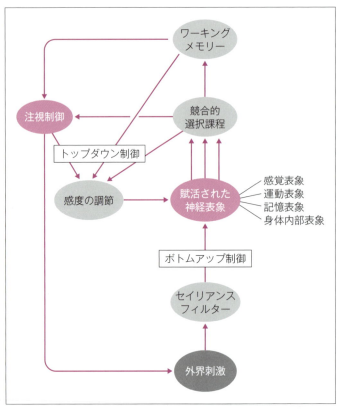

図3 注意の機能的コンポーネント

(加藤, 2014)[12]

プ) される脳の活動によって行われる, と考える. これは各人の実体験に即している.

外傷性脳損傷後の注意障害の評価

以下, 評価と治療については他稿 (p.194～) があるので要点のみ述べる. 外傷性脳損傷後の注意障害の把握は難しい. 第一に, これまで述べてきたように注意とは神経ネットワークの活動により保たれるものであり, ネットワークの構造に個別性があり, 損傷部位が均一でない以上, 症例ごとに注意障害の様相はさまざまであるからである. 注意障害と一言でいっても, その特徴すべてを単一の検査で把握することは不可能である. また注意のコンポーネントは, 本当はいくつに分けられるのかという点についても, 完全に意見が一致しているわけではない.

第二に, 注意障害を同定し得るレベルがさまざまであることが挙げられる. すなわち, 注意課題施行中にf-MRIで活性化される脳局所部位といった神経解剖学レベルのものから, 机上の検査によって把握できた情報処理スピードの遅延といった機能障害のレベルのもの, あるいは日常生活行動を観察して注意評価票で把握するといったものまでさまざまなレベルがあり, リハビリテーション医療という文脈の中で, 何をもって注意障害と捉えるべきか判断するのは難しい.

外傷性脳損傷による注意障害はさまざまな評価法で検討されてきた. 脳外傷者では, 机上の検査で情報処理スピードの低下があって, 細かくみるとsustained attentionやvigialance taskが苦手である[13]ことがわかっている. また, divided attentionの低下もみられる[14]. そして, methylphenidateやbromocriptineのような注意を向上させる薬剤にて注意の速度は向上し得る[15,16].

課題に対する反応をみる机上の検査では, 日常生活場面での, あるいはリハ場面での全般性注意

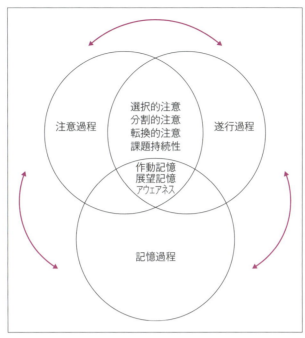

図4 注意，記憶，遂行過程の相互依存を示す図
(Sohlberg et al, 2001)[23]

の度合いを把握しにくい．外傷性脳損傷者の注意評価スケールとして，従来からPonsford and Kinsellaらによる Attentional Rating Scale が知られていた[17]．これは alertness や selective attention, sustained attention に関する14項目からなり，それぞれの項目が全く認められない0点から，絶えず認められる4点の5段階で評価するもので，日本語版もある[18]．他には divided attention の項目も付加した MARS（Moss Attention Rating Scale）が，脳外傷者における全般性注意障害の検討に使用されている[19]．2006年にCAT（標準注意検査法）・CAS（標準意欲評価法）が日本高次脳機能障害学会より発刊，販売され汎用されている．これらの評価を実際に用いなくても，挙げられている項目の文言を念頭において患者を観察あるいは診察することが臨床上有益である．なぜなら，障害がみえてくるからである．

注意障害の治療

全般性注意障害に対する薬物療法については，脳外傷後の神経心理学的障害（注意障害や記憶障害）に対する精神刺激薬（methylphenidate等），ドパミン機能関連薬（amantadine等），コリンエステラーゼ阻害薬（donepezil等）の多くの効果研究が知られている[20]．しかし，注意障害に対する効果があるのかについて結論は一致していない．その詳細については文献20の総説を参考にしていただきたい．

注意障害の非薬物治療（リハビリテーション）は，大きく2つの方法で行われてきた．ひとつは，着衣や食事といった日常生活行動を直接的に訓練するというやり方であり，もうひとつは，行動の基盤をなす注意という認知機能に焦点を当て，これを繰り返し訓練することで日常生活上の行動の改善を目指すという方法である．認知リハビリテーションでは，後者のほうがより効果的であるという仮定を前提としている．Ciceroneら[21]は，脳損傷者の認知リハビリテーションのエビデンスレベルを基に，リハビリテーション治療の推奨度を示した．外傷性脳損傷の注意障害に対する介入として推奨されるのは，①直接注意訓練 direct attention training（atttention process trainig）（推奨グレードA：practice standards），②メタ認知訓練 metacognitive strategy training（推奨グレード

A：practice standards)，③セラピストの指導下で行うコンピュータ機器の利用（推奨グレードC：practice options）であった．広く身体運動や体育が，脳損傷者の注意をはじめとする認知機能の向上に寄与するのではないかという点についても，結論は一致していない[22]．

現時点でエビデンスが検証できないリハビリテーション介入も，先駆者の経験を基に行われている．この場合，注意に対するリハビリテーション治療の目標を立て，実行し効果を把握するために，ターゲットの整理として図4[23]が役に立つ．すなわち，注意障害を単独でターゲットにするよりは，遂行機能や記憶の面も含んだアプローチを行うことが実際的である．筆者は在宅で注意力を向上させるために家族が行うことのひとつは，家事一般を手伝わせること，と常々話している．

RCTによるエビデンスが問われる時代である．リハビリテーション「治療」と言って差しさわりのない介入とはどのようなものなのか，今後の研究と提言が待たれる．

追記：本稿は，慶應義塾大学医学部精神神経科学教室　神経心理研究グループにおける故 加藤元一郎先生の教えがベースとなっている．

（先崎　章）

★ 文献

1) Parasuraman R：The attentive brain：Issues and prospects. In：The attentive brain, Parasuraman RA (eds), The MIT press, Cambridge, 2000, pp3-16.
2) 先崎　章：神経心理学的障害と精神症状．高次脳機能障害 精神医学・心理学的対応ポケットマニュアル，医歯薬出版，2009, p9.
3) Ben-Yishay Y：Reflections on the evolution of the therapeutic milieu concept. *Neuropsychol Rehabil* **6**：327-343, 1996.
4) 鹿島晴雄・他：注意障害と前頭葉損傷．神経研究の進歩 **30**：847-858, 1986.
5) Andrewes D：Disorders of Attention. In：Neuropsychology from theory to practice, 2nd edition, Psychology Press, Routledge, 2016, pp108-195.
6) Mesulam MM：Attentional networks, confusional states and neglect syndromes. In：Principales of behavioral and cognitive neurology 2nd edition, Oxford University Press, 2000, p220.
7) Zomeren AH van, Brouwer WH：Clinical Neuropsychology of Attention, Oxford University Press, 1994.
8) Shallice T：From Neuropsychology to Mental Structure. Cambridge University Press, Cambridge, 1988.
9) Baddeley A：Working Memory. Oxford University Press, London, 1986.
10) Baddeley A, Della Sala S：Working memory and executive control. *Philos Trans R Soc Lond B Biol Sci* **351**：1397-1404, 1996.
11) Knudsen EI：Fundamental components of attention. *Annu Rev Neurosci* **30**：57-78, 2007.
12) 加藤元一郎：注意の新しい捉え方．注意と意欲の神経機構（日本高次脳機能障害学会教育・研修委員会編），新興医学出版，2014, pp3-12.
13) Whyte J et al：Sustained arousal and attention after traumatic brain injury. *Neuropsychologia* **33**：797-813, 1995.
14) McDowell S et al：Working memory impairments in traumatic brain injury：evidence from a dual-task paradigm. *Neuropsychologia* **35**：1341-1353, 1997.
15) Whyte J et al：Effects of methylphenidate on attentional function after traumatic brain injury：a randomized, placebo-controlled trial. *Am J Phys Med Rehabil* **76**：440-450, 1997.
16) McDowell S et al：Differential effect of a dopaminergic agonist on prefrontal function in traumatic brain injury patients. *Brain* **121**：1155-1164, 1998.
17) Ponsford J, Kinsella G：The use of a rating scale of attentional behaviour. *Neuropsychol Rehabil* **1**：241-257, 1991.
18) 先崎　章・他：臨床的注意評価スケールの信頼性と妥当性の検討．総合リハビリテーション **25**：567-573, 1997.
19) Whyte J et al：The Moss Attention Rating Scale for traumatic brain injury：initial psychometric assessment. *Arch Phys Med Rehabil* **84**：268-276, 2003.
20) 先崎　章：アパシーの薬物治療，リハビリテーション．注意と意欲の神経機構（日本高次脳機能障害学会 教育・研修委員会編），新興医学出版，2014, pp237-262.
21) Cicerone KD et al：Evidence-based cognitive rehabilitation：updated review of the literature from 2003 through 2008. *Arch Phys Med Rehabil* **92**：519-530, 2011.
22) 先崎　章：運動療法の可能性 高次脳機能障害．*Jpn J Rehabil Med* **55**：198-205, 2018.
23) Sohlberg MM, Mateer CA：Cognitive Rehabilitation：An Integrative Neuropsychological Approach, Guilford Press, 2001. 尾関　誠，上田幸彦監訳：高次脳機能障害のための認知リハビリテーション　統合的な神経心理学的アプローチ．p199.

column

せん妄の診断と治療

せん妄とは

　せん妄は，軽度から中等度の動揺性の意識障害がベースにあり，注意障害や見当識障害等の認知機能障害や精神症状が短期間に出現する症候群であり，迅速な診断と介入が必要である．せん妄は，精神運動興奮の強い過活動型と，不活発で反応の乏しい低活動型の2つのタイプがある．身体疾患患者はせん妄有病率が高く，総合病院の入院患者全体で10～30％，高齢の入院患者で30～40％，終末期患者では80％等の報告がある[1]．

原因

　せん妄は多要因が重なり合って発症するが，Lipowski[2]によれば，直接因子，誘発因子，準備因子の3因子があるとされている．直接因子は，脳疾患や身体疾患（感染症，内分泌異常，電解質異常等）や薬剤の影響等脳の障害を直接引き起こす要因である．誘発因子は，睡眠障害，感覚遮断，疼痛，身体拘束等であり，準備因子は高齢，認知症，脳血管障害の既往等脳機能の脆弱性をあらわす要因である．

症状と診断基準

　せん妄のICD-10における診断基準を以下に示す．
①注意障害を伴う意識の混濁．
②認知機能障害：見当識障害や近時記憶の障害等．
③精神運動性の障害：活動性の著しい低下を示す寡動あるいは過活動を示す多動，会話量の減少または増加．
④睡眠覚醒リズム障害：夜間不眠，日中傾眠傾向を示すことが多い．
⑤急激に発症し，症状に日内変動を示す．

　幻視や妄想等の精神症状は典型的なせん妄ではしばしば認められるが，診断上は必須ではない．また，認知症とせん妄の鑑別がしばしば問題となる．一般にせん妄は軽度の意識障害が背景にあるため，注意の集中・持続・転導性の低下を認め，発症が急激で何日頃からと時期を特定しやすいこと，症状が動揺性で日内変動がみられること，そして認知障害が可逆的であることが鑑別のポイントとなる．

治療とケア

　せん妄の治療は，まず直接因子を同定し，直接因子となる身体疾患の治療が必要である．薬物が原因の場合は，可能であれば原因薬物の減量または中止を検討することが第一である．たとえば，不必要なベンゾジアゼピン系薬剤の中止や，抗コリン作用のある薬剤の制限等は，せん妄予防としても重要である．同時に誘発因子の調整を図ることが必要である．照明の調整や日光浴，日中の離床を促し睡眠覚醒リズムを整えることが重要である．さらに，見当識を促す問いかけや室内にカレンダーや時計を置く等，認知機能を強化する働きかけが必要である．また，家族への対応としては，せん妄について十分な説明を行い，せん妄が早期に改善するよう可能な協力を促すことも有用である．

column

　夜間の興奮や睡眠障害を改善するために薬物療法が必要になることがある．経口投与が困難な場合は，ハロペリドールの静注が用いられることが多い．経口投与が可能な場合は，糖尿病の合併症の有無で薬剤が決まってくる．糖尿病の合併がある場合は，リスペリドン（0.5〜1 mg から開始）やペロスピロンが，合併がない場合はクエチアピン（25〜50 mg から開始）やオランザピン（2.5 mg から開始）等の非定型抗精神病薬がしばしば用いられる．いずれも呼吸抑制や血圧低下，錐体外路症状等の副作用に留意しながら，必要最小限の使用が望まれる．高齢者の場合は，リスクとベネフィットを考慮して慎重投与が望ましい．錐体外路症状が出現しやすい患者や特に認知症患者では，漢方薬の抑肝散が有効という報告[3]もある．近年，ラメルテオンやデクスメデトミジンの予防投与がせん妄発生率を低下させるという研究報告[4,5]もあるが，小規模の研究であるため，今後さらなるエビデンスの蓄積が期待される．

（幸田るみ子）

★ 文献

1) Minagawa H et al：Psychiatric morbidity in terminally ill cancer patients. Aprospective study. *Cancer* **78**(5)：1131-1137, 1996.
2) Lipowski ZJ：Delirium：Acute Confusional State, Oxford University Press, New York, 1990, p109.
3) Sugano N et al：Randomized phase II study of TJ-54 (Yokukansan) for postoperative delirium in gastrointestinal and lung malignancy patients. *Mol Clin Oncol* **7**(4)：569-573, 2017.
4) Hatta K et al：Preventive effects of ramelteon on delirium：a randomized placebo-controlled trial. *JAMA Psychiatry* **71**(4)：397-403, 2014.
5) Su X et al：Dexmedetomidine for prevention of delirium in elderly patients after non-cardiac surgery：a randomised, double-blind, placebo-controlled trial. *Lancet* **388**(10054)：1893-1902, 2016.

症候編

無視症候群——半側空間無視，運動無視

半側空間無視

はじめに

　半側空間無視は，まず病巣の局在診断をするうえで重要な症候である．脳血管障害の急性期に，他に運動麻痺等の症状を伴わず半側空間無視だけを示す例もある．その場合，実際には右半球後半部に梗塞等があるのに，誤って器質的障害はないと判断されかねない．脳血管障害の慢性期にもこの症候が残存することがしばしばある．その場合社会復帰を妨げる大きな要因になる．右大脳半球損傷によっては，通常利き手側には麻痺がなく，また失語も生じない．したがって社会復帰には大きな問題がないと思う方もいるかもしれない．しかしこの症候をもつ患者は，患者自身の安全が脅かされており，リハビリテーションが思うように進まないことがある．

　この症候を誰が最初に言い出したのかについてはよくわかっていない．ただこの症候を呈していたと考えられる例は既に19世紀に記載されている．Jacksonは，右側頭葉に腫瘍がある患者が，横書きに書かれた文章を読む際に，右側だけを読んだと記載している[1]．Gowersは，半盲の患者が食事のとき，片側に置かれた食物を食べないと報告している[2]．しかしこれらの論文では，この症候の意義，症候の独立性等については触れられていない．

　この症候の重要性を説いた初期の論文にPinéasの論文がある[3,4]．その論文では，たとえば机の上に置かれたコインのうち，右側に位置するコインだけをつかみ，左側に置かれたコインは探し出せず，患者の左手を検者がつかんで「これは誰の手か？」と問うと，「これはあなたの手だ」と答えた等の記載がある．Pinéasは，この症候は左側の空間の把握の障害であって，半盲に帰せられるものではないと述べている[3,4]．

　ここでPattersonとZangwillの例について述べる[5,6]．それまでの報告例の病変部位は，しばしば特定されていないかあるいは広い領域に及んでいたのに比して，彼らは右下頭頂小葉の限局した病巣によって無視が生じたことを示す純粋例を報告した．外傷例であるが，X線による解析がなされて，さらに手術を受けてその病変部位が特定されている．その病変部位は右の縁状回と角回の皮質部分に加えて，深さ1インチ強の白質にまで及んでいた．病変は限局性であると書かれている．

　およそ4カ月にわたってその症候が，半定量的に調べられている．患者は左側に置かれたものにぶつかる．食事中の左側に位置する料理を食べ残し，また皿の左側の食物を残した．本を読む際に左側のページの文字を抜かすことがある．幾何学的図形の模写を行わせると，そのデザインの左側をしばしば落とした．分散した物品の数を数えるように言われると，数えるのが遅く，かなりの努力を要し，また不確かであった．線分の2等分試験も行われている．線分が垂直に呈示されたり斜線が呈示されたりした場合には2等分点はおよそ正しい位置にあるが，水平に呈示された場合には明らかに左側を大きく余して中心点がつけられた．この患者の示す症状は，左側に位置する空間の無視であるという明快な説明がなされている．

半側空間無視の症状と検査法

　Heilmanら[7]は，半側空間無視を「大脳半球損傷例の反対側に呈示された刺激を報告する，刺激に反応する，与えられた刺激を定位する（orient）ことの障害」と定義している．

　半側空間無視は日常生活の観察で確認できることが多い．食事を出されたときに左側の食事（食器）

症候編

に気づかない，皿の左側を食べ残す，自動車の運転で左側のミラーをぶつけてしまう，あるいはぶつけても気づかないことで脳卒中の発症に気づかれた症例もある．ただ，この障害は視覚の領域にのみとどまるものではない．聴覚刺激に対しても片側の無視が生じ得る．また病変と反対側の身体側に触覚性刺激が与えられてもそれに気づかないことがあり，それを personal neglect（自己身体に対する無視）とよんでいる場合がある．

症状の評価法については別項（p210〜）で述べられるので詳細は省略するが，通常は線分二等分，線分抹梢，模写検査により評価する[8]．左半側空間無視がある患者は，眼前の線分の二等分点を示すように指示されると，線分の左側を大きく余して右側によった二等分点を示す．急性期で患者が臥位の状態でも，検者が「聴診器の真ん中を握ってください」と言うと，検者の左手近く（聴診器の右端）をつかもうとすることすらある．ばらまかれた線分の抹梢では，左側にばらまかれた線分は抹消せずに平然としている．模写では絵の左側の骨格が欠落する．

半側空間無視の責任病巣

左半球損傷患者に比較すると右半球損傷患者のほうがより頻繁にまたより重い半側空間無視を呈する[7,8]．そこで，右半球の損傷によって起きる左半側空間無視の責任病巣について述べる．

従来から右半球の下頭頂小葉を重視する報告と，側頭・頭頂・後頭葉接合部（TPO junction）が重要であるという報告がある[9,10]．Vallar と Perani は，重度の左半側空間無視を呈した8人の患者の病巣を重ね合わせ，最も重なり合う病巣は下頭頂小葉であったと報告した[9]．TPO junction は，頭頂葉と側頭葉を結ぶ線維等の局所的な線維だけでなく，頭頂葉と前頭葉を結ぶ線維，左右の半球を結ぶ線維が通っている．一方，Karnath らは，左同名半盲がなく，基底核，視床を損傷部位に含まない右大脳半球損傷例（純粋な左半側空間無視例）の責任病巣は，右上側頭葉皮質にあることを示唆する報告をした[11]．また，後頭葉の内側面の障害（後大脳動脈の領域）により半側空間無視が起きることも明らかにされている．

以上は皮質の障害を重視する考えであるが，側頭葉・頭頂葉の傍脳室の白質を重視する考えや，皮質下の核の損傷を重視する考えもあり，視床，中脳網様体，基底核病巣による半側空間無視の報告がある[9]．だが，視床の病巣によって半側空間無視が起きた例も報告があるが，視床に病変を有しても半側空間無視を呈さなかった例もかなりある．Perani らは，脳血流を測定し視床等の皮質下の病巣により半側空間無視を呈した例は，半側空間無視を呈さなかった皮質下の例より同側の皮質の血流の低下がはっきりしていると報告した[12]．皮質下の病巣によって起きる半側空間無視の発現には，皮質の血流低下があるかないかが重要であることを示しているとの考えである．

半側空間無視のメカニズム説

ここでは，いままで提出された代表的なメカニズム説のなかで，注意障害説と表象障害説について述べる．

（1）注意障害説

注意障害説にはいくつかの説がある．Mesulam らは右半球損傷後に半側空間無視が多いことの説明として，右半球は左右両側に注意を向けることができるが，左半球は反対側の右側のみであるとした[13]．したがって，左半球損傷は右半側の無視を引き起こすが，右半球が右半側にも注意を向けているため軽度で，一過性である．しかし，右半球損傷の場合は両側空間への注意が減弱し，特に反対側への注意が減弱するために左半側空間無視が起こると説明した．Posner の考え方は，病巣半球と同側におかれた刺激については，損傷されていない半球の頭頂葉に存在するメカニズム機構を通して注目することができる．しかし，病巣半球の対側の刺激に注意を解放すること（disengage）は，病巣半球の頭頂葉が障害されているためにできないというものである[14]．Kinsbourne の説については後述する．

(2) 表象障害説

表象障害説としては，BisiachとLuzzattiの症例報告[15,16]が代表的である．この症例は右側頭葉から右頭頂葉にかけての出血により左半身の運動感覚障害，左同名半盲，左半側空間無視を呈した例である．Bisiachらは患者に，ミラノの大聖堂の広場を，大聖堂を正面に見た場合と大聖堂の扉の前に立った場合を思い浮かべて記述するように求めた．どちらの場合でも患者は，左側にある歴史的建造物等を記述しなかった．このような現象は視野障害や眼球運動障害説では説明できないと考え，Bisiachらはこれを説明する仮説として表象障害説を唱えた．左半側空間無視を呈する患者は「左側の外空間や自身の左半身を認知しておらず，彼の意識の中で，表象は右側の半分に限られている」という．Bisiachはさらに研究を発展させた．半側空間無視でしばしば伴うことがある患者自身の左側に関する異常な判断（例：自身の左上肢を先生の手だという反応）を，半側空間無視と一連の症候群であるととらえ，dyschiriaとよんでいる[10]．

(3) その他

近年，空間的ワーキングメモリーの障害説が提唱されており，ここで紹介したい[17]．左半側空間無視の患者に線分抹消試験を行わせると，左側にある線分には気づかずそのままにする．しかし同じ刺激でも，右側におかれた線分を消しゴムで消してしまった場合には，その刺激に気づくようになる．また線分抹消検査において左半側空間無視の患者は左側に呈示された刺激に反応しないだけでなく，右側に呈示された刺激を何度もチェックするということが観察される[18]．これを右側におかれた刺激についてそれを記憶することができないというワーキングメモリーの障害と解釈することも可能である．このような反応を示す患者は，半側空間無視の症状も重度であるとされる．

半側空間無視のメカニズムを巡る話題

(1) Kinsbourneの説について

Kinsbourneの説は，方向性注意仮説ともいう．Kinsbourneの説では，いくつかの仮定が置かれている[19]（図1）．1つは，左右の半球は対側に向く注意のベクトルをもっているというものである．すなわち，左側の半球は自然に右側に向いていく注意の傾向をもっている．右側の半球は左側に向く注意の傾向がある（図1a）．さらに，両半球は脳梁を介して相互に抑制されているために，バランスを保っていて，注意が片側に傾くことはないという仮定もある（図1b）．この注意のベクトルにはその大きさに差があり，左半球がもつ右側に向くベクトルのほうが，右半球が左側に向くベクトルより大きい．このKinsbourneの考えでは，特に右大脳半球に病変が生じると健常な側から病巣側には抑制がかかっているのに，病巣側から対側への抑制がかからないので注意のベクトルに不均衡が生じて半側空間無視が生じることになる（図1c）．また右側大脳半球病変後になぜ無視が多いかも説明できる．左大脳半球病変によって右大脳半球が持つ左に向くベクトルが抑制されなくなるのであるが，その左に向くベクトルは弱いので，右無視は少ない（図1d）．

さて，このような左右の半球がもつ方向性の注意のベクトルに不均衡が生じたために半側空間無視が生じるとすると，この不均衡を是正できれば半側空間無視が軽減できることになる．Kinsbourneの説では，健常な左半球がいわば過剰な反応をしている．その部分を経頭蓋磁気刺激法（transcranial magnetic stimulation；TMS）を用いることによって，一過性にせよ左半側空間無視の軽減が報告されている[20]．このことはまたKinsbourneの考えを支持する所見といえよう．

(2) 消去現象

さて，ここで消去現象について述べる．ある感覚が他の部位に同時刺激を加えることにより消去するか，もとの刺激が知覚されなくなる過程を消去現象（extinction）とよぶ．体性感覚，聴覚，視覚の3つの領域にそれぞれ消去現象があると考えられている．この現象と半側空間無視との関係はいまだよくわかっていない．半側空間無視とこの消去現象とはそれを生じる病変部位が異なり，左

症候編

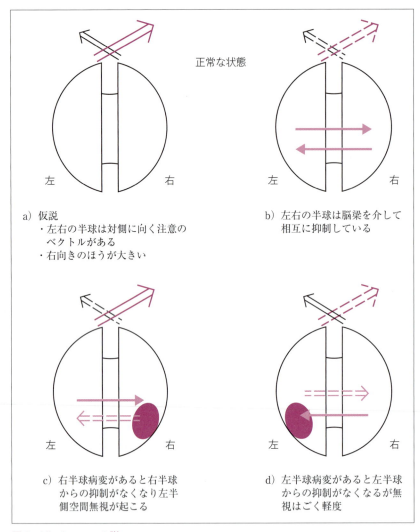

図1 Kinsbourne の説

右の半球でその出現に差がないとする考えがある．その一方で，半側空間無視が軽度になってくると消去現象を示すとする，いわば消去現象を半側空間無視と密接な関係にあるとみなす立場もある．

以下筆者らの研究を紹介する[21]．健常者と消去現象を示す患者を対象にしたfMRIの研究である．66歳の右利きの男性例が対象である．消去現象を示す患者は基本的な感覚は保たれており，左右別々の触覚刺激に対する応答はどちらも90%以上であった．両側の刺激の場合，左側の刺激は100%応答できたが，右側の刺激については10%しか答えられなかった．半側空間無視はみられなかった．病巣は左上頭頂小葉と下頭頂小葉に限ら

れており，中心後回には両側ともに損傷がなかった．fMRIの検査は慢性期に行った．両側ないし右上肢あるいは左上肢にスポンジによる触覚刺激を1秒間に2Hzで与える場合に，何もしない場合をはさむブロックデザインで行った．

消去現象を示す患者の場合，両側刺激で左右両側の中心後回（S1），島（S2）に賦活がみられた．この結果は健常者の対象例と同じであった．さらに，消去現象を示す患者では健常な側における上頭頂小葉に賦活がみられた．この結果は，消去現象を示す患者ではたとえS1での賦活がみられても，両側刺激の際に病巣と反対側の刺激を意識にのぼらせるのには不十分であることを示す．Driverら

も，視覚性消去現象を示す頭頂葉に損傷を有する患者の研究をレビューし，一次視覚野が賦活されるだけではその刺激を意識するのには不十分であることを示している[22]．また対象とした患者で，両側刺激において健常側の右上頭頂小葉に賦活がみられたが，その部位がKinsbourneのいう，脳梁を介して反対側に抑制をかけている部位ではないかと筆者らは考えた[21]．

(3) 半側空間無視に非空間的な認知能力が影響する

半側空間無視は，空間処理に関する障害であるが，非空間的な認知能力がこの障害に関与しているという報告がある[23]．注意の維持，覚醒度を保つことの障害が半側空間無視に関与するという報告である[23]．半側空間無視が長く続く場合には，この注意の維持が障害されていることと関係することや，この覚醒度を上げることがこの症候の改善につながるとする報告もある[23]．このことを画像的にも右半球の血流改善が生じていることを示す研究もなされている．

Attentional blink paradigmと題する研究を紹介する[24]．文字刺激が，固視している部分に経時的に与えられる（図2）．実験参加者は，この場合，他とは呈示の色が変わっている標的文字を同定し報告するように求められる．この標的文字の後にある特定の文字刺激が呈示されたかどうかも答えねばならない．この2つの刺激の間の時間が，図2が示すように，挿入する図の数を系統的に変えることによってコントロールされる．これによって，2つの標的刺激とある特定の刺激を正確に認識できる時間（インターバル）を測定することができる．健常者では400 mscのインターバルであれば正確に報告できるのに比し，半側空間無視患者ではそのインターバルが病的に長く，コントロール例の3倍にも達した．この結果は，半側空間無視患者では，中心視に呈示された標的刺激を処理している間に，ある特定の刺激を保持するのにかかる時間が延長していると判断された．この結果は，半側空間無視を有する患者は非空間性の選択的注意が障害されていることを示すと解釈されている[24]．

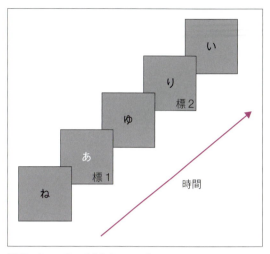

図2 Attentional blink paradigm

血管障害例における半側空間無視の経過[25]

脳血管障害の急性期に認められた半側空間無視は，症例ごとに異なるもののかなりの回復を示す．回復は，一般に最初の10日間で急速に起きる．その後2～3カ月でプラトーに達する．しかしその後もゆっくりと回復していく例がある．半分以上の例では3カ月後には十分回復する．回復の程度は，年齢，病変の大きさとその位置，単一の病変かそうでないか，以前に脳血管障害を起こしていたときの症状，脳の萎縮の有無等に影響される．ただし個々の患者でどの程度回復するかを予測することは困難であるとされる．一般に皮質下の梗塞のほうが急速によくなることが多いといわれる．このことは，皮質における一過性の機能低下によって半側空間無視が出現していることを示唆する．また長く続く無視の例では，通常右中大脳動脈領域の梗塞を有する．

Asadaらは消去現象を示す例の経過を注意深く追った[26]．彼らの例は右頭頂葉を中心に脳梗塞を生じた例であり，半側空間無視は示さなかった．左右の手を解剖学的位置に置く，すなわち右上肢を右空間に左上肢を左空間に置いたとき左側の消去を示したが，左右の上肢を交叉させた場合にも，すなわち左上肢を右空間に右上肢を左空間に置いたときにも左側の消去を示した．20日後には，こ

の交叉させたときだけに消去現象がみられるようになった．ところが5カ月後に患者は右視床に新たな梗塞を示した．診察では，解剖学的位置と交叉させた位置とで再び患者は左側の消去を示すようになった．このようにある構造に新たに病変が生じることで消去が再度現れたことから，視床がこの消去現象の回復に重要な役割を果たすことが明らかとなった．

おわりに

　この症候の臨床的な重要性については「はじめに」の冒頭に書いたが，科学的な重要性についてここで考えてみたい．この症候のメカニズムの解明は右大脳半球が何をしているのかということの問いに重要なヒントを与える．右下頭頂小葉を損傷した患者は，左半側空間に示された物を意識することができないが，意識下の処理，たとえば物体の同定や意味の理解等は行われていることを示す研究がある．この症候の研究が，未解決の意識の問題という普遍的な問題にも重要な貢献をなしうるのである．

運動無視

はじめに

　1953年Critchleyは自著の『The Parietal lobes』の中で，「頭頂葉に限局した病変によって通常麻痺は生じない．ただ前頭側頭病変によって，運動麻痺があったとしてもそれでは説明できない片側の運動障害を示すことがある．この場合の運動障害は，半側無視の運動面の現れである」と述べている[27]．より具体的には「患者は患肢を使わない．ただ注意をそちら側に向ければ，ちゃんと動かすことができる」との記載がある．これは今でいう運動無視といって差し支えないように思われる．

　ただこの運動無視の症例の詳細を記載して，運動無視と明らかによんだのは，Castaigne, Laplane and Degosである[28]．その後LaplaneとDegosが1983年にこの運動無視を取り上げており，ここではその論文を中心に述べることにする[29]．

運動無視の症状とその検査法[29,30]

　運動無視とは，筋力低下や感覚障害がないのに，一側の手足の使用の低下がある状態である．以下具体的な症状とその検査法を記す．

(1) 自発的な使用低下

　近いほうの上肢を用いずにあくまで健側を使用する傾向がある．たとえば，運動無視のある側に近いところに，コップ等を置いておき，それを飲むように指示した場合，近いほうの上肢ではなく体をひねってでも健側の上肢を使うことがある．両手を使う動作でも患側を使わないあるいはあまり使わない．たとえば，ボタンをはめたりする動作を行わせたときに，片側の上肢を使用しない等がみられる．さらに話すとき等を観察すると，そのとき患側肢を動かさない等随意的な身振りの欠如がある．あるいは歩行の際にも片側の上肢を振らない．

(2) 患側肢は促せば動きも正常である

　患側肢を使うように励ますと動きも正常である．患者は，自分の患側を動かすのに絶えず「命令」しなくてはならない．

(3) その他の症状

　自発的に配置を動かすということがみられない．たとえば，患側を椅子の肘掛けの上に置けばよいのに，そうしようとせず，明らかに不自由と思われる肢位に置いたままとする．そのような不快な位置にあるものに対して注意を促すなどすると直すことができる．

　痛み刺激からの自動的な逃避反応がみられない．痛みは正常に感じるが，患側肢を動かそうとしない．

(4) 反射等

　神経学的には，腱反射は正常であり，筋トーヌスは亢進せずかえって少し低下する．バビンスキー反射等の病的反射はみられない．

鑑別すべき状態[30]

(1) 中枢性の片麻痺

この症状が一番問題になる．患側の反射の亢進，病的反射の出現等があれば，運動麻痺の可能性が高い．運動無視では患側肢を使うよう盛んに励ますと，動きも筋力もほぼ正常である．このことは運動麻痺との鑑別に重要である．

(2) 片側のパーキンソニズム

筋トーヌスの異常の有無が重要である．また，運動無視では患側肢を使うよう盛んに励ますと，動きもほぼ正常である．

(3) 方向性運動低下

左半側空間無視の運動の側面の障害（directional hypokinesia 等）は，右大脳半球の対側（左側）のみならず同側（右側）の手にも認められる点で異なる．ただ運動無視は半側空間無視との合併も多い．さらに運動無視では，この方向性の運動低下があるのか等をよく調べる必要がある等さらに検討が必要である．

(4) 失行

失行は他の運動への取り違え等の誤反応がある．また運動無視では患側肢を使うよう盛んに励ますと，動きもほぼ正常である．ただ両者が合併していると思われる例もみられる．

(5) 運動消去現象

運動消去現象とは，左右の上肢等に別々にあるいは同時に触れ，触れた手を挙上させることで調べたとき，一側上肢では正しく挙上するものの，両側刺激の場合患側の上肢がしばしば挙上されない症状を指す．この場合，言語で反応させる方法もある．この運動消去現象は，運動無視の軽い例に現れるといわれることがある．ただ必ず伴うのかどうかははっきりしていない．

病巣とその発現メカニズムについて

運動無視は左右どちらの半球の損傷でも認められるという．Laplane と Degos は，患側肢の対側の前頭葉の内側面（補足運動野と帯状回），頭頂葉，視床を重視している[29]．これらの病巣は，運動の準備やプログラミングを行うところ，あるいはその間の連絡路である．たとえば，視床出血では視床と前頭の結合が分断される．このため，これらの構造の損傷によって，運動の引き金が引かれないのではないかという考えがある．

（武田克彦，今福一郎）

★ 文献

1) Jackson JH : Case of large cerebral tumor without optic neuritis and with left hemiplegia and imperception. In : Selected writings of John Hughrings Jackson, Taykor J (ed), Hodden and Stoughton, London, 1932, pp146-152.
2) Gowers WR : A manual of disease of the nervous system. Vol 2. Disease of the brain and cranial nerves, general and functional diseases of the nervous system. With one hundred and eighty-two illustrations including a large number of figures. 2nd ed, Philadelphia, P Blakiston, 1983, p157〔古川哲雄：半側空間失認に関する Gowers の記載 (1893) ―最古の記録. 神経内科 **20**：306-307, 1984. より引用〕
3) Pinéas H : Ein Fall von rämlicher orientierungsstörung mit Dyschirie. Z. Ges. Neurol. *Psychiat* **113**：180-195, 1931.
4) 武田克彦：原著を探る「半側空間無視」. *Clinical Neuroscience* **20**：2002-2003, 2002.
5) Patterson A, Zangwill OL : Disorders of visual space perception associated with lesions of the right cerebral hemisphere. *Brain* **67**：331-358, 1944.
6) 今福一郎，武田克彦：Patterson and Zangwill の例. 神経内科 **78**(4)：426-432, 2013.
7) Heilman KM, Valenstein E : Neglect and related disorders. Clinical Neuropsychology 3rd edition, Heilman KM, Valenstein E (ed), Oxford University Press, New York, 1993, pp279-336〔武田克彦, 坂下泰男訳：半側空間無視とその関連する障害. 臨床神経心理学（杉下守弘監訳），朝倉書店，1995, pp185-225〕.
8) 武田克彦：半側空間無視の神経機構. 神経進歩 **30**：859-870, 1986.
9) Vallar G, Perani D : The anatomy of unilateral neglect after right-hemisphere stroke lesions. A clinical/CT-scan correlation study in man. *Neuropsychologia* **24**：609-622, 1986.
10) Bisiach E, Valler G : Unilateral neglect in humans. Handbook of Neuropsychology. Vol 1. 2nd ed, Boller F, Graffman J, Rizzolatti G (ed), Amsterdam, Elsevier Science BB, 2000, pp459-502.
11) Karnath H-O et al : Spatial function of the temporal but not the posterior parietal lobe. *Nature* **411**：950-953, 2001.

12) Perani D et al : Aphasia and neglect of subcortical stroke : a clinical/cerebral perfusion correlation study. *Brain* **110** : 1211-1229, 1987.
13) Mesulam MM : Attentional networks, confusional states and neglect syndromes. In : Principles of behavioral and cognitive neurology, 2nd ed, Mesulam MM (ed), Oxford University Press, Oxford, 2000, pp174-256.
14) Posner MI et al : Effects of parietal injury on covert orienting of attention. *J Neurosci* **4** : 1863-1874, 1984.
15) Bisiach E, Luzzatti C : Unilateral neglect of representational space. *Cortex* **14** : 129-133, 1978.
16) 神澤 彩, 今福一郎：半側空間無視— Bisiach and Luzzatti の報告. 神経内科 **86**(1) : 146-151. 2017.
17) Husain M et al : Impaired spatial working memory across saccades contributes to abnormal search in parietal neglect. *Brain* **124** : 941-952, 2001.
18) Rusconi ML et al : Is the intact side really intact? Perseverative responses in patients with unilateral neglect : a productive manifestation. *Neuropsychologia* **40** : 594-604, 2002.
19) Kinsbourne M : Mechanisms of unilateral neglect. In : Neurophysiological and Neuropsychological Aspects of Spatial Neglect, Jeannerod M (ed), North Holland, Amsterdam, 1987, pp69-86.
20) Cazzoli D et al : Theta burst stimulation reduces disability during the activities of daily living in spatial neglect. *Brain* **135** : 3426-3439, 2012.
21) Kobayashi M et al : Neural consequences of somatosensory extinction an fMRI study. *J of Neurology* **252** : 1353-1358, 2005.
22) Driver J et al : Functional magnetic resonance imaging and evoked Potential correlates of conscious and unconscious vision in parietal extinction patients. *Neuroimage* **14** : S68-S75, 2001.
23) Singh-Curry V, Husain M : Visuospatial function and the neglect syndrome. In : Two halves of the brain, Hugdahl K and Westerhausen R (ed), The Mlt PRESS, Cambridge, 2010, pp533-559.
24) Husain M et al : Abnormal temporal dynamics of visual attention in spatial neglect patients. *Nature* **385** : 154-156, 1997.
25) Vuileumier P : Hemispatiial neglect. The behavioral and cognitive neurology of stroke, Godefroy O, Bogousslavsky J (eds), Cambridge University Press, Cambridge, 2007, pp148-197.
26) Asada T et al : The role of the thalamus in recovery from tactile extinction and crossed tactile extinction. *Neurocae* **20**(1) : 37-41, 2014.
27) Critchley M : The Parietal Lobes, New York, Hafner, 1953, pp156-157.
28) Castaigne P et al : Trois cas de négligence motorice par lésion retoro-rolandique. *Rev Neurol* (Paris) **122** : 233-242, 1970.
29) Laplane D, Degos JD : Motor neglect. *J Neurol Neurosurg Psychiatry* **46** : 152-158, 1983.
30) 板東充秋：運動無視. 臨床リハ別冊　高次脳機能障害のリハビリテーション（江藤文夫・他編），医歯薬出版，1995, pp72-76.

症候編

視空間認知障害

はじめに

　視空間認知障害にはいくつかの分類が知られている．大橋[1]，志田[2]，山鳥[3]の報告を参考に筆者が作成した分類を表1に示す．「視空間失認」という用語は「視空間認知障害」と同義にも使われるが，このうちの「注視空間における障害」と「地理的障害（道順障害）」をまとめて狭義の視空間失認とすることもある．この場合は「視空間知覚障害」は視空間失認と要素的知覚障害との中間に位置する症候として位置づけられる[1]．「注視空間における障害」とは，自己の周囲の空間にある対象の位置を視覚的に認知することの障害をいう．「地理的障害（道順障害）」とは，熟知した場所で道に迷う症状であり，一度に見通せない比較的広い空間内における，ある地点の位置あるいは複数の地点の位置関係の定位障害による．以下，この順に概説する．

視空間知覚障害

(1) 線分傾斜の知覚異常

　線分の傾きを視覚的に正しく認知できないことをいう．大橋[1]は，垂直線や水平線が傾斜して知覚される現象を「視覚座標系の異常（視軸の歪曲）」とよび，具体例として「部屋の窓を正面から見ると20度位右に傾いて知覚する．正方形や水平線，垂直線を評価せしめると歪曲が認められる」症例を記載している．

(2) 大小，長短の知覚障害

　複数の対象物の大小や長短の違いを視覚的に識別できない現象である．たとえば，後述するHolmesとHorrax[4]の症例では，2つの貨幣の大きさの違いや，2つの線分の長さの違いがわからなかった．

(3) 遠近視，立体視，運動視の障害

　遠近視の障害とは，目の前の複数の対象について自分からの距離の違いを判断できない現象をいう．HolmesとHorrax[4]の症例は，青色の制服を着た人が7ヤード，カーキ色の制服を着た人が14ヤード自分から離れて立っているのを見て，2人は同じ距離にいると言った．立体視の障害とは三次元の物体が平面のように見える症状で，HolmesとHorrax[4]の症例では，箱を見て1枚のボール紙だと言い，それを手で持ったときに箱であることに気づいて驚いた，と記載されている．運動視の障害とは物体の動きが知覚できないことであり，大橋[1]の症例では，物品を患者の視野を横切って動かすと，その軌跡に沿って点々と同じ物が並んでいるかのように見えた．

(4) 逆転視，倒錯視，視覚性知覚転位

　外空間の左右または前後が逆転して感じられることを逆転視，上下が逆転する場合を倒錯視という．大橋[1]は逆転視の例として「風呂屋とかその他の街並みも（左右）反対に見え，汽車に乗ったりすると反対に走っているように思われる」と訴える患者（右前頭・頭頂部の慢性硬膜下血腫）を記

表1　視空間認知障害の分類

1. 視空間知覚障害
   1) 線分傾斜の知覚障害
   2) 大小，長短の知覚障害
   3) 遠近視，立体視，運動視の障害
   4) 逆転視，倒錯視，視覚性知覚転位
2. 注視空間における障害
   1) Bálint症候群
   2) 視覚性運動失調（ataxie optique）
   3) 視覚性失見当（Holmes）
3. 地理的障害（道順障害）

（大橋，1965，文献1，志田，1993，文献2，山鳥，1985，文献3を元に作成）

症候編

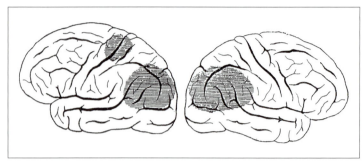

図1　Bálintの報告例の病巣

(Bálint, 1909)[5]

載している．視覚性知覚転位とは，一側の視野からの視覚刺激が対側の視野からの刺激のように知覚されることをいう．

注視空間における障害

(1) Bálint 症候群

1909年にBálint[5]によって発表された症候群である．精神性注視麻痺，視覚性注意障害，視覚性運動失調の3徴候からなる．以下にBálintの原著の記載を中心に述べる．

①症候と検査所見

　a）精神性注視麻痺

視線がある対象に固着し，他の対象を自発的に注視しない現象をいう．Bálintの症例では，板の上に横一列に文字を書いたものを見せてそこに何が書いてあるかを尋ねると，右側の一文字を読んだがそれは一番右端の文字ではなかった．繰り返し検査すると患者の注意は中心線から右に35度から40度傾いたところに向けられ，そこに固着し，促されて初めてその角度の右方あるいは左方にも注意が向けられることがわかった．

　b）視覚性注意障害

大小にかかわらず，ある対象を注視すると視野内の他の対象に気づかない現象をいう．

Bálintの症例では，黒板に文字と三角形を1つずつ横に並べて書き何が見えるか尋ねると，常に右側にあるほうを答えた．上下に並べてもどちらか1つを答え，2つを同時に見ることはなかった．また，黒板に十字を描き，検者の持つ指標が十字の交点を指したら合図するよう指示したがほとんど不可能であり，「十字の交点を見ると検者の手が見えず，検者の手を見ると交点が見えない」と言った．

　c）視覚性運動失調（optische Ataxie）

目の前に出された対象を，注視下で手でとらえることができない現象をいう．Bálintの症例では，右手でタバコに火をつける際にタバコの端につけられず真ん中に行ってしまい，また皿の上の肉を右手で持ったフォークで切ろうとするとナイフが皿の外に逸れてしまった．目の前に出された対象物を右手でつかむように促すと，必ずその近くを手でまさぐり，手がその対象物に当たって初めてつかむことができた．患者には運動麻痺や感覚障害はなく，自分の耳や鼻等の身体部位には右手で速やかに触れることができた．一方，左手では見た対象をほぼ正確につかむことができた．このことから，Bálintは，この患者の右手にみられる現象は視覚（対象の空間的位置の認知）や運動の異常では説明困難で，視覚と運動とが非協調的であることが本質と考えた．

②責任病巣

Bálintの症例の剖検所見では，左右ほぼ対称的に頭頂・後頭葉を中心に側頭葉後部に及ぶ病変がみられた（図1）．左中心溝付近にも小病変が認められたが，鳥距溝周辺には障害はなかった．その後の剖検例をみても，主病巣は両側頭頂・後頭葉にあり，特に皮質下白質病変が重視されている[7,8]．図2にBálint症候群を呈した自験例のMRIを示す．

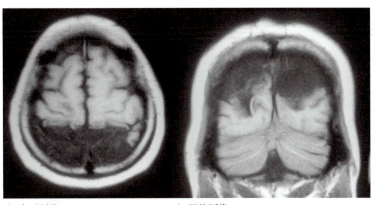

a) 水平断像　　　　b) 冠状断像

図2　Bálint症候群を呈した自験例のMRI(T1強調画像)
両側頭頂後頭葉に病巣を認める.

(2) 視覚性運動失調 (ataxie optique)

1967年にGarcinら[6]が報告した. Bálint症候群におけるoptische Ataxieが目の前の対象物を注視下(中心視野)でとらえることの障害であるのに対し, ataxie optiqueは注視下でとらえることは可能であるが, 周辺視野でとらえることが困難な現象である. 日本語ではともに「視覚性運動失調」とよばれるため, 原語を用いて両者を区別することがある.

①症候

「電車の中で吊革をつかもうとした際, 手が逸れて隣の人にぶつかってしまった」等と, 患者自身が症状を自覚している場合もあるが, 診察して初めて明らかになることも多い. 診察には, 検者が患者と向かい合って座り, 患者に検者の眉間等中央の指標を注視させる. 次に, 指標を外側から周辺視野内に出して止め, 指標が見えていることを確認した後に, 左右の手のそれぞれでつかませる. 視野の4分野のすべてで検査する. 通常, 病変側の対側視野にある対象物を対側の手でつかもうとしたときに最もズレが大きい. 以下, 対側視野内で同側の手, 同側視野内で対側の手, の順に小さくなる(たとえば左半球病変の場合, ズレの程度は右視野で右手＞右視野で左手＞左視野で右手, の順となる). 病変側と同側の視野内の指標を同側の手でつかむときには異常はみられないことが多い.

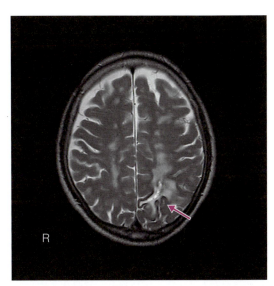

図3　ataxie optique (Garcin)を呈した自験例のMRI
(T2強調画像, 水平断像)
左頭頂間溝を中心に上・下頭頂小葉に及ぶ病巣を認める(矢印).

②責任病巣

病巣は頭頂間溝を中心として, 上・下頭頂小葉に及ぶ領域にある. 自験例のMRIを図3に示す. 最近, 対象に向かって手を伸ばす運動(到達運動)に関与する領域(内側頭頂間溝領域)が頭頂間溝内に存在することが明らかにされ[9], この領域の一側性障害がGarcinら[6]の「ataxie optique」と, 両側性障害がBálint症候群の「optische Ataxie」と関係している可能性がある.

症候編

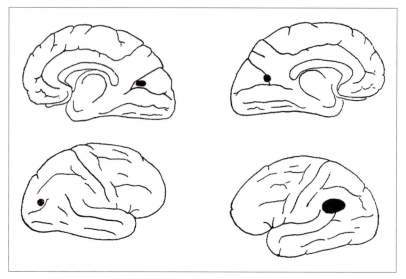

図4　Holmes の剖検例の病巣

(Holmes, 1918)[10]

（3）視覚性失見当（Holmes）

1918年，Holmes[10]によって初めて報告され（6症例），翌年 Holmes と Horrax[4]により1例が追加された．いずれも銃創である．以下は，これらの報告の記載に基づく．

①症候

前述のように，視空間知覚障害（大小・長短の知覚障害，遠近視障害，立体視障害）の記載があるが，中核症状は，自己と対象物，あるいは対象物同士の空間的位置関係の認知が困難なことである．そのため，注視下で対象物をつかもうとすると手が左右あるいは上下に逸れ，移動する際に障害物にしばしばぶつかる．Bálint 症候群における視覚性運動失調が「視覚と運動との協調障害」とされるのに対して，視覚性失見当（Holmes）での到達運動障害は「対象物の空間的位置の認知障害」に基づくものと考えられ，両者の病態は異なる．「手が届く範囲に対象物があるときは対象を超えて手を伸ばし，腕の長さを超えるところにある場合は手が届く前につかもうとする」との記載もあり，この障害の基盤には，遠近視障害（距離判断の障害）も大きく関与していると思われる．さらに，「中心に十字を描いた正方形を見せると，まず十字のみを認知し，正方形に気づくのに時間がかかる（Bálint 症候群の視覚性注意障害と同一）」，「対象が視点から外れると，再びそれを見つけるのに時間がかかる（固視の障害）」等の症候も視覚性失見当に含まれている．

②責任病巣

Holmes[10]の報告した6症例のうち，2症例は剖検所見が得られている．1例では，右半球の後頭葉外側面と楔部（鳥距溝と頭頂後頭溝の間），左半球の角回前部と頭頂後頭溝に病変がみられている（図4）．他の1例の病巣は，右半球では角回上部と脳梁膨大の直上，左半球は縁上回から中心溝にかけてと脳梁膨大の直上にあった．

これらの結果や，他の症例の銃創の位置から，視覚性失見当の責任病巣は両側角回の皮質・白質を中心とする頭頂葉後部と推定されている[4]．

地理的障害（道順障害）

従来，地理的障害（または地誌的失見当）という用語は，「道に迷う」という実際の行動異常以外に，日本の白地図に主要都市の位置を定位できないこと（地誌的概念の障害）や自宅の間取りや自宅付近の地図が描けないこと（地誌的記憶障害）等を指す場合があり，定義が不明確であった．最近では，地理的障害を「熟知した場所で道に迷う症状で，他の神経症状（意識障害，認知症等）や神経心理症状（健忘症候群，半側空間無視等）によって説

表2 道順障害と街並失認の鑑別

	道順障害	街並失認
① 建物の形態の認知・識別	○	○
② 熟知した街並（建物・風景）の同定	○	×
③ 熟知した地域内（一度に見通せない範囲）の想起		
a. 建物の位置の想起	×	○
b. 2地点間の道順（方角）の想起	×	○

○：可，×：不可．

明できないもの」とするのが一般的である．ここでいう「熟知した場所」には，自宅付近等発症前からよく知っている場所（旧知の場所）の他に，入院した病院や病院への通院経路等，発症後新たに頻回に訪れた場所（新規の場所）が含まれる．

地理的障害は症候と病巣から大きく2つに分類される[11,12]．1つは，一度に見通すことができない比較的広い空間内で，ある地点の位置（方角）や，ある地点と別の地点との位置関係を定位することの障害で，視空間認知障害の一型と考えられる．もう1つは，熟知した街並（建物・風景）の視覚的認知・同定障害に基づくもので，視覚性失認に含まれる．前者を「道順障害」，後者を「街並失認」とよぶ．「街並失認」は，従来の「地誌失認」，「環境失認」，「場所失認」という用語と同義である．以下に，道順障害の症状，検査所見，責任病巣について，街並失認と対比して述べる．

（1）症状

道順障害，街並失認ともに熟知した場所（旧知および新規）で道に迷う点は共通している．しかし，症状は両者で異なっており，患者の典型的な訴えは，前者では「目の前の建物，風景が何であるかはわかるが，その角をどの方角へ行けば目的地があるのかがわからない」であり，後者では「よく知っているはずの建物，風景が初めて見るもののようで，道をたどるうえでの指標にならない」というものである．

（2）検査所見

両者の鑑別のための検査と，結果のまとめを表2に示す．

①建物の形態の認知・識別

患者にとって未知の建物や風景の写真を見せて，その特徴を口述させる．2枚を同時に呈示して，それらが同じか異なるかを答えさせる（異同弁別）．1枚の写真と，それを含む複数の写真を同時に呈示し，同じものを選ばせる（見本合わせ）．

通常，道順障害も街並失認もこの検査では異常はみられない．

②熟知した街並（建物・風景）の同定

まず，旧知の場所については患者の自宅や自宅付近の建物・風景の写真を見せて，何の建物か，どこの風景かを尋ねる．新規の場所については入院あるいは通院中の病院の外観や内部の写真を見せて，何の建物か，病院内のどこの場所かを尋ねる．道順障害ではこの検査には異常はみられない．街並失認では旧知，新規ともに同定が困難である．

③熟知した地域内（一度に見通せない範囲）の建物の位置の想起・2地点間の道順（方角）の想起

旧知の場所に関しては，検者があらかじめ患者の熟知している地域（自宅付近等）の簡単な地図を描いておき，その地図上に主要な建物の位置を定位させる．また，ある地点から他の地点（たとえば，自宅から最寄りの鉄道の駅等）までの地図を描かせる．新規の場所では，検者が病院内の見取り図を描いておき，主要な部屋（病室，検査室，トイレ等）の位置を定位させる．あるいは，病院内の地図を描かせる．道順障害ではこれらの検査で定位が困難となるが，街並失認では可能である．

（3）責任病巣

道順障害の病巣は，脳梁膨大部後方の帯状回から頭頂葉内側部（楔前部）にかけての領域である．

症候編

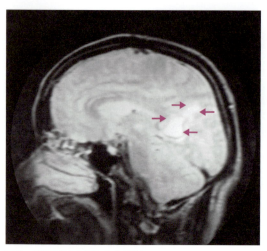

図5 道順障害を呈した自験例のMRI
（T2強調画像，矢状断像）
脳梁膨大後方から楔前部にかけての病巣を認める（矢印）．

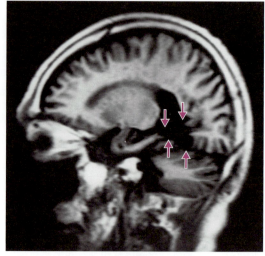

図6 街並失認を呈した自験例のMRI
（T1強調画像，矢状断像）
海馬傍回後部と隣接する紡錘状回に病巣を認める（矢印）．

右側病変例が多い．図5に道順障害を呈した自験例のMRIを示す．一方，街並失認は，右海馬傍回後部，舌状回前部とこれらに隣接する紡錘状回の病変で生じ（図6），特に新規の場所での街並失認の発現には海馬傍回後部病変が重要と考えられる．両者の病巣を模式図上に示す（図7）．

（高橋伸佳）

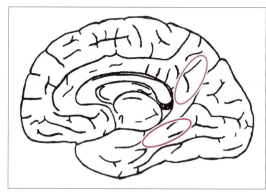

図7 道順障害（紫）と街並失認（赤）の病巣

★ 文献

1) 大橋博司：臨床脳病理学，医学書院，1965, pp293-328.
2) 志田堅四郎：視空間失認．精神科Mook No29 神経心理学（島薗安雄・他編），金原出版，1993, pp170-187.
3) 山鳥 重：神経心理学入門，医学書院，1985, pp79-91.
4) Holmes G, Horrax G : Disturbances of spatial orientation and visual attention, with loss of stereoscopic vision. Arch Neurol Psychiatry 1 : 385-407, 1919.
5) Bálint R : Seelenlähmung des "Schauens", optische Ataxie, räumliche Störung der Aufmerksamkeit. Mschr Psychiat Neurol 25 : 51-81, 1909.（森岩 基，石黒健夫訳：精神医学 19 : 743-755, 977-985, 1977.）
6) Garcin R et al : Ataxie optique localisée aux deux hémichamps visuels homonymes gauches (étude clinique avec présentation d'un film). Rev Neurol 116 : 707-714, 1967.
7) De Renzi E : Disorders of spatial orientation. In : Handbook of Clinical Neurology, Vol 45, Fredricks JMA (ed) Elsevier, Amsterdam, 1985, pp405-422.
8) 志田堅四郎：Bálint症候群．神経内科 5 : 149-157, 1976.
9) Grefkes C, Fink GR : The functional organization of the intraparietal sulcus in humans and monkeys. J Anat 207 : 3-17, 2005.
10) Holmes G : Disturbances of visual orientation. Br J Opthalmol 2 : 449-468, 506-516, 1918.
11) 高橋伸佳：街並失認と道順障害．Brain Nerve 63 : 830-838, 2011.
12) 高橋伸佳：街を歩く神経心理学，医学書院，2009.

症候編

視覚性失認

視覚性失認とは

(1) 定義

「失認」は，①要素的感覚の障害，②知能の低下，③注意の障害，④失語による呼称障害，⑤刺激に対する知識（意味記憶）のなさの，いずれにも帰することのできない対象認識の障害と定義される[1]．しかも，⑥その障害は特定の感覚種に限ったもので，他の感覚を通せばその対象が何であるかわかる．

これが見る対象に生じた場合が，視覚性失認である．したがって，次の①から⑥の特徴がある．

①視力，明るさの違いの感度等に対象の特徴が見えない程の低下がない．視野は欠けていることもあるが，対象が何か理解するのに必要な中心付近の視野は，左右いずれかで十分広く保たれている．視力，視野等のベッドサイドでの診察法は筆者らの解説[2,3]を参照されたい．

②視覚を用いないですむ知能検査では大きな異常はみられない．

③注意が集中できて対象の全体に行き渡っている．

④視覚を用いない失語症の診察では，指示理解や呼称等に異常がみられない．

⑤対象についての記憶や知識が失われたのでないことを，対象の名前を与えてそれについて説明させたり，定義から対象の名を答えさせたりして確認できる．

⑥それにもかかわらず，対象を見ただけでは何だかわからない．しかし，触ったり，特徴的な音（や声）を聞いたりすればすぐにわかる．

上記を満たしたうえで，見たものの用途を言ったり，使用法をジェスチャーで示したり，同じ仲間のものをグループにしたりもできないことも確認する必要がある．なぜなら対象を見たときだけ名前が言えない，「視覚失語」[4]という病態もあり得るからである．

また，重要だが言及されることの少ない特徴があと2つある．⑦障害されるのが対象を形から認識することだけであり，動きの視覚情報からは対象を認識できる（図1a）．⑧対象が何かはわからないのに，対象の形に合わせて正しくつかむことができる[5]（図1b）．

(2) 視覚情報処理の流れにおける位置づけ

後頭葉の一次視覚皮質に伝えられた後の視覚情報処理の流れを上下方向でみると，「背背側の流れ」，「腹背側の流れ」，「腹側の流れ」の3つに区別できる[6]（図2a）．頭頂葉の上部へ向かう背背側の流れは，対象の位置や運動，形態等に関する情報をあまり意識に上らない形で処理し，見たものに手を伸ばす，つかむ等の行為を直接コントロールする．頭頂葉の下部へ向かう腹背側の流れは，対象の位置や運動に関する情報を処理し，対象の存在を意識することと深くかかわる．側頭葉へ向かう腹側の流れは，対象の色や形に関する情報を処理し，それが何であるか，そのものの意味を認識することにかかわる．視覚性失認は腹側の流れの途中の損傷で起こる．動きを見れば何かわかるのは保たれた腹背側の流れの働きに，形に合わせて正しくつかめるのは背背側の流れの働きによると考えられる．

よく知られているように，左の大脳は言葉に依存する度合いの高い機能，右の大脳は言葉に依存する度合いの低い，空間的，形態的な機能に優れている．この傾向は，視覚についても同様である（図2b）．物品の視覚的特徴の多くは，用途や機能等言葉にしやすいものを反映している（たとえば，金槌は直交する2つの円柱からできていて，短いほうの円柱の底面で釘を打つ）．したがって，物

症候編

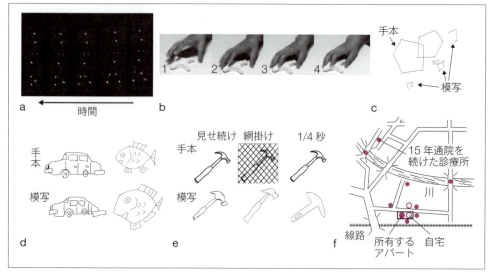

図1 視覚性失認患者の反応
a：人の体のいろいろな部分に豆電球を点けて暗闇で動作をさせたときの、光点の位置の時間変化（図の←）．静止画ではそれとわからないが動画であれば、知覚型（統覚型）の視覚性失認患者でさえ、すぐに人が歩いているとわかる．
b：見たものの形がまったくわからない知覚型（統覚型）の視覚性失認患者でさえ、正しくつかむことができる．
c：知覚型（統覚型）の視覚性失認患者の模写．直線で構成された図形であることはわかっているように見えるが、形はまったく把握されていない．
d：統合型視覚性失認患者の模写．かなり正確だが時間がかかる．線の途切れの位置が不自然なことや、手本にはない線の付加（車の前窓部）や手本にはある部品の書き落とし（ドアの取手）が少しみられることから、手本全体が把握されていないことがうかがわれる．
e：連合型視覚性失認患者の模写．対象全体を見通して計画的に行われ、正確ですばやい．網掛け等の視覚的雑音を加えても、提示時間を短くしても（1/4秒）、あまり影響を受けない．
f：症例による、長年慣れ親しんだ場所や建物の同定成績．●誤答，○正答．

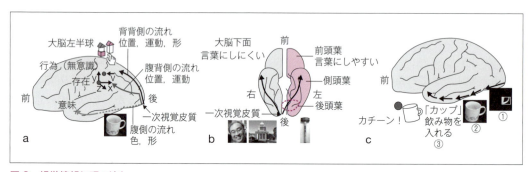

図2 視覚情報処理の流れ
a：← は背背側の流れ．← は腹背側の流れ．← が腹側の流れ．破線は裏側を走ることを表す．
b：左半球は言葉にしやすい特徴，右半球は言葉にしにくい特徴の分析に優れている．
c：腹側の流れでの処理の進行．①視野に限局→②視覚の限定→③感覚の種類を超える．

品が何であるかの分析には、左半球が大きな働きをする．後述の「視覚物体失認」は左半球病変で起こる．知人の顔や好きな風景等を、言葉で他人に説明するのが困難なのは読者も経験するであろう．これら言葉があまり頼りにならず、相互に類似し、繊細な特徴をもとに識別がなされる対象の分析には、右半球が大きな働きをする．したがって、後述の「相貌失認」や「街並失認」は右半球病変で起こる．

一次視覚皮質に到達した視覚情報は、順次前方に送られ処理が進行する．腹側の流れでは、この進行に伴い処理される情報の範囲が以下のように

変化していく（図2c）．①一番後ろの領域は，視野の特定の位置の情報（たとえば，そこが暗いか明るいか，赤いか青いか）を分析する．②それより前の領域は，特定の視野に限らず対象がもつ視覚的な性質（それが筒型か，弓状の部分をもつか）を分析する．③一番前の領域は，視覚に限らず感覚の種類を超えて対象についての判断（それは筒型で，硬く，ぶつかるとカチンと音がし，飲み物を入れるのに用い，「カップ」とよばれる）等の対象の知識を受けもつ．①の領域，舌状回後外側や紡錘状回後外側の損傷では，病巣と反対側の視野で色がわからない「大脳性色覚障害」[7]等が起こる．③の領域，側頭葉先端部の損傷では，左側病変で語や記号[8]の，右側病変で人物や風景[9]の，両側病変で物品の意味記憶障害[10]が起こる．視覚性失認は知覚型（統覚型）失認を除き，これらの中間である②の領域，紡錘状回中部や海馬傍回後部の損傷で起こる．

分類

視覚性失認は古典的には，障害される情報処理の段階の観点から「知覚型[11]（統覚型）」と「連合型」に2分されてきた[12]．知覚型（統覚型）は視覚的な特徴を1つの全体にまとめることができないために生じ，連合型はまとめあげた結果を意味と結びつけることができないために生じると考えられた．また，両者を区別するためのテストとして，知覚型（統覚型）では対象の模写や同じものの選択ができないが，連合型ではこれらができるという基準が提案された．しかし，連合型のテスト基準を満たす症例の中には，模写は正確にできるものの，長い時間をかけて各部分をばらばらに写し取っていくだけであり，対象全体の把握が正常とはとてもいえないような症例のほうがむしろ多いことが明らかとなり，連合型とは区別して「統合型」と名付けられた[13]．したがって，視覚性失認は次のような3つのグループに分けて考えるほうが実際的である[14]．

①知覚型（統覚型）

要素的感覚によりとらえた特徴を，部分的な形にすらまとめあげることができない．形がまったくわからない．したがって，模写ができない．

②統合型

まとめあげた部分的な形を全体の形と関係づけられない．したがって，模写はできるが，各部分をばらばらに写し取る形で，ゆっくりとしかできない．また，見せる時間を短くしたり，視覚的な雑音を加えたりすると，わからなさが増す．

③連合型

上記2つの段階は完了しているが，それを意味と結びつけることができない．したがって，模写はすばやく正確にできる．また，見せる時間を短くしたり，視覚的な雑音を加えたりしても，わからなさは変わらない．

形がまったくわからない知覚型（統覚型）視覚性失認では，特定の種類の対象だけが認識できなくなるという現象は起こりえない．しかし，統合型や連合型の視覚性失認ではそのような現象が起こるので，それによる分類も行われる．認識できない対象と，症状の名前の組み合わせは以下のようである．①物品→物体失認，②顔→相貌失認，③風景→街並失認．

知覚型（統覚型）視覚性失認

知覚型（統覚型）視覚性失認では，要素的感覚によりとらえた特徴を，部分的な形にすらまとめあげることができない．簡単な幾何図形もわからない．この特徴に着目して，近年は「視覚性形態失認」とよばれることが多い．したがって，対象を書き写すこと（模写）ができない（図1c）．形がほとんどわからないので，物品，顔，風景いずれの認識も障害される．しかし，動きや色，面積，質感等の知覚は正常で，明暗の差の知覚も十分に保たれているので，これらの特徴が違っていると2つの対象を区別することができる[6]．また，見誤るときはこれらの性質の似たものと誤る．一酸化炭素中毒や低酸素脳症での報告しかない．機序については，両側の一次視覚皮質や二次視覚皮質等で，酸素を多く必要とする細胞だけが皮質層状壊死等に伴って破壊され，腹側の流れへの出力だけが選択的に障害されたとする考え[15]と，腹側の流れの途中にあり形の分析にかかわる「外側後頭複

症候編

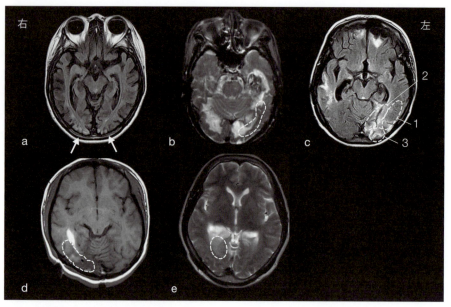

図3　各症状を持つ症例のMRI画像
a：低酸素脳症による知覚型（統覚型）視覚性失認例．後頭葉に皮質層状壊死の所見がある．
b：脳梗塞による統合型視覚物体失認例．破線内が責任病巣と思われる左紡錘状回．
c：脳挫傷後の脳梗塞による連合型視覚物体失認例．破線内，左の1：紡錘状回，2：舌状回，3：下後頭回が責任病巣と思われる．
d：脳動脈奇形術後の相貌失認例．破線内が責任病巣と思われる右紡錘状回．
e：傍腫瘍性辺縁脳炎による街並失認例．破線内が責任病巣と思われる右海馬傍回．

合」とよばれる領域が（両側とも）損傷したためという考え[6]がある（図3a）．

視覚物体失認

（1）統合型視覚物体失認

統合型視覚物体失認では，対象の部分的な形はわかる．しかしそれを，大まかにはわかっている全体の形と関係づけることができない．したがって，模写はかなり正確にできるが，全体の見通しなく各部分をばらばらに隷属的に写し取っていくので，大変時間がかかる（図1d）．また，見せる時間を短くしたり，網掛け等の視覚的な雑音を加えたりすると，わからなさが増す．さらに，部分的な形はわかり，全体の大まかな形もわかっているので，見誤るときは形の似たものと誤る[13,16]．

統合型視覚物体失認の報告には左大脳半球一側病変例と両側病変例があるが，右一側病変例はごく稀である．責任病巣としては，左紡錘状回の中部が重視される（図3b）．

（2）連合型視覚物体失認

連合型視覚物体失認では，対象の形の認識には問題がない．しかし，それを対象の知識（意味記憶）と正しく結びつけることができないため，対象が何かわからないと考えられている[17-19]．対象全体を把握して正確にすばやく模写ができる．わかりにくさは実物でも写真や絵でも同じである．重ね描きした物品を容易に塗り分けできる[17]．網掛けで視覚的雑音を加えたり[19]，見せる時間を短くしたりしても[18,19]，同定成績や模写のできに変わりがない（図1e）．しかし，見たものが何かわからない．

連合型視覚物体失認の基準を満たす症例の報告は少ない[17-19]．左大脳半球一側病変が1例[17]，両側病変が2例[18,19]である．両側病変例でも左側病巣がより大きい．3症例に共通の病巣は，左の紡錘状回，舌状回，下後頭回であり，統合型視覚物体失認の場合と区別し難い（図3c）．

相貌失認

よく知っている人の顔を見ても誰だかわからない．しかし，それが顔であることはわかる．声を聴けば誰であるかすぐわかるし，服装や髪型，仕草や歩き方からもわかる．すなわち，聴覚を介すればわかるし，顔以外の物品の形や，動きからはわかる．唇を読むこともできるし，表情の動きもわかる．したがって，診察中急に微笑みかけても微笑み返す．すなわち，顔の動きからは正しく情報を引き出すことができる．

相貌失認には，知らない顔について①異同，老若，男女，美醜等を正しく判断できるタイプと，②できないタイプとがある[20]．前者は「連合型」，後者は「知覚型（統覚型）」とよばれるが，視覚物体失認との比較でいえば，むしろ連合型と統合型に相当するのではないかと思われる．

報告には両側病変例が多いが，右一側病変例も確かにある[21]．しかし，左一側病変例は極めて稀である．責任病巣としては右紡錘状回の中部が重視される（図3d）．統合型〔知覚型（統覚型）〕と連合型の責任病巣の違いは明らかでない．

街並失認

街並失認は，視覚性失認が風景や建物に選択的に起こった状態である．よく知っている場所の風景や建物，屋内部位を見てもどこかわからない（図1f）．このため，状況によっては屋外や屋内で道に迷う．新しく経験した風景を覚えることもできない．しかし，それが家であるとか，道であるとか，木であるとか，テーブルであるとかはわかる．すなわち，物品の失認はない．その場所に特徴的な騒音等を聴けばどこかわかる．すなわち，聴覚を介すればわかる．見せられた建物や風景がどのようなものかは，躊躇なく，正しく口述できることが多い[22-24]．この特徴は，障害が物体失認でいえば連合型に相当することを示しているのかもしれない．色と形の組み合わせを覚える課題，場所を覚える課題等はできることで，視覚性の出来事記憶障害とは区別できる．大部分の報告が右一側病変である．責任病巣としては右海馬傍回の後部が重視される（図3e）．

鑑別を要する病態

先に触れた視覚失語[4]以上に鑑別上重要で頻度も多いのは，視野欠損による対象認知の障害である．以下の2種がある．①中心視野に盲があると見つめたところが見えなくなる．一方で周辺視野は見えるので，障害物にぶつかったりはしない．大事な特徴を見ようとすると見えないので，見たものが何かわからなくなる．しかし，視覚性失認と異なり視力を測定すれば低い値になる．②中心視野だけが残り他の視野全体が失われると，視力は正常なのに，対象の全体を一度に見られないため，それが何かわからなくなる．しかし，視覚性失認と異なり視野検査で著しい狭窄が明らかになる．また，両側一次視覚皮質等の不完全な損傷では明暗の差の知覚，「コントラスト感度」が障害される場合がある．部屋が暗いときや図と地の明暗の差が小さいと対象の特徴がとらえられない．特に相貌認知は影響を受けやすい．これらの障害のリハビリテーションは視覚性失認とは異なる[25]．診察法は筆者らの解説[2,3]を参照されたい．

失認が，視覚と触覚の2つの感覚様式にまたがって起こることがあり，「多様式失認」[26,27]とよばれる．視覚にも体性感覚にも問題がないのに，物品を見ても，触ってもそれが何かわからない．しかし，そのものの特徴的な音を聞けばすぐにわかる．すなわち，聴覚を通しての認識には問題がない．多様式失認が生じる感覚様式の組み合わせは，視覚と体性感覚とに限り，他の感覚同士の組み合わせは起こらない．病巣は視覚物体失認のものと似ている．リハビリテーション上，触覚認知の問題に対する考慮も必要になる．

〔平山和美〕

症候編

★ 文献

1) Frederiks JAM : The agnosias : Disorders of perceptual recognition In : Handbook of Clinical Neurology, Vol 4, Vinken PJ et al (eds), Amsterdam, Elsevier, 1969, pp13-47.
2) 平山和美・他：腹側の流れの損傷による視覚認知障害の診察. Clin Neurosci **31**：138-140, 2013.
3) 平山和美・他：高次脳機能障害の理解と診察：腹背側・背腹側の流れの損傷による視覚認知障害の診察. Clin Neurosci **31**：754-756, 2013.
4) 松田 実・他：視覚失語に移行した視覚失認. 臨神経 **32**：1179-1185, 1992.
5) Goodale MA, Milner AD 著, 鈴木光太郎, 工藤信雄訳：もうひとつの視覚 ＜見えない視覚＞はどのように発見されたか, 新陽社, 2008.
6) Rizzolatti G, Matelli M : Two different streams from the dorsal visual system : anatomy and functions. Exp Brain Res **153**：146-157, 2003.
7) Kölmel HW : Pure homonymous hemiachromatopsia. Finding with neuro-opthalmologic examination and imaging procedures. Eur Arch Psychiatr Neurol Sci **237**：237-243, 1988.
8) 松原三郎・他：語義失語を呈した初老期痴呆の1例. 失語症研 **4**：59-69, 1984.
9) Ellis AW et al : Loss of memory for people following temporal lobe damage. Brain **112**：1469-1483, 1989.
10) Hodges JR et al : The role of conceptual knowledge in object use. Evidence from semantic dementia. Brain **123**：1913-1925, 2000.
11) 日本神経学会用語委員会編：神経学用語集, 改訂第3版, 文光堂, 2008, pp230.
12) Lissauer H : Ein Fall von Seelenblindhheit nebst einem Beitrage zur Theorie derselben. Arch Psychiatr Nervenkr **21**：222-270, 1890.
13) Humphreys GW, Riddoch J 著, 河内十郎, 能智正博訳：見えているのに見えない？ある視覚失認症者の世界, 新陽社, 1992.
14) 平山和美：視覚性失認. 神経内科 **65**：275-283, 2006.
15) Milner AD et al : Perception and action in 'visual form agnosia'. Brain, **114**：405-428, 1991.
16) 平山和美・他：Integrative visual agnosiaの1例. 臨神経 **35**：781-787, 1995.
17) McCarthy RA, Warrington E : Visual associative agnosia : a clinico-anatomical study of a single case. J Neurol Neurosurg Psychiatry **49**：1233-1240, 1986.
18) Jankowiak J et al : Preserved visual Imagery and categorization in a case of associative agnosia. J Cogn Neurosci **4**：119-131, 1992.
19) 目黒祐子・他：見えるけれど分からない—連合型視覚性失認の一例. 臨神経心理 **15**：11-18, 2004.
20) De Renzi E et al : Apperceptive and associative forms of prosopagnosia. Cortex **27**：213-221, 1991.
21) Sugimoto A et al : Another piece in the jigsaw : A case report of prosopagnosia with symptomatological, imaging and post mortem anatomical evidence. Cortex **48**：641-643, 2012.
22) 高橋伸佳：視覚性認知障害の病態生理. 神心理 **9**：23-29, 1993.
23) Landis T et al : Loss of topographic familiarity : an environmental agnosia. Arch Neurol **43**：132-136, 1986.
24) Hirayama K et al : Limbic encephalitis presenting with topographical disorientation and amnesia. J Neurol Neurosurg Psychiatry **74**：110-112, 2003.
25) Zihl J 著, 平山和美監訳：脳損傷による視覚障害のリハビリテーション, 医学書院, 2004.
26) Feinberg TE et al : Multimodal agnosia after unilateral left hemisphere lesion. Neurology **36**：864-867, 1986.
27) 五味幸寛・他：多様式失認の1例—異モダリティー情報の統合に関する検討. 高次脳機能研 **33**：56-57, 2013.

症候編

聴覚性失認——音声・環境音・音楽の認知障害

はじめに

視覚の脳内メカニズムとその障害の研究が20世紀後半から長足の進歩を遂げたのに対し，聴覚のそれはまだ緒についたばかりである．医学，心理学，音響学等による学際的な研究が行われているが，それがかえって用語や概念を混乱させている．本項では，臨床現場で必要な聴覚性失認をめぐる事項について解説する．

定義と聴覚認知の脳内メカニズム

(1) 聴覚性失認の定義

失認（agnosia）とは，病前までは意味を有していた刺激を認識できなくなることで，基礎的な感覚障害や注意障害，呼称障害等に起因しないものをいう[1]．Teuberは失認を"意味の剥がれ落ちた正常な知覚"と表現した[1]．以上のことから"聴覚性失認"という用語の前提としては，聴力が保たれていることが必須である．聴覚性失認（auditory agnosia）は，標準的な聴力検査では異常を認めないにもかかわらず，音を認識できない状態である[2]．純音聴力検査の閾値の上昇はないか，あってもごく軽度で，患者は「聾ではなく，聞こえてはいるが，それが何であるかわからない」と主張する．聴性脳幹反応（auditory brainstem response；ABR）は正常である．聴覚性失認の分類として，音の種類によるものと，認知過程によるものとがある（後述）．

(2) 聴覚情報の脳内過程

視覚情報の脳内過程に，頭頂葉へ向かう背側経路（dorsal pathway）と側頭葉に向かう腹側経路（ventral pathway）があることはよく知られている．背側経路は別名"どこ（where）"経路とよばれ，対象の空間内での位置や動きの情報を処理する．腹側経路は"何（what）"経路とよばれ，対象の形状や色を認識する．聴覚についても視覚と同様の情報の2つの流れが存在する[3,4]（図1）．背側経路では，聴覚野に入った音の情報は上側頭回後部を経て下頭頂小葉の縁上回に至り，音の空間位置の情報を伝える．腹側経路では，聴覚野からの情報は上側頭回前部あるいは上側頭溝・中側頭回を経て，最終的には側頭葉前下部に至り，複雑な音の連なりや動物種に特異的な声，意味が認識される．呼称の際には，いずれの経路からの情報もブローカ野を経て運動野に到達し，実際の発話となる．

聴覚情報が視覚と異なる点は，時間情報を有することである．われわれを取り巻くほとんどの音は，知覚される音の高さに対応する基本周波数（fundamental frequency）をもつ基音（fundamental tone）と，その整数倍の周波数をもつ倍音（over-

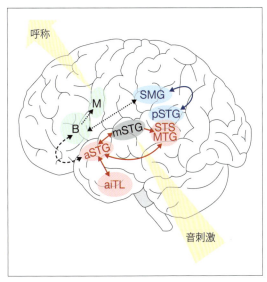

図1　聴覚情報の背側経路（青）と腹側経路（赤）
aSTG：上側頭回前部, aiTL：側頭葉前下部, B：ブローカ野, M：運動野, mSTG：上側頭回中部（聴覚野）, MTG：中側頭回, pSTG：上側頭回後部, SMG：縁上回, STS：上側頭溝.

tone）からできている．これを複合音（complex sound）とよぶ．複合音の基音と各倍音の大きさを表したものをスペクトル（spectrum）という．聴覚情報の処理経路として，背側／腹側経路に加え，左／右大脳半球の違いが考えられている[5,6]．左半球は音の非常に短い時間成分の処理（例：言語での子音），右半球は音のスペクトルの処理に関与する（図2）．

音の種類による聴覚性失認の分類

われわれが耳にする音は，話し言葉等の言語音と，それ以外の非言語音に大別される．非言語音には，動物の鳴き声や風や波の音あるいは車のエンジン音等の環境音と，音楽が含まれる．聴覚性失認の分類は一般に，これらの言語音，環境音，音楽のいずれの認知に障害がみられたかでなされる．

聴覚性失認の症候名は混乱している（図3）．同じ症候が複数の名称でよばれる．特に，聴覚性失認という語は，言語音・環境音・音楽のすべての認知が障害された状態を表すこともあれば（広義の聴覚性失認），環境音失認と同義で用いられることもある（狭義の聴覚性失認）．本稿では，言語音，環境音，音楽の認知障害としてそれぞれ，純粋語聾（pure word deafness），環境音失認（environmental sound agnosia），受容性失音楽（receptive amusia）という用語を用いる．三者すべてが障害された状態は，全般性聴覚性失認（generalized auditory agnosia）とよぶ．そして上記の症候のすべてを包含する概念として"聴覚性失認"

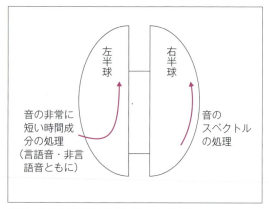

図2　左右大脳半球における音の処理の違い

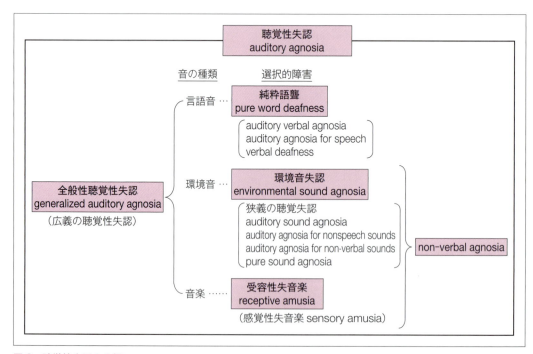

図3　聴覚性失認の分類

という語を用いる（図3）．表に各症候のおおまかなまとめを示す．これらとは別に，話し言葉の内容の理解は正常で，抑揚等による情動的側面の認知のみの障害をきたした症例がHeilmannらによって報告され，"聴覚性情緒的失認（auditory affective agnosia）"と命名されている[7]．以下，主な症候について解説する．

（1）純粋語聾

読み・書き・話すことができるにもかかわらず，話し言葉の理解だけが著明に障害された状態である．定義からいうと言語以外の音すなわち環境音や音楽の認知は保たれていることになるが，詳しく検討するといくらか障害のみられることが多い．純音聴力検査は正常である．純粋語聾はほぼ例外なく，上側頭回前部の皮質・皮質下の左右対称性の両側性病変で，しかも左側のHeschl回がある程度保たれている場合に生じる（図4）．稀に優位半球一側病変で純粋語聾をきたすことがある[8,9]．この場合，同側の聴覚入力線維とともに，脳梁を通ってきた対側からの入力線維も障害されている．両側性，一側性のいずれにせよ，聴覚情報がWernicke野に到達できなくなったことが原因である（図4）．聴性脳幹反応が正常であることから，

表　聴覚性失認の症候の特徴

	純粋語聾	環境音失認	受容性失音楽
聴力	−	−	−
言語理解	＋	−	−
復唱	＋	−	−
自発話	−	−	−
読み	−	−	−
書字	−	−	−
馴染みの音の認識	−	＋	＋ / −
音楽の受容	＋ / −	＋	＋
プロソディーの認識	−	？	＋

＋：障害あり，−：障害なし，？：一般化するだけの所見不十分．

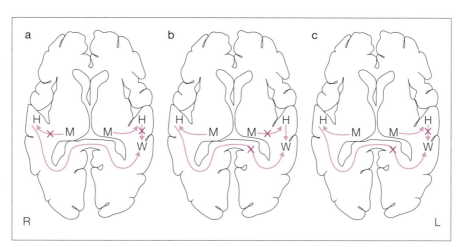

図4　純粋語聾の発症機序の模式図
a）両側病変，b，c）一側病変．
左側のHeschl回あるいはそこからWernicke野に至る線維の障害に加え，右半球からの聴覚情報が左半球のWernicke野に到達できなくなったために生じると考えられる．すなわち，聴覚情報からのWernicke野の孤立が原因である．

症候編

聴放線のレベルまでは保たれていることが示唆される．

純粋語聾はWernicke失語の改善過程でしばしばみられる．錯誤や読み・書きの障害が改善しても，話し言葉の理解の障害が残存する．失語と失認の両方の要素がみられることがあり，いずれに属するか判断に迷う症例も多い．患者はしばしば，話し言葉がつぶやきや外国語のように聞こえると訴える．表情や口唇の動き，ジェスチャーは理解の一助となり，情緒的に抑揚を付けた言葉は，そうでない言葉に比べて理解されやすい[10]．

(2) 環境音失認

言語や音楽を除く有意味音の同定や認識が選択的に障害された状態である．人声[11]や動物の鳴き声[12]のみに障害をきたした症例が報告されていることから，音の情報はカテゴリー別に異なる脳内過程を経て処理されると考えられる．環境音失認の責任病巣としては，両側もしくは右側の側頭葉が考えられているが確定していない．環境音の認知には，聴覚皮質を介さずに内側膝状体から聴覚連合野に直接投射する線維が重要であるとする意見もある[10,13]．環境音の検査では，一般的によく耳にするさまざまな音を被験者に聞かせて，何の音かを答えさせる．失語の影響を省くために，返答には呼称だけでなく，絵による選択肢を用いるとよい．Vignoloは答えの選択肢として，次の4種類の絵を用意している[14]．①正しい音源の絵（例：カナリヤが鳴いている絵），②音響的に類似している音源の絵（人が口笛を吹いている絵），③カテゴリー的に類似している音源の絵（ニワトリが鳴いている絵），④無関係な音源の絵（列車の絵）．

(3) 受容性失音楽

失音楽症（amusia）は，「脳の後天的な疾患によって生じた音楽能力の障害もしくは喪失」と定義される[15]．失音楽症は受容性失音楽と表出性失音楽（expressive amusia）に大別される．受容性失音楽に含まれる"狭義の受容性失音楽"とは，音楽の構成要素，すなわちピッチ，リズム，ハーモニー

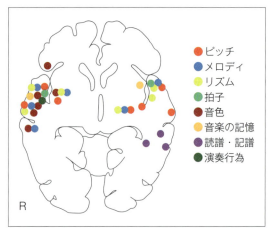

図5　失音楽症例の症状と障害部位の対応
（Garcia-Casares et al, 2013，文献21を筆者が訳・改変）

が障害された状態を示す．健忘性失音楽（amnesitic amusia）は既知の楽曲の認知の障害を，音楽性失読（musical alexia）は楽譜の読みの障害を表す．調性感[16]や音色[17]，メロディの輪郭（contour）[18]が障害された報告もある．また，音楽の鑑賞能力が選択的に障害された症例があり，筆者により音楽無感症（musical anhedonia）と命名された[19,20]．

Garcia-Casares[21]は，ピッチ，メロディ，リズム，拍子，音色等の音楽の構成要素に関与する脳部位を，失音楽症の多数例の検討をもとに示した（図5）．それによると，音色が右半球，読譜や記譜といった読み書きに関連する機能が左半球に側性化している他は，いずれも両半球に分布している．全体的にみると，右上側頭回が音楽の受容について重要なはたらきをしていることがわかる．結果をまとめると次のようになる．第1に，音楽の受容はかなりの程度まで右半球に側性化されている．第2に，ピッチや調性等，空間認知に関係すると思われる要素の受容には右頭頂葉が関与する．第3に，右上側頭回とならび島が重要な役割を果たす．

障害された認知段階による分類

(1) 呼称の脳内過程

患者が対象を正しく認知できているかを確認するのに最も簡便な方法は，呼称課題である．呼称には知覚，認知，呼称の3つの脳内過程がはたら

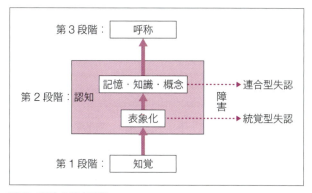

図6　呼称の脳内過程
第2段階が障害されると失認を生じる．第2段階の前半の障害が統覚型，後半の障害が連合型失認にそれぞれ該当する．

く（図6）[22]．第1段階の知覚では，それぞれのモダリティを介して対象が知覚され分析が加えられる．第2段階の認知は，前半の表象化と後半の記憶・知識・概念との照合に分けられる．前半では，知覚された情報がひとつのまとまりとして把握される．後半では，把握された表象と関連のある記憶・知識とが結びつけられ，意味概念が惹起される．第3段階で，意味・概念に該当する名称が想起され，発語される．

(2) 統覚型/連合型聴覚性失認

Lissauerは視覚性失認を，統覚型（apperceptive）と連合型（associative）の2型に分類した．統覚型は，上記の呼称の脳内過程の第2段階の前半，連合型は後半の障害に相当する（図6）．聴覚性失認についても，障害された聴覚情報処理の段階に基づいて，統覚型と連合型に分ける場合がある．両者の鑑別にはコピー，マッチング課題が用いられ，統覚型ではどちらも障害され，たとえば音の口真似ができない．連合型では一般に両方とも保たれるが，2人の赤ちゃんの泣き声を区別できない．

聴覚性失認をより広く，聴覚の知覚の障害を含めてとらえる立場がある[23]．純粋語聾の原因に，聴覚の知覚障害の関与を示す報告がある．話し言葉が理解されるためには，音の知覚と，言語に関連する音素の弁別という2つの段階を経なければならない．Albertらは，純粋語聾の患者では2つの連続するクリック音を2つの音と認識する時間的閾値が延長していることを示した[24]．つまり健常者は間隔が1～3msであれば2音と弁別できたのに対し，純粋語聾患者は15msでないと2音とわからなかった．この結果は，純粋語聾患者はゆっくり話しかけられると理解が改善するという臨床的事実に合致しており，純粋語聾の成因の一部に，音の時間的分析の障害が関与している可能性を示唆している．

統覚型/連合型聴覚性失認について，聴覚情報処理の左右大脳半球での違いをもとに図式化したのが図7である．ここでは心理学的見地から，統覚型聴覚性失認を聴覚分析，連合型を音の同定の障害として解釈している[23]．純粋語聾は左，環境音失認と受容性失音楽は右半球が若干優位とされ，さらに言語面での連合型失認としてword-meaning deafness，馴染みの声の同定障害としてphonagnosiaという症候を提案している．word-meaning deafnessは，復唱や音素の弁別，聴覚的に語彙を決定することは正常だが，話し言葉の理解が障害された状態である．聴いても理解できない語を書けることが特徴で，しかも自分が書いた文字の読み・理解は可能である．phonagnosiaは，相貌失認と相似する症候で，統覚型・連合型のいずれも生じうる．統覚型のphonagnosiaは声の弁別が障害され，左右いずれの側頭葉の障害でも生じる．連合型は，声の弁別は可能だが馴染みの声の同定が障害され，右側頭葉の障害で生じる．

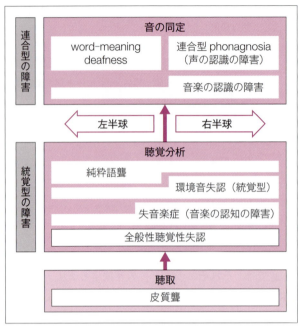

図7 聴覚情報処理の段階による大脳半球側性化の違い
(Albert et al, 1974, 文献24を筆者が訳・改変)

word-meaning deafness, phonagnosia ともに報告症例は少なく，"概念先行"のきらいがあり，臨床場面での独立した症候として確立するには至っていない．

おわりに

聴覚性失認は，用語や分類も含め，わかっていないことが多い．理由として，患者数が少ないだけでなく，難聴や認知症と誤診され見逃されているケースが少なくないからと思われる．音に対する反応の鈍い患者に遭遇した場合には聴覚性失認の存在を念頭に，詳細な日常生活の観察と問診を行うことが重要である．

(佐藤正之)

★ 文献

1) Loring DW : INS Dictionary of Neuropsychology, New York, Oxford University Press, 1999.
2) Bauer RM, Zawacki T : Auditory agnosia and amusia. In : Behavioral Neurology and Neuropsychology, Feinberg TE, Farah MJ(ed)New York, McGraw-Hill, 1997, pp267-276.
3) Burns MS : Clinical management of agnosia. Top Stroke Rehabil 11 : 1-9, 2004.
4) Poliva O et al : Functional mapping of the human auditory cortex : fMRI investigation of a patient with auditory agnosia from trauma to the inferior colliculus. Cogn Behav Neurol 28 : 160-180, 2015.
5) Zatorre RJ, Belin P : Spectral and temporal processing in human auditory cortex. Cereb Cortex 11 : 946-953, 2001.
6) Zaehle T et al : Segmental processing in the human auditory dorsal system. Brain Res 1220 : 179-190, 2008.
7) Heilman KM et al : Auditory affective agnosia. Disturbed comprehension of affective speech. J Neurol Neurosurg Psychiatry 38 : 69-72, 1975.
8) Takahashi N et al : Pure word deafness due to left hemisphere damage. Cortex 28 : 295-303, 1992.
9) 大仲功一・他：左側頭葉の脳出血により発現した純粋語聾の1例．臨床神経 35：290-295, 1995.
10) Coslett HB et al : Pure word deafness after bilateral primary auditory cortex infarcts. Neurology 34 : 347-352, 1984.
11) Van Lancker et al : Phonagnosia : A dissociation between familiar and unfamiliar voices. Cortex 24 : 195-209, 1988.
12) Assal G, Aubert C : La reconnaissance des onomatopées et des cris d'animaux lors de lésions focalisées du cortex cérébral. Revue Neurologique 135 : 65-73, 1979.
13) Mendez MF, Geehan GR : Cortical auditory disorders : clinical and psychoacoustic features. J Neurol Neurosurg Psychiatry 51 : 1-9, 1988.

14) Vignolo LA : Auditory agnosia : A review and report of recent evidence. In : Contributions to Clinical Neuropsychology, Benton AL (ed), Chicago, Aldine, 1969, pp172-208.
15) Henson RA : Neurological aspects of musical experience. In : Music and the brain, Critchley M, Henson RA (ed), London, William Heinemann Medical Books Limited, 1977, pp3-21.
16) Peretz I : Auditory atonalia for melodies. *Cognitive Neuropsychology* **10** : 21-56, 1993.
17) Mazzucchi A et al : A case of receptive amusia with prominent timbre perception defect. *J Neurol Neurosurg Psychiatry* **45** : 644-647, 1982.
18) Peretz I : Processing of local and global musical information by unilateral brain-damaged patients. *Brain* **113** : 1185-1205, 1990.
19) Satoh M et al : Musical anhedonia : selective loss of emotion experience in listening to music. *Neurocase* **17** : 410-417, 2011.
20) Satoh M et al : A case of musical anhedonia due to putaminal hemorrhage : a disconnection syndrome between the auditory cortex and insula. *Neurocase* **22** : 518-525, 2016.
21) Garcia-Casares N et al : Model of music cognition and amusia. *Neurologia* **28** : 179-186, 2013.
22) 武田克彦：視覚失認と認知リハビリテーション. 脳の科学 **24** : 569-575, 2002.
23) Slevc LR, Shell AR : Auditory agnosia. In : Handbook Clinical Neurology〔Aminoff MJ, Boller F, Swaab DF (eds)〕, vol. **129** : The human auditory system : fundamental organization and clinical disorders, Edinburgh, 2015, pp573-587.
24) Albert ML, Bear D : Time to understand : a case study of word deafness with reference to the role of time in auditory comprehension. *Brain* **97** : 373-384, 1974.

column

音楽療法とメロディック・イントネーション・セラピー

音楽療法の歴史は古く，紀元前11世紀，サウル王のうつ状態をダビデがハープ演奏により和らげたという旧約聖書の記載にまで遡る．医学としての音楽療法は第二次世界大戦後の米国で，戦争で心身に障害をきたした兵士の慰問とリハビリテーションに音楽が導入されたことに始まった．音楽療法とは「精神および身体の健康の回復・維持・改善という治療目的を達成するうえで音楽を適用すること」（全米音楽療法協会）と定義され，欧米では国家認定された音楽療法士が医療現場で活動している．

音楽を用いた高次脳機能障害のリハビリテーションで有効性が確認されているものに，失語症患者に対するメロディック・イントネーション・セラピー（melodic intonation therapy；MIT）がある[1]．言語能力のすべてを消失した全失語の患者が，歌唱では流暢かつ正確に歌詞を発音できることがある．このことは，言葉は発話場面と歌唱場面とで異なる脳内過程を経て発せられていることを意味する．MITは，音楽のもつリズムや節回しを利用して失語症患者の発話能力を改善させる手法で，4つの大きなレベルと，その下のさらに細かく分かれたステップからなり，段階を経て目標に到達できるよう階層的に構成されている．

MITは以下の症状を呈する患者に有効とされる[1,2]．①聴覚的理解が音声表出より良好，②情緒的

に安定しており注意を持続できる，③音声表出は著しく障害，④復唱の障害がもっとも強い，⑤発話は限定されてはいるものの明瞭で常同的．MIT による改善効果と CT 上の病変部位とを比較した研究によると，MIT が有効であるのは病巣が左半球のみに限局し Wernicke 野や側頭峡を含まない症例で，反対に病巣が両半球に存在したり Wernicke 野・側頭峡に及ぶ症例では効果が少なかった[3]．

MIT は欧米では，Broca 失語とその亜型に対する有効性が確立されており[4]，わが国では関により最初に導入された[2]．関は，発症から数年を経て標準的な言語訓練では回復を得られなくなった Broca 失語例に MIT を行い，発話所要時間の短縮や言い誤りの減少を認めた．音声表出における英語の音楽的パターンとしてメロディ，リズム，ストレスの3つが挙げられるが，言語構造の違う日本語では前二者が重視される．したがって MIT 日本語版は原法よりも簡略化が可能であり，より広範な症例に適用できる可能性がある．

筆者らのグループは，発症後2年を経過し通常の言語訓練の効果がプラトーとなった左被殻出血後の非流暢性失語の患者に対し，9日間の MIT 日本語版の短期集中訓練を行ったところ，発話と言語理解に改善がみられた[5]．訓練期間の前後で呼称時の脳血流を機能的 MRI (functional MRI；fMRI) を用いて測定すると，訓練前は後に比し，右半球の前頭葉や側頭葉等の多くの脳部位に有意に大きな活動がみられたが，訓練後では前よりも有意に大きな活動を示した脳の領域はなかった．これは，より少ない認知資源で呼称が可能になった，言い換えると脳内での情報処理がより効率化したことを示唆している．

MIT は有効性が確立しているが，方法の"肝"というべき部分が文章では伝わりにくい．そのためなのか"簡易版"や"短縮版"と銘打った MIT の変法が存在し，中には原法の特徴を失った，本来の MIT とは似ても似つかぬものまである．それらを行って効果の有無を議論しても，本来の MIT ならば有効である患者が無効とされている可能性がある．何より医療従事者と患者に間違った MIT 観を植え付けて"悪貨が良貨を駆逐する"ことになりかねない[6]．筆者らは，MIT 日本語版の普及と効果を検討するための取り組みを始めつつあり，近い将来，失語症患者への福音をもたらすことができると考えている．

（佐藤正之）

★ 文献

1) Sparks R et al：Aphasia rehabilitation resulting from melodic intonation therapy. *Cortex* **10**(4)：303-316, 1974.
2) 関 啓子・他：メロディックイントネーション療法によって改善のみられた Broca 失語の一例．脳と神経 **35**：1031-1037, 1983.
3) Naeser MA et al：CT scan lesion localization and response to melodic intonation therapy with non-fluent aphasia cases. *Cortex* **21**(2)：202-223, 1985.
4) Assessment：Melodic intonation therapy. *Neurology* **44**：566-568, 1994.
5) Tabei K et al：Improved neural processing efficiency in a chronic aphasia patient following melodic intonation therapy：a neuropsychological and functional MRI study. *Front Neurol* **19** September 2016, doi：10.3389/neur.2016.00148.
6) Zumbansen A et al：Melodic intonation therapy：back to basics for future research. *Front Neurol* **28** January, 2014. Doi：10.3389/fneur.2014.00007.

症候編

失語症

失語症診断にあたっての一般的注意事項

(1) 失語，構音障害，無言症

失語 (aphasia) とは大脳障害による言語 (language) の異常であり，その症状は「聴く」「話す」「読む」「書く」といった諸側面に現れる．これに対して構音障害 (dysarthria) とは，構音器官の異常によって発話 (speech) が障害された場合に用いられ，聴理解や読み書きの障害は伴わない．無言症 (mutism) とはほとんど一言も言葉を発しない状態に対して用いられるが，その原因はさまざまであり，必ずしも失語や構音障害のためではなく，発動性低下や心因性の場合のほうが多い．

(2) 失語の有無や失語型の診断

現在，わが国で最もよく用いられている失語症検査は，標準失語症検査 (Standard Language Test of Aphasia：SLTA) と WAB (Western Aphasia Battery) 失語症検査である．しかし，失語や失語型の診断は失語症検査で行うものではない．失語の有無は注意覚醒度や全般的な認知機能等を含めた患者の全体像を考慮して判断すべきものである．失語症検査は失語の重症度を定量的に測定するには便利で，経過を判定するためにも重要であるが，失語の有無を判断するものではない．また失語型の診断については，臨床象が大きく異なる Broca 失語と Wernicke 失語が SLTA で全く同じようなプロフィールを示すことも稀ではない．WAB は主要失語型に関しては，主要検査から失語型診断ができるように意図されているが，どの失語型にも当てはまらないような中間的な値を示すことも多い．また最もポイントとなる発話の流暢性診断基準はその内容が非常に曖昧であり，判断に迷うことも多い．

失語の診断，失語型の診断はベッドサイドでさほど時間をかけずに十分に行える．ただ，そのためには各失語型の発話特徴をしっかり把握しておくことが必要である．できるだけ患者の緊張を解きほぐして問診を行い，打ち解けた会話をすることで，患者の自然な発話を引き出すことが重要である．会話でのやりとりや身体的診察における動作命令に対する反応を観察するだけで，発話の状態やおおまかな理解能力はほぼ判断可能である．そして検査として，呼称，復唱を行えば口頭言語に関する情報はほとんど得られたことになる．さらに物品を用いた動作命令で，たとえば「鉛筆でハンカチに触ってください」といった命令に対する理解をみれば文法的な理解がどの程度あるかも判定可能である．

失語症の有無や失語型の診断ができれば，その特徴的な病像から病巣部位を特定できることも稀ではない．これは画像診断の適応や読影にも大きな武器となる．失語の適切な診断が脳血管病変の診断やさらには心臓病や大血管病変の診断に寄与することも多い．逆に失語を見落とすことが脳病変の見逃しにつながる場合もある．脳血管障害でも病初期から麻痺や意識障害がない場合には，失語を認知症と誤診してしまい適切な治療やリハビリテーション（以下リハ）ができていない場合も散見される．特に老年者の場合，多発性の病巣が多いこと，もともと大脳機能が低下している場合も多いこと等から，若年者ほどには典型的な症状を呈さないため，失語の存在そのものの診断が誤っていることがある．また，変性型認知症の中には言語症状を主要症状とする亜型があるが，これを単なる「もの忘れ」という言葉で一括してしまっている場合が多いことにも注意が必要である．

失語の基本的な症状とその神経基盤について

(1) 発話の障害
①発語失行（AOS）

　発語失行（apraxia of speech；AOS）とは典型的なBroca失語にみられる発話運動面の障害を表す言葉であり，失構音，アナルトリーともよばれる．その中核症状は，構音の歪み，音から音への渡りの悪さ，努力感を伴う探索行動等である．通常の運動障害性構音障害とは異なり，構音の異常に相応するような構音器官の運動障害を同定できない．多少の麻痺があったとしても，それが構音の異常を説明できるようなレベルではない．また，同じ音でもうまく発話できるときと発話できないときがあり，誤り方にも一貫性がないことが特徴とされる．しばしばプロソディ（発話のメロディ）の異常を合併するので，プロソディ異常をAOSの症候に含めるという考えもある．

　AOSのみを呈し，他の言語症状を欠く病型を純粋発語失行（純粋AOS，純粋語唖）とよぶ．画像診断の普及により，純粋AOSを呈する症例の病巣分析が集積されたことで，AOSの責任病巣が中心前回の中下部であることが確実となっている[1]．また中心後回の病巣でもAOS様の症状を呈することがある．中心前後回病巣で肢節運動失行が起こることが知られているが，中心前後回の病巣で構音運動の失行が起こると考えると，言語の領域に行為の異常を表す術語を用いるべきではないという意味で批判の多いAOSという用語にも妥当性があるともいえる．

②非流暢性発話について

　Boston学派の古典的分類では，失語を自発話が流暢か非流暢かによって二分する[2,3]．典型的な非流暢性失語の発話は，構音やプロソディが障害され，発話開始が困難で，努力性で，たどたどしく，中断が多いため一度に発話する句の長さが短く，全体として発話量は低下する．逆に流暢性失語の発話は，構音やプロソディは正常で，発話に努力を要さず，句の長さは正常で，発話量は低下しない．非流暢性失語は中心溝より前方の病巣に，流暢性失語は中心溝より後方の病巣に対応するとされる．非流暢性失語の代表はBroca失語であり，流暢性失語の代表はWernicke失語，超皮質性感覚失語である．

③AOSと非流暢性発話の関係

　非流暢性発話の中核的な要因の一つがAOSである．AOSの責任病巣は中心前回なので，非流暢性発話の主要な責任病巣が，脳前方部の中でも最後尾に位置する中心前回にあることになる．中心前回は中大脳動脈（middle cerebral artery；MCA）上行枝の還流領域にあり，典型的なBroca失語はMCA上行枝の閉塞で生じるため，非流暢性発話＝前方病巣という図式ができあがったと考えられる．実際，中心前回を病巣に含まない前方病変だけの場合，ときには超皮質性感覚失語のような流暢性失語を呈することがある[4]．

　とはいえ，非流暢性発話の要因は決してAOSだけには還元できず，発話衝動の低下や発話開始困難といった神経行動学的な要因，喚語困難，文構成能力の低下，表現選択の障害等，言語学的な要因が重なっていると考えられ，その多くは前方病巣と関係している[5]．前方病巣による超皮質性感覚失語でも，先に述べた非流暢性発話を構成する言語学的要因とは無縁ではなく，それぞれの要因についての病態機序を解明していくことが望まれる．

(2) 聴覚的理解の障害について
①語音認知

　音声は突き詰めれば物理的な波にすぎないが，これを言語的な既知の音韻として同定することを語音認知という．Aという人が発する「ね」とBが発する「ね」は物理的には決して同じではない．声質や歪み等の細かい違いは捨象して，「ね」という一定の音韻を同定する範疇化の機能が語音認知には必要である．語音認知の障害は語聾（word deafness）とよばれ，他の言語症状を伴わないときには純粋語聾という．語音認知を担う神経基盤は純粋語聾の病巣検討や機能画像での検討から，左側頭葉一次聴覚野（横側頭回，Heschl回）からWernicke野にかけての皮質および皮質下にあるとされる．

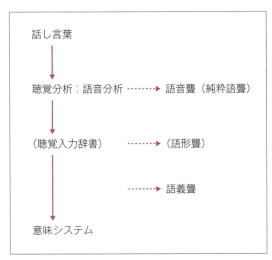

図1 話し言葉の理解についてのモデル

②**単語の理解**（図1）

たとえば「ね」と「こ」という語音が認知され，「ねこ」という語彙の音韻形式が認知されても，意味理解につながらない場合があり，語の音韻形式が意味を喚起できない状態である．こうした語の音韻形式から意味への離断が純粋に現れた場合を語義聾とよぶ．Wernicke 失語の単語理解障害には，語聾的要因と語義聾的要因とが重なっている場合が多い．超皮質性感覚失語の単語理解障害には語聾的要因はなく（すなわち語音認知は正常で），語義聾的要因と意味システムそのものの劣化とが重なっていることが多い．

なお，与えられた語音系列が実際に存在する実在語かそれとも非語かを判定する課題を語彙判断とよぶ．語彙の音韻形式そのものが脆弱化するために，語彙判断ができなくなる状態として「語形聾」という用語が用いられることがある[6]．しかし，語聾や語義聾には純粋型が存在するのとは対照的に，他の言語的症状を伴わない純粋な「語形聾」の報告はない．単語の理解過程の中で，一定の音韻形式が実在語か非語かを判定する過程が独立して存在しているという証拠はない．

③**文の理解**

文を理解するためには，文を構成する1つひとつの語の理解以外に，一時的に文全体を保持する言語性短期記憶や，文法構造を解析し理解する能力等が必要である．さらには文脈を理解する能力も重要である．複合的な能力であるため多くの神経ネットワークが関与しており，文理解と一対一に対応する神経基盤を同定することは困難である．

(3) 喚語困難について（図2）

喚語困難とは，意図した語を喚起することができない症状であり，ほとんどすべての失語で認められる普遍的な症状である．逆に喚語の異常がない場合には失語ではない可能性が高くなる．喚語困難は物品や絵を見て呼称する場合だけでなく，会話の中でも，さらにはカテゴリーや語頭音から語を列挙する場合にも認められる．

錯語とは目標とは違った語を発話してしまうことであり，「鉛筆」と言うべきところを「消しゴム」と言うのは語性錯語（この場合のように意味的に近い語彙に誤る場合は意味性錯語ともいう）であり，「鉛筆」を「エンペツ」と音韻を誤るのは音韻性錯語という．錯語という現象は脳内で語を呼び出す際に，語彙レベルの選択と音韻レベルの選択の少なくとも2段階があることを示している．また，目標語とは意味的にも音韻的にも関連が不明な非語は新造語とよばれており，新造語が多くて意味不明の発話になる場合を新造語ジャルゴンとよんでいる[7]．Wernicke 失語の急性期や重症例で認められる．

認知心理学的には，喚語は語彙そのものの回収選択，その語彙に相当する音韻表示の回収という2段階の過程を経ているという Levelt[8] の考えは比較的広く受け入れられている．語彙回収そのものの障害を語彙性失名詞，音韻回収の障害を音韻性失名詞とすると，語彙性失名詞では目標語の代わりに迂言，代名詞による置き換え，語性錯語（特に目標語と意味的に関連した意味性錯語）等が出現し，音韻性失名詞では目標語の一部の音断片や音韻性錯語が認められることが多い[9]．語頭音ヒントは語彙性失名詞ではほとんど無効であるが，音韻性失名詞では有効な場合がある．音韻性錯語は惹起された音韻群を系列化して構音運動に転換する過程でも起こる（伝導失語の音韻性錯語）．

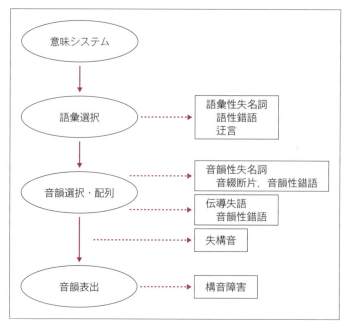

図2 喚語の過程とその障害による病像
喚語の異常には語彙選択障害とその語彙に相当する音韻形式の活性化障害が仮定される．前者の障害では語性錯語や迂言，後者の障害では目標語に近い音綴断片や音韻性錯語が出現する．さらにその後の過程の障害として，音韻実現の際の音韻選択や配列の障害としての音韻性錯語（伝導失語），さらには音韻実現そのものの障害である失構音，構音障害が想定されている．

(4) 復唱について

①復唱と傍シルビウス裂周囲言語領域

復唱が可能であるということは，音韻が正確に受容，把持され，表出できるということを意味している．Boston学派による新連合学説では「Heschl回（第一次聴覚野）→Wernicke野→弓状束→Broca野→中心回発話領域」という経路（図3）を想定している[10]．つまり傍シルビウス裂周辺の言語領域が復唱を担っていることになる．したがって，傍シルビウス裂言語領域が障害されるBroca失語，Wernicke失語，伝導失語の主要失語型では，復唱は障害されることになる．

復唱が障害されない（すなわち音韻の受容，把持，表出が障害されていない）失語では，傍シルビウス裂言語領域は保存され，その周囲の領域に障害をもつ．失語型としては超皮質性失語がその代表である．

②Broca野損傷の意義：「Broca領域失語」

画像診断の進歩によって，Broca野だけに損傷をもつ症例が集積され，「Broca領域失語」とよばれる[12]．「Broca領域失語」の病像は報告者により必ずしも一定しないが，比較的予後のよい軽症失語である[5]．中心前回を病巣に含まないのでAOSは呈さず，復唱もほとんど障害されない．したがって，Broca野の損傷だけではBroca失語は生じず，復唱経路におけるBroca野の関与は疑問をもたれることとなっている．

なお，Broca野の機能については，病巣研究や機能画像からの検討によって統辞機能との関連がいわれているが，音韻や意味との関連を示す研究もあり，いまだ不明な点が多い．語彙や表現の「選択」にかかわっているという説もあれば，言語だけではなく行為にもかかわっているという研究もあり，今後の展開が期待される[13]．

③言語性短期記憶（vSTM）

（聴覚性）言語性短期記憶（verbal short-term memory；vSTM）とは言語入力を一時的に蓄えておく記憶である．短期記憶とは臨床的には即時記憶とほぼ同等であり，言語性短期記憶は復唱のときに働く記憶であるとともに，文等の言語理解

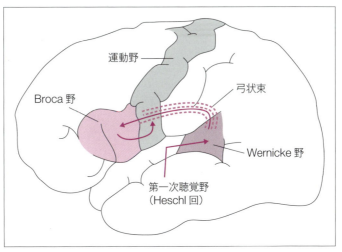

図3 運動野，聴覚野，言語野，弓状束の関係
矢印は聞いた言葉を復唱する際に働くと想定される神経回路（第一次聴覚野→Wernicke野→弓状束→Broca野→運動野）を示す．

にも重要な役割を果たしている．たとえば「掃除が終わったら食事にしましょう」という文を想定すると，後半部分を聞いている間に前半部分が記憶から消えて「食事にしましょう」という音韻だけが残ると，誤った意味が入力されてしまうことになる．聞いた言葉や文を一時的に受けとめておくための受け皿と考えると理解しやすい．また，新しい言葉を覚えるためにも重要な働きをしている機能だと考えられている．確かに，頭からすぐに消えてしまう言葉はなかなか覚えられない．

言語性短期記憶には入力された聴覚性言語刺激のイメージの単なる維持に働く貯蔵庫とリハーサルのための構音ループの存在が仮定されており，前者は側頭葉，後者は側頭葉から縁上回も含めて復唱の神経基盤と同一であると考えられる．

(5) 文字言語障害について

文字言語は音声言語のうえに成り立つものであるから，失語があれば文字の読み書きも障害されるのが普通である．ただ，文字言語の障害が必ずしも音声言語の障害に比例するとは限らないので，リハや代償的なコミュニケーション手段の検討という視点からも，文字の読み書き障害の程度を把握しておくことは重要である．特に重度の失語に際しては，音韻しか表さない仮名文字よりも意味を伴う漢字のほうが理解されやすい場合があることを知っておく必要がある．

音声言語に障害がない場合にも文字言語が障害される場合があり，読み書きがともに障害される失読失書が頭頂葉角回の障害で，読みだけが障害される純粋失読が後頭葉と脳梁病変で起こることが知られている．また中前頭回後部のExnerの書字中枢の障害や上頭頂小葉の障害で純粋失書が起こることがある．日本語の場合，側頭葉後下部（BA37）の障害で漢字に限局した失読失書が起こる．

失語症の分類

(1) 古典分類とその意義

現在も失語分類の主流は，Wernicke-Lichtheimの図式（図4）に始まり，Boston学派によって継承された古典分類である[3,10,11]．この分類は臨床症状と病変部位との関連を理論的に説明できるというわかりやすさもあって，今日まで長く使用されてきた．ただ，図4の中で最上位に位置する概念中枢という言葉は現在，用いられていない．そうした中枢の存在は否定的であり，意味や概念は大脳皮質に広く分散して蓄えられていると考えられる．前述したようなBroca野とBroca失語の関係等，古典分類には修正点も多いが，失語型をいくつか

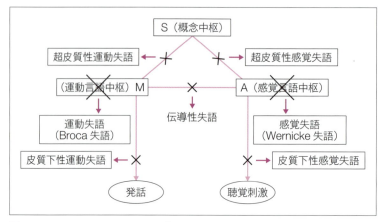

図4　Wernicke-Lichtheim の図式

の徴候の集合としての症候群としてとらえ，多くの例外があることを承知していれば，脳血管障害における失語分類ではその有用性はまだ失われてはいない．

(2) 各失語型の症状と病巣
①傍シルビウス裂言語領域障害による失語：主要失語型
a) Broca 失語／運動失語（Broca's aphasia／motor aphasia）

重度の発話障害と比較的良好な理解で特徴づけられる失語症候群である．発話は発話開始困難，AOS，喚語困難等のためにたどたどしく，発話内容の面でも文が単純化する特徴があり，発話量は少ない．復唱も呼称も障害される．理解障害は統辞の理解が主に障害され，単語レベルでの理解は概ね保たれる．病巣は中心前回とその前方領域（中下前頭回の後半部），さらには島も含まれる場合が多い．原因疾患で最も多い脳梗塞では，左MCA 基幹部や上方枝の閉塞で起こる．

b) Wernicke 失語／感覚失語（Wernicke's aphasia／sensory aphasia）

流暢な発話と理解障害で特徴づけられる失語である．構音に異常はなく流暢な発話であるが，錯語を多く混じ日本語にはないような新造語も含まれ，ときに全く意味不明のジャルゴンとなる．理解は単語レベルから障害されている場合が多く，復唱，呼称の障害も強い．

病巣は狭義のWernicke 野（上側頭回後半部）を含む後方領域であり，典型的な Wernicke 失語では側頭葉中下部や頭頂葉等の周辺領域にも病巣が広がっていることが多く，脳梗塞の場合は左MCA 下方枝の閉塞によることが多い．

c) 伝導失語（conduction aphasia）

復唱だけではなく自発話，呼称，音読等発話面全体にわたる音韻性錯語を特徴とする失語症候群である．この音韻性錯語はしばしば言い直し（自己修正）を伴い，接近行動と称される．理解はほぼ正常であるが，言語性短期記憶が障害されるため長い文では障害されることがある．対応する病巣は，古典論ではWernicke 野とBroca 野とを連絡する弓状束が重視されたが，臨床的には左縁上回を中心とする皮質皮質下病巣が重要である．

②超皮質性失語とその他の失語症候群
a) 超皮質性失語

発話や理解に対して相対的に復唱が保たれた失語を超皮質性失語とよんでいる．傍シルビウス裂言語領域の障害が少なく，その周囲の障害で生じる．音韻的な側面が保存された失語であり，主要失語症候群よりも行動障害や知性障害に近い側面をもつ．超皮質性失語の一般的特徴として，反響言語（相手の言葉をオウム返しにそのまま繰り返す）的な発話が多いことが挙げられる．自発話の障害が強いのに復唱が保たれ，理解は概ね正常である超皮質性運動失語，流暢な発話で復唱も良好だが，理解障害が強い超皮質性感覚失語，発話も理

解も重度に障害されるが，復唱だけが比較的保たれる混合型超皮質性失語がある．

b）その他の失語症候群

発話，理解，復唱，呼称等ほぼすべての言語機能が障害される全失語（global aphasia），喚語困難を主症状とし他の失語症候をほとんど伴わない健忘失語（amnestic aphasia），失名詞失語（anomic aphasia）等がある．

変性性失語，進行性失語について

変性疾患でも失語が起こり得ることはAlzheimerやPickの最初の報告から指摘されていた．変性が優位半球言語野に及べば失語を呈するのは当然である．ただ，通常の認知症の場合，言語症状があっても全般的な認知症の症状の中にうずもれてしまうことが多いので，臨床的には重視されないことが多かった．

こうした中で，全般的な認知症を呈さず言語障害のみが徐々に進行する疾患として，1982年にMesulamが緩徐進行性失語（slowly progressive aphasia）という概念を提唱した[14]．その後，名称は原発性進行性失語（primary progressive aphasia；PPA）と改められ，現在では，進行性非流暢性失語（progressive non-fluent aphasia；PNFA），意味性認知症（semantic dementia；SD），LPA（logopenic progressive aphasia）の3類型に分けて語られることが多い[15]．このうち，PNFAとSDとは前頭側頭葉変性症（frontotemporal lobar degeneration；FTLD）を構成する症候群でもある．

PNFAは左傍シルビウス裂言語領域の前方部の萎縮により，喚語困難，文法障害，非流暢性発話が徐々に進行する．SDは左側頭葉前方部から底部の進行性萎縮に伴い，喚語困難，語義理解障害が進行する．簡単な言葉でも「～って何？」と聞きなおし，漢字を表音文字のように扱う類音性錯読（「海老」を「かいろう」と読む）を示す語義失語の病像が特徴的である．LPAは進行性失語の第三の類型として提唱され，左側頭頂領域の萎縮に伴い，喚語困難，文の復唱障害，音韻性錯語を主症状とする．PNFAはFTLD-tau，SDはFTLD-TDP，LPAはアルツハイマー病との病理的関連が強いとされている．

〈松田　実〉

★文献

1) 松田　実・他：純粋語唖は中心前回症候群である：10例の神経放射線学的・症候学的分析. 神経心理学 **21**：183-190, 2005.
2) Goodglass H et al：The assessment of aphasia and related disorders. 3rd edition, Lippincott Williams & Wilkins, Philadelphia, 2001.
3) 山鳥　重：神経心理学入門. 医学書院，1985.
4) 濱中淑彦・他：前頭葉と失語 超皮質性感覚失語をめぐって. 失語症研 **12**：130-144, 1992.
5) 松田　実：非流暢性失語の症候学. 高次脳機能研 **27**：139-147, 2007.
6) Flanklin S：Dissociations in auditory word comprehension；evidence from nine fluent aphasic patients. *Aphasiology* **3**：189-207, 1989.
7) 波多野和夫：重症失語の症状学 ジャルゴンとその周辺. 金芳堂，1991.
8) Levelt WJ：Accessing words in speech producton：stages, processes and representations. *Cognition* **42**：1-22, 1992.
9) 松田　実：Broca失語．脳血管障害と神経心理学（平山惠造，田川晧一編），第2版，医学書院，2013, pp104-112.
10) Geschwind N：Disconnexion syndromes in animals and man. *Brain* **88**：237-294, 585-644, 1965.
11) Benson DF, Ardila A：Aphasia, a clinical perspective. Oxford University Press, 1996.
12) Alexander MP et al：Broca's area aphasias：aphasia after lesions including the frontal operculum. *Neurology* **40**：353-362, 1990.
13) Thompson-Schill：Dissecting the language organ：a new look at the role of Broca's area in language processing. In：Twenty-first century psycholinguistics four cornerstones Cutler A（ed），Psychology Press, New York, 2005, pp173-189.
14) Mesulam MM：Slowly progressive aphasia without generalized dementia. *Ann Neurol* **11**：592-598, 1982.
15) Grossman M：Primary progressive aphasia：clinico-pathological correlations. *Nat Rev Neurol* **6**：88-97, 2010.

症候編

失読失書 — Gerstmann 症候群を含む

はじめに

かつては失読失書も Gerstmann 症候群も左角回の局在症候として有名であった．しかし最近，日本人では側頭葉病変でも失読失書が生じることが明らかになり，一方で Gerstmann 症候群の症候群としての存在意義が疑問視されている．

本項では，以上の背景を考慮してこれら2つの症候の現在的意義を明らかにしたい．

角回と角回病変による症候

角回は頭頂葉の外側にある大きな回転であり，頭頂連合野の後方部分である．頭頂連合野は視覚，聴覚，体性感覚，前頭葉機能等が連合して機能を営む高次脳機能の座であり（図1），ヒトでは左右の半球で機能の相違があることがわかっている．

左角回病変による神経症候として古典的なのは，失読失書，Gerstmann 症候群と観念性失行である．最近では，非古典型純粋失読が左角回の皮質下病変で認められることが明らかにされている．右角回周辺の病巣で最も頻度が高い症状は左半側空間無視であり，その他に着衣失行が稀にみられる．両側角回病変ではバリント症候群や視覚性定位障害が生じる．

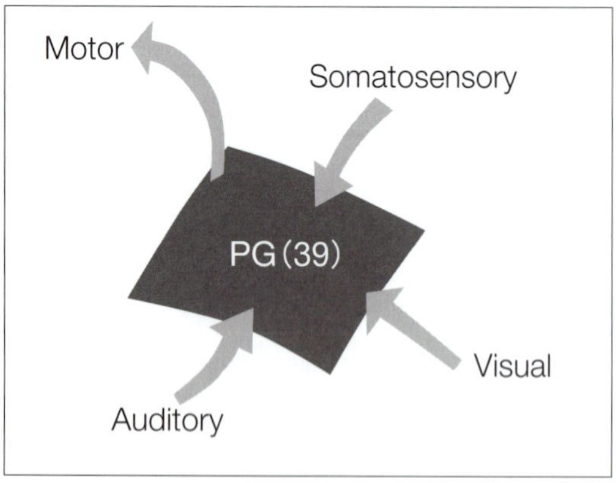

失読失書

会話の障害が軽度であるのに対し，読み書きの能力が重度に障害された特異な症状を失読失書（alexia with agraphia）とよぶ．Dejerine[1]が左角回に病変を有した失読失書剖検例を報告して以来，多くの症例で左角回が失読失書の責任病巣であることが確認されている（図2）．この1891年の論文と翌年の純粋失読剖検例の記載[2]が「文字言語の脳内メカニズム」の基底となる，読み書きの脳内機構の古典的モデルとして重要であり，現在でも必ず引用される．筆者ら[3]も以前，読みの脳内機構についてのモデルを提唱した（図3）．

角回病変による失読失書における読字では，音

図1 角回に入出する機能
角回（PG, 39野）には，視覚（Visual），体性感覚（Somatosensory），聴覚（Auditory）の異なったモダリティが入力し，運動（Motor）機能として出力する．この他に前頭葉機能との関連もあることが知られている．

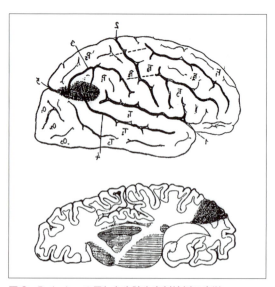

図2 Dejerine の示した失読失書剖検例の病巣
左角回に限局した梗塞巣がみられる．

(Dejerine, 1891)[1]

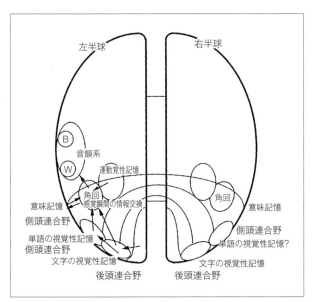

図3 読みの脳内機構（筆者らの仮説）
（河村・他，1998）[3]

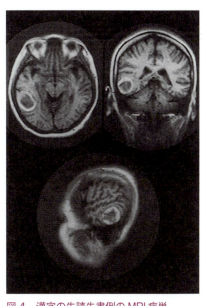

図4 漢字の失読失書例のMRI病巣
左下側頭回後部に病変がみられる．
（河村・他，1991）[6]

読と読解，仮名一文字と仮名単語との間に顕著な差が認められるのが特徴である．仮名一文の音読障害は重篤であるが[4-6]，単語の読解が保たれていることから，単語レベルの音読，特に漢字単語の音読は良好であり，意味性錯語が出現する．純粋失読では単語の文字数が多くなるに従って読むことが困難になるが，失読失書では文字数によって読みの成績が左右されることはなく，なぞり読みによる促通効果は認められない．書字では，漢字と仮名両方に困難を示し，形態想起障害，錯書等さまざまな誤反応が生じる．重症度は症例によってさまざまである[4]．写字は保たれている場合が多い．

わが国では，左下側頭回後部（岩田の表現によれば"側頭葉後下部"）病変によっても失読失書が出現することが知られており，この場合，漢字に選択的な障害を呈する[5-7]．図4に筆者らの経験した漢字の失読失書例の病巣を示した．左下側頭回後部病変の読み書き障害は左角回病変による失読失書に比較して，全般に軽症である[5]．

Gerstmann 症候群

Gerstmann 症候群（Gerstmann syndrome）は有名な病態である．医師国家試験や医学部の卒業試験にもよく出題され，ポリクリ等で学生に聞いてもよく知っている場合が多い．

左角回とその後方部を中心とする広い病変で生じ，①手指失認，②左右識別障害，③失算，④失書の4徴候を併せもった場合を Gerstmann 症候群とよぶ．責任病巣が左角回を中心とするので左頭頂葉症状として重視されてきた．症状の多彩さが特徴で，それは頭頂葉機能の多様さを示唆するので説得力がある．特に手指失認はボディ・イメージの障害とも理解できるため，左頭頂葉外側（角回を中心とする連合野）にボディ・イメージ中枢があるかもしれないと考えることも可能である．この点もこの症候群に興味深さを与えている．

しかし，実際には Gerstmann 症候群の典型症例はそう多くない．筆者自身は一例だけしか典型症例（4徴候のみを呈し，合併症状のみられない症例）を診た記憶がない．おそらく，同じ左角回中心に責任病巣をもつとされる症候の中で，失読失書のほうが発現頻度は高いと思われる．随分前にも，Benton[8] が"Gerstmann 症候群の虚構"と題する論文を書き，「4徴候をまとめて独立した症候群として扱う理由はない」，と述べている．

Gerstmann 症候群の4徴候それぞれの症候内容はかなり大きな幅をもっているのが現実で，以

症候編

下にそれらについて具体的に説明する．

(1) 手指失認 (finger agnosia)

自分の指の呼称ができず，また名前を言われても指さすことができない症状である．他人の指についても同様の現象がみられる．左手にも右手にもみられる．

(2) 左右識別障害 (right-left disorientation)

左右の概念の弁別障害で，左手を上げる，右の耳を指さす等の指示に正確に応じることができない．右手で左の耳に触る等2つの体部位を含む課題で症状がさらに明らかになる．

(3) 失算 (acalculia)

暗算でも筆算でも障害がみられる．失算の内容は多彩で，①数の概念の理解・表出が障害されて数字のもつ意味がわからない (asymbolic acalculia)，②数の概念の障害はなく計算の概念も保たれているのに，数配列が混乱し，位取りもできなくなる空間性失算 (spatial acalculia)，③数の概念は障害されないが計算の概念が障害され，繰り上げ，位取り等の異常がみられる場合 (anarithmetria) 等が知られている．

(4) 失書 (agraphia)

錯書が前景にでる言語障害性（失語性）失書，文字の形が崩れる構成失書の両方がみられる．

Gerstmann症候群という題名が冠された論文を読むと，これらの4徴候以外に，失語と失読を合併している場合が多い．失語があれば当然失書を合併するし，左右識別障害・失算も生ずる可能性がある．失読を合併した場合には失読失書との関連が問題になる．4徴候のそれぞれの症候内容が幅をもっているのに加えて，合併症状が気軽に記載されている症例報告が多いのも，この症候群の欠点のひとつである．また，4徴候の本態をひとつにしぼって考えにくいのも問題であると思う．

最近では，4徴候のそれぞれが孤立性に左頭頂葉外側病変で生じたとする報告が多い．頭頂葉性純粋失書[5]，孤立性失計算[9]等がそれであり，4徴候の組み合わせが重要であるという旧来の考え方は今後徐々に後退すると思われる．その代わりに，4徴候それぞれの責任病巣が細かく決定されていくであろう．4徴候を備え，ほかに合併症状のない典型症例の臨床病態としての意味はあまりないように考えられる．

現時点ではGerstmannの指摘した4徴候のうちのいくつかが合併してみられ，同時に失語が軽症であった場合に左頭頂葉外側病変を疑い，それがかつてGerstmann症候群とよばれたものに近似した病態なのである，と理解していればよいと思われる．

楽譜の失読失書

楽譜も一種の文字である．また漢字同様に視覚性シンボルということもできる．楽譜の読み書きの脳内機構は文字の読み書きと同様であるか否かが興味のもたれるところである．

筆者らは左角回に限局した出血性の病変で楽譜の失読失書を呈したプロフェッショナルのトロンボーン奏者を報告した[10]．図5, 6にこの症例の病巣と記譜障害サンプルを示した．音楽家では楽譜の読み書きは文字と類似の処理機構をもつ可能性がある．さらにこの症例では，音高の表記にのみ障害を示していた．表に左角回病変で楽譜の読み書き障害を呈した音楽家例を示した．症例は希少であり，今後のさらなる検討が必要である．

筆者らは別に，左上頭頂小葉の皮質・皮質下の損傷により，楽譜の読みに障害がなく，楽譜の書きにのみ障害が認められたピアノ教師を報告した[11]．この症例では文字の書きの障害も伴わなかったことから，楽譜の書きが文字の書きとは独立した過程であること，さらに，この症例の特徴はリズムの表記の障害であったことから，音高の表記とリズムの表記は独立した過程であることが示唆される．すなわち，楽譜の表記は文字と独立したメカニズムというだけではなく，楽譜の表記のなかでも音高の表記とリズムの表記はそれぞれ異なったメカニズムであることが示されたのである．

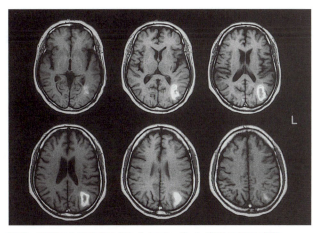

図5 楽譜の失読失書を呈したトロンボーン奏者の MRI 病巣
文字の読み書き中枢（視覚性言語中枢）である左角回に，出血を示唆する限局性の高信号域がみられる．プロフェッショナルの音楽家では，楽譜の読み書きの脳内メカニズムは文字の読み書きと類似している可能性が高い．

(Kawamura et al, 2000)[10]

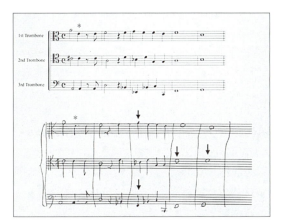

図6 楽譜の失読失書例の記譜障害
旧知の旋律（ブラームスの交響曲第1番，第4楽章トロンボーンパート）の記憶に基づく記譜．上段は正答，下段は記譜の結果．音高の表記に明らかな障害が認められる．矢印は誤りの箇所．

(Kawamura et al, 2000)[10]

表　左角回病変で楽譜の読み書き障害を呈した音楽家例（本文参照）

Auther	Background	Lesion	Aetiology	Aphasia	Reading		Writing	
					Language	Music	Language	Music
Souques & Baruk (1926)	Piano teacher	LTAG	Stroke	++	++	+	++	+
Present case (1998)	Trombonist	LAG	Hemorrhage	−	+	+	+	++

L=left, T=temporal lobe, AG=angular gyrus.
++=severely impaired, +=mildy impaired, −=unimpaired.

おわりに

左角回病変による高次脳機能障害で最も有名なのは失読失書とGerstmann症候群である．前述のように失読失書はさまざまな観点から検討され，症候として発展してきた．一方，Gerstmann症候群は以前ほど臨床場面で使われなくなってきている．

しかしGerstmannが手指認知障害や左右識別障害，失算等の認知障害を記載したことは意義深いと思う．なぜなら「文字」や「楽譜」等のシンボルがヒトの社会生活を充実したものにするために重要な知的刺激であるのと同様に，手指認知や左右認知，計算機能も，もちろんヒトが生存するために必須の認知機能であるからである．

（河村 満）

★ 文献

1) Dejerine J : Sur un cas de cécité verbale avec agraphia, suivi d'autopsie. *CR Soc Biol* **9**(3) : 197-201, 1891.
2) Dejerine J : Contribution a l'etude anatomo-pathologique et clinique des differentes varietes de cecite verbale. *CR Soc Biol* **9**(4) : 61-90, 1892.
3) 河村 満, 溝渕 淳：読みの脳内機構. 読み：脳と心の情報処理（苧阪直行編），朝倉書店, 1998, pp 185-216.
4) 山鳥 重：失読失書症. 神経内科 **10** : 428-436, 1979.
5) 河村 満：純粋失読・純粋失書・純粋失読の病態. 神経心理学 **6** : 16-24, 1990.
6) 河村 満, 平山惠造：文字の視覚的認知. 神経進歩 **35** : 479-487, 1991.
7) 岩田 誠：左側頭葉下部と漢字の読み書き. 失語症研究 **8** : 146-152, 1988.
8) Benton AL : The fiction of the "Gerstmann syndrome". *J Neurol Neurosurg Psychiatry* **24** : 176-181, 1961.
9) Takayama Y et al : Isolatel acalculia due to left parietal lesion. *Arch Neurol* **51** : 286-291, 1994.
10) Kawamura M et al : Cerebral localization of the center for reading and writing music. *NeuroReport* **11** : 3299-3303, 2000.
11) Midorikawa A, Kawamura M : A case of musical agraphia. *NeuroReport* **11** : 3053-3057, 2000.

症候編

失行

基本概念

　麻痺等の運動障害や，失語，失認，知能の全般的低下等では説明できない，日常動作や物品使用等の行為の誤りが，一側（通常，左）半球損傷でみられる．これは，失語と「言語」の関係に類似し，この種の「行為」に特化した左半球の機構の存在を示す．この機構の障害を，Liepmann[1]は失行とよび，定義と検査，誤反応，発症機序，病巣に関する仮説よりなる，病巣・症状の予測性の高い理論を提示した．まず，この理論に沿って失行の概念を検討していく．

　失行とは，Liepmann[1]によれば，運動障害（麻痺等）や了解障害（失語），認知障害（失認等），課題の意図の理解障害（認知症），意欲の障害がないか，それでは十分に説明できない指示された運動や物品使用を誤って行う場合をいう．すなわち，麻痺等の運動障害や失語，失認，全般的知能障害による行為の障害は含まない．Liepmannは，失行は，経験，例示，学習された精巧な記憶（Mnestisch）による運動の障害ともいう．ただし，習慣化されてない複雑な運動も障害されうるとする．したがって，生得的である歩行や立位バランスは，失行では障害されない．

　失行は日常生活より検査場面，実使用よりパントマイムで目立つことが多く，仮性球麻痺の，自動的・反射的に動くが随意的には動かないという自動性・随意性の解離と一見類似する．しかし，仮性球麻痺は同一条件下の課題での変動がない点と，特に誤反応が無反応あるいは不十分だが運動として正しい点で失行と異なる．

臨床症状

(1) 診断 (表1)

注意点

①行為の全相，たとえば，慣習動作，物品使用，模倣，検査方法では，言語指示，視覚呈示等，程度の差はあれ障害される．一般に，模倣より言語指示が，単純な動作より複雑な動作が，物品の実使用よりパントマイムが困難である．後述のように，ある相が他より保たれる例や感覚モダリティ間で差がある例もある．

②サンドイッチを作る等日常生活の多段階の行為でルーチンアクションができないことは，ADS (action disorganization syndrome) として前頭葉等が重視される[2,3]．知能や記憶の負荷も問題で，あまりに複雑な課題は，後述のようにADSと区別できず，検査には適さない．

③ある時ある行為はできても，他の時や他の行為はできないことがあるので，複数の試行が必要である．

④身体部位で，舌口顔面，一側や両側（多くは，上下肢だが単肢の報告もある），体幹等がある．

⑤失語の病巣との関係で了解障害を伴いやすく，模倣と物品使用の検査が重要となる．

⑥失行固有の誤反応なら，どの誤反応に属するか決定できなくとも，失行と診断できる．

⑦右半側無視，混乱状態，認知症状等さまざまな合併症状があり得る．

⑧診断が困難なら分析に画像所見も考慮する．

⑨肢節運動失行，観念運動失行，観念失行の用語に混乱があり，実際の課題や誤反応を確認する必要がある．

(2) 機能解剖

　部位診断に，Liepmann[1]の水平図式（図1）が

表 1　失行の課題，誤反応，鑑別診断

【課題】
1) 物品なしの簡単な運動，体がある位置をとるだけのもの
　　例：手を上げる，握り拳をつくる，拍手，頬を膨らます，口をとがらす
2) 自分に向かう運動
　　例：鼻や耳，目を指す，右手を左手の上に置く，体を掻く
3) 物品なしの，特別な物理的効果を起こす運動
　　例：口笛を吹く，息を吹きかける
4) 物品なしの，慣習的コミュニケーション運動
　　例：軍隊式の敬礼をする，おいでおいでをする，バイバイをする，アカンベをする
5) 物品なしに，物品を使うまねをする運動
　　例：金槌を使うまね，鋸を使うまね，ドアをノックするまね，車を運転するまね
6) 実際の物品使用
7) いくつにも分節された一連の運動の複合
　　例：ろうそくに火をつける，煙草に火をつける，手紙を封筒にいれ切手を貼る，栓をしたビンから水を注ぐ，ポットと急須を使い湯呑に茶を入れる
8) 任意の運動の模倣

【失行の誤反応】
1) 形をなさない無意味な運動
2) 運動が大まかで下手になる
3) 他の意味のある運動との取り違え
4) 一続きの運動で，その部分行為の順番の間違い，省略，道具や対象との関係の間違い
5) 運動が全く別の筋に現れる
6) 保続（保続のみでは診断困難）
7) 無反応や運動の中断（無反応のみでは診断困難）

【失行の鑑別診断】
1) 麻痺やパーキンソン症状：動かないか常に同じ誤り方．
2) 失調やジストニーや不随意運動：常に同じ誤り方．
3) 仮性球麻痺（特に脳神経領域）：自動性と随意性の解離が特異的な特徴である．解離があれば，できたりできなかったりする点で失行に一見類似するが，誤反応は，運動の中止か，行為としては正しい（eupractic）が不十分な運動．
4) 運動無視：麻痺がないのに動かさない，強く指示すると正しい目的運動．
5) 失語による了解障害：模倣や物品使用は障害されない．
6) 視覚失認，触覚失認：失語の合併のない限り，言語指示では行為を正しくできるが，呼称はできない．模倣は可能である．意味のある運動への取り違え以外の誤反応がない．視覚失認では，触覚失認が合併しないなら触れるとできることがある．つまり，その失認の感覚以外の感覚モダリティや全感覚的な刺激ではできることがある．認知検査で障害あり．
7) 認知症状：一般的知的活動の低下によって，運動課題もできなくなる可能性がある．知能検査の成績が低下する．
8) 精神疾患（例：拒否症，緊張等，運動しないことが多い）
9) 上記疾患の複合した場合には鑑別診断はより困難になる

(Liepmann, 1920)[1]

役立つ．左半球の頭頂葉から中心領の「中枢」の損傷で，両側に失行が起きる．右麻痺を伴う場合，左手を検査する．脳梁線維損傷による失行は，右利きや大部分の左利きで通常左手のみに出る．図式には左病巣しか記載がないが，右病巣でも，脳梁線維が損傷されれば左手の失行が出る．左手の緩徐進行性失行例を除き，右半球の皮質損傷による左手の失行の報告は乏しいが，左麻痺で評価ができないためかもしれない．

機序仮説

(1) Liepmann[1]の仮説

　Liepmannは，感覚入力から肢節の運動までの行為実現の流れを想定した．図式をみる限り，運動指示は双方向的ではない．指示の流れが単なる経路か部位ごとに処理が異なるのかわかりにくい．

　失行を観念運動失行，観念失行，肢節運動失行に分け，それぞれに特有な病巣を想定した．しかし，

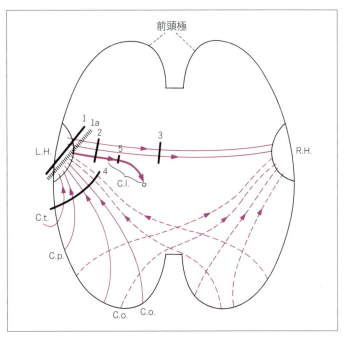

図1 失行の水平図式
L.H.：右手の中枢，R.H.：左手の中枢，C.o.,C.p.,C.t.：左手の中枢に向かう連合線維の後頭葉，頭頂葉，側頭葉の各起始部
L.H. からの太い矢印は投射線維を示す．右手の目的運動は C.o.,C.p.,C.t. から L.H. を経て脊髄への道筋をとる．左手の目的運動は C.o.,C.p.,C.t. から L.H. を経て脳梁を通り R.H. へ行く経路が優勢．もうひとつの経路は R.H. に向かう点線で示す．
病巣
1：L.H. が完全に障害されると右手の麻痺と左手の失行 (Dyspraxie) を起こす．
1a：L.H. が不完全に障害され麻痺を起こさない場合，右手の肢節運動失行と左手の失行を起こすことがある．
2：右手の麻痺と左手の失行．
3：左手の失行．
4：右手の観念運動失行と左手の失行．
左半球のさらに後方の病巣やびまん性の変化はしばしば観念失行を起こす．
5：内包の病変は右手の麻痺を起こすが左手の失行は起こさない．
(Liepmann, 1920)[1]

観念運動失行と観念失行の病巣がこの形で分離可能か疑わしい．肢節運動失行も局在は未確定である．

(2) 観念運動失行と観念失行のさまざまな定義

Liepmann 後に，これらの用語は Morlaás[4]，De Renzi[5]，Poeck[6]，Ochipa[7] 等で異なる意味に用いられた (表2)．

観念構想と肢節運動エングラム，道具とその他の行為，動作の単純性と複雑性，概念系と産生系等の二分法は，行為の内部構造まで立入った賭け金の高い仮説で，後述する課題別の失行でも，行為の知識でも，その内部構造の解明に役立つ可能性がある．しかし，どの分類でも，一方の失行型のみの例は稀で，分類の有効性には純粋例以外の検証が必要である．何よりも用語の多義性が混乱を招き，複数の分類を取り入れた研究を阻害する可能性がある．用語を離れたこれらの仮説の応用が望ましい．

(3) 課題による分類

Goldenberg[8] は，観念失行，観念運動失行の二分法は，根拠が乏しく臨床所見が不確かとして，

症候編

表2 観念運動失行と観念失行の定義

1) Liepmann[1]の分類

	観念失行		観念運動失行	
障害されるもの	運動企図		運動と企図の関係	
誤反応	行為が行われない（健忘型） 行為の部分行為の省略や順序の誤り 対象の誤り 観念性の逸脱		運動の取り違え 全く違う身体部分の運動への逸脱 不定形の運動 一時的な運動の中断	
行為	単純	複雑	単純	複雑
物品	×	×	×	×
模倣	○	×	×	×
慣習動作			×	×

2) Morlaás[4]の分類

	観念失行		観念運動失行	
障害	物品使用の失認		空間ジスキネジー	
誤反応				
行為	単純	複雑	単純	複雑
物品	× 運動自体は正確	×	×	×
模倣	○？	×	×	×
慣習動作	○？	×	×	×

3) De Renziの分類[5]

	観念失行		観念運動失行	
障害	概念障害，概念の喚起障害 "使用の健忘"			
道具使用の 誤反応	省略 misuse mislocation		ためらいがちでineffectiveな使い方， 無定型運動となることもある	
行為	単純	複雑	単純	複雑
物品	× 不完全 または無定型	× 特有の誤反応	△ 不器用 または無定型	× 不器用
模倣	○	○	×	×
慣習動作	△〜×で 途方にくれる	△	×	×

4) Poeckの分類[6]

	観念失行		観念運動失行	
障害	いろいろの対象の複雑な順序での操作			
行為	単純	複雑	単純	複雑
物品	○	×	×	
模倣			×	
慣習動作			×	

5) Ochipa and Heilmanの分類[7,64]

	概念失行		観念運動失行		観念失行	
障害	行為の概念系		行為の産生系		いろいろな対象の 複雑な順序での操作	
誤反応	意味内容の誤り 無内容：道具が使用されないか，解釈不能な運動 関連あるいは無関連な内容の誤り：その道具には適切でないが，他の道具には正しい運動		空間的，時間的， あるいは空間時間的誤り			
行為	単純	複雑	単純	複雑	単純	複雑
物品	×	×	×	×	○	×
模倣			×	×		
慣習動作			×	×		

行為の各領域での研究に向かうことを提案した．最近は，同様の立場の研究者が多い．

対象は，左損傷による失行例が多い．課題に，①道具使用 a) 既知の道具使用（道具の実使用，道具の視覚呈示での道具使用のパントマイム等），b) 新しい道具，②模倣 a) 有意味動作，b) 無意味動作等が用いられる．

Kimura[9]は，左損傷例では未習熟の無意味運動も障害され，失行検査と相関するとした．Alexander[10]も，左病変，特に，失行例で無意味動作に障害があると述べた．ただし，同じ複雑さなら有意味動作が障害されやすいという．Buxbaum[11]は，視覚呈示による道具のパントマイム，道具関連動作の模倣，無意味動作の模倣の3課題を左梗塞例に行い，姿勢面と運動学的（kinematic）面を評価した．

3課題の共通領域は，左側頭葉後部，頭頂葉下部，運動野，運動前野である．道具関連課題（パントマイム，道具動作の模倣）は，左側頭葉中・下部と後頭葉境界部と，姿勢的要素は側頭葉後部と関連する．さらにパントマイムは中・下前頭回と関連する．模倣課題（道具関係動作，無意味動作）は，側頭葉後部，一次・二次運動・感覚野，頭頂葉下部と関連し，模倣の運動学的構成要素には頭頂葉下部が重要である．したがって，動作の姿勢的構成要素と運動学的構成要素に特化した脳部位に二重の解離がある．

道具に関して，頭頂葉は，運動面では，側頭葉後部の視覚—運動表象を変形し運動出力に近づけ，頭頂葉下部は，目標の配置に達するための身体部位の相対的空間・運動プランの計算にかかわる．

無意味動作の模倣と道具使用のパントマイム等の同様の病巣研究で病変は類似する[12, 13]．しかし，Osiurak[14]は，左下頭頂領域が，既知の道具の実使用だけでなく新しい道具の使用の機械的問題を解くのに決定的なことを，Buxbaum[11]の運動学的構成要素仮説では説明できず，左下部頭頂葉が，道具使用に関し物品の物理的特性の推論を支える（技術的推論仮説）と主張した．これは無意味姿勢の模倣にも適用できるという．Bonivento[15]によれば，自動詞的動作（例：手を振る）の模倣に有意味，無意味とも左頭頂葉がかかわる．右前頭葉損傷で無意味動作の模倣障害（自動詞的も他動詞的も）が起きる．Salazar-López[16]は，棒の操作（非表象的道具動作）障害は道具使用障害と病巣の重複が大きいという．Goldenberg[17]は，道具のパントマイム障害は側頭葉と前頭葉下部が，模倣障害は頭頂間部と頭頂葉上部が重要で，側頭葉は保たれるとする研究が多いという．

(4) dorsal stream と ventral stream

機能上，頭頂葉を dorsal stream に，中後頭回，側頭葉，運動弁蓋，運動前野腹側等を ventral stream に分ける説がある．さらに，dorsal stream を，dorso-dorsal stream（上頭頂小葉，頭頂間溝等）と ventro-dorsal stream（上側頭葉，下頭頂葉）に分ける仮説[11, 18, 19]がある（図2）．

(5) 行為の知識

ここでいう行為は，少なくとも，物品や身体を含む対象の操作，慣習的動作，模倣等を含み，失行と関連が深い．行為の知識は独立性やあり方に不明な点が多い．

① affordance

物品使用動作は，実使用よりパントマイムが困難なことが多い．理由には感覚が重視されるが，道具の機械的 affordance と制約が重要との説がある[20]．affordance とは心理学者 Gibson[21]の概念で，環境が動物に差し出す特性を指す．道具では，自ら示す機能的特性である．道具の affordance には，少なくとも，形態等の物理的特性と使用の文脈に対応して，道具の名称や機能の知識，操作の知識，ヒトにおける物理的・社会的「世界」と自己身体の知識が必要である．

Osiurak[22]によれば，道具使用失行を，操作に関する知覚運動障害で説明する操作知識仮説も，道具の単なる観察が stable affordance を与えるという stable affordance 仮説〔stable affordance：道具の不変の特徴（機能的意味）が規範的な動作を活性化すること〕も，規範的/永続的/stable な蓄積情報を道具操作の基盤とする．しかし，道具使

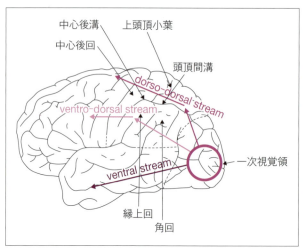

図2 腹側路（ventral stream）と背側路（dorsal stream）の模式図
（小川・他，1953，文献65の図にBinkofski et al, 2013，文献19に従い記入したもの）

用の失行患者は機械的問題（例：新しい道具のうち円筒の持ち上げに適したものを選ぶ）を解決できないことを，両仮説は説明できず，Osiurak[14]は，操作知識より機械学的知識の障害が失行に重要とする．

②物品の理解と動作の理解

失行例では道具理解が障害されることが多い．Heilman[23]は，ジェスチャーの認知と弁別の検査を作り，観念運動失行で，検査に障害のある例とない例があり，病巣も異なるとする．Martin[24]によれば，道具と組になる物品の選択と道具使用の両方に影響する障害が，ventro-dorsal stream，特に下頭頂小葉に関係する．使用に比べ選択の障害は，側頭葉前部を含むventral streamに関係する．

③意味知識との関係

Damasioら[25,26]は，左側頭葉下部の後外側部損傷で道具の呼称が障害され，PETでも道具の語彙で左側頭葉後下部が賦活されるという．Heilman[27]は，行動の意味処理や運動表象，対象認知，語彙—意味ネットワーク，その他のネットワークを想定し，障害点により異なるタイプの失行があるとする（図3）．側頭葉前部の損傷は，道具使用[12]，道具選択[24]の障害に関係するという報告がある．しかし，Osiurak[14]は，側頭葉下中部病変

で意味知識が選択的に障害されても，既知の道具を対応する物品と共に実際に使うことや機械学的問題を解決する必要のある新しい道具の使用はできるという．ただし，道具の孤立した呈示では使用法を示すのが困難で，側頭葉の意味知識が道具の社会的使用に重要とする．

意味性認知症等では，軽症なら，呼称に比べパントマイム障害は軽く，物品使用はさらに保たれるという[28]．これには，①物品の知識がこの順序で障害されやすい，②行為の知識は他の意味知識と分離する，③意味知識と別に運動システムがある[18]という可能性がある．重症では，物品使用や象徴的行為は障害される[29,30]が，模倣や，物品に関する機械的知識で解決可能なGoldenberg[31]のNovel tool testは保たれるという[29]．さらに重症では，全般的な知能の障害から物品知識や行為の障害を分離するのは困難となる．

(6) 肢節運動失行

Liepmannの肢節運動失行では，最も単純な運動でも不完全で粗雑になる．運動の取り違えはなく自発運動も模倣も障害される．病変は中心領（中心前後回）で，この失行のみ右病変で左肢節，左病変で右肢節が障害される（左半球では左肢節も少し障害される報告もある）．Liepmann[1]は自験

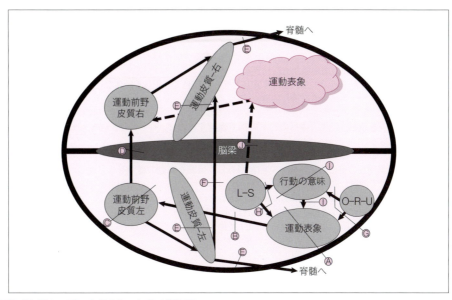

図3 行為系と種々の型の失行を起こしうる損傷図
右半球は図の上半部，左半球は下半部．
O-R-U：対象認知ユニット（object recognition units）．これらの視覚表象は後頭―側頭皮質腹側部に蓄えられる．
L-S：語彙―意味（lexical・semantic）ネットワーク．その他のモジュールネットワークに名称をつけてある．矢印はこれらのモジュールネットワークを結合する経路を示す．アルファベット付きの線はネットワークの損傷か，ネットワーク間の離断を示す．
異なるネットワークと　その結合に対する損傷は異なる型の失行を起こし，これに含まれるのは以下のとおり．
A) 言語指示でのパントマイム，模倣，道具―器具使用の障害と識別障害のある観念運動失行．B) 識別が保たれる半球内離断性観念運動失行．C) 運動前野性観念運動失行で，症状はBと同じ．D) 脳梁（離断）半球間観念運動失行 and/or 脳梁半球間概念失行．E) 半球内肢節運動失行．F) 半球内離断性肢節運動失行．G) 視覚性半球内解離性失行．H) 言語性半球内解離性失行．I) 概念失行．
両半球に運動表象のある患者もいる（この図では，右半球の運動表象は雲形に描かれている）．このような患者では脳梁離断で，J) 右手になく左手のみの言語性解離失行．

(Heilman et al, 2008)[27]

例でなくWestphal[32]の例を典型例とした．Westphalの例は，左中心後回と両側頭頂葉で皮質に限局した梗塞があり，症状は右手にある（表3）．

その後，失行ではなく錐体路障害とする説や感覚障害説が優勢で，最近でも存在自体に議論がある．理由の1つは，特異的な課題や誤反応を挙げていないことであろう．不器用というだけでは，他の病態との鑑別は困難である．Heilman[33]は，誤反応に，運動が遅く硬いこと，細かな運動の喪失を挙げ，運動の正確さが失われ，個々の指の独立した運動ができず，同時的運動間の協調ができないこともあるという．しかし，これらが他の病態で起きないことは示していない．たとえば，錐体路障害は，上記のすべてがあてはまり，各指が同じように動くsynergyで同時的運動の協調が障害される．Westphalの例では，逆に，指で示す動作や握手等で個々の指が別々に動き機能的協調ができないことがある．

肢節運動失行の存在には，大脳の一定部位（中心前回や中心後回，運動前野等の説がある）の損傷で，Liepmannの述べた症状が出現し，課題や誤反応で他の病態と鑑別できることを示す必要がある．河村[34]の報告以後，脳血管障害例のほとんどは中心後回を含む．武田[35]は，中心後回のみの病変では，閉眼時の運動障害が開眼時にはなく，開眼でも起きるには中心後回とその後部の病変が必要と述べ，Westphal例の病変と一致する．肢節運動失行は，中心後回以外の病変も必要で，感覚障害だけでは説明できないことが示唆される．

緩徐進行性肢節運動失行症は，パーキンソン症状等他の運動障害が合併すると運動拙劣症としかいえないことが多い．中川[36]は，各半球にある到

症候編

表3　肢節運動失行例の症状

1) 対象を掴むのが不器用で不完全である
　・特に，指を曲げるときのコントロールが利かない（例薬指と小指が強く曲がりすぎる），腕が行きすぎたり，届かなかったりする．
　・目前に置かれた上着のボタンをはずすことを，直接見ても正しく行えない．
　・鉛筆を握れず，手掌全体に押し込む．
　・ブラシは，患手では下から握り，正しく持てない．
　・スプーンを親指，示指，中指の三本の指で保持するには，ゆっくりと注意して手に入れなければならない．
2) 開眼でも，患手では読める文字を書けない
3) 通常の不器用さの他に行為に際して困難があり，何度も運動の着手をくり返し，やろうとすることを見て練習しなければならない
4) 特に，指の細かい分離運動の障害がある
　・示指で示す動作をするとき，中指も突き出す．
　・母指頭を他の指頭に次々に触れる（対位）運動は，示指しかできない．
　・握手は小指がうまく閉じず，著しく拙劣である．
　・指の形の模倣は，母指と示指しかできない．
5) 動作時に前腕が全く無目的に回内することがある
　・拳を少しずつ開くとき，腕が肩関節で外転し手が回内する．
6) 粗大力障害や本来の失調的な障害はない

　この症例には，位置覚障害があったが，Westphalは，これでは運動障害を説明できないとした．理由は，①開眼では，簡単な運動でも，目的に合ったやり方で遂行できないこと，②脊髄癆による失調と違い，スピードは正常で，急いだり突然に突き進んだりせず，むしろ慎重に試みるといった不慣れな運動の性格をもっていたことである．

(Westphal, 1882)[32]

達・把持等物品と手の位置関係の調整系を提唱した．障害例は，物品把持のみ障害される点で，肢節運動失行と異なる．Foerster[37]の中心後回損傷例にも物品把持で類似の記載がある．Binkofski[19]は，物品の"use"系に対し"grasp"系をdorso-dorsal streamにおいた．なお，Lingnau[38]は，外側後頭側頭葉に視覚的身体マップ（道具では左優位）があり，物体の把握を見ることにより，物体に適切かの判断に関与するという．

(7) Geschwind[39] の仮説

Geschwindは失行を言語と運動野の離断症候群としたが，脳梁離断例を含めGeschwindら以外のほとんどの失行例で模倣や物品の実使用も障害されることが説明できない．

分離脳患者で言語指示以外の左手の失行がないという報告は，彼の説を支持するが，Lausberg[40]は，分離脳患者では，視覚呈示された物品に対するパントマイム等が障害されるという．Lausbergは，てんかん患者では右半球も物品使用の運動概念を獲得できるが，物品の視覚表象と運動概念が連合できないとする．

(8) その他

その他，Luria[41]の分類，構成失行（Strauss, 1924），保続，magnetic apraxia と repellent apraxia（Denny-Brown, 1958）等の説がある．

最近の進歩

(1) さまざまな失行タイプ

パントマイムができるのに，視覚呈示のパントマイムの理解や弁別ができないパントマイム失認[42]や，パントマイムの理解は保たれるのに，言語指示と模倣が障害され，特に，模倣で誤りが著明な伝導失行の報告[43]がある．Ochipaは，入力行為素と出力行為素を区別する．

(2) 病巣

従来，失行（肢節運動失行を除く）の病巣に，左の中心領，頭頂葉下部をはじめ，頭頂葉上部，運動前野等が重視されるが，課題別の多数例の病巣重ね合わせ研究で，これらに加え，上側頭回，

中・下側頭回，下部前頭回，さらに，側頭葉前部，側頭葉後部から側頭後頭葉境界，左外側後頭側頭葉[38]も注目されている．白質病変が重要なのは，さまざまな皮質の広汎な結合が必要なためかもしれない（parcellation scheme[13]）．

dorso-dorsal stream と ventro-dorsal stream 説に沿った研究も多い．

(3) 失行と失語

どちらも左損傷で起き，失行は全失語やWernicke 失語等と関連が深い[44]．Goldenberg[44]によれば，手の姿勢の模倣，書き言葉，聴理解に影響し縁上回と角回を含む大きな頭頂領域があり，道具使用のパントマイムと模倣もこの領域に依存する．中側頭回では道具のパントマイム障害と失語が重なる．意味記憶に関する側頭葉下部に，道具のパントマイムは，言語と共に依存する．

Weiss[13]によれば，Brodmann44野は，言語と（意味のある）動作のインターフェイスで，その病巣は失行と失語を起こす．言語と行為の離断による症状も報告されている[39,45]．

(4) 賦活研究他

失行に関与的な行為水準に関し，賦活研究も増加している．模倣では，dorsal stream を重視する研究[46]や，無意味動作の模倣は両側のdorsal stream，有意味動作の模倣は左 ventral stream が優位という研究[47]もある．Niessen[48]によれば，物品使用のパントマイムに，左上頭頂小葉や頭頂間溝，下頭頂小葉が重要だが，左中・下側頭回等の後部や左中前頭回，前頭前野のBrodmann6野等の賦活も報告されている．TMS による virtual lesion 研究もみられる[49,50]．

シミュレーション（作ることで理解する）等の研究はいまだ少ない．

(5) 失行と病識

失行症の病識は失語があると診断が困難になる．行為課題を特に嫌がり，「意識下」では失行の自覚があると思われる例もある．

Canzano[51]は，他者の口顔面行為に比べ自分の行為の正誤判断が，失行群で悪いという．

(6) 皮質と白質，基底核

Hanna-Pladdy[52]は，皮質例と皮質下例では，動作課題や誤反応，視覚的手がかりの有効性，動作の弁別が異なるという．Ramayya[53]は失行に関与し得る線維束を tractography で分析した．Jang[54]は，左前頭頭頂葉出血で右手の道具使用のパントマイムや有意味・無意味の模倣動作の失行を呈した右利き例で，左運動前野や下頭頂小葉への上縦束の部分的損傷を tractography でとらえたという．ただ，右手だけなので脳梁損傷の可能性もある．

機序仮説でも実際の病巣でも白質が重要だが，白質に対応する皮質の部位や白質病巣の定位はまだ困難である．

(7) imagery

Ochipa[55]は，失語のない観念運動失行の左頭頂葉限局性萎縮例で，失行と行為の imagery 障害に関連があるという．

行為の imagery は行為の機構の情報をもたらす可能性がある．

(8) 記憶

Masumoto[56]は，失行例で，行為のエピソード記憶の，運動によるコード化補助効果が低いという．

(9) ミラーニューロン

ミラーニューロンは，分布が失行の病巣に一致する[57]，脳波の分析から失行に関与する[58]との報告がある．

その他の問題

(1) 日常生活

一般に日常生活では障害が軽いとされる．また，右手の失行でも箸は上手に使える例がある[59]．しかし，日常でも障害を示す例も多い[60,61]．Ochipa[62]は，日常生活で，別の道具を紛れ込ませると，これを不適切に使用したという．

Bieńkiewicz[63]は，日常生活の多段階の行為の障害はADSか失行か区別できないとして，AADS(apraxia and action disorganization syndrome)とよび，右半球も含む広い領域が関与するという．

(2) モダリティ特異的失行

視覚失行では，①視覚呈示で物品が使用できず，②口頭指示や物品の実使用ではでき，③視覚失認はない．

言語―運動連合障害性失行[45]では，①口頭指示では行為できないが，②言語と行為の理解は保たれ，口頭指示に一致する行為の選択等ができ，③模倣や実際の物品使用もできる．

パントマイム失認[42]や伝導失行[43]等からも，感覚や言語と失行との関係に注意する必要がある．

（板東充秋）

★文献

1) Liepmann H：Apraxie. *Ergn ges Med* **1**：516-543, 1920.
2) Humphreys GW, Forde EME：Disordered action schema and action disorganization syndrome. *Cognitive Neuropsychology* **15**(6/7/8)：771-811, 1998.
3) Cooper RP et al：The simulation of action disorganisation in complex activities of daily living. *Cogn Neuropsychol* **22**(8)：959-1004, 2005.
4) Morlaás J：contribution à l'étude de l'apraxie, Paris, Legrand, 1928.
5) De Renzi E, Lucchelli F：Ideational apraxia. *Brain* **111**(5)：1173-1185, 1988.
6) Poeck K：klinische Neuropsychologie, Thieme, New York, 1982.
7) Ochipa C et al：conceptual apraxia in Alzheimer's disease. *Brain* **115**：1061-1071, 1992.
8) Goldenberg G：Apraxia. In：Handbook of Clinical Neurology, 88 (3rd series) Neuropsychology and behavioral neurology, Goldenberg G et al (eds), Elsevier B.V, 2008, pp323-338.
9) Kimura D, Archibald Y：Motor functions of the left hemisphere. *Brain* **97**(2)：337-350, 1974.
10) Alexander MP et al：Neuropsychological and neuroanatomical dimensions of ideomotor apraxia. *Brain* **115**(1)：87-107, 1992.
11) Buxbaum LJ et al：Critical brain regions for tool-related and imitative actions：a componential analysis. *Brain* **137**：1971-1985, 2014.
12) Hoeren M et al：Neural bases of imitation and pantomime in acute stroke patients：distinct streams for praxis. *Brain* **137**：2796-2810, 2014.
13) Weiss PH et al：Where language meets meaningful action：a combined behavior and lesion analysis of aphasia and apraxia. *Brain Struct Funct* **221**：563-576, 2016.
14) Osiurak F, Le Gall D：Apraxia：a gestural or a cognitive disorder? *Brain* **138**：1-2, 2015.
15) Bonivento C et al：Neural correlates of transitive and intransitive action imitation：An investigation using voxel-based morphometry. *Neuroimage Clin* **6**：488-497, 2014.
16) Salazar-López E et al：Lesion correlates of impairments in actual tool use following unilateral brain damage. *Neuropsychologia* **84**：167-180, 2016.
17) Goldenberg G：Facets of Pantomime. *J Int Neuropsychol Soc* **23**：121-127, 2017.
18) Buxbaum LJ, Kalénine S：Action knowledge, visuomotor activation, and embodiment in the two action systems. *Ann NY Acad Sci* **1191**：201-218, 2010.
19) Binkofski F, J Buxbaum L：Two action systems in the human brain. *Brain Lang* **127**(2)：222-229, 2013.
20) Goldenberg G et al：The effect of tactile feedback on pantomime of tool use in apraxia. *Neurology* **63**(10)：1863-1867, 2004.
21) Gibson JJ：The Ecological Approach to Visual Perception, Houghton Mifflin Company, 1979.（古崎敬他訳：生態学的視覚論―ヒトの知覚世界を探る，サイエンス社，1986.）
22) Osiurak F：Apraxia of tool use is not a matter of affordances. *Front Hum Neurosci* **20**(7)：890, 2013.
23) Heilman KM et al：Two forms of ideomotor apraxia. *Neurology* **32**(4)：342-346, 1982.
24) Martin M et al：Differential Roles of Ventral and Dorsal Streams for Conceptual and Production-Related Components of Tool Use in Acute Stroke Patients. *Cereb Cortex* **26**(9)：3754-3771, 2016.
25) Damasio H et al：A neural basis for lexical retrieval. *Nature* **380**：499-505, 1996.
26) Rudrauf D et al：Thresholding lesion overlap difference maps：application to category-related naming and recognition deficits. *Neuroimage* **41**(3)：970-984, 2008.
27) Heilman KM, Watson RT：disconnection apraxias. *Cortex* **44**：975-982, 2008.
28) Silveri MC, Ciccarelli N：Semantic memory in object use. *Neuropsychologia* **47**(12)：2634-2641, 2009.
29) Hodges JR et al：The role of conceptual knowledge in object use evidence from semantic dementia. *Brain* **123**(9)：1913-25, 2000.
30) 近藤正樹・他：意味記憶障害，物品使用障害を呈した変形性認知症例の検討．神経心理学 **27**：233-243, 2011.
31) Goldenberg G, Hagmann S：Tool use and mechanical problem solving in apraxia. *Neuropsychologia* **36**(7)：581-589, 1998.
32) Westphal C：Zur Localisation der Hemianopsie und des Muskelgefuhls beim Menschen. *Charite-Annalen* **7**：466-489, 1882.
33) Heilman KM et al：Hemispheric asymmetries of limb-kinetic apraxia：a loss of deftness. *Neurology* **55**(4)：523-526, 2000.
34) 河村 満・他：中心領域(Liepmann)の限局病変による肢節運動失行．臨床神経 **26**：20-27, 1986.
35) 武田克彦：体性感覚野の症候学．神研の進歩 **35**：983-989, 1991.

36) 中川賀嗣：臨床失行症学. 高次脳機能研 **30** (1)：10-18, 2010.
37) Foerster O：Motorische Felder und Bahnen. Handbuch der Neurologie, Bumke O, Foerster O (eds), Jurius Springer, Berlin, 1936, pp310-311.
38) Lingnau A, Downing PE：The lateral occipitotemporal cortex in action. *Trends Cogn Sci* **19** (5)：268-277, 2015.
39) Geschwind N：the apraxias：neural mechanisms of disorders of learned movement. *American Scientist* **63**：188-195, 1975.
40) Lausberg H et al：pantomime to visual presentation of objects：left hand dyspraxia in patients with complete callosotomy. *Brain* **126**：343-360, 2003.
41) Luria AR：The working brain：An introduction to neuropsychology, Basic Books, New York, 1973.
42) Rothi LJ et al：Pantomime agnosia. *J Neurol Neurosurg Psychiatry* **49** (4)：451-454, 1986.
43) Ochipa C et al：Conduction apraxia. *J Neurol Neurosurg Psychiatry* **57** (10)：1241-1244, 1994.
44) Goldenberg G, Randerath J：Shared neural substrates of apraxia and aphasia. *Neuropsychologia* **75**：40-49, 2015.
45) Heilman KM, Valenstein E (eds)：Clinical Neuropsychology, 2nd ed, Oxford University Press, New York, 1985.
46) Vry MS et al：The ventral fiber pathway for pantomime of object use. *Neuroimage* **106**：252-263, 2015.
47) Rumiati RI et al：Common and differential neural mechanisms supporting imitation of meaningful and meaningless actions. *J Cogn Neurosci* **17** (9)：1420-1431, 2005.
48) Niessen E et al：Apraxia, pantomime and the parietal cortex. Neuroimage Clin **5**：42-52, 2014.
49) Weiss PH et al：Transcranial direct current stimulation (tDCS) of left parietal cortex facilitates gesture processing in healthy subjects. *J Neurosci* **33** (49)：19205-19211, 2013.
50) Bolognini N et al：Improving ideomotor limb apraxia by electrical stimulation of the left posterior parietal cortex. *Brain* **138** (2)：428-439, 2015.
51) Canzano L et al：Anosognosia for apraxia：experimental evidence for defective awareness of one's own bucco-facial gestures. *Cortex* **61**：148-157, 2014.
52) Hanna-Pladdy B et al：Cortical and subcortical contributions to ideomotor apraxia：analysis of task demands and error types. *Brain* **124** (12)：2513-2527, 2001.
53) Ramayya AG et al：A DTI investigation of neural substrates supporting tool use. *Cereb Cortex* **20** (3)：507-516, 2010.
54) Jang SH, Jang WH：Ideomotor Apraxia Due to Injury of the Superior Longitudinal Fasciculus. *Am J Phys Med Rehabil* **95** (8)：e117-120, 2016.
55) Ochipa C et al：selective deficit of praxis imagery in ideomotor apraxia. *Neurology* **49**：474-480, 1997.
56) Masumoto K et al：The role of movement representation in episodic memory for actions：A study of patients with apraxia. *J Clin Exp Neuropsychol* **37** (5)：471-482, 2015.
57) Binder E et al：Lesion evidence for a human mirror neuron system. *Cortex* **90**：125-137, 2017.
58) Frenkel-Toledo S et al：Dysfunction of the Human Mirror Neuron System in Ideomotor Apraxia：Evidence from Mu Suppression. *J Cogn Neurosci* **28** (6)：775-791, 2016.
59) 前田泰久・他：左片麻痺と右上肢の失行・失書を呈した1例【会】. 臨床神経 **29** (2)：246, 1989.
60) 井上里美, 板東充秋：失行症のADLについて. 作業療法 **9** (4)：264-269, 1990.
61) Hanna-Pladdy B et al：Ecological implications of ideomotor apraxia：evidence from physical activities of daily living. *Neurology* **60** (3)：487-490, 2003.
62) Ochipa C et al：ideational apraxia：a deficit in tool selection and use. *Ann Neurol* **25**：190-193, 1989.
63) Bieńkiewicz MM et al：The tool in the brain：apraxia in ADL. Behavioral and neurological correlates of apraxia in daily living. *Front Psychol* **5**：353, 2014.
64) Heilman KM：Apraxia. *Continuum (Minneap Minn)* **16** (4 Behavioral Neurology)：86-98, 2010.
65) 小川鼎三, 細川宏：日本人の脳. 金原出版, 1953.

症候編

記憶障害

はじめに

　記憶障害は脳卒中・脳外傷・認知症等，さまざまな脳の病態によって生じるが，記憶障害で最も一般的なのはエピソード記憶の障害（生活で見聞きし，体験した出来事を思い出せなくなる・覚えにくくなること）である．他の認知機能は保持されエピソード記憶が選択的に障害される場合を健忘症候群とよぶ（表1）．本項では健忘症候群を中心に，その他の記憶障害についても可能な限り触れる．

記憶障害の症候

　記憶障害の診断やリハビリテーション（以下リハ）は，障害されている記憶過程や機能・その程度の同定，随伴症状の有無，他の症状との鑑別から始まる．

(1) 記憶過程や時間・内容による分類
①記憶過程による分類

　ヒトが新しい内容・情報・経験を記憶する際，それらを「①記憶に刻印する（記銘・符号化）→②記銘したものを保存する（保持・貯蔵）→③保持したものを調べ，引き出す（検索・想起）」という3段階を経る．③には，正解肢が提示されない再生と正解肢が提示される再認とがある．再生は手がかりなしに想起する自由再生と，何らかのヒントで再生を促す手がかり再生とに分けられる．再認はいくつかの選択肢の中から正解肢を選び出す．たとえば，認知機能スクリーニング検査には，数個の単語の即時記銘課題を行い，干渉課題や一定時間をはさみ，はじめに自由再生させ，次にカテゴリー名等のヒントで再生が促通されるかを調べ（手がかり再生），最終的には選択肢を提示し再認させる課題が含まれている．再生と再認ではそも

表1　健忘症候群の定義

①知能が正常（知能検査の成績が正常範囲内）
②スパンが正常（基本的な注意機能と短期記憶が正常）
③重篤で持続的な事実や出来事に関する情報の獲得障害（学習障害ないしは前向健忘）
④発症以前に蓄えられた情報の想起障害（逆向性健忘）
⑤潜在記憶の保持（プライミング，手続き記憶等は保持）

そも再生のほうが難易度は高い[1]が，再生ができなくても再認はできる場合は，③検索・想起の障害が想定される．再生も再認もできない場合は，②保持・貯蔵と，③検索・想起両方の過程の障害が想定される．

②時間区分による分類

　次は，記憶が保持される時間の長さで分類する方法である．これには主に3つの立場がある（図1）．

a）神経心理学的分類－即時記憶，近時記憶，遠隔記憶

　神経心理学の立場では，記憶過程をその時間の長さによって即時記憶，近時記憶，遠隔記憶に区分する．臨床上最も問題になるのが近時記憶（数分～数日）の障害で，比較的最近自分が体験した出来事を想起できない，あるいは新しい情報の学習ができないという障害である．薬を飲んだかどうか，印鑑や通帳をどこにしまったか等を思い出せなくなる．近時記憶よりも長い期間（数週～数十年）の記憶を遠隔記憶とよぶが，出身地や出身校・社会的出来事等，特に過去の記憶を指すことが多い．

　近時記憶よりも直近（数十秒）の出来事に関する記憶を即時記憶とよぶ．即時記憶は近時記憶障害の顕著な健忘症候群でむしろ保たれるため（表1），即時記憶の神経システムは近時記憶や遠隔記憶とは独立していると考えられている．

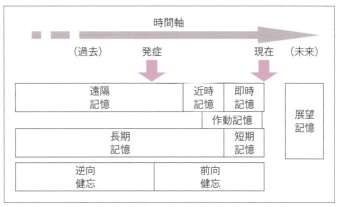

図1 記憶の時間的区分

(三村, 2004)[16]

b) 認知心理学的分類-短期記憶，長期記憶，作動記憶（ワーキングメモリー）

認知心理学者 Atkinson と Shiffrin は，短期記憶と長期記憶からなる二重貯蔵モデルを提唱した（図1）[2]．このモデルでは，入力された情報は，感覚登録器によりアイコニックメモリ（視覚刺激），エコイックメモリ（聴覚刺激）とよばれる感覚記憶として数百ミリ秒から数秒の間保持される．そして，選択的に注意を向けられたもののみ短期貯蔵庫に送られ，短期記憶として一定期間保持される．短期記憶の容量には制限（G.A.ミラーの"マジカルナンバー7±2"）があり，リハーサルされなければその情報は短期間（15～30秒）で消失する．以上の通り，短期記憶は一時的な保持システムで，a) 神経心理学的分類の即時記憶に相当する．短期記憶の中から情報が取捨選択，刻印され，より安定した持続的な長期記憶へ移行する．リハーサルされた情報は短期貯蔵庫から長期貯蔵庫へ転送されやすくなる．長期記憶は貯蔵期間が極めて長く，a) 神経心理学的分類の近時記憶と遠隔記憶に相当する．

さらに1980年代以降導入されたのが，作動記憶（ワーキングメモリー）の概念である．作動記憶とは短期記憶から発展したもので，種々の認知課題を遂行するために一時的に必要となる記憶の機能（はたらき，function），あるいはそれを実現しているメカニズムやプロセスである[3]．記憶情報を保持しながら，それを処理・操作していく「作業場」にあたり，「頭の中の黒板」とも喩えられる．外界から取り入れた情報を黒板にひとまず書きとめ，その情報を手掛かりに問題を解く．問題を解いた後は，忘れてはならない重要なことだけノートに書き込み，その黒板の情報は消され，次の作業に移る．その黒板が脳損傷前に比して小さくなっているか，あるいは黒板に書いた情報が通常以上に消えやすくなっているのが作動記憶の障害ということになる．

作動記憶モデルの中でも最も広く受け入れられているのは Baddeley のモデルである．視空間記銘メモ・エピソードバッファ・音韻ループという従属システムがあり，それを統制している中央実行系があると仮定されている（図2）．計算・読み・会話といった種々の認知活動における情報処理を説明するのに有用な概念である．

c) 前向性健忘と逆向性健忘

これは，健忘の原因となる脳損傷の発症時点を起点とした分類である．脳損傷後の出来事を思い出せない・記銘できないという現象を前向性健忘とよび，脳損傷以前の出来事を思い出せなくなる現象を逆向性健忘とよぶ．前向性健忘はa)の近時記憶の障害と，逆向性健忘は遠隔記憶の障害とおおむね重なる（図1）．

脳損傷後では，前向性健忘と逆向性健忘の両方が顕著な場合と，前向性健忘のみで逆向性健忘が目立たない場合，逆向性健忘のみで前向性健忘が目立たない場合がある．数年～数十年にわたる中

症候編

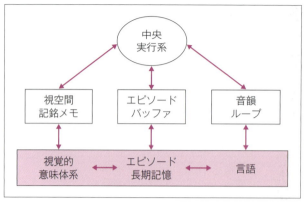

図2　Baddeleyによる現在の多重コンポーネント作動記憶モデル
(Baddeley, 2000)[4]

〜重度の逆向性健忘があった場合，時間的傾斜を認めることがある．時間的傾斜とは，発症時に近い過去の出来事ほど思い出しにくく，幼少期等時間的には遠い過去の出来事のほうが思い出しやすい傾向を指す．

前向性健忘がなく逆向性健忘のみ生じている場合，孤立性（選択性）逆向性健忘とよばれる．孤立性逆向性健忘は①比較的短期間のもの，②長期間のもの，③全生活史に及ぶものの3タイプに分類できる[5]．①は定型的な健忘症候群を発症した後，前向性健忘が回復し，数年の逆向性健忘だけが残存するタイプで，病因は脳炎が多い．初期には側頭葉内側部に病変を認めるが逆向性健忘のみに固定した時点では側頭葉に病変があっても海馬では確認できなくなるという．②は10年以上にわたる時間的傾斜のある逆向性健忘のみが残存し，病因は外傷と脳炎が多く，側頭葉内側ではなく側頭葉前方〜前方外側，あるいは前頭葉の関与が考えられる．③は逆向性健忘が全生活史に及び，器質的脳病変が認められる場合と，器質的脳病変損傷ではなく心理的要因によって生じる場合がある．後者を特に機能性健忘ないし心因性健忘，解離性健忘とよぶ．機能性健忘では，遠隔記憶の中でも社会的出来事の記憶に比べ，自伝的記憶のみが想起困難となる．

d）展望記憶

今まで述べてきたのは過去の事象に関する記憶（＝回想記憶）だったのに対し，たとえば「昼食の後に薬局に寄って薬を貰って帰る」といった未来の自己の行為に関する予定の記憶を展望記憶とよぶ．展望記憶には「何かすることがあった」という"存在"の想起と，「薬局に寄って薬を貰って帰る」という"内容"の想起という2つのコンポーネントがあり[6]，さらにそれらを「昼食が終わった後」にタイミングよく想起する必要があるため，注意・問題解決・遂行機能といった前頭葉の関与が想定されている．

③記憶される情報内容による分類

陳述記憶と非陳述記憶（図3）

長期記憶に転送された後の情報は，言葉やイメージで表せる陳述記憶（宣言的記憶）と表せない非陳述記憶（非宣言的記憶）とに分けられる．陳述記憶は「表象＝意識化」できるので顕在記憶，非陳述記憶は記銘や再生に意識化を伴わないので潜在記憶ともよばれる[7]．

陳述記憶に含まれるのが，エピソード記憶と意味記憶である[8]．エピソード記憶とは自分がいつどこで何をしたかという時間・空間的に定位された生活史や社会的事象の記憶である．一方，意味記憶とは，単語・数字・概念・事実等，社会全般に通用する体系的な情報を指す．エピソード記憶は日記，意味記憶は百科事典に相当する．意味記憶の障害として知られるのは，意味性認知症（semantic dementia）の語義失語，色彩・建造物・身体部位・動植物といった特定の意味カテゴリーや固有名詞に限局した呼称障害がある．

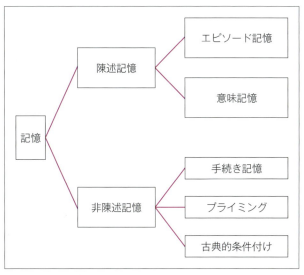

図3　記憶の内容的分類

　非陳述記憶とは，体験の反復によって獲得される技能を指す．手続き記憶・プライミング・古典的条件付け等が含まれるが，最も知られているのは手続き記憶である．手続き記憶とは，自転車の乗り方や迷路学習といった技能や操作について，いわば「体で覚える」記憶である．健忘が重度でも手続き記憶は保たれる一方で，小脳損傷や大脳基底核変性疾患の患者では手続き記憶が障害される．

(2) 記憶障害に随伴する症状

　以下①～③は健忘症候群に随伴しやすい症状である．健忘症候群で①～③を随伴していた場合，リハは特に難渋する．病識・気づきが乏しいと外的代償手段の獲得がうまくいかず，場合によっては離棟・離院といった問題行動により入院・入所管理すら困難になることがある．

①見当識障害

　見当識とは，自分を時間・空間的環境の中に定位する能力で，時間「例：今日は何年何月何日か」，場所「例：ここはどこか」，人物「例：この人はだれか」の3領域の見当識に分け，どの領域にどの程度の見当識障害が生じているかを調べる．見当識障害は意識障害があれば必発であるが，健忘症候群では意識障害がなくても見当識が障害される．

②作話，記憶錯誤

　作話とは自己や世界に関する記憶を作り上げたり，ゆがめたりする，誤って解釈して外界に向けて話をすることである．「だまそう，ごまかそう」と意図してつく嘘（虚偽性障害）ではなく，また被害感情を伴っている訳でもないので妄想とも異なる．過去の出来事についての間違った記憶を記憶錯誤とよぶ．作話はその内容の一貫性から浮動性，本人の態度（能動的に発するか否か）で当惑作話と空想作話に分けられる．作話は一般に側頭葉内側病変で生じにくく，間脳，前脳基底部病変で生じやすい．作話や記憶錯誤は後述する病識やモニタリング能力の欠損に対する非意図的な補償作用として生じると考えられている[9]．「作話はそのつど正しい内容に修正したほうがよいのか」という質問が家族や医療者からよくあるが，基本的には訂正しないほうがよい．否定・修正すればするほど患者は作話に固執することになる．作話は1年程度で消退ないし消失してくるのが通例である．

③病識，メタ記憶の低下

　「自分の記憶力の低下にどの程度気づいているか」という自身の記憶障害についての気づき，モニタリング能力を，記憶障害の病識，気づき，あるいはメタ記憶とよぶ．

(3) 鑑別

臨床上「物忘れがひどくなった」と訴える患者は多いが，そう訴える患者が記憶障害患者とは限らない．よくよく聴くと失語症による呼称障害や言語性聴覚性把持力の低下を主観的には「物忘れ」ととらえている患者が多くいる．反面，左脳損傷で失語症の重症度に見合わず言語性記憶障害が障害されている場合がある．これは様式特異的な記憶障害，言語性記憶障害の可能性がある．以上のことから，記憶障害と失語症は机上検査のみならず行動観察を合わせて継続的に行い，鑑別する必要がある．

また，軽症意識障害が遷延している間は注意障害に基づき二次的に見当識障害や記憶障害が残存する．睡眠―覚醒リズムが整い意識がほぼ清明になった後も，記憶障害が持続するか，改善や症状の進行がないかを評価することが重要である．

神経基盤

症例報告の積み重ねや神経画像技術の進歩により，記憶障害を生じる代表的な3つの脳部位（1）側頭葉内側部，（2）間脳，（3）前脳基底部が明らかになっている．これらの部位間にはさまざまな線維連絡があり，記憶と関連が深いのはPapez（パーペッツ）の回路（内側辺縁系回路）とYakovlev（ヤコブレフ）の回路（外側辺縁系回路）である（図4）．

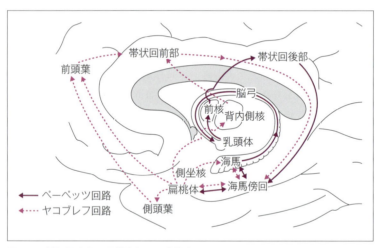

図4　記憶と関連する脳構造とその連絡路

（川村，文献10より引用）

表2　記憶障害を生じる病変部位，症状の特徴，主な病因

病変部位	特徴	主な病因
側頭葉内側部 （海馬，海馬傍回，扁桃体）	・典型的な健忘症候群 ・前向健忘，逆向健忘を生じる ・病識が比較的ある． ・作話を伴わない	脳血管疾患 ヘルペス脳炎 非ヘルペス性脳炎 低血糖 無酸素脳症 アルツハイマー型認知症
間脳 （視床，乳頭体）	・前向健忘，逆向健忘を生じる ・病識や洞察が乏しい ・誘発作話が活発	視床梗塞 アルコール依存症 Wernicke脳症
前脳基底部 （マイネルト基底核，中隔核，Broca対角帯等）	・前向健忘，逆向健忘を生じる ・再生＜再認が良好 ・個々の情報の記銘は可能だが統合が困難 ・病識や洞察が乏しい ・作話あり	前交通動脈動脈瘤破裂によるSAH 脳外傷

(1)〜(3)の病変で生じる記憶障害の特徴とその主な病因を表2にまとめた．いずれの病変でも両側損傷は重症化しやすい．反対に一側損傷だと軽症化するか，あるいは様式特異的となる．様式特異的とは，右手利き者であれば左側損傷で言語性記憶，右側損傷で視覚性記憶の障害が優位になるといった場合である．

(1) 側頭葉内側部

有名な記憶障害患者である H.M は難治性てんかんの治療として側頭葉内側部を両側切除し，重篤な前向性健忘と時間的傾斜のある逆向性健忘を呈した．後に脳 MRI にて，彼が切除されたのは両側側頭葉前端から約5cmで，皮質の先端部・扁桃体・嗅内皮質・海馬体(歯状回，固有海馬CA1-3，海馬台の総称)の前方1/2〜2/3であることが確認された．さらに2008年に彼が亡くなった後の剖検では，側頭極の内側部と扁桃体の大半も切除されており，残存しているのは海馬体の後方1/3・嗅内皮質は痕跡程度・嗅周皮質の腹側・海馬傍皮質の後方であることが肉眼で確認された[11]．

扁桃体は情動記憶の想起に重要な役割を果たすが，扁桃体の単独損傷では前向性健忘は生じない．

(2) 間脳

間脳，特に視床損傷が健忘を引き起こす．その代表は，視床梗塞やコルサコフ症候群である．

視床梗塞には，視床極動脈領域の視床前部梗塞と傍正中視床動脈領域の両側視床内部梗塞がある．前者は Papez の回路に属する視床前核と乳頭体視床路を中心に内髄板等の視床前部の損傷を生じる．後者は，Yakovlev の回路に属する背内側核を中心に，内髄板・正中中心核等の損傷を多くは両側性に生じる．

コルサコフ症候群はアルコール連用後に栄養障害・ビタミン B1 欠乏を契機として，意識障害・眼球運動障害・運動失調の三徴を示すウェルニッケ脳症が生じ，意識障害から回復すると記憶障害が顕在化してくる．コルサコフ症候群では両側視床下部の乳頭体の萎縮を認めたため，健忘と乳頭体の関連が伝統的に強調されてきたが，より広い範囲の損傷が関与している．

間脳損傷による健忘症候群患者は，健忘に対する病識や洞察が乏しく，浮動的な内容の誘発作話を平然と連発するのが特徴である．

(3) 前脳基底部

前脳基底部とは，大脳皮質と間脳の接合部に位置する前頭葉下面を指す．主に，前交通動脈瘤の破裂によるくも膜下出血やその術後に，この部分の限局損傷が生じる．他には前大脳動脈の梗塞，外傷が原因の場合もある．責任部位として，マイネルト基底核・ブローカ対角帯核・内側隔核といったコリン作動性ニューロン群の損傷とその側頭葉内側部への遠隔効果，ドパミン系が関与する側坐核の損傷と線条体・淡蒼球系の障害の2つが考えられている[12]．これらの核は，海馬や視床内側核との連絡があり，側頭葉内側部の二次的障害が引き起こされている可能性もある．一方で，前脳基底部のみの損傷では持続する健忘は生じず線条体等が関与する，という説もある．

(4) その他の部位—脳弓，脳梁膨大後方領域

脳弓は海馬からの出力線維を乳頭体へと投射している神経線維束で，その損傷は海馬損傷と同様に健忘をもたらす．両側脳弓損傷例では記憶障害がほぼ必発である．第三脳室近傍の腫瘍やその治療のための切除によって健忘が生じた報告が多い．

脳梁膨大後方領域は，帯状回の後端に位置し，Papez 回路の一部をなして海馬傍回へとつながる．この部分の限局性損傷による健忘は脳梁膨大後方領域健忘 (retrosplenial amnesia) として知られている．

MCI の記憶障害

以上，主に非進行性疾患による高次脳機能障害，健忘症候群について述べてきたが，最後に軽度認知障害 (mild cognitive impairment；MCI) について触れておく(図5)．

MCI とは「認知機能の低下があり正常とは言い難いが，日常生活は保たれ，認知症とはいえない

症候編

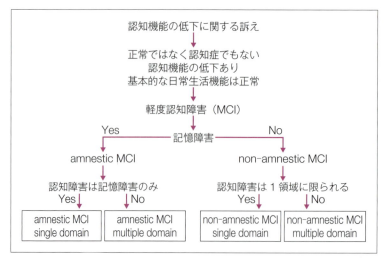

図5 軽度認知障害の分類

(日本神経学会, 2017)[14]

状態」を指す．元々はアルツハイマー病の前駆症状として注目されたが，PetersenらMayo Clinicのグループが以下のMCIの概念を提唱した[13,15]．「①主観的な記憶障害の訴えがある，②運転や家計等の日常生活能力は保持されている，③記憶以外の全般的な認知機能は正常，④年齢に比べ記憶力が低下している（記憶検査で平均から1.5SD以下の低下），⑤認知症ではない，⑥臨床認知症尺度 Clinical Dementia Rating (CDR) 総合スコアが0.5」である．その後，国際会議で現在のMCI診断基準が提唱され，MCIは4つのサブタイプに分類された（図5）．記憶障害を呈するサブタイプは amnestic MCI single domain と amnestic MCI multiple domain で，特に前者の臨床像はその名の通り純粋健忘症候群と一致する．疫学調査によるとMCIから年間5〜15％が認知症となり，健忘型 MCI はアルツハイマー病へのコンバートが予想される．現在，予防や治療薬の開発が急ピッチ

で進み，今後MCI当事者数が増え，またMCIに留まる期間が延びるだろう．認知症疾患診療ガイドライン2017[14]では，適切な情報提供と情報機器を活用した支援機器の導入やカレンダー，ノートを使用する練習，生活環境の調整等により，できるだけ長く自立した生活が続けられるようMCIを支援することを推奨している（cq4b-7）．それには純粋健忘症候群のリハで培われてきたアプローチを活用できるだろう．

おわりに

認知心理学・神経心理学の立場で研究・報告された記憶過程や機能を整理し，記憶障害，特に健忘症候群の症状やその神経基盤，病因について触れた．今後は進行性疾患やその前段階MCIの記憶障害についての基礎研究やリハの開発が急務である．

（藤森秀子，三村　將）

★ 文献

1) Haist et al : On the Relationship Between Recall and Recognition Memory. *J Exp Psychol Learn Mem Cog* **18**(4) : 691-702, 1992.
2) Atkinson RC, Shiffrin RM : Human memory : A proposed system & its control processes. The psychology of learning and motivation : Advances in research and theory, Vol.2 (Spence KW, Spence JT Eds), Academic Press, New York, 1968, pp85-195.
3) 斎藤 智：作動記憶．記憶研究の最前線（太田信夫，多鹿秀継編），第1版，北大路書房，2000, pp16-40.
4) Baddeley A : The episodic buffer : a new component of working memory? *Trends Cogn Sci* **4** : 417-423, 2000.
5) 山鳥 重：記憶の神経心理学．初版，医学書院，2002.
6) 梅田 聡・他：コルサコフ症候群における展望記憶．神心理 **16** : 193-199, 2000.

7) Graf P, Schacter DL: Implicit and explicit memory for new associations in normal and amnesic subjects. *J Exp Psychol Learn Mem Cogn* **11**: 501-518, 1985.
8) Tulving E: Episodic and semantic memory. Organization of memory (Tulving E, Donaldson W Eds), Academic Press, New York, 1972, pp382-403.
9) 坂爪一幸：記憶障害. 高次脳機能障害のリハビリテーション　実践的アプローチ, 第3版 (本田哲三編), 医学書院, 2016, pp95-109.
10) 川村光毅：脳の形態と機能―精神医学に関連して：http://www.actioforma.net/kokikawa/koki/seisinkiso/kiso.html
11) 海野聡子：忘れがたい健忘の症例 H.M とその後. 高次脳機能研 **37**(3): 260-266, 2017.
12) 加藤元一郎：記憶とその病態. 高次脳機能研 **28**(2): 206-213, 2008.
13) Petersen RC et al: Mild cognitive impairment: clinical characterization and outcome. *Arch Neurol* **56**: 303-308, 1999.
14) 日本神経学会監修, 「認知症疾患診療ガイドライン」作成委員会：認知症疾患診療ガイドライン 2017, 医学書院, 2017.
15) Petersen RC: Mild Cognitive impairment. *Engl J Med* **364**(23): 2227-2234, 2011.
16) 三村 將：記憶障害. 高次脳機能障害のリハビリテーション Ver.2 (江藤文夫・他編), 第1版, 医歯薬出版, 2004, pp38-44.

column

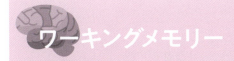

ワーキングメモリー

記憶の分類

　James. W[1] は, 記憶を, ①一次記憶 (見かけ上の現在と直接直観される過去) と, ②二次記憶 (本来の記憶：一度意識から脱落した精神状態の知識, その間, 頭になかった出来事や事実の知識) に分けた. 認知心理学では, 一次記憶を, 感覚記憶, 短期記憶に分ける[2]. 以後, この分類の短期記憶を, short term memory (STM), 長期記憶を long term memory (LTM) とする.

　学習からの時間と臨床例に基づく分類では, LTM を近時記憶と遠隔記憶に分ける.

　①直後再生能力 (即時記憶, 一次記憶, <u>短期記憶</u>), ②近時記憶 (二次記憶, <u>短期記憶</u>, <u>長期記憶</u>), ③遠隔記憶 (二次記憶, <u>長期記憶</u>). ただし, 下線は研究者により意味が異なる.

ワーキングメモリー (WM) の定義

　WM は, STM にほぼ対応し, その定義は以下のように研究者による.

　Baddeley[3]：認知課題 (読字, 問題解決や学習) の遂行にかかわる情報の一時的な貯蔵.

　D'Esposito[4]：各試行に独特な, 試行に基づき変化する, 情報の保持や操作を可能にするもの.

Eriksson[5]：感覚入力のない状態での情報の短期的維持．維持はWMの基本的構成ブロック間の相互作用，特に，感覚情報とそれに関係するLTMとに働く選択的注意過程による．

Oberauer[6]：知覚とLTMとに相互作用する注意システムで，主な機能は，古い記憶や知識，知覚入力に干渉されずに新しい表象を構築する．情報処理のいわば黒板で，現実，未来，過去の仮説的代替的な状態の検討を可能にする．

(1) WMの代表的な課題

1) 単純な再認．例：顔を呈示し後に呈示した顔と同じか判定する．
2) 元の情報を保持し，その一部を走査参照する再認．例：6個の子音を記憶した直後に，特定の子音があったか判断する．
3) 再生．直後や干渉，時間をおいたリストの再生等．
4) 操作．情報を保持して操作を加える．例：逆唱．数字をランダムに，だが，繰り返しがないように言う．
5) dual task（二重課題）．

(2) WMの理論モデル

記憶のモデルは，1960年代には単純なバッファモデルだったという[7]．

WMの用語を導入したのは，Millerら (1960)（D'Esposito[8]より）だが，Baddeley[3]は，central executiveを含む多構成要素システムを提唱し，後にepisodic butter（知覚やLTMとのインターフェイス）を追加した[9]．

Cowan[10]によれば，STMは，LTMの情報の下位セットが一時的に活性化されたもので，注意の焦点になりうる．基本構成は，①短期貯蔵構成要素と，②貯蔵された情報を操作するcentral executiveである．Oberauer[6]をはじめ，計算機モデルも試みられている．

WMの神経心理学的意味

(1) 注意，意識，一般知能

WMは注意や意識にかかわるとされる[6,9,10]が，手続き記憶WM[6]や意識されないWM[5]も論じられている．知能，特に，流動性知能（g因子）にかかわるとされ[10-12]，個人の素質で差がある課題がある．また，加齢で低下する．

(2) 関与する脳領域

賦活研究では，Eriksson[5]によれば，WMの情報維持の脳領域は情報のタイプで異なり，知覚処理に関与する領域がWMにも関与する．たとえば，側頭葉は，視覚性WMに関与し空間的WMに関与せず，頭頂葉はその逆である．顔や建築物のWM維持で，視覚領腹側のカテゴリー特異的領域が賦活される．WMの情報維持には前頭前野が決定的で，上部頭頂葉はWMの遂行に結びつき，選択的注意を制御する．小脳や基底核，特に線条体，白質もかかわる．側頭葉内側も賦活され，課題の負荷が大きいと関与するとの説もある．

(3) 臨床心理検査

WAIS-IIIは，計算，数唱，語音整列を作動記憶の群指数に，WMS-Rは，精神統制，数唱，視覚性記憶範囲を注意/集中力指標に用いる．WMS-IVでは，spatial additionとsymbol spanを視覚性作動記憶の指標に用いる．その他，文の復唱，数字の逆唱，文字数字配列，auditory consonant trigram

(ACT) や Paced Auditory Serial Addition test (PASAT) 等[13]，注意の全体的な検査法に，CAT・CAS 等がある．

WAIS-III の WM 指数は，左前頭前野背外側，左下部・上部頭頂葉，左上側頭回に関係との病巣研究もある[11]．

おわりに

WM という概念は，記憶を，注意や意識を含み，情報を前向きに使うダイナミックな活動ととらえる．このような広汎な活動は，STM のみがかかわるとは考えにくく，さまざまな領域のネットワークが必要で，全体の解明は今後の課題である．

〈板東充秋〉

★ 文献

1) James W : The Principles of Psychology. Henry Holt and Company, New York, 1890.
2) Shura RD et al : Working memory models. : Insights from Neuroimaging. *J Neuropsychiatry Clin Neurosci* **28**(1) : A4-5, 2016.
3) Baddeley AD : Working memory. Philos Trans R Soc Lond B **302** : 311-324, 1983.
4) D'Esposito M et al : Human prefrontal cortex is not specific for working memory : a functional MRI study. *Neuroimage* **8** : 274-282, 1998.
5) Eriksson J et al : Neurocognitive architecture of working memory. *Neuron* **88**(1) : 33-46, 2015.
6) Oberauer K : Design for a working memory. *Psychol Learn Motiv* **51** : 45-100, 2010.
7) Schneider W : Varieties of working memory as seen in biology and in connectionist/control architectures. *Mem Cognit* **21**(2) : 184-192, 1993.
8) D'Esposito M, Postle BR : The cognitive neuroscience of working memory. *Annu Rev Psychol* **66** : 115-142, 2015.
9) Baddeley A : Working memory. *Curr Biol* **20**(4) : R136-40, 2010.
10) Cowan N : What are the differences between long-term, short-term, and working memory? *Prog Brain Res* **169** : 323-338, 2008.
11) Barbey AK et al : An integrative architecture for general intelligence and executive function revealed by lesion mapping. *Brain* **135**(4) : 1154-1164, 2012.
12) Unsworth N et al : Working memory and fluid intelligence : capacity, attention control, and secondary memory retrieval. *Cognit Psychol* **71** : 1-26, 2014.
13) Kent PL : Working memory : a selective review. *Appl Neuropsychol Child* **5**(3) : 163-172, 2016.

症候編

遂行機能障害

はじめに

　遂行機能障害は，高次脳機能障害やそのリハビリテーション（以下リハ）等を論じる際，特に前頭葉（前頭前野）損傷による認知・行動上の障害を論じる際には，頻繁に使用されている用語である（表1，2）[1]．また局在脳損傷だけでなく，認知症や統合失調症等の精神障害を含む，さまざまな神経・精神疾患における認知機能障害を論じる際にもよく用いられている[2-4]．

　遂行機能障害がある患者は気が散りやすく行動修正に問題があり，社会生活上不適当な振る舞いが多くなる．新奇的・複合的で，決まったやり方がないようなときの行動がうまくできなくなる．日常生活活動にまとまりを欠き，非効率で無意味な行動がみられることもある．一方で，しばしば病識を欠くことや，少し診ただけでは高次脳機能障害と気づきにくいことから，臨床上見過ごされやすい障害でもある．さらに一般的な神経心理学的検査では障害をうまくとらえられないことも多く，定量的な評価が難しい．しかし「遂行機能障害」を念頭に置きながら患者と接することにより，生じている障害をうまく理解・整理しやすくなる．本項では遂行機能障害の概念や基本的な臨床症状を，自験例も簡単に紹介しながら概説する．

遂行機能障害とは

　遂行機能（executive function）とは，想像力・計画力・実行力・内省力（自己監視能力）等をうまく発現・制御しながら，目的のある一連の行動を効果的に実現させるための能力であり，実行機能とも訳される．遂行機能の定義については研究者により若干異なるが，「問題解決・実行能力」等は比較的近似の概念といえる．もちろん記憶障害や失語・失行・失認等といった要素的な認知機能障害がある患者や，運動機能や感覚器の障害のある患者でも，合目的な行動がうまくできなくなる．しかし遂行機能障害患者は，このような要素的な機能に障害がないにもかかわらず，適切な行動がうまくできない．遂行機能は脳機能の階層構造において最上位の水準に位置づけられる機能で，知覚や運動，記憶や言語等のより要素的な認知機能

表1　高次脳機能障害者数

	入院		外来		合計
	男性	女性	男性	女性	
失語症	2,132	1,542	1,637	787	6,098
失認症・失行症	853	624	284	162	1,923
記憶障害	1,074	997	694	509	3,274
記憶障害（認知症を伴うもの）	432	559	209	267	1,467
注意・遂行機能障害	2,164	1,520	856	435	4,975
行動と情緒の障害	848	719	1,567	637	3,771
認知症	2,584	3,794	1,682	2,683	10,743
					32,251

＊全国336施設における2009年6月から3カ月間における前向き調査
（高次脳機能障害全国実態調査委員会，2011）[1]

表2 高次脳機能障害の原因疾患

	失語症	失認症 失行症	記憶障害	注意・遂行 機能障害	行動と情緒 の障害	認知症	合計
脳梗塞	3,409	1,100	1,130	2,141	875	3,271	17,060
脳内出血	1,748	519	512	1,156	387	697	7,117
くも膜下出血	357	91	313	362	168	202	2,007
脳外傷	221	60	372	640	506	250	1,856
脳腫瘍	126	71	101	109	65	67	605
変性疾患	75	19	354	111	188	3,447	2,353
その他	150	53	457	390	323	1,823	3,403
不明	37	9	64	57	53	902	1,122
合計	6,123	1,922	3,303	4,966	2,565	10,659	34,401

＊全国336施設における2009年6月から3カ月間における前向き調査
（高次脳機能障害全国実態調査委員会，2011）[1]

を統合・制御することで，合目的な行動の実現に寄与している．

遂行機能という用語を神経心理学の立場から初めて明確に定義したのはLezakであろう[5,6]．彼女は遂行機能を構成する4つのコンポーネントとして「目標の設定（goal formulation）」，「計画の立案（planning）」，「計画の実行（carrying out activities）」，「効果的な行動（effective performance）」を挙げた．

目標の設定には，目標を明確化する能力や意図（intention）を形づくる能力が必要で，動機づけ（motivation）や，自分自身や環境についての認識も必要となる．これらが障害された患者は，内的・外的な刺激に反応する以外には行動を開始できず，複雑な行動をとる能力があっても，外部から行動を開始する指示がなければ実行できない．

計画を立案するには，現在の状況やその変化をとらえる，つまり自分自身や自分を取り巻く環境を客観的にとらえる必要がある．そのうえで優先度や重要度を考えながら取捨選択しなければならない．そのためには必要な手段・技能・材料・人物等を決定する能力，それらを評価し選択を下す能力，行動を方向づける枠組みを構成し，組織化する能力が必要である．また注意を持続する能力も必要である．

計画を実行するためには，一連の複雑な行動に含まれる各行為を，正しい順序かつ，まとまった形で，開始・維持・変換し，必要に応じて中止する能力が必要である．これらが障害されると，計画を正しく実行することができず，衝動的な行動が目立つようになる．これらがうまくできない患者は，言葉に表した自分の意志行動内容と実際の行動との間に大きな隔たりを示す．

さらに効果的に行動するためには，自分自身の行動を監視・修正し，調節する能力が必要となる．これらの能力は自己監視能力（self monitoring），自己修正能力（self correction），自己意識能力（self awareness），行動制御能力（ability to regulate behavior）ともよばれる．また，障害をもつ患者は，変わった行動やうまくいかないような行動をとることがよくあるが，これは自分の誤りに気づかないからかもしれないし，誤りに気づいても，それを修正することができないからかもしれない．

さらにLezakは遂行機能とは別に，観念機能（conceptual function）という概念を提唱している．思考の柔軟性・抽象的思考・推論能力・注意の分配に関与する能力について説明し，それらを調べる方法として概念の形成と変換に関する検査・カテゴリー検査・推論検査を取り上げている．最近ではこれらも遂行機能を検査する方法として理解されていることが多い．

遂行機能障害と前頭葉

一般に前頭葉（前頭前野）損傷例において，遂行機能障害の典型的な症候や検査成績の低下が認められることが多く，従来の概念ではいわゆる「前頭前野機能」が「遂行機能」に近似しているといえる．しかし，必ずしも前頭葉損傷患者に遂行機能障害が認められるわけではない．臨床的に明らかな遂行機能障害を認める患者が，従来の前頭葉機能検査上では異常を認めないこともよくあり，後部脳損傷例において遂行機能障害が生じることもある．これは遂行機能が前頭葉以外の脳領域と関係が深い認知機能にも依拠していることを考えれば当然である．

遂行機能障害は臨床上の認知・行動的な機能障害を示すための用語であり，局在損傷による障害を定義する「前頭葉機能障害」と直接結びつけて考えることには問題がある[7]．遂行機能とは，障害によって起こる行動上の変化そのものに着目した結果，生まれた概念である．しかし行動や他の要素的な認知機能のコントロールという点において，前頭葉との関係を無視することはできない．

近年，認知的な活動に関与する前頭前野領域の機能は，大きく3つの領域に分けて考えられている．すなわち①背外側，②腹内側（眼窩面），③内側面である．背外側前頭葉はワーキングメモリーや注意制御，腹内側前頭葉は意思決定や情動[8]，前部帯状回を含む内側前頭葉は抑制や意欲，さらにデフォルトモードネットワーク[9]との関連からしばしば論じられる．

管理機能としての前頭葉機能については，これまでにも多くの議論がある．Luria[10]によれば，前頭葉機能は活動のプログラミング，調整，実行を行う一つの系であるとみなされている．Shallice[11]らは同様の概念を情報処理モデルから監督系（supervisory attention system）としてとらえている．Baddeleyは自身らが提唱したワーキングメモリーのモデルの中で，Shalliceの唱える監督系は中央実行系（central executive）に近い概念だろうと述べている[12]．

Baddeleyは，ワーキングメモリーを，「言語理解，学習のような複雑な認知作業を行うときに，必要な情報を一時的に保持し，その情報に操作を加えるシステム」と定義している．このシステムでは，中央実行系と従属システム（slave system）が想定されており，中央実行系は従属システムを制御・監視し，目標となる課題を達成するために，注意の制御機構としてその役割を果たしていると説明されている．中央実行系は前頭前野との関連が深く，遂行機能の重要な構成要素であると考えられる[13]．

StussやAlexanderらは，遂行機能障害を引き起こす中枢にあたるものは解剖学的・機能的に存在せず，これらの障害は前頭葉の3領域における独立した3種類の注意機能の過程（attentional processes）から説明できると提案している[14]．それぞれの機能と脳領域として，「energization－上部内側前頭葉」「task-setteing－左外側前頭葉」「monitoring－右外側前頭葉」が示されている．

遂行機能障害は前頭前野損傷により生じることが多いが，前頭前野内における損傷部位により，障害の形式には違いがみられる．背外側損傷例（dorsolateral prefrontal cortex，Broadmannの8野・9野・46野）ではワーキングメモリーの障害や前頭葉機能検査で成績の低下があり，思考の柔軟性等に問題が生じる．眼窩部・腹内側部損傷例（orbito frontal cortex・ventromedial frontal cortex，Broadmannの10野・11野・12野）では，言語・知能・記憶検査だけでなく，ワーキングメモリー検査，前頭葉機能検査もあまり成績低下を示さないが，衝動性の亢進や不適切な情動反応等により社会的行動が障害されやすい．

臨床場面における遂行機能障害

(1) 問診場面において

遂行機能障害は日常生活活動の中で気づかれることが多く，障害をもつ患者は生活のさまざまな場面において「不適当」で「奇妙」な振る舞いをする．しかし通常の神経心理検査では障害を的確にとらえることが難しいことも多く，知能検査や記憶等の検査上では全く成績低下を示さない患者も少なくない．遂行機能障害に比較的鋭敏と考えら

表3 DEX（Dysexecutive Questionnaire）の質問内容

1. 単純にはっきり言われないと，他人の言いたいことの意味が理解できない
2. 最初に思いついたことを，何も考えずに行動する
3. 実際には起こり得ないことを，本当にあったかのように信じ，人にその話をする
4. 将来のことを考えたり，計画したりすることができない
5. 物事に夢中になりすぎて度を越してしまう
6. 過去の出来事がごちゃまぜになり，実際にはどういう順番で起きたかわからなくなる
7. 自分の問題点がどの程度なのかよくわからず，将来についても現実的でない
8. ものごとに対して無気力だったり，熱意がなかったりする
9. 人前で他人が困ることを言ったりやったりする
10. いったん何かをしたいと思っても，すぐに興味が薄れてしまう
11. 感情をうまくあらわすことができない
12. ごくささいなことに腹をたてる
13. 状況に応じてどう振る舞うべきかを気にかけない
14. 何かをやり始めたり，話し始めると，何度も繰り返してしまう
15. 落ち着きがなく，少しの間でもじっとしていられない
16. たとえすべきでないとわかっていることでも，ついやってしまう
17. 言うこととやることが違っている
18. 何かに集中することができず，すぐに気が散ってしまう
19. 物事を決断できなかったり，何をしたいのかを決められなかったりする
20. 自分の行動を他人がどう思っているのか気づかなかったり，関心がなかったりする

（鹿島・他，2003，文献18を一部改変）

れている．いくつかの前頭葉機能検査でも成績低下を認めないことがある[15-17]．つまり検査だけでなく，臨床的な観察から患者の障害をとらえ，評価することが重要となる．

問診場面では，通常は何気なく行っているが，よく考えてみると状況に応じた複雑な手順を必要とするようなことについて尋ね，生活上の問題点を確かめる方法が有用である．たとえば料理の手順，銀行での手続き，家の掃除等が支障なく効率的に行えているか等を聞いてみる．仕事をしている患者であれば，仕事の手順や能率について質問する．注意すべき点として，遂行機能障害をもつ患者は，病識に乏しいことがあることを念頭に置く必要がある．患者本人に障害のことを聞いても症状がはっきりせず，「特に問題ないと思います」等と答えることも少なくない．その場合，患者の日常をよく知っている家族や介護者からの訴えが重要となる．

日常生活上の問題を聞くだけでなく，決まった解答がないような質問をすることも効果的である．たとえば「これから復職に向けてどのように生活していきますか？」「今後どんな旅行がしてみたいですか？」等と尋ねてみる．これらの質問に対するアイディアの豊富さ，計画性の確かさ，実現性の高さ等を含めた考え方のプロセスをみることで，障害を評価できる可能性がある．もちろん，プランニングがうまくできても行動がうまく実現するとは限らないことにも留意する必要はある．

（2）評価方法

評価方法については他項で詳細に説明されるため，本項ではごく簡単に述べる．まず遂行機能障害を評価する方法として，質問票を使うやり方がある．筆者らがよく利用する質問票としては「Dysexecutive Questionnaire（DEX）（表3）[7,18]」，「Frontal Behavioral Inventory（FBI）[19]」が挙げられる．DEXは遂行機能障害症候群の行動評価法（Behavioural Assessment of the Dysexecutive Syndrome；BADS）[7,18]に含まれる20項目からなる質問票で，遂行機能障害が関係していると思わ

症候編

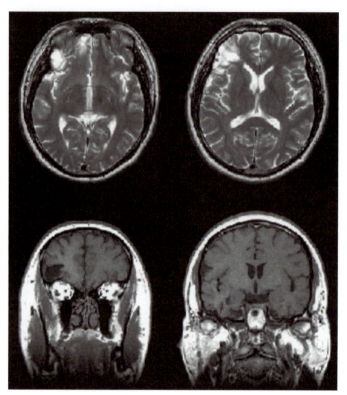

図1　症例1のMRI画像

れる日常生活上の障害について，本人・家族にそれぞれ5段階で回答してもらうものである．主に家族からの回答が患者の遂行機能障害を反映し，患者からの回答との乖離はしばしば病識の欠如を示す．FBIは主に前頭側頭型認知症の示す認知行動障害を臨床的に簡便に検出することを目的としてKerteszらにより作成された24項目の自記式質問票で，それぞれ「ない」から「いつも」の4段階で回答する．

遂行機能障害の検査法としては，種々の問題解決課題を有機的に組み合わせ，より実際的かつ包括的な評価ができるよう作成されたBADSがよく利用されている．BADSは遂行機能障害を症候群としてとらえ，さまざまな行動面を評価し得る検査バッテリーとして開発された．BADSにより従来の神経心理学的検査では十分に評価できなかった遂行機能障害の定量的評価が可能となることが期待される．しかし原版のBADSには日本人にとってなじみの少ない内容からなる課題も含まれるため，筆者らは内容を一部改変した日本語版BADSを翻訳・作成した．現在わが国ではこの日本版BADSが用いられている．

症例1

40歳代，男性，右利き．交通事故による脳挫傷．「受傷後からイライラ感や怒りっぽさが強くなり，子どもや妻に暴力をふるってしまう．また集中力がなくなって，簡単なことができなくなってきた」と訴え精神科受診した．頭部MRIでは，右前頭葉腹外側領域に損傷を認めた（図1）．WAIS-Rでは言語性IQ（VIQ）＝70，動作性IQ（PIQ）＝62，全IQ（FIQ）＝63と全般的な成績低下を認めた．WMS-Rは言語が61，視覚が69，一般が59，注意集中が59，遅延再生が50未満．WCST（Wisconsin Card Sorting Test）では達成カテゴリー数（CA）＝4，ネルソン型保続数（PEN）＝2，セットの維持困難（DMS）＝1，語の流暢性検査では語頭音＝14/3分，カテゴリー＝23/3分，と軽度の成績低下を示した．これらからは，全般性知能の軽度低下，記憶障害，軽度の遂行機能障害が

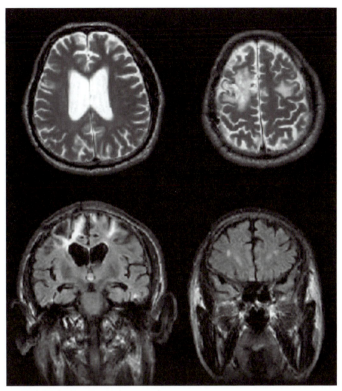

図2　症例2のMRI画像

示唆される．

　本人によれば「料理が得意だったのにうまくできなくなった」「家の中で家具等の配置換えをしているが，自分で決められなくて全部妻に聞いてしまう」「戸締まりを頼まれても，すべての箇所をまわれず途中でやめてしまう」との訴えがあった．また「元々仕事で家具の組み立てを行っていたが，事故後は組み立てがうまくできなくなった．しかし作業そのものは問題なく行えるので，誰かに付き添ってもらい1つひとつ手順を言ってもらえば組み立てることができる」とのことであった．妻からは，「家を出るときは，ぎりぎりになっても出かける用意をしていなかったり，逆にすごく早い時間から玄関で待っていることもある」と指摘された．さらに，「病院を受診するために電車に乗っていても，ずっと気をつけていないと目的の駅を通り過ぎてしまうため，しばしば診察時間に遅刻した」「郵便局に行こうと思っていても，気をつけていないと通り過ぎてしまう」等の訴えもあった．これら日常生活活動上の障害は，遂行機能障害患者によくみられる行動上の問題といえる．

症例2

　60歳代，男性，右利き．自転車を運転中に自動車と接触．急性硬膜外血腫（右前頭部・側頭部）に対して，脳外科病院で血腫除去術を受けた．退院後も生活上の問題が続くため，受傷から1年3カ月後，精神科外来を受診した．頭部MRIでは，両側背側前頭葉領域に損傷を認めた（図2）．神経心理学的検査おいては，WAIS-RのVIQ=122，PIQ=97，FIQ=112，WMS-Rでは言語が109，視覚が102，一般が108，注意集中が125，遅延再生が98，WCSTはCA=6，PEN=1，DMS=0，語流暢性検査は語頭音=20，カテゴリー=39であった．またBADSの総得点も22/24であった．このようにすべての検査において，検査成績の低下はあまり認められなかった．

　日常生活活動においても，本人の話からは「特に困っていることはない」「以前と変わりない」と障害を示す訴えはなく，全く病識はなかった．し

かし同居している妻からは以下のような訴えがあった.「何も自分で決められなくて,何でも私に聞いてくる」「食事に呼んでも部屋に来るだけでじっと座っている. もう一度声をかけると食卓に座る」「食べてと言わないと食べない」「洋服が選べない. 暑くても厚着する」「2つからどちらかは選べるが, 3つ以上になるとなかなか決められない」「戸締まりしても, 所々抜けている」「一日中コンピュータゲームをやっている. やり出したら止まらない」「風呂に入っても, すすぎ残しがある等, 全部終わらないうちに出てきてしまう. しかし入浴時間は以前より長くなっている」. これらの問題行動のすべてを遂行機能障害で説明できるわけではないが, 一連の行動上の問題には遂行機能障害の存在が示唆される.

おわりに

遂行機能およびその障害について, 症例も呈示しながら説明した. 遂行機能障害を評価するためには, 要素的な認知機能やある側面の検査・評価を行うだけでは, 患者の状態を十分に把握することができない. そのため詳細な臨床的な観察による評価は必須である. 一方で経過やリハの効果を客観評価するためには障害の定量化も必要であり, 包括的な検査バッテリーを用いた総合的な評価の実現が期待される.

(田渕 肇)

★文献

1) 高次脳機能障害全国実態調査委員会:高次脳機能障害全国実態調査報告. 高次脳機能研 31(1):19-31, 2011.
2) American Psychiatric Association: Diagnostic and Statistical Manual of Mental Disorders DSM-5, Fifth Edition, American Psychiatric Association, Arlington, 2013.
3) Lieberman JA et al: Effectiveness of antipsychotic drugs in patients with chronic schizophrenia. *N Engl J Med* 353(12):1209-1223, 2005.
4) Hanna-Pladdy B: Dysexecutive syndromes in neurologic disease. *J Neurol PhysTher* 31:119-127, 2007.
5) Lezak MD: The problem of assessing executive functions. *International Journal of Psychology* 17:281-297, 1982
6) Lezak MD: Neuropsychological Assessment, 3rd ed, Oxford University Press, New York, 1995.
7) Wilson BA et al: Behavioural Assessment of the Dysexecutive Syndrome, Themes Vally Test Company, Bury St. Edmundes, 1996.
8) Wikenheiser AM, Schoenbaum G: Over the river, through the woods: cognitive maps in the hippocampus and orbitofrontal cortex. *Nat Rev Neurosci* 17(8):513-523, 2016.
9) Whitfield-Gavrieli S, Ford JM: Default mode network activity and connectivity in psychopathology. *Annu Rev Clin Psychol* 8:49-76, 2012.
10) Luria AR: Higher cortical function in man, Tavistock. Basic Books Inc, New York, 1966.
11) Shallice T: Specific impairments of Planning. *Philos Trans R Soc Lond B Biol Sci* 298:199-209, 1982.
12) Baddeley A: Working memory, Clarendon Press, Oxford, 1986.
13) Baddeley A: The episodic buffer: a new component of working memory? *Trends Cogn Sci* 4:417-423, 2000.
14) Stuss DT, Alexander MP: Is there a dysexecutive syndrome?. *Philos Trans R Soc Lond B Biol Sci* 362:901-915, 2007.
15) Shallice T, Burgess PW: Deficits in strategy application following frontal lobe damage in man. *Brain* 114:727-741, 1991.
16) Eslinger PJ, Damasio AR: Severe disturbance of higher cognition after bilateral frontal lobe ablation: patient EVR. *Neurology* 35:1731-1741, 1985.
17) Buchsbaum BR et al: Meta-analysis of neuroimaging studies of the Wisconsin card-sorting task and component processes. *Hum Brain Mapp* 25:35-45, 2005.
18) 鹿島晴雄・他:BADS遂行機能障害症候群の行動評価・日本版, 新興医学出版, 2003.
19) Kertesz A et al: Frontal behavioral inventory: diagnostic criteria for frontal lobe dementia. *Can J Neurol Sci* 24:29-36, 1997.

症候編

情動と意欲の障害

はじめに

　抑うつやアパシーに代表される情動と意欲の障害は，脳損傷後に生じる症状として頻度が高く，リハビリテーション（以下リハ）の阻害因子にもなり得ることからその対応が重要となる．情動を認知し表出する一連のプロセスにおいては，それぞれ異なるメカニズムが存在し，どの部分が障害されているかをとらえることで症状の理解を助けることにつながる．情動と意欲はヒトにおける社会的な行動の基盤となるため，これらが障害されることで社会的行動障害を生じる．

　本項では情動と意欲の障害について，それぞれのメカニズムについて概説するとともに，結果として生じる行動障害についても述べる．

情動認知・表出の流れ

　情動価をもった外界・あるいは内面からの刺激の処理過程は，①正しい知覚（perception），②正しい認知（recognition），③適切な主観的な内的反応（feeling），④適切な表出（emotion）というプロセスに分けることができる．気分（mood）や思考の障害等はこの一連の処理過程の全体に影響すると考えられる．脳損傷ではこれらの各過程または全体において，情動認知・情動表出が障害される場合があり，それぞれが異なった機序で症状を引き起こすことが想定される．

　以下は各プロセスにおける障害について，その病態とメカニズムについて概説する．

（1）情動認知に主に影響する病態
　　　（perception, recognition）

　情動認知の障害とは，知覚された情動を正しい情動価として認識することの障害を指す．われわれは他者の表情や声の調子といった情報から，その人物の感情を読み取る．表情や声の調子そのものに加えて，視線の方向，言葉の内容や言い回し等も，人間に特有な社会的メッセージとしてここに加わる．中でも顔の表情には情動的内面が表出されることが多く，人間の社会的コミュニケーションの媒体として，その重要性が指摘されてきた[1]．ここでは特に表情からの情動認知について述べる．

　情動において，怒り，嫌悪，恐怖，驚き，悲しみ，幸福は基本6情動とよばれ，他者の表情からこのような基本情動を読み取る能力には，紡錘状回，扁桃体，上側頭溝，眼窩前頭皮質，前部帯状皮質等がかかわるとされる．この中で眼窩前頭皮質は交通外傷等の外傷性脳損傷で損傷されやすい部位であるが，そのような患者を対象とした筆者らの実験では，表情から他者の情動を判定することに障害をきたすことが示された．実験では，眼窩前頭皮質損傷患者を対象に，怒り，嫌悪，恐怖，驚き，悲しみ，幸福の基本6情動を表している顔写真を提示し，それぞれがどの程度その情動を表しているかという情動の強度を判定する課題を行った．結果，眼窩前頭皮質損傷の患者では，基本6情動のすべてにおいて判定能力が低下していることが示された[2]．続いて局在損傷がない，びまん性軸索損傷のみの外傷性脳損傷患者を対象に同じ実験を行った結果，眼窩前頭皮質損傷の患者と同様に，情動の判定能力が低下していることが明らかとなった（図）[3]．

　この結果から，情動認知にかかわる脳領域に局在損傷をもたない患者でも，びまん性軸索損傷のような広範囲な白質の損傷によって情動認知の神経基盤となるネットワークが障害されることで，情動認知の障害が生じることが示された．情動刺激を正しい強度で判定できない，たとえばこの顔はどれくらい怒っているのかが判断できないということは，社会生活において対面する他者が怒っ

症候編

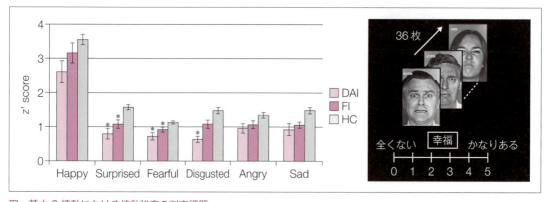

図　基本6情動における情動強度の判定課題
前頭葉眼窩面損傷・びまん性軸索損傷患者の両群において基本6情動の情動の判定能力に低下を認めた．

(Yassin et al, 2017)[3]

ていることがわからないということであり，脳損傷により生じる社会行動障害の原因のひとつになると考えられる．

(2) 情動の主観的な内的反応（feeling）に影響する病態

内的反応（feeling）とは，外界の刺激あるいは内面の思考に対して主観的に感じられた感情（反応）であり，その障害として，この反応が病的に大きい場合，および病的に小さい場合が想定される．情動処理過程全体に影響し，一定の期間持続する気分（mood）とは対照的に，feelingは，ある情動刺激に対してどのような反応をするか，というその場その場の反応を指す．

ここでは，狭義のアパシーについて概説する．広義のアパシーが「目的をもった自発的な行動量の減少」を指すのに対し，ここで特に説明するアパシーは，そのうち内的情動反応の低下に由来するものであり，より狭い意味のアパシー，中核的なアパシー症候群と考えられる．意欲の障害，すなわちアパシーとは否定の接頭語であるaとfeelingの意味合いをもつpathosの組み合わせを由来とする用語であり，もともとは「feelingがない状態」を指し示す言葉である．従来さまざまな文脈で発動性・活動・感情反応の低下といった状態像がさまざまな用語で表現されてきたが[4]，このことが臨床現場における混乱を招いてきたことから，アパシーの定義を統一する試みがなされ，2009年にヨーロッパ精神医学会からアパシーの診断基準が提唱された（表）[5,6]．

この新たな診断基準においては，アパシーとはA：自発性の喪失あるいは低下，B：目的指向的行動の喪失または減弱，目的指向的認知活動の喪失または減弱，情動の喪失または減弱のうち，少なくとも2つで症候が存在し，それが少なくとも4週間にわたり大部分の時間持続する，C：AおよびBの症候が，個人の生活や活動に著しい障害をもたらす，D：AおよびBの症候が，身体的・運動的障害や意識レベルの低下等の他の項目によって説明できない，というA，B，C，Dのすべての基準を満たす必要がある．ただしこの新たな診断基準は，「アルツハイマー型認知症と他の精神神経疾患におけるアパシーの診断基準」として提案されたことから鑑みても，老年期精神医学を念頭に作られたものであると考えられる．

高次脳機能障害患者におけるアパシーを考えるにあたっては，Levyらの定義した「自発的・合目的な行動の量的な低下」が症候をとらえるのにはより適していると考える．Levyらは行動の量的低下が生じる原因によって，3つの下位分類を提案した[7]．すなわち，①認知機能の低下により主に計画を立てられず行動量が低下するアパシー，②情動反応の低下により主に動機づけに問題があり行動量が低下するアパシー，③行動化そのものが障害されている自己活性化（auto-activation）の障害によるアパシーの3つである．それぞれの

表 アパシーの診断基準（2009年）

アパシーの診断にはA，B，C，Dのすべての基準を満たす必要がある．
A．患者は以前の機能レベルと比較して，年齢や環境を考慮しても，明らかに自発性の喪失あるいは低下が存在し，その変化は患者自身あるいは他者の観察から確認されること
B．次の3つの領域のうち少なくとも2つの領域で，少なくとも1つの症候が存在し，それが少なくとも4週間にわたり大部分の時間持続すること
　領域B1 行動：
　　以下の少なくとも1つの症候で示されるような目的指向的行動の喪失または減弱：
　　　自発的症候：自発的行動の喪失（たとえば，会話の開始，日常生活の基本的活動，社会的活動の探求）
　　　反応的症候：環境誘発的行動の喪失（たとえば，会話への応答，社会的活動への参加）
　領域B2 認知：
　　以下の少なくとも1つの症候で示されるような目的指向的認知活動の喪失または減弱：
　　　自発的症候：日常的または新たな出来事への自発的思考や興味の喪失（たとえば，挑戦的な仕事，社会的活動）
　　　反応的症候：日常的または新たな出来事への環境誘発的考えや興味の喪失（たとえば，自宅近所，地域社会での出来事）
　領域B3 情動：
　　以下の少なくとも1つの症候で示されるような情動の喪失または減弱：
　　　自発的症候：情動の喪失または減弱の観察あるいは自己報告（たとえば，感情が減弱あるいは喪失したという自覚，他者による感情の平坦化の観察）
　　　反応的症候：好ましいあるいは否定的な刺激や出来事に対する感情的反応の喪失または減弱（たとえば，興奮するような出来事，個人的な喪失，重篤な疾病，あるいは感情を揺さぶるニュース等に対して感情変化がないあるいは情動反応が乏しいという観察者の報告）
C．基準AおよびBの症候が，個人的生活面，社会生活面，職業面あるいは他の重要な活動面で，著しい障害をもたらす
D．基準AおよびBの症候が，次のいずれの項目によっても完全に説明ができない：身体的障害（たとえば，視覚や聴覚の障害），運動障害，意識レベルの低下，あるいは物質（たとえば薬物中毒や服薬）の身体的影響

（Rovert et al, 2009，文献5，山口，2011，文献6より転載）

タイプのアパシーは，それぞれ別々の前頭葉・皮質下神経回路の機能障害と関連すると考えられている[7]．

①の認知処理と関連するアパシーでは，主に遂行機能障害が基盤として想定される．計画を立て実行する能力の低下のため，合目的な計画立案とそれをうまく実行する能力が低下することで，結果として自発的・合目的な行動量の低下がみられることとなる．この神経基盤としては背外側前頭前皮質を含む皮質・皮質下回路が責任部位であるとされる．

②の情動反応と関連するアパシーでは，興味・関心の喪失が基盤として想定される．これは刺激に対する主観的情動反応の低下と考えられ，当該の行動に「興味」や「関心」が生じないために自発的な行動が低下すると考えられる．このタイプのアパシーは，本来のアパシーの語義にほぼ一致し，アパシーの中核群ととらえることができるだろう．眼窩前頭皮質を含む皮質・皮質下回路が責任部位として想定され，同部位は外傷性脳損傷による損傷の好発部位であることから，外傷性脳損傷による高次脳機能障害では，情動処理に関連したアパシーを生じやすい．

③の行動化そのものが障害されているアパシーは，随意的な思考・行動開始の障害ととらえることができ，発動性そのものの低下であるということができる．前部帯状皮質を含む腹内側前頭前皮質とその関連する皮質下が責任部位であると考えられている．このタイプのアパシーは，行動化の「スイッチ」が働かない状態と考えられ，重篤な場合は3つのアパシーのタイプとは別の特殊型としてとらえられ，無言無動症と表現される．無言無動症は，Stussらによれば「正常な睡眠・覚醒サイクルと，正常な大脳皮質機能を背景にした，覚醒

の障害」とされている[8]. すなわち, 前頭葉のうちより内側面に広い損傷を生じる症例では, 自己活性化の障害も合併することがあり, アパシーはより重症となりやすい.

アパシーの臨床診断にはヨーロッパ精神医学会の診断基準が有用であるが, 高次脳機能障害の臨床においては, これまで述べてきたように責任病巣と症候・症状とを対応させ, 神経心理学的症状としてアパシーを考えることが適切な症候の理解, 対応につながると筆者らは考える.

(3) 情動の表出 (emotion) に影響する病態

情動処理の一連のプロセスにおける最後の表出の段階であるemotionとは, 主観的に感じられた情動の表出行動として外界から客観的に観察できる行動であり, これについても, 表出が病的に大きい場合と小さい場合を想定できる. 情動処理過程全体に影響する気分 (mood) とは対照的に, emotionもある情動刺激に対してどのような反応をするか, というその場その場の反応を指す. なお, emotionあるいはaffectは, 広く「情動」という概念に対応する言葉であるが, アメリカ心理学会の用語集によると, emotionは情動の表出全般を, affectは情動の主観的反応 (feeling) から表出 (emotion) までを含んだ用語として規定されているため, ここではその定義に従った.

病的泣き笑いとは, 主観的に感じられた情動反応とその表出である情動表出が, 情動反応のほうは正常であるにもかかわらず, 情動表出の程度が大きすぎる現象を指す. 極端な場合は, 情動反応が全く生じていない状態で情動表出が生じる. 外傷性の脳損傷では5～11％, 脳卒中では11～34％ (多くの患者では脳卒中後最初の1年間で生じる), 多発性硬化症10～29％, アルツハイマー病10～74％, パーキンソン病5～17％とさまざまな中枢性神経疾患にて報告されている[9].

病的泣き笑いには, さまざまな同義語が存在し, 他によく使われる用語としては, emotional lability, emotionalism, pseudobulbar affect等があり, 特にpseudobulbar affectは, 変性疾患の研究でよく使用されている. ただし, これらの用語は, 研究者によっては, 情動の表出面の問題だけをとらえた概念としては使用されていないことに注意が必要である. すなわち, 内的情動反応が異常に大きい場合にもこれらの用語が使用されることがある. 病的泣き笑いは,「泣く」,「笑う」という情動表出のみを取り上げており, 確かに病的泣き笑いは臨床場面で最もわかりやすく, かつ頻度が高い病態ではあるが,「怒る」という情動表出についても, 同様の病態を想定することが可能である. 攻撃性, 易刺激性, 脱抑制, 情動および行動のコントロール不良等とよばれている病態の少なくとも一部は, 激しい表出行動に比較して, 内面の情動が (怒りであっても) 希薄であることがあり, これらは情動の表出面の障害により生じる社会的行動障害であると考えられる.

(4) 情動処理のプロセス全体に影響する病態

情動認知・情動表出全体に影響する因子として, 思考様式の障害, および気分 (mood) の障害等が挙げられる. 気分 (mood) とは, 一定期間持続する感情のあり方で, その人が外界から刺激をどのように受け取るか, あるいは内面の思考様式全般に影響を与える. 気分の障害としては, 脳卒中後うつ病や血管性うつ病, 器質性躁状態が挙げられる.

一方で, 頭部外傷による外傷性の脳損傷後に, 幻覚や妄想等の精神病症状が出現することがあり, Fujiiら[2]はこのような病態を「頭部外傷後精神病性障害 (psychotic disorder following traumatic brain injury；PDFTBI)」としてまとめている. このような病態の一部は, 思考様式の障害を引き起こし, 情動の正しい認知, 適切な内的反応, 適切な表出のいずれにも影響を与え, 情動処理全体に影響する病態としてとらえることが可能である.

アメリカ精神医学会による『精神疾患の診断と統計マニュアル 第5版 (Diagnostic and Statistical Manual of Mental Disorders；DSM-5)』では「他の医学的疾患による精神病性障害」として分類される状態であるが[10,11], Fujiiらはこの病態についてさらに2つに分類し, 統合失調症に似た病

態を示す群と，特定の妄想のみが目立つ群に分けることを提案している．後者の中には，家族や親友等身近な人が瓜二つの偽物に入れ替わっているという妄想を抱くカプグラ症候群，自分と関連の深い場所と同一のあるいはほぼ同一の場所や人物が複数存在すると主張する重複記憶錯誤，特定の人物がさまざまな人物に変装して近づいてくると確信するフレゴリの錯覚，また自分が既に死んでしまっているという妄想を訴えるコタール症候群，心気妄想や醜形妄想，自己臭妄想等の身体妄想が含まれる[12]．

Fujiiらは，これらの妄想を同列に並べているが，カプグラ症候群やフレゴリの錯覚，重複記憶錯誤は，情動認知に関連した症状として[13]，一方コタール症候群や身体妄想は，抑うつに関連した症状としてとらえるほうが適切と考えられる．すなわち，妄想については，その内容によって，情動認知のどの処理過程に影響しているかが異なると考えられる．また，前者の統合失調症様の病態は，頭部外傷後数年して発症し，右半球の特に辺縁系の関与等が指摘されているが，その神経基盤については今のところ詳細は不明な点が多い．

うつ病・双極性障害等の気分の障害は，外傷性脳損傷後に生じる，情動の正しい認知，適切な内的反応，適切な表出のいずれにも影響を与える病態として考えることが可能である．DSM-5によれば，うつ病の定義は下記の項目の中で5つ以上を満たすべきとされている[10,11]．
①ほとんど一日中，毎日の抑うつ気分．
②ほとんど一日中，毎日の興味・喜びの著しい減退．
③著しい体重減少，あるいは体重増加，またはほとんど毎日の食欲の減退または増加．
④ほとんど毎日の不眠または睡眠過多．
⑤ほとんど毎日の精神運動性の焦燥または制止．
⑥ほとんど毎日の易疲労性，または気力の減退．
⑦無価値観，または過剰あるいは不適切な罪責感．
⑧思考力や集中力の減退．
⑨死についての反復思考，自殺念慮，自殺企図．

この中で，①または②のいずれかを必ず含むべきと規定されている．このうつ病の定義に含まれている②興味・喜びの著しい減退，③食欲の減退または増加，④不眠または睡眠過多，⑥易疲労性，気力の減退，⑧思考や集中力の減退，または決断困難は，脳損傷例でも多く認められるものである．特に交通外傷で多い眼窩前頭皮質損傷では，前述したように興味・関心の喪失（アパシー）を生じやすく，厳密な意味でのうつ病ではないにもかかわらず，脳損傷後により生じるさまざまな症状がうつ病の診断基準に含まれることで，多くの脳損傷例がうつ病と診断されてしまうという診断の誤りを生じている．したがって脳損傷後に生じるさまざまな症状がうつ病，すなわち気分の問題で生じているのかは慎重に判断をするべきであると筆者は考える．

Cummingsらによって作成された認知症に伴う神経精神症状を包括的に評価するNeuropsychiatric Inventory（NPI）では，アパシーは独立した1つの症状としてうつ状態とは別に取り上げられ，抑うつ（depression）はdysphoria（情動不安）と，アパシーは無関心（indifference）と同義であることが明記されている．こうした観点をもつと，うつ状態とアパシーの鑑別に役立つのではないかと考える[14,15]．

躁状態（両極性障害を含む）の有病率は外傷性脳損傷では報告にもよるが，1.7〜9％とされる[16]．軽躁状態では少なくとも4日間，躁状態では1週間以上持続する気分の高揚を認める．鑑別診断としては前述した情動のコントロール不良による攻撃性や易刺激性，情動不安定等が挙げられる．これらは持続性のものではなく，刺激への反応として生じる点が躁状態とは全く異なる．

おわりに

高次脳機能障害のうち，社会的行動障害に対応する認知障害は社会認知障害と考えられ，その重要な要素が情動認知である．アパシーで生じる症状は，うつ病の診断基準の項目として含まれるため，両者の鑑別は臨床の場で難しい場合があるが，それぞれ異なった情動の側面をもっており，自らの症状に対する情動反応の点で区別し得るものと考えられる．情動の認知から表出までのどの段階で

症候編

障害されているかを考えていくことは，結果として生じる社会行動障害の理解にもつながり，症例の理解や治療方針の決定において重要と考える．

（生方志浦，上田敬太，村井俊哉）

★ 文献

1) Darwin C：The Expression of the Emotions in Man and Animals, The University of Chicago Press, Chicago, 1872.
2) Yamada M et al：Social cognition in schizophrenia：similarities and differences of emotional perception from patients with focal frontal lesions. *Eur Arch Psychiatry Clin Neurosci* **259**(4)：227-233, 2009.
3) Yassin W et al：Facial emotion recognition in patients with focal and diffuse axonal injury. *Brain Inj* **31**(5)：624-630, 2017.
4) 上田敬太，村井俊哉：抑うつとアパシー．注意と意欲の神経機構（日本高次脳機能障害学会 教育・研修委員会編），新興医学出版社，2014, pp119-136.
5) Robert P et al：Proposed diagnostic criteria for apathy in Alzheimer's disease and other neuropsychiatric disorders. *Eur Psychiatry* **24**(2)：98-104, 2009.
6) 山口修平：脳血管障害とアパシー．老年精医誌 **22**：1047-1053, 2011.
7) Levy R, Dubois B：Apathy and the functional anatomy of the prefrontal cortex-basal ganglia circuits. *Cereb Cortex* **16**(7)：916-928, 2006.
8) Stuss DT VRR, Murpy KJ：Differentiation of states and cause of apathy. In：The neuropsychology of emotion (Borod JC ed) Oxford University Press, Oxford, 2000, pp340-363.
9) Wortzel HS et al：Pathological laughing and crying：epidemiology, pathophysiology and treatment. *CNS Drugs* **22**(7)：531-545, 2008.
10) American Psychiatric Association：Diagnostic and statistical manual of mental disorders：DSM-5, 5th ed, American Psychiatric Pub, 2013, ppxliv, 947.
11) 高橋三郎，大野 裕監訳：DSM-5 精神疾患の診断・統計マニュアル，医学書院，2014.
12) Fujii DE, Ahmed I：Psychotic disorder caused by traumatic brain injury. *Psychiatr Clin North Am* **37**(1)：113-124, 2014.
13) 加藤元一郎：精神医学的症状を神経心理学から捉える．臨神経 **52**：1379-1381, 2012.
14) 博野信次・他：日本語版 Neuropsychiatric Inventory 痴呆の精神症状評価法の有用性の検討．脳と神経 **49**(3)：266-271, 1997.
15) Cummings JL et al：The Neuropsychiatric Inventory：comprehensive assessment of psychopathology in dementia. *Neurology* **44**(12)：2308-2314, 1994.
16) Jorge RE, Arciniegas DB：Neuropsychiatry of traumatic brain injury. *Psychiatr Clin North Am* **37**(1)：xi-xv, 2014.

症候編

病識の低下

はじめに

　病識の低下は，神経心理学が対象とするさまざまな症候の中でも，単一の巣症状としてとらえることが極めて難しく，失語・失行・失読・記憶障害等の純粋な神経心理学的症候と同列で述べることはできない．しかし，本症候は，リハビリテーション（以下リハ）の全期間を通して，大きな阻害要因となることから，その神経学的な病態を理解することの意義は大きい．

病識低下の問題と脳の損傷部位

　Babinski[1]は2人の右大脳半球損傷者が，左片麻痺に対し病識が低下する症候を1914年に初めて報告した．2人とも知能低下も意識障害もなかったが，麻痺についての問題を訴えず無関心であった．そして，患者の麻痺に対するこうした無自覚をanosognosiaと命名し，その重篤度を，しつこく質問しても疾病を否定する場合（病態否認，anosognosia）と障害に対する無関心（病態無関心，anosodiaphoria）とに区別した[2]．臨床的にはこれらの他に，麻痺肢を認めるも自分のものではないと主張する例，あるいは他者のものであると主張する例（somatoparaphrenia），動かしたくないだけだと主張する例等が存在する．その対象は，もともと運動麻痺のことを指していたが，他に半側空間無視や運動無視，あるいは疾患そのものに病識が希薄になる場合があり，さらにこれらが症例によって解離していることもある[3,4]．

　また，左大脳半球の障害でも，古くはWernickeが指摘したように感覚性失語のパターンを示す失語症例は，自己の失敗に無関心となる傾向が強く[2]，運動麻痺を否定する例や言語障害を否定する例等さまざまに存在する．以上のように，左右の大脳半球はおのおの病識の低下を引き起こす可能性があり，いずれも主な責任病巣を大脳半球後半部，頭頂葉周辺に求めている（頭頂葉症候群）[5-7]．

　一方，重度の脳外傷者にみられるような病識の低下は，自己に対するawareness（self awareness）の低下ともいわれ，この場合は身体障害のみでなく，認知障害や自己の全体像をも客観的にとらえることができない状況を指している．この場合の責任病巣は前頭葉にあり，前述の大脳半球後半部病巣とは区別して考えることができる．

　以上の他に，両側後頭葉の損傷により視覚的に認知できていないにもかかわらず，見えていると主張する症候（Anton症候群）も病識低下のひとつととらえることができる．

　本項ではこの中で，臨床的に遭遇することの多い，頭頂葉症候群としての病識の低下および前頭葉症候群としての病識の低下について述べる．

頭頂葉症候群としての病識低下

（1）臨床・疫学的研究

　従来から，右大脳半球損傷は左大脳半球損傷に比べ，病識低下が出現しやすいといわれてきた[7,8]．Frederiksは，運動麻痺に対する病識の低下を，① explicit denial，② anosognosic behavioural disturbancesと明解に分類し，前者は明らかに障害を否定する場合を指し，後者は障害を否定はしないが，麻痺に対する誤った感覚がある場合で，neglect（無視），anosodiaphoria（病態無関心），non-belonging（非所属感），strange feeling（異常感覚），personification（擬人化：自己以外の人格として扱う），kinaesthetic hallucinations（異常な運動感覚）等を指している[8]．Cutting[8]はこの分類に従い，100人の急性期の片麻痺患者（そのうち右片麻痺患者は52人）の病識を調査した．失語症者については言語理解が十分可能な症例のみを対象とし，explicit denialとanosognosic be-

症候編

havioural disturbances は左片麻痺患者で各々58％，29％に，右片麻痺患者では各々14％，40％に認められたと報告した．右大脳半球損傷によるanosognosia の発生頻度が他の報告例（36％[6]，28％[9]）より高いのは，調査が発症から3～4日と早い時期だったからではないかと述べているが，このように発症から時間が経過するにつれ，病識の低下は急激に改善もしくは消失していく[3]．

しかし一方で，左右大脳半球で病識に差がないとする報告もある．Hartman-Maeir らは，リハ時期の脳卒中患者46人に対する調査を行った．その結果，麻痺に対する無視傾向を言語的な表出のみでなく，行動面でも評価し，右脳損傷の28％，左脳損傷の24％でanosognosia を認め，左右差がなかったと報告した[9]．さらに失語症例の中では，感覚性失語例は運動性失語症例に比べ，障害に対する不認知的態度が存在し，病識の低下を示唆する例が数多く報告されている[2,10]．

責任病巣は，左右いずれでも頭頂葉を含むとする報告が多いが，大脳皮質と線維的連絡を有すると考えられる脳幹，大脳基底核，視床の病巣でも病識の低下がみられることもある[7]．また右大脳半球の病巣のほうが，左大脳半球の病巣よりも大きいとする報告があり[6,9]，左右の半球損傷はそれぞれ異なった病態生理に基づき，病識低下に寄与するのではないかと考えられる．

また病識低下において合併しやすい症候を理解することは，そのメカニズムを探るうえで重要である．右大脳損傷では，重度の運動麻痺，重度の感覚障害，左半側空間無視を合併する例が多い[6,11,12]．その他に，運動維持困難（motor impersistence）[6]や失見当識[8]，記憶力低下[8]等を合併する例があるが，全般的知能の低下とは無関係，半側空間無視とは無関係とする報告等，anosognosia の独立性を示唆するものもある[3]．

一方，左大脳損傷では，音素知覚を損なわない失語（たとえばBroca 失語や失名詞失語）症例では病識が保たれているが，音素知覚が崩壊しているWernicke 失語では，病識の欠如を招くといわれている[13]．筆者らは，失語症者にWAIS-R（Wechsler Adult Intelligence Scale-Revised）を施行し，復職能力との関連を調査したが，Wernicke タイプのほうが，Broca タイプに比べ動作性知能は低く復職能力も低下していたことから，全般的知能の低下も病識の問題に関与しているのではないかと考えた[14]．左大脳損傷は右大脳損傷に比べ，感覚障害や半側空間無視を合併する率が低下することからも，両半球の質的な差異を考慮する必要があると指摘されている．

(2) 実験的研究

① アミタールテストから得られた知見

一側の内頸動脈に作用時間の非常に短いバルビタール系薬剤を注入し片側大脳半球に麻酔をかけ，言語能力が低下するかどうかを調べるテストをアミタールテストという．このアミタールテストを利用して，左右大脳半球の病識に関する機能について調べた研究がある．Gilmore らによれば，てんかん患者8人すべてにおいて，左大脳への麻酔では，麻痺の回復した後に麻痺についての記憶再生ができたが，右大脳への麻酔では，麻痺の最中に提示した絵や物品の記憶再生はできても，左片麻痺のことは覚えていなかった[15]．またBreier らは37例の患者にアミタールテストを行い，麻痺の回復した後の質問から，麻痺についての病識低下は右大脳への麻酔では89％に，左大脳では49％にみられたと報告した[16]．これらの結果は，いずれも右大脳半球損傷特有の病識の低下を説明している．

② 心理実験

Ramachandran は，片麻痺に対し言語的には否定していても，患者は心の底では本当は麻痺について知っているかもしれない（tacit knowledge of hemiplegia）との疑問から，右大脳半球損傷者に興味深い実験を行った[5]．そのひとつは靴紐を結ぶ等の両手動作とボルトをはめ込む等の片手動作とどちらを患者は選択するのかという課題で，前者には後者に比べ高い報酬が得られるとした．すると3人の患者はいずれも前者を選び，失敗があっても平然とした態度で，何の欲求不満も呈していないことから，彼らには本当に麻痺に対する知識がないか，あったとしても動作の選択時にはこの

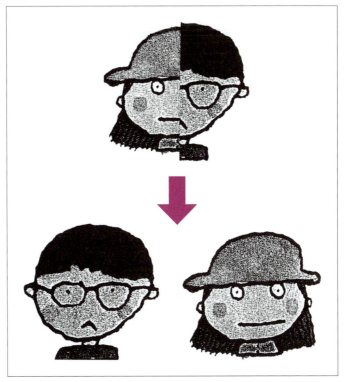

図　キメラ図形
上の向かって右が男児，左が女児のキメラ図形を瞬間的に提示すると女児の顔はないと断言した．

(渡邉・他，2001)[17]

知識まで到達できないのだと結論した．Ramachandran は，左脳に「局所的な異常の検出能力」と「自己の現状の恒常性維持」の役割を仮定し，右脳損傷にみられる病識の低下は，左脳が右脳を凌駕した結果，左脳の恒常性維持の役割の過大表現ではないかと述べ，フロイトのいう破局的状況に対する防衛機制と関連するのではないかと述べている．

筆者らが報告した脳梁離断症例[17]では，図のように右に男児，左に女児のキメラ図形を提示すると，右大脳半球に投影された女児の顔は，きっぱりと「見えません」と断言し，しかし左手は女児の顔を指差すという現象がみられた．言語的な問いに対しては，左脳が優勢であることから，右脳の損傷例や脳梁離断例では，右脳に入る情報は左脳に行かないので言語化されず，したがって意識化されることなく，「否定」され，かつ Ramachandran の述べるような，左脳の，自己の恒常性を維持するような言動となって表れるのかもしれない．

③前庭神経刺激実験（カロリックテスト）[5,18]

左耳への冷水刺激で右脳を刺激すると，麻痺肢に対する病識低下や自己の身体に関する無関心，さらに運動能力が一時的に改善することが知られている．Vallar らは，右大脳損傷では，運動を行うという意図の欠落またはプランニングの欠落が病識低下に関与しているのではないかと述べている[18]．一方，左脳損傷者に対する右耳への刺激ではこのような効果はみられないことから，右脳損傷の病識低下にかかわる特殊性が示唆される．

(3) 病態生理

以上の研究報告をもとに，頭頂葉を中心とする損傷が病識低下を引き起こすいくつかの説明をまとめる．

症候編

①右大脳半球損傷
　a）Feedback theory

　左半身からの感覚の欠如，左空間からの情報の欠如（hemispatial neglect），左半身の情報やイメージの欠如（身体失認，asomatognosia）等，フィードバックが減少していることから，自己の行為をモニターできず，したがって失敗も検出できない．しかし，脊髄損傷者にみるように，フィードバックのみの欠如で病識の問題を説明することは困難で，さらに高次のレベルで各種の感覚を統合するシステムの破綻が関与しているといわれている[11,12]．

　b）Feed-forward theory

　運動を行うという意図とそれに反する運動障害の矛盾が麻痺の存在を気づかせるという仮説から，Feed-forward theory とは，運動をあらかじめ企画するシステムに破綻があり，結果的な運動との照合ができないので運動障害は報告されないとするものである．Gold らは右大脳損傷者に対し，麻痺側を収縮するように言っても大胸筋の活動は両側で認められなかったが，非麻痺側を収縮するようにいうと，両側の大胸筋の収縮があった．一方，anosognosia のない患者や健常者ではどちらを収縮させても両側の大胸筋の収縮がみられた．このことから，anosognosia のある患者はもともと運動を起こすという意図の欠落があると結論し，feed-forward theory を支持した[19]．

　なお，病識の低下を，従来から唱えられてきた自己防衛機制のみでは説明しきれない[18]．①病識低下の内容に解離があること，②両大脳半球損傷の病識低下に左右差があること，③前庭神経刺激の実験結果等の理由からである．

②左大脳半球損傷[2]
　a）Feedback の障害

　通常，人が話すときは自分の声を同時に聞き取りながら，話した内容と照合している．Boller らは，このときに人工的に自分の発話を 200 ms 前後遅らせて聞かせると，健常者では発話時間の延長，吃音的発話等の障害が現れる（delayed auditory feedback effect）が，流暢性失語症者では，この効果が非流暢性失語例に比べ少なかったと報告した[20]．また Shuren らは，ジャルゴンタイプの失語症者に，発語と同時に自分の声を聞く状況下では，自己の発語の誤りに気づかないが，その発語内容のテープを聞かせたところ，その誤りに気づくことができたと報告した[10]．以上の実験は，感覚性失語では話すこととそれに対するモニタリング（feedback）が同時に行われていない（行うことができない）ことを示唆し，その破綻が病識の低下を生むと説明している．

　b）発症前の自己のイメージを保持しようとする機構

　自分のジャルゴンタイプの発語内容をテープに録音し改めて聞かせると，その内容は全く正しいと答えるのに，同じ発語内容を他の人の声で聞かせると，意味がない会話だと答える現象は，自己の病前のイメージを保持しようとする機構があるからかもしれない．Kinsbourne らは，こうした例は，言葉で自己の障害を否定しなくても心から障害を否定する（implicit denial）メカニズムの結果ではないかと述べている[21]．

　c）知能低下

　失語症者の知能低下の有無は以前から議論があった．言語と知能（思考）とは独立したものであるとする二元論をとる研究者がある一方で，古くから，失語症には全般的な知能障害があるとする Marie（1906）の立場をとる研究者もいる．Caramazza ら[22]は，失語症者に対する範疇化能力の検査やレーブンマトリックス検査の結果から，失語症者における意味記憶構造の障害や聴覚理解の障害による動作性知能の低下を指摘した．このような立場から知能，思考能力の問題を考慮し，自己の置かれた状況についての判断や論理的思考が不可能とする意見がある．

前頭葉症候群としての病識の低下

(1) 自己認識（self awareness）と前頭葉

　自己認識（self awareness），すなわち「自らを知る能力」は前頭葉の機能であるという説が古くから唱えられてきた．それは，前頭葉に局在する脳腫瘍症例や銃創等の局所的な前頭葉損傷例で，自己の障害に無関心になる，否認する等の人格障

害を招く報告からであった．また，前頭前野に対する精神外科手術（脳葉切断術，lobotomy）を受けた患者は自己への関心を失い，自己の時間的連続性の自覚をも失う．このような事例から，前頭葉障害の局所兆候として自己認識（self awareness）の低下が確認された．この場合，その大多数において前頭葉は両側性に損傷されており，片側性の病巣では障害は検出されづらいといわれている．しかし，前頭葉内の厳密な責任病巣は明らかではない．

(2) 病態生理
①内的表象の障害

Goldbergらは，一般的に病識低下をもたらすメカニズムを3種の脳内機構から提案している．すなわち，①自己の内的表象（こうあるべきだと自己が描くプラン），②結果的な自己の能力に関する情報の入手と解釈，③両者の比較照合である．これらのどの過程が障害されても，患者は病識が低下する．前頭葉症候群では，特に内的表象に障害があり，皮質盲が末梢性の盲と根本的に異なる点も内的表象に問題があると指摘している[13]．

②前頭葉に局在する脳活動の最高次としての自己認識（self awareness）の崩壊

大脳半球後半部から得られる各種情報入力を統合したうえに自己意識は生まれるとする，前頭葉の最高次の心理学的特性を仮定している．

（渡邉 修）

★ 文献

1) Babinski J（古典紹介，遠藤正臣訳）：anosognosia. 精神医 **20**(8)：913-920, 1978.
2) Lebrun Y：Anosognosia in aphasics. *Cortex* **23**(2)：251-263, 1987.
3) Jehkonen M et al：Unawareness of deficits after right hemisphere stroke：double-dissociations of anosognosias. *Acta Neurol Scand* **102**(6)：378-384, 2000.
4) Berti A et al：Anosognosia for hemiplegia, neglect dyslexia, and drawing neglect：clinical findings and theoretical considerations. *J Int Neuropsychol Soc* **2**(5)：426-440, 1996.
5) Ramachandran VS：Anosognosia in parietal lobesyndrome. *Conscious Cogn* **4**：22-51, 1995.
6) Hier DB et al：Behavioral abnormalities after right hemisphere stroke. *Neurology* **33**(3)：337-344, 1983.
7) Starkstein SE et al：Anosognosia in patients with cerebrovascular lesions. A study of causative factors. *Stroke* **23**(10)：1446-1453, 1992.
8) Cutting J：Study of anosognosia. *J Neurol Neurosurg Psychiatry* **41**(6)：548-555, 1978.
9) Hartman-Maeir A et al：Anosognosia for hemiplegia in stroke rehabilitation. *Neurorehabil Neural Repair* **15**(3)：213-222, 2001.
10) Shuren JE et al：Attention and anosognosia：the case of a jargonaphasic patient with unawareness of language deficit. *Neurology* **45**(2)：376-378, 1995.
11) Bisiach E, Vallar G et al：Unawareness of disease following lesions of the right hemisphere：anosognosia for hemiplegia and anosognosia for hemianopsia. *Neuorpsychologia* **24**：471-482, 1986.
12) Levine DN et al：The pathogenesis of anosognosia for hemiplegia. *Neurology* **41**(11)：1770-1781, 1991.
13) Goldberg E, Barr WB：欠損の無意識性について考えられる3種の機構．脳損傷後の欠損についての意識性－臨床的・理論的論点（Prigatano GP, Schacter DL eds, 中村隆一監訳），医歯薬出版，1996, pp135-156.
14) 渡邉 修・他：失語症者の復職について．リハ医学 **37**(8)：517-522, 2000.
15) Gilmore RL et al：Anosognosia during Wada testing. *Neurology* **42**(4)：925-927, 1992.
16) Breier JI et al：Dissociation of anosognosia for hemiplegia and aphasia during left-hemisphere anesthesia. *Neurology* **45**(1)：65-67, 1995.
17) 渡邉 修・他：脳梁梗塞患者のリハビリテーション．リハ医学 **38**(6)：465-470, 2001.
18) Vallar G et al：Anosognosia for left-sided motor and sensory deficits, motor neglect, and sensory hemiinattention：is there a relationship? *Prog Brain Res* **142**：289-301, 2003.
19) Gold M et al：Anosognosia for hemiplehia：an electrophysiologic investigation of the feed-forward hypothesis. *Neurology* **44**(10)：1804-1808, 1994.
20) Boller F et al：Delayed auditory feedback and aphasia. *Cortex* **14**(2)：212-226, 1978.
21) Kinsbourne M：Jargon aphasia. *Neuropsychologia* **1**：27-37, 1963.
22) Caramazza A et al：The semantic deficits hypothesis：perceptual parsing and object classification by aphasic patients. *Brain Lang* **15**：161-189, 1982.

症候編

脳梁離断症候群

はじめに

 左大脳が大きく傷つくと，患者は言葉を失い，すっかり寡黙になってしまう．一方で，右半球が大きく傷つくと，左麻痺に無頓着になり左側の食事を平気で残す．このような患者をみていると，外見はほとんど変わらない左右の大脳が，いかに性格の違う異質なものであるかを強く実感させられる．われわれヒトは，雄弁な左半球と寡黙な右半球を1つの頭蓋の中に押し込んでいるにもかかわらず，異なる2つの"心"の存在を意識することは滅多にない．心をひとつと感じるこの統一感には，おそらく左右の大脳を連絡する大脳交連線維（脳梁や前交連，海馬交連，後交連）の果たす役割が大きい．その中でも脳梁は2億本以上の神経線維からなる最大の交連線維として知られている．

 左右大脳の要でもある脳梁が損傷されると，これまで綿密に連携をとっていた左右の大脳半球は孤立して機能することとなり，その結果さまざまな特異な症候，すなわち"脳梁離断症候群"を呈することが知られている．主に難治性てんかんに対する脳梁離断術後の"分離脳(split brain)"患者を対象に古くから研究が行われてきた脳梁離断症候群であるが，脳卒中や脳腫瘍，外傷性脳損傷，Marchiafava-Bignami病や多発性硬化症等の脱髄疾患でも生じることがあり，こうした疾患では脳梁離断症状が唯一の神経症候であることも稀ではない．一方で，患者自身が症状を自覚していないことが多く，通常の診察では見逃されることも少なくないため，正しい診断を行うためには，わずかな訴えや病変部位から脳梁離断症状を疑うこと，さらに適切な診察を行うための正しい知識や技術を身につけることが必要となる．

 本項では，脳梁離断症候群について，その機序や評価法を中心に解説を行う．

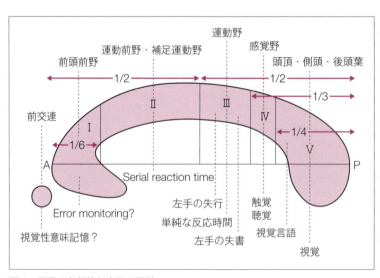

図1 脳梁の各部位と症候の関係
上段は各部位と連絡をもつ大脳部位．下段は伝達する情報．
Ⅰは吻・膝，Ⅱ～Ⅳは幹，Ⅴは膨大に相当．

(de Lacoste et al, 1985, 文献1を一部改変)

表　脳梁離断症候群

1. 一側大脳半球に側性化する機能の障害
    - 優位半球への入力障害
      左視野の失読・呼称障害，左手の触覚性呼称障害・失読
      左耳刺激の言語音消去現象，右鼻腔への嗅覚刺激に対する呼称障害
    - 優位半球からの出力障害
      左手の失書，左手の失行（脳梁性失行）
    - 劣位半球の入力障害，出力障害
      右視野の形態認知や相貌認知障害，右手の構成障害，右手の半側空間無視
2. 両側半球に対称性に存在する機能の障害
    左右視野刺激・触覚刺激の異同判断，crossed-point localization,
    cross-replication of hand postures
    左右側間の視覚—触覚の伝達障害，交叉性視覚性運動失調等
3. 左右半球の相互制御の障害
    拮抗失行，道具の強迫的使用，conflict of intentions 等

脳梁の解剖

脳梁は前方から，吻 (rostrum)，膝 (genu)，幹 (trunk)（前部，後部），膨大 (splenium) に分類される．局所大脳病変による脳梁の Waller 変性部位の検討[1]や霊長類を対象とした組織解剖学的検討[2]，近年の拡散テンソル画像 (diffusion tensor imaging；DTI) を用いた検討[3]等から，脳梁の前方に位置する吻と膝，幹前部は左右の前頭葉を，幹後部は頭頂・側頭葉を，膨大は上頭頂小葉，側頭葉の一部と後頭葉を連絡していることが示されており，これはおおむね大脳皮質の分布に対応して配列していることがわかる[4]（図1）．こうした脳梁の各部位と大脳の対応は，責任病巣を理解するうえでの参考となる．

脳梁離断症候とその評価

脳梁の損傷部位によって，生じる症候は実に多彩であり，難解な印象を受けるかもしれない．しかし，①大脳機能の側性化（言語・行為は左半球が優位であり，視空間認知や相貌認知，構成能力については右半球が優位）と，②一側視野/上肢から同側大脳へ至るには脳梁を介するという2点を念頭におくと理解しやすい．後者は，たとえば右視野から右後頭葉へ視覚情報が到達するためには「右視野→左後頭葉→脳梁→右後頭葉」のように脳梁を介する必要があるということである．つまり，"左手/左視野と左大脳の言語・行為中枢，右手/右視野と右大脳の視空間中枢との間で情報のやり取りを行うためには脳梁が必要"ということになる．したがって脳梁が障害されると，たとえば左手・左視野での言語操作が困難となる．

以下に，(1) 一側大脳半球に側性化する機能の障害，(2) 両側半球に対称性に存在する機能の障害，(3) 左右半球の相互制御の障害の3つに大別し，それぞれの症候の解説を行う（表）[5]．

（1）一側大脳半球に側性化する機能の障害
（表-1）

①優位半球への入力障害

a）左視野の失読・呼称障害

文字や絵を左視野のみに瞬間呈示すると，右後頭葉へ到達した視覚情報が脳梁損傷のため左半球の言語野へ到達できず，読字や絵の呼称ができない（図2a①）．両視野に異なる視覚刺激を瞬間呈示すると，左視野の刺激についてのみ呼称ができない．

一側視野のみに適切に視覚刺激を与えるには，眼球運動による固視点の移動を制御しなければならず，そのためには瞬間呈示を行う必要がある．一般的に衝動性眼球運動の潜時は 180 ms とされているため，一側視野（黄斑より外側）に 150 ms 以下のスパンで瞬間呈示を行うことで，眼球運動の影響を無視できるとされる．以前はタキストスコー

症候編

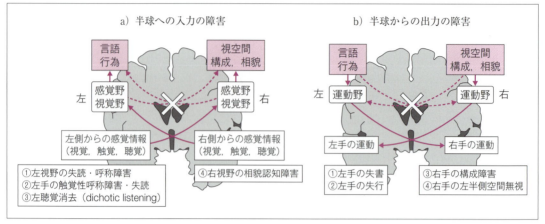

図2　脳梁離断症候群の機序

プ（瞬間露出器）等の大掛かりな装置が必要であったが，近年ではPCを用いて比較的簡単に視覚刺激を作成・呈示することが可能となっている（筆者はPsychoPyやE-Prime等のソフトを用いている）．一方，日常場面では眼球運動や頭部回旋により両視野で対象をとらえることが可能であるため，症状に気づかないことが多い．左視野の失読は脳梁膨大部損傷で生じやすいとされているが，呼称障害を伴わない左視野の失読例も報告されており，脳梁膨大部の前方から中部が物品呼称についての情報を，後腹側部が文字に関する情報を伝達していると考察されている[6]．

b）左手の触覚性呼称障害・触覚性失読

閉眼させ，触覚を頼りに物品（歯ブラシや鍵等）を呼称させると，右手で触れた場合は呼称できるが，左手で触れた場合は呼称できない（左手の触覚性呼称障害）．凹凸をつけた文字盤を用いて閉眼下で触覚性読字をさせると，右手では読めるにもかかわらず左手では読めない（左手の触覚性失読）．これは，左手から右半球に到達した触覚情報が，脳梁を介して左半球の言語野へ到達できないためと説明される（図2a②）．一方，触覚情報は右半球までは到達しているため，左手を用いて複数物品の中から対象を選択することはできる．それにもかかわらず，左手がなぜその対象を選んだのかを言葉で説明することはできない．実際に目の当たりにすると，左手が言語野から離断されていることが実感でき，非常に興味深い症候である．

左手に単純な感覚障害がないことを事前に確認し，物品を呈示する際に触覚以外の感覚情報（鍵がこすれる音等）を与えないよう十分配慮する．左右の側頭頭頂葉を連絡する脳梁幹後半部が責任病変とされる[7]．

c）左耳刺激の言語音消去現象

一側耳からの聴覚入力は両側大脳半球へ投射することが知られているが，両耳に同時に聴覚刺激を与えると，同側刺激が抑制され一側耳からの情報のほとんどは対側半球に到達することが知られている．脳梁離断患者の左右耳に同時に異なる聴覚刺激を呈示する両耳分離聴検査（dichotic listening）を行うと，左耳から入力した語音が報告できなくなる．これは，左耳から右聴覚野に到達した情報が，言語野にアクセスできないためと説明される（図2a③）．両耳分離聴検査における聴覚刺激提示は，簡易なものであれば音楽ファイル編集ソフトを用いて比較的容易に作成できる．なお，音程判断等の非言語音や情動プロソディ判定課題については，右耳の消去現象が報告されている[8]．検査に先立ち，聴力に問題がないことを純音聴力検査等で確認しておく必要がある．責任病巣は脳梁膨大部から幹後端とされる．

d）右鼻腔への嗅覚刺激に対する呼称障害

右鼻腔への嗅覚刺激は例外的に右側半球の嗅皮質にのみ到達するとされる．そのため，交連線維が障害されると，左半球の言語野へ嗅覚情報が到達しないため，右鼻腔への嗅覚刺激に対する呼

a) 脳梁損傷例画像（MRI）

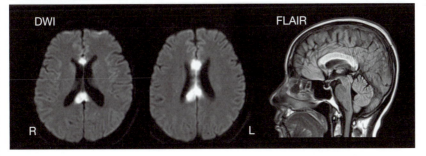

b) 左手の失書

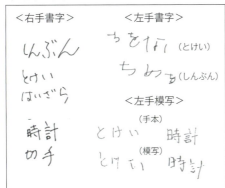

c) 右手の左半側空間無視

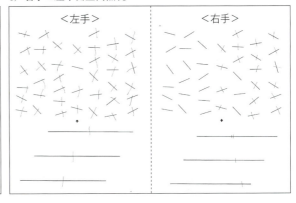

図3　脳梁離断症例
急性発症のふらつきを主訴に受診した60歳代女性．原因は不明であるが，おそらく脱髄によると思われる広範な脳梁障害を呈した．
a：MRIでは脳梁吻から膨大部までFLAIR・DWIで高信号を呈し，一部腫脹を認めた．
b：左手の失書例．右手の書字や左手の模写は比較的良好であった．
c：右手の左半側空間無視例．左手でBIT行動無視検査を行うと，無視は認めなかった．
その他に，本例は左手の失行や左視野の失読・呼称障害，左手の触覚性呼称障害，左聴覚消去，交叉触点定位の障害，交叉性視覚性運動失調等，多彩な脳梁離断症候を呈した．

称障害が生じる．なお，嗅覚情報は脳梁ではなく前交連や海馬交連を介して対側半球へ伝達するとされているため注意が必要である．また，嗅覚は右半球優位との報告もあるが，反論もあり結論は出ていない[4]．

②優位半球からの出力障害

a) 左手の失書

右手では書字が可能であるにもかかわらず，左手で正しく書字ができない．右手利きであっても通常は左手である程度まとまった文字を書くことができる．しかし，脳梁損傷例では，左半球の言語中枢が右運動野へアクセスできないため，左手で錯書や無意味反応を示す（図2b①，図3b）．左右手それぞれを用いて，文字・単語・文章・図形の書き取りや写字を行わせ，写字や図形描画も障害されていれば後述の失行性要素が強く，自発書字の障害，錯書が目立つ場合は失語性要素が強いと考える．わが国からは漢字と仮名で成績が異なる症例も報告されている[9,10]．脳梁幹後半から膨大部にかけての損傷で生じるとされる．

b) 左手の失行（脳梁性失行，callosal apraxia）

脳梁損傷では左上下肢のみに失行を生じることがある．これは左半球に"行為の中枢"が存在し，その情報が右運動野へ到達できないためと考えられている（図2b②）．多くの例では，言語命令，模倣，実物品の使用それぞれが障害されるが[11]，模倣や実物品使用は保たれ，口頭指示に対してのみ障害を有する例も報告されている[12]．この場合，

言語野へ入力された情報が右半球運動野へ転送されないために生じたと解釈される．

脳梁幹部の中3分の1あるいは後端を除く後半部の損傷が重要とされる[11]．失書を伴うことが多いが，失書を伴わない左手の失行例の報告もあり，書字と行為は異なる経路で交連していると考えられている[10,13]．

c）左手の交叉性逃避反応 (crossed avoiding reaction of the left hand)

左上肢を用いて（体軸の）右側にあるものを掴もうとすると，左手に力が入り左肩は挙上し，体幹がのけぞり動くことができなくなる．つまり左手を動かすことができなくなってしまう．一方で，左側にあるものは左手で躊躇なくとらえることができる．脳梁とその周囲の損傷により生じる比較的稀な症候であり，到達可能な範囲（manual space）は左右半球で異なり，左半球は右上肢を用いて両側空間に手を伸ばすことができる一方，右半球は左手を用いて左側にしか手を伸ばすことができないためと説明されるが[14]，詳細は不明である．

③劣位半球への入力障害・劣位半球からの出力障害

a）右視野の形態認知や相貌認知障害

右視野に瞬間呈示した図形や相貌の認知成績が，左視野刺激に比べ悪くなる．たとえば，無意味な形態を3〜4個くらいの破片に分解し，これを右視野へ視覚呈示して，その後全体像を手で対応させる[15,16]．これがうまくできないのは，左後頭葉へ到達した視覚情報が，視空間・相貌認知に優位な右半球へアクセスできないことによる（図2a④）．

b）右手の構成障害

立方体の模写，Kohs立方体試験やWAIS-Ⅲ（Wechsler Adult Inteligence Scale-Ⅲ）の積み木課題のような組み合わせ課題が右上肢でできない．手指のパターン模倣（キツネの手等）も構成障害の有無と関連することが知られており，簡易検査として有用である．脳梁幹部の障害で生じることが多いが，一過性であることが多いとされる．症状発現機序については，構成能力が優れた右半球の情報が左運動野へ到達しないためと考えられてい

る（図2b③）．

c）右手の半側空間無視

右手で図形模写や線分抹消試験，線分二等分試験を行うと左半側空間無視が生じる．方向性注意能力が優れた右半球から左運動野へのアクセスが障害されることによる（図2b④，図3c）．左手で検査を施行すると半側空間無視が生じないことが重要となる．

（2）両側半球に対称性に存在する機能の障害（表-2）

左右半球それぞれに与えた要素的感覚の異同判断や，一側半球に入力した情報の対側半球からの出力ができなくなる．たとえば，一側の手で物品を触らせ対側の手で同じ物品を触覚のみで選択させる触覚性物品選択や，患者の一側の手指（たとえば左小指）に検者が触れ，対側母指（たとえば右母指）を用いてどの指に触れたか指示させる交叉触点定位（crossed-point localization），閉眼下で一側手にある姿勢をとらせ対側手で同じ姿勢をとらせる（cross-replication of hand postures），タキストスコープを用いて両側視野に異なる視覚情報を呈示し異同判断を行う等の検査が挙げられる．手の姿勢の連合検査を行う際，言語での代償を防ぐため，なるべく言語化しにくいパターン（I-Vリング等）を用いることや，上肢近位の感覚は両側性支配であるため刺激は遠位に与える等，いくつか注意すべき点がある．

その他，感覚と運動の連合を評価する検査として，一側視野に視覚刺激が出現した際に，一側上肢で可能な限り早くボタンを押すという単純反応時間（simple reaction time；SRT）が知られている．健常者でも刺激と同側肢でボタンを押す（非交叉条件）ほうが，刺激の対側肢で押す条件（交叉条件）に比べ3〜4ms早いことが知られており，この差は脳梁を介するために要した時間と考えられている．脳梁離断患者ではこれが30〜60msに延長することが知られている[17,18]．

交叉性視覚性運動失調

視覚性運動失調とは，視覚と四肢運動との協調が適切に行えないため，視野内の対象物を手でと

らえることができない症候であり，注視点にある対象物をとらえることができないBálint型のoptishe Ataxieと，周辺視野にある対象物をとらえられないGarcin型のataxie optiqueに大別される[19]．脳梁損傷においては，後者が交叉性に生じることがある．すなわち，左視野の標的を右手で，右視野の標的を左手でとらえることができない（交叉性視覚性運動失調）．これは，一側半球に入力された空間定位に関する視覚情報が，対側半球の体性感覚情報にアクセスできないためとされ，感覚運動連合の障害と考えることができる．脳梁幹後部背側の損傷で生じると推察されている．

(3) 左右半球の相互制御の障害（表-3）

脳梁離断術後の患者に左右肢を使う動作を行わせると，習熟した動作であれば可能であるが，新規の動作は両上肢が同期しないため困難になることがわかっている．こうした左右肢の運動調整障害として，拮抗失行や道具の強迫的使用等が知られている．

①他人の手徴候

そもそもは，BrionとJedynakが，視覚情報なしに左手を右手で触ると自身の手であることに気づかない現象を"*signe de la main étrabgère* (strange hand sign)"と報告したのが最初であったが[20]，今日では一側上肢が他人の手のように非協力的に振る舞う現象として扱われることが多くなった．後述する拮抗失行や道具の強迫的使用等もこれに含まれる．Feinbergらは後述する拮抗失行を中心とした"脳梁性他人の手徴候"と，本能性把握反応や道具の強迫的使用を中心とした"前頭葉性他人の手徴候"に分類し検討している[21,22]．

②拮抗失行（diagonistic apraxia）

右手あるいは両手の意図的な動作に際して，左手が目的と反対の動作や無関係な動作を行ってしまう現象．たとえば右手で服を着ると左手が脱がし，右手がドアを開けると左手がこれを閉じてしまう等の行為が報告されている[23]．左手に生じる異常動作が右手と拮抗するのが特徴であるが[24]，右手と同一の異常行動や無関係動作を含める立場もあり，研究者間でも意見は一致していない．責任病巣は確定していないが，おそらく脳梁の前方部が関与していると予測されている[25]．

③道具の強迫的使用
(compulsive manipulation of tools)

眼前に置かれた物を意図に反して右手で強迫的に使用してしまう現象．左手は意思を反映してこの動作を抑えようとし，開始された行為は左手による抑制が成功するまで続く．右手には必ず強い把握反射や本能性把握反応を伴っている．

本症候は前部帯状回，補足運動野を含む左前頭葉内側と脳梁膝部の病巣で生じ，左半球の道具使用のプログラムが，脳梁と同側前頭葉内側の障害により，両側性に抑制が解除されたことで生じる解放現象であると考えられている[26]．すなわち，学習された行為レベルの運動パターンが解放されるという，病的把握現象の延長線上にある現象と理解される[21]．

一方，利用行動（utilization behavior）[27]も道具使用に関しての症候であるが，こちらは眼前に置かれた道具を両手でなんとなく使用してしまうという現象で，両側前頭葉損傷による外的環境に対する被影響性，環境に対する依存性の亢進の表れである．強迫性はなく命令による抑制が可能である点等が道具の強迫的使用と異なる[21,26]．

④意図の抗争（conflict of intentions）

全身を用いる行為に際して，その意図とは拮抗する意図が出現して本来の行為ができなくなることをいう．椅子から立ち上がった直後に座りたい衝動を感じて座り直す，風呂に入ろうという気持ちとトイレに行こうという気持ちが一度に出てきて洗面器を持ってトイレに行ってしまう等が報告されている[28]．Nishikawaらの検討によると，少なくとも脳梁体部の後方半分に病変を有し，脳梁損傷の後数週間を経て，拮抗失行や道具の強迫的使用の回復とともに，あるいは当初より単独で出現し，患者の自発的行動に際して出現するとされる．複数の意図の葛藤を自覚していることもあるという[28]．

症候編

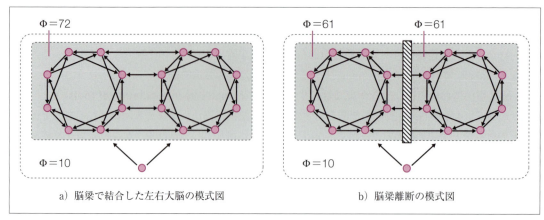

図4 脳梁離断による統合情報量変化の模式図
a：下の丸は大脳の広い領域に投射する皮質下からの入力を意味する．計算により得られる最大の統合情報量（Φ）は，灰色の領域，すなわち左右大脳となる．
b：左右大脳半球それぞれの統合情報量が最大となる．

(Tononi, 2004)[29]

脳梁と意識

　脳梁離断による特異な症候を観察すると，あたかも1人の人間に，右脳と左脳という2つの意識があるようにもみえてくる．しかし，1人の人間に"意識"が2つあるとはどういうことなのだろうか．一体どちらが主体なのだろうか．脳梁離断症候群の患者を通して，ヒトの意識や心，精神について数々の疑問が生じてくる．

　近年，意識と脳をめぐる新たな理論として注目されている統合情報理論（integrated information theory；IIT）においても，分離脳患者でみられる2つの意識の問題が取り上げられている[29,30]．IITでは，意識には"情報の多様性"と"情報の統合"という2つの基本的特性があり，ネットワーク内部でいろいろな情報が統合されたときに意識が生じると考える．その統合の度合いを示す"統合情報量（Φ）"という指標を用いて，意識を客観的に評価しようという試みである（詳細は文献や成書を参照）[29,30]．また，あらゆる要素の組み合わせのうち，意識をもち得るのは最大の統合情報量を生み出すもの（main complex）だけであると考える．通常はさまざまな組み合わせのうち，左右の大脳（視床－大脳系）が最も高い統合情報量をもつため単一の意識が生じるのだが，分離脳患者では大脳全体としてのΦよりも，左あるいは右半球それぞれ

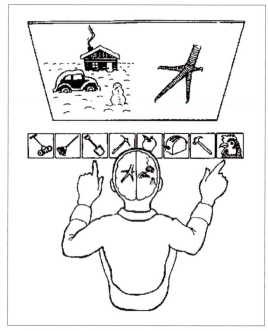

図5 Gazzanigaらの実験

(ガザニガ・他, 1980)[31]

のΦの値が最大値となるため，2つの意識が生じるという（図4）．

　しかし，脳梁損傷を持つ患者の多くは，複数の意識を自覚することはなく，特殊な診察や検査装置を用いて初めて2つの意識の存在が垣間見える．脳梁離断術を受けた患者は，左視野の文字を読むことができなければ，左視野にある対象が何なの

か述べることもできない．それにもかかわらず，調子を尋ねると「快調です」との答えが返ってくる．これはなぜだろうか．

この点については，分離脳研究の第一人者であるGazzanigaの考えを紹介する．彼らはある分離脳症例の右視野（左半球）にニワトリの足の絵を，左視野（右半球）に雪景色の絵を呈示し，続いて患者の両視野に複数枚の絵を呈示して，前に見た絵と関連するものを選択させた．すると，左手は雪景色に対応するショベルの絵を，右手はニワトリを選択した（図5）．ここまでは予想通りであった．しかし，それらの絵を選んだ理由を尋ねたところ，「簡単なことですよ．ニワトリの足だからニワトリを選び，ニワトリ小屋の掃除にはショベルを使いますからね」と即答したという[31,32]．つまり，左脳はなぜ左手（右半球）がショベルの絵を選んだかわからないまま，無理やり文脈に当てはめて結果を解釈したのである．Gazzanigaは，このように入力情報を基に状況と矛盾しないストーリーを組み立てる左半球で行われるプロセスを「インタープリター（解釈装置）」と名付けた[32]．Gazzanigaは，意識を"複数のサブシステムが機能するモジュール構造"と考えている[31,33,34]．すなわち，"意識の中枢"ともいうべき単一の中枢があるのではなく，また右脳と左脳のように意識が2つに分離しているわけでもなく，意識は専門の能力を有する複数のモジュールから創発的に生じる感覚と考えている．そして，分散したプロセスから生成されたものをインタープリターモジュールが大胆に統合す

ることで，われわれの自己意識は，筋の通った一本の流れとして瞬間瞬間よどみなく自然に流れているように感じるというのである[33]．脳梁離断術により左右の脳が切り離されたとしても，インタープリターが機能することで，意識の統合性は失われない．

一方で，分離脳患者でみられる意識の"二重性"に根本的な疑問を投げかける症例も近年報告されており[35]，脳梁と意識の問題は今後見直しが迫られるかもしれない．

おわりに

本項では，脳梁損傷でみられる症候の基本事項について概説を行った．脳梁すべてを切除した分離脳患者は近年では少なく，典型的な脳梁離断症候を呈する症例に出会うことは稀かもしれない．また，脳卒中や外傷例では，脳梁以外にも障害が及んでいることがほとんどであることや，脳腫瘍や脳動静脈奇形等では脳の側性化や機能局在が健常者とは異なっている可能性，そもそも相貌認知や視空間認知の側性化には個人差が大きいこと等から，教科書通りの症候がみられないことも少なくない．しかし，神経心理学の礎となる多くの知見を生み出してきた脳梁離断症候について理解を深めることは，大脳機能局在に関する知識の整理はもちろん，意識とは何かという難問について考えるよい機会となる．

（東山雄一，田中章景）

文献

1) de Lacoste MC et al：Topography of the human corpus callosum. *J Neuropathol Exp Neurol* **44**(6)：578-591, 1985.
2) Aboitiz F, Montiel J：One hundred million years of interhemispheric communication：the history of the corpus callosum. *Braz J Med Biol Res* **36**(4)：409-420, 2003.
3) Hofer S, Frahm J：Topography of the human corpus callosum revisited--comprehensive fiber tractography using diffusion tensor magnetic resonance imaging. *Neuroimage* **32**(3)：989-994, 2006.
4) Heilman KM, Valenstein E (eds)：Clinical Neuropsychology, 5th ed, Oxford University Press, Oxford, 2011.
5) 東山雄一，田中章景：脳梁損傷の症候―失行以外について．神経内科 **82**(3)：288-296, 2015.
6) Suzuki K et al：Dissociation of letter and picture naming resulting from callosal disconnection. *Neurology* **51**(5)：1390-1394, 1998.
7) Ihori N et al：Somesthetic disconnection syndromes in patients with callosal lesions. *Eur Neurol* **44**(2)：65-71, 2000.
8) Ley RG, Bryden MP：A dissociation of right and left hemispheric effects for recognizing emotional tone and verbal content. *Brain Cogn* **1**(1)：3-9, 1982.
9) 大槻美佳，相馬芳明：脳梁．脳卒中と神経心理学（平山惠造，田川皓一編），医学書院，1995.

10) Yamadori A et al : Left unilateral agraphia and tactile anomia. Disturbances seen after occulusion of the anterior cerebral artery. *Arch Neurol* **37**(2) : 88-91, 1980.
11) 板東充秋：脳梁損傷の症状―失行を中心に．神経内科 **82**(3) : 280-287, 2015.
12) Geschwind N, Kaplan E : A human cerebral deconnection syndrome. A preliminary report. *Neurology* **12** : 675-685, 1962.
13) Kazui S, Sawada T : Callosal apraxia without agraphia. *Ann Neurol* **33**(4) : 401-403, 1993.
14) Nagumo T et al : Crossed avoiding reaction : a disturbance of the manual spatial function. *J Neurol Neurosurg Psychiatry* **56**(5) : 552-555, 1993.
15) Nebes RD : Superiority of the minor hemisphere in commissurotomized man for the perception of part-whole relations. *Cortex* **7**(4) : 333-349, 1971.
16) Nebes RD : Dominance of the minor hemisphere in commissurotomized man on a test of figural unification. *Brain* **95**(3) : 633-638, 1972.
17) Clarke JM, Zaidel E : Simple reaction times to lateralized light flashes. Varieties of interhemispheric communication routes. *Brain* **112**(Pt 4) : 849-870, 1989.
18) Marzi CA et al : Is interhemispheric transfer of visuomotor information asymmetric ? Evidence from a meta-analysis. *Neuropsychologia* **29**(12) : 1163-1177, 1991.
19) 平山惠造：神経症候学，改訂第 2 版 II，文光堂，2010.
20) Brion S, Jedynak CP : [Disorders of interhemispheric transfer (callosal disonnection). 3 cases of tumor of the corpus callosum. The strange hand sign]. *Rev Neurol* (Paris) **126**(4) : 257-266, 1972.
21) 森 悦朗：把握現象，行動障害 道具の強迫的使用．神経内科 **68**(Suppl5) : 327-330, 2008.
22) Feinberg TE et al : Two alien hand syndromes. *Neurology* **42**(1) : 19-24, 1992.
23) Akelaitis AJ : Sudies on the corpus callosum. 4. Diagonistic dyspraxia in epileptics following partial and complete section of the corpus callosum. *Am J Psychiatry* **101**(5) : 594-599, 1945.
24) 福井俊哉：把握現象，行動障害 Alien hand と呼ばれるさまざまな症候．神経内科 **68**(Suppl 5) : 331-340, 2008.
25) 平山惠造，田川皓一編：脳血管障害と神経心理学，第 2 版．医学書院，2013.
26) 森 悦朗，山鳥 重．左前頭葉損傷による病的現象 道具の強迫的使用と病的把握現象との関連について．臨神経 **22**(4) : 329-335, 1982.
27) Lhermitte F : 'Utilization behaviour' and its relation to lesions of the frontal lobes. *Brain* **106** (Pt 2) : 237-255, 1983.
28) Nishikawa T et al : Conflict of intentions due to callosal disconnection. *J Neurol Neurosurg Psychiatry* **71**(4) : 462-471, 2001.
29) Tononi G : An information integration theory of consciousness. *BMC Neurosci* **5** : 42, 2004.
30) マルチェッロ・マッスィミーニ，ジュリオ・トノーニ：意識はいつ生まれるのか 脳の謎に挑む統合情報理論，亜紀書房，2015.
31) M.S. ガザニガ，J.E. レドゥー著，柏原恵竜・他訳：二つの脳と一つの心 左右の半球と認知，ミネルヴァ書房，1980.
32) Gazzaniga MS : Organization of the human brain. *Science* **245**(4921) : 947-952, 1989.
33) マイケル・S. ガザニガ著，藤井留美訳：〈わたし〉はどこにあるのか ガザニガ脳科学講義，紀伊國屋書店，2014.
34) 大泉匡史：意識の統合情報理論．*Clin Neurosci* **32**(8) : 905-912, 2014.
35) Pinto Y et al : Split brain ; divided perception but undivided consciousness. *Brain* **140**(5) : 1231-1237, 2017.

疾患編

脳血管障害──もやもや病，脳動静脈奇形等含む

はじめに

　脳損傷による障害は，失語・失行・失認・記憶障害等損傷部位との関連が強い局所性の障害と，脳浮腫や脳圧亢進による意識や注意等の全般性の障害に大別される．脳血管障害は高次脳機能障害の主要な原因であり，多くの場合局所性・全般性両者の障害がみられるが，局所障害が主体の脳梗塞から，全般性の障害が目立つくも膜下出血や脳静脈血栓症まで，幅広い疾患を含んでいる．一般に急性期ほど全般性徴候が目立ちやすく，回復するにつれて障害像は動的に変化していく．脳血管障害の多様な臨床像を把握するためには，脳動脈灌流領域別の障害の基本的な特徴と，各疾患の病態を理解することが有用と思われる．この点では既に詳細な成書があるが[1,2]，本項ではベッドサイドでの簡易な神経心理学的ガイダンスとなるべく，主な脳血管障害と高次脳機能障害の特徴をまとめた．

脳血管障害総論

　脳血管障害は，無症候性のもの・局所障害を呈するもの・脳血管性認知症・高血圧性脳症に分類される[3]．局所性脳障害には一過性脳虚血発作とならんで脳卒中があり，これには脳（内）出血・くも膜下出血（subarachnoid hemorrhage；SAH）・脳動静脈奇形（arteriovenous malformation；AVM）に伴う頭蓋内出血と，動脈の閉塞による脳梗塞が含まれる．脳梗塞が75.9％と最多で，順に脳出血18.5％，SAH 5.6％，AVMからの脳出血約0.4％とされる[4]．

脳梗塞

（1）病態

　脳動脈の閉塞により脳組織に虚血が生じ，血流が再開しなければ組織は壊死して脳梗塞に至る．閉塞機序は3型（動脈硬化性変化に血栓が生じる血栓性，血栓が流れてきて動脈を閉塞する塞栓性，もともとの血管狭窄部位が血流低下にさらされて生じる血行力学性）だが，実臨床では主に4つの基本病型（アテローム血栓性脳梗塞33.2％，心原性脳塞栓症27.7％，ラクナ梗塞31.2％，その他の脳梗塞8％）に分類される[4]．

　アテローム血栓性脳梗塞と心原性脳塞栓症では主に太い皮質枝が閉塞するため，高次脳機能障害を伴いやすい．アテローム血栓性脳梗塞では動脈硬化病変による局所の血栓性閉塞や，別の動脈の硬化性病変でできた血栓の流入による閉塞（動脈原性脳塞栓症）を生じる．周囲からの側副血行のため，血管支配領域内の一部の梗塞にとどまる場合もあるが，それでも皮質症状（高次脳機能障害）を伴うことが多い．心原性脳塞栓症では，心房細動をはじめ多様な心疾患により，比較的大きな血栓が突然に脳動脈を閉塞する．このため皮質に限局した梗塞（高次脳機能障害のみ出現）や，血管領域全域の広範な梗塞となりうる．一方，脳深部を栄養する細い穿通枝一本が閉塞するのがラクナ梗塞である．高血圧性変性や微小血栓性閉塞が原因となり，長径15mm未満の梗塞を生じ，高次脳機能障害を伴わないとされている．しかし実際は視床や内包・尾状核頭のラクナ梗塞で高次脳機能障害を生じることがある（後述）．なお多発性のラクナ梗塞と大脳皮質下白質の虚血性変化の合併は脳血管性認知症の原因ともなるが，近年では「脳小血管病（cerebral small vessel disease）」としてまとめられる．脳小血管病は穿通枝の破綻による出血や多発する微小脳出血（cerebral microbleeds）をも含む広い概念で，原因も高血圧の他，アミロイド蛋白の血管への沈着や遺伝性疾患等を含み，うつ状態・アパシー・遂行機能障害等を生じる点

疾患編

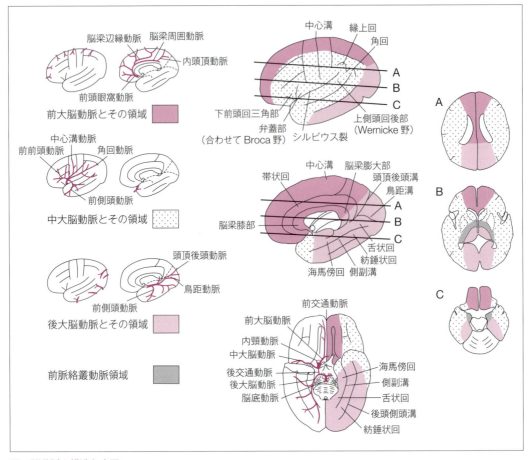

図　脳動脈の構造と支配
左列は前・中・後大脳動脈の走行の概要（血管のみ示す）．
中央列は外表面からみた各動脈の支配領域．最下段は脳底部からみた脳構造で，その左側は側頭葉先端を切断し中大脳動脈を露出して，主要な動脈の走行を示す．一方，その右側は外表面からみた各動脈の支配領域．
右列は左列図の A・B・C 線レベルでの断面図．

が臨床上重要である．その他の脳梗塞には原因不明のものや，脳動脈解離・もやもや病・脳静脈血栓症・血管炎・血液凝固異常等によるものが含まれる．

(2) 障害像

①脳動脈の構造と支配（図）

脳循環は前方の内頸動脈系と後方の椎骨動脈系に大別される．内頸動脈は総頸動脈から顎の付近で分岐し，眼動脈，後交通動脈，前脈絡叢動脈を分枝したのち，前・中大脳動脈に分かれる．椎骨動脈は頸椎の横突起孔を上行し，後下小脳動脈を分枝した後，左右が合流して脳底動脈となり，前下小脳動脈・上小脳動脈を分枝しながら脳幹腹側を上行し，左右の後大脳動脈に分岐する．左右の前大脳動脈は前交通動脈で短く連結し，さらに内頸動脈と後交通動脈・後大脳動脈と輪状に交通し，側副血行として重要なウィリス動脈輪を形成する．

②各血管領域別の障害像

主な脳梗塞（アテローム血栓性脳梗塞・心原性脳塞栓症・ラクナ梗塞）の血管領域別頻度は，おおむね内頸動脈 12%，前大脳動脈 2%，中大脳動脈 42%，後大脳動脈 6%，椎骨脳底動脈 38% とされ，特に心原性脳塞栓症では中大脳動脈領域閉塞が多い（58.3%）[4]．

a）内頸動脈閉塞または狭窄

内頸動脈の重度狭窄は，前・中大脳動脈領域内

の一部・あるいは各大脳動脈間の境界領域でのアテローム血栓性脳梗塞の原因となる．心原性脳塞栓症で内頸動脈が閉塞すると，前・中大脳動脈に前脈絡叢動脈を含めた広範な領域の梗塞を生じることがあり，その場合は予後不良である．一方，動脈硬化による内頸動脈重度狭窄患者では脳梗塞がみられなくても，神経心理検査にて記憶・言語・注意の軽度機能低下が生じるという[5]．

b）前脈絡叢動脈梗塞（図）

前脈絡叢動脈は内包後脚とその周囲・側頭葉内側面を灌流する．その閉塞は穿通枝よりも大きな梗塞を生じ，典型的には対側の片麻痺・感覚障害・視野障害を生じるが，失語や半側空間無視といった各半球の皮質症状を伴うこともある．

c）前大脳動脈梗塞（図）

前大脳動脈は内頸動脈から分岐後前内方に進み，前交通動脈・穿通枝を分枝した後，脳梁を取り巻くように後方に進みながら，各種の皮質枝を出す（順に，前頭眼窩動脈，前頭極動脈，脳梁辺縁動脈，脳梁周囲動脈，内頭頂動脈）[1,2]．このため前大脳動脈は主に，眼窩面を含む前頭葉内側部・帯状回・補足運動野・脳梁（前〜中央）を支配し，下肢優位の対側の片麻痺や尿失禁の他，行動面での多彩な障害をきたす．

帯状回前部や補足運動野の障害では自発性の低下がみられ，両側性障害では無言無動となる．この場合は意識障害と異なり，促し動作や応答は保たれても，終日失禁のまま動かないことさえある．左半球の同部位の梗塞では，自発話の著明な低下が生じる（超皮質性運動失語）．また同部位を含む前頭葉内側の障害では行為の抑制が失われ，種々の過剰な運動が生じる．帯状回前部・補足運動野の障害では対側の手に把握反射・本能性把握反応，ときに運動保続がみられる．左半球での障害に脳梁膝部の損傷を伴うと，右手による道具の強迫的使用が生じ，右前頭葉内側部と脳梁前部の障害では，左手の未分化・無目的な動き（他人の手徴候）が生じるとされる．

脳梁膝部に体部前部を加えた損傷では，右手の動作を左手が妨害する運動（拮抗失行）が生じる．脳梁単独の損傷は稀だが，この場合は左右の情報伝達の障害が顕著となる．脳梁前方の障害では左半球情報が右半球へ届かないため，左手の運動障害（失行や失書）が生じる．脳梁損傷がより後方に及ぶと，右半球情報が左半球へ届かず感覚情報を言語化できないため，左手の触覚性呼称や触覚性読字の障害が出現する．さらに後方の脳梁膨大部は後大脳動脈の支配となるが，その損傷では左視野の視覚性呼称障害や視覚性読字障害が生じる．

d）中大脳動脈梗塞（図）

中大脳動脈は水平部で穿通枝を分枝した後，2〜3分岐して大脳半球外側面の大部分を灌流する．多くはシルビウス裂から出て上行枝と下行枝に分かれ，上行枝は前頭葉外側部や頭頂葉を，下行枝は側頭葉外側部を栄養する（上・下行枝合わせて順に，眼窩前頭動脈，前前頭動脈，前中心溝動脈，中心溝動脈，前頭頂動脈，後頭頂動脈，角回動脈，側頭後頭動脈，後側頭動脈，中側頭動脈，前側頭動脈，側頭極動脈）[1,2]．角回を含む頭頂葉後部は上行枝・下行枝いずれの灌流域に属する場合もある．

中大脳動脈は最も閉塞が生じやすく，領域内の限局性あるいは複数の梗塞を生じる．中大脳動脈主幹部の閉塞では，特に塞栓性の場合に中大脳動脈灌流域内の広範な梗塞となり，左半球では全失語・失行が，右半球では頭部の左側への回旋，遷延する左空間無視，病態失認，同側性本能性把握反応，発話のプロソディ障害がみられる．血栓性閉塞では灌流域内の部分的な梗塞にとどまることも多い．前大脳動脈との境界領域が障害される血行力学性脳梗塞では，混合型超皮質性失語がみられることもある．

上行枝領域では左半球損傷の場合，言語表出面の障害（Broca失語：Broca領域を含む前頭葉外側面の障害，超皮質性運動失語：Broca領域限局または前頭葉での前大脳動脈との境界領域の障害，純粋語唖：左半球中心前回下部の障害）や，観念運動失行・観念失行（いずれも頭頂葉障害）・口部顔面失行（左中心前回弁蓋部障害），肢節運動失行（左右いずれの中心前・後回障害でも対側に生じる），構成障害（左右いずれの半球病変でも生じるが，左半球病変では細部に比し全体の構成

は保たれやすい）等がみられる．右半球損傷の場合，運動維持困難がみられる．

下行枝領域では左半球損傷の場合，言語理解面の障害（Wernicke失語：Wernicke領域を含む側頭葉後部の障害，超皮質性感覚失語：Wernicke領域周辺の障害等，伝導失語：左縁上回を含む側頭葉上部〜頭頂葉下部の障害），失読失書（左角回とその周辺の障害）および純粋失書（左頭頂葉障害の他，左中前頭回後部のいわゆるExnerの書字中枢でも生じる），Gerstmann症候群（左下頭頂小葉の障害による手指失認・左右障害・失書・失算．それぞれが独立しても生じ得る）がみられる．右半球損傷の場合，半側空間無視（右頭頂葉，特に下頭頂小葉の障害），半側性の病態失認（右頭頂葉を含む広範な障害），着衣障害（右頭頂葉障害）が生じる．一般に脳障害が両側性の場合症状が重症化する傾向があり，両側性障害でのみ出現する症状もある．中大脳動脈領域内では，両側の頭頂後頭葉の障害ではBálint症候群（視覚失調：optische Ataxie，精神性注視麻痺，視覚性注意障害）が，両側の横側頭回の障害では皮質聾が，両側の側頭平面〜上側頭回の障害では聴覚性失認が生じる．

e）後大脳動脈梗塞（図）

後大脳動脈の大部分は脳底動脈から左右に分岐し，脳幹を取り巻く際に穿通枝を分枝し，後方に走り側頭葉・後頭葉下面への皮質枝を分枝したのち，後頭葉内側・頭頂葉内側下部を灌流する（皮質枝は順に，前側頭動脈，後側頭動脈，鳥距動脈，頭頂後頭動脈[1,2]）．頭頂後頭動脈は後脳梁周囲動脈に分枝する．

後大脳動脈は一次視覚野を灌流するため，その閉塞により同名半盲を中心とする種々の視野障害（両側性障害であれば皮質盲）を生じる．この盲の否認は病態失認の一種でAnton症候群とよばれる．一方，一次視覚野からの視覚情報の処理は，背側（背背側と背腹側）への経路と，腹側への経路に大別される[6]．

後大脳動脈の各分枝の閉塞領域に応じて，視覚背側経路の障害では視空間障害，視覚腹側経路の障害では視覚認知障害が生じる．ただしこれらは中大脳動脈との灌流分布のバリエーションにも影響される．背側の梗塞が頭頂葉に及ぶと，両側障害による背側型同時失認や視覚失調（Bálint症候群の部分症状），右半球障害による左半側空間無視が生じる．なお一側の頭頂後頭葉接合部病変では（梗塞例は少ないようだが），視覚性運動失調（ataxie optique）が生じるとされる．これは視覚失調と異なり，注視対象はつかめるが，対側周辺視野の目標をつかめなくなる現象である．脳出血での発症の際は一側病変でも両側視野に，主に対側の上肢使用で出現する傾向がある[7]．

左側の後頭葉病変による右同名半盲に左脳梁膨大部の障害を合併すると（古典型）純粋失読や色名呼称障害が生じ，右脳梁膨大後方域から頭頂葉内側（楔前部）の障害では，地誌的障害のうち道順障害が生じる．脳梁膨大部自体の損傷では前述の離断症状がみられるが，脳梁膨大部後方皮質（帯状回の最後部）の障害では記憶障害が生じることがある．

視覚腹側経路の障害では，紡錘状回や舌状回といった後頭葉・側頭葉後下部の病変で，それと対側視野の大脳性色盲，右ないし両側性障害での相貌失認や地誌的障害（街並失認：右海馬傍回後部の障害），左または両側性障害での物体失認（狭義の視覚失認）等が生じるとされる．

さらに側頭葉内側前方の障害では，左海馬・海馬傍回損傷による記憶障害（両側性障害の場合は重度遷延性の障害）が生じる．また後頭葉損傷の急性期〜回復期では視覚の陽性症状として，変形視や半盲内幻視・視覚保続がみられることがある．てんかん性のこともあるが，患者から訴えることは少なく，積極的な聴取で明らかとなる．

f）大脳の多領域の梗塞

脳梗塞に限らないが，意識障害であるせん妄とは別の，広範囲ないし複数病変による特異な神経心理症状が知られている．重複記憶錯誤は唯一なはずの人物や場所が複数あると主張するもので，自身の場所や周囲の人物を，親しい別のものと誤認する作話を伴うことがある．右大脳半球の前・後病変の合併や両側前頭葉病変，変性性認知症に脳血管障害を合併した際等にみられる[8]．急性期

から回復期にかけ一時的にみられ，徐々に消退するが，軽快後でも全身状態の悪化に伴い再燃することもある．

右半球病変ではこの他にも妄想の出現が比較的多く，親しい人物がすり替わっていると解釈するカプグラ症候群等の妄想性誤認症候群や，片麻痺への病態失認に合併して「自分の手ではない」等と作話する somatoparaphrenia もみられることがある．

脳損傷の局在との関連や発症機序には未解決な点が多く，患者陳述や転棟等環境変化の詳細な記載が重要であるが，妄想が介護者への嫉妬や自身への否定的態度となってリハビリテーションへの妨げとなる際には，精神科的介入が必要となる．

g) 大脳穿通枝の梗塞

前大脳動脈からの穿通枝は尾状核頭・被殻や淡蒼球の前部・内包前脚等を，中大脳動脈からの穿通枝は尾状核・被殻・淡蒼球を，後交通動脈・後大脳動脈からの穿通枝は視床を栄養する．なお内包膝部は内頸動脈末端からの穿通枝に栄養される．

皮質下の小梗塞は遠隔効果としての機能抑制 (diaschisis) や線維連絡の離断等により皮質症状 (高次脳機能障害) を生じることがある．線条体内包梗塞では左側病変で失語，右側病変では半側無視が，内包膝部梗塞や尾状核頭梗塞では意欲低下・前頭葉徴候等が出現する．

一方視床には閉塞により特徴的な高次脳機能障害をきたす 4 種の血管領域がある[1,2]．視床灰白隆起動脈 (tuberothalamic artery) は視床の前方を支配し，梗塞により無感情，保続，見当識障害，超皮質性感覚失語様症状や記憶障害・失計算 (左病変)，半側空間無視や視覚性記憶障害・視空間操作障害 (右病変) 等を生じる．傍正中視床動脈 (paramedian thalamic artery) は視床内側を (ときに両側性に) 支配し，梗塞では意識障害から過眠を生じる．左病変では言語障害・失声・記憶障害等を，右病変では無視・視空間過程の障害・非言語性記憶障害・アパシー・自発性低下等を生じる．両側性の場合は重度障害となり，無言性無動や，稀に小児様行動変化を生じる[9]．視床膝状体動脈 (thalamogeniculate artery) は視床の下・外側を支配し血管障害の頻度が最も高いとされる[10]．梗塞では左病変で言語障害，右病変で無視を生じる．後脈絡叢動脈 (posterior choroidal artery) は視床後部を支配し，梗塞の場合半盲を生じうるが，神経心理学的異常は少ないという．

h) 椎骨・脳底動脈領域の梗塞

脳底動脈先端部の閉塞は top of the basilar syndrome とよばれ，塞栓性が多く，脳幹や両側後大脳動脈領域の梗塞により意識障害や多彩な皮質症状をきたす．中脳や橋病変では脳脚幻覚症 (中脳性幻覚) がみられることがある．幻視は明瞭で，幻視に対する批判が保たれ，睡眠異常を伴うという．さらに多彩な幻覚や錯覚の報告として，橋の脳血管障害では幻触や幻音楽・余剰幻視が，橋や延髄外側病変では視野の 90 度ないし 180 度回転 (傾斜視ないし逆転視)[11] が知られている．

一般に後頭蓋窩病変では神経症状や嘔吐・意識障害が主体で神経心理学的検討が難しいが，近年では小脳限局性病変でも遂行機能や注意の障害・言語障害・視空間認知障害・情動や自発性の障害等が生じ得るとされ[12]，この点を考慮した回復期の評価が必要である．

(3) 治療

出血等の禁忌事項がなければ，急性期治療として発症 4.5 時間以内の静注血栓溶解療法，および近年ではこれに併用もしくは単独で発症 8 時間以内に脳血管内治療 (機械的血栓回収療法) が行われる．血管内治療は，発症時間不明 (起床時発症) の脳梗塞でも厳密な選択基準下での有用性が報告される等，その適応が拡大している．治療後に非典型的な病変分布をもつ脳梗塞例をみることがあり，その際にも系統的な神経心理学的評価が重要である．再発予防には動脈硬化リスクの管理に加え，アテローム血栓性脳梗塞やラクナ梗塞には抗血小板薬内服 (中等度以上の内頸動脈狭窄症には頸動脈内膜剥離術や頸動脈ステント留置術)，心原性脳塞栓症には抗凝固薬の内服が行われる．

脳出血

(1) 病態

50歳以上の84%が高血圧性脳出血で[4]、高血圧により穿通枝が類線維素変性や微小動脈瘤を生じ、破綻して出血する。一方脳表の小動脈壁にアミロイド蛋白が沈着・脆弱化し破綻するのが皮質下出血で、高齢者に多い（脳アミロイドアンギオパチー）。脳血管奇形や脳静脈血栓症、抗血栓薬内服も脳出血の原因となる。血腫による脳実質の破壊に、圧迫や浮腫による周囲の微小脳循環障害、脳室穿破による水頭症・脳ヘルニアが合併しやすく、早期から頭痛・嘔吐・意識障害等の脳圧亢進症状がみられやすい。急性期を過ぎれば血腫の縮小に伴い症状は軽快し、消失する場合もある[13]。皮質下出血ではその局在に応じた皮質症状が出現するが、穿通枝領域の出血でも皮質症状が出現し得る。これは皮質下の血腫が、半球内白質離断、皮質循環・代謝障害、二次的な皮質血流低下（遠隔効果）を複合的に生じるためとされる[13]。それゆえ脳出血では、血腫の大きさや進展方向・周囲組織への影響の把握が重要で、時間経過・全身状態を併せて総合的に患者評価を行う。

(2) 障害像

脳出血の部位別頻度は被殻出血31%、視床出血28%、皮質下出血20%、脳幹出血9%、小脳出血8%、尾状核出血1%となる[4]。被殻出血では左側病変で分類困難な失語が、右側病変で半側空間無視、着衣失行、構成失行、病態失認等が出現しうる[13]。また左右いずれかの一側性被殻出血で、周囲の聴放線の障害による環境音認知障害が出現することがある[13]。左被殻出血後の失語症では、記号素性錯語の遷延が報告されている[14,15]。これは呼称等で実在語である複数の記号素（意味を有する最小の音声単位）が合成して表出される錯語（例：シンブンヅクエ）で、保続性・非保続性がある[14]。正しい語を探索する態度がみられる点で、錯語に無関心で全般性精神症状を伴う非失語性呼称錯誤とは区別される[15]。視床出血の場合、視床が第三脳室に接しているため、脳室穿破・水頭症による全般性の重症化をきたしやすい。また視床が広範な大脳皮質との相互連絡をもつことから、被殻出血よりも多彩な障害像を呈する。左視床出血では超皮質性感覚失語様の失語や記憶障害、稀ではあるがGerstmann症候群が、右側病変では消去現象・半側空間無視等の注意障害等が出現し得る。尾状核頭出血では梗塞と同様に、記憶障害や前頭葉徴候が出現し得る。

(3) 治療

厳格な血圧管理を含む全身管理により血腫増大を予防する。抗脳浮腫薬点滴や、救命を目的とした血腫除去術が施行されることがある。

くも膜下出血（SAH）

(1) 病態

脳・脊髄を囲むくも膜下腔に出血が生じた状態がSAHである。原因は外傷性を除けば多くが特発性脳動脈瘤の破裂で、まれに脳動静脈奇形等による。脳動脈瘤破裂部位別頻度は、前交通動脈32.9%、内頸動脈—後交通動脈分岐部29%、中大脳動脈21.4%となる[4]。「経験したことのない突然で最強の頭痛」を特徴とし、悪心嘔吐や項部硬直がみられることもある。SAHが多量であれば脳脊髄液の循環障害から脳圧亢進をきたし、意識障害等びまん性脳障害を生じる。さらに不整脈や肺水腫・低ナトリウム血症等を生じて全身状態を悪化させる。また初回の出血が少量でも、動脈瘤の再破裂が生じれば予後は不良となる。

亜急性期には出血後7〜10日をピークとする血管造影上の脳血管攣縮が、また出血後4〜14日の時期に局所性脳障害や死亡の原因となる遅発性脳虚血（脳梗塞）が生じる。なお近年では遅発性脳虚血は主幹動脈攣縮による脳梗塞ではなく、より多彩な（微小）血管・神経の変化による現象と考えられている[16]。また急性期から慢性期まで生じ得る合併症が水頭症で、経過良好だった例で症状に停滞・増悪がみられた場合、水頭症の合併を疑うべきである[16]。

(2) 障害像

前交通動脈瘤破裂例の術後の障害として，前脳基底部損傷による健忘と人格変化が知られている．海馬損傷による純粋健忘（前向・逆向健忘はあるが即時記憶や知能は保たれる）に比較し，前脳基底部障害による健忘は，①側頭葉損傷による健忘と異なり，名前や顔等個々の刺激は覚えられても，それらを統合できない（顔は覚えても名前が異なる等），②覚えた個々の刺激に時間的な目印をつけられない，③無関係な情報による，自発的・空想的な作話を伴う，④手がかりが再生や再認を改善させる，とまとめられている[17]．実際にはこれらの他にも種々の前頭葉障害を伴うことがある．

一方SAHによる脳障害は全般性でもあり，発症1年後の時点での神経心理評価にて，視空間機能・視覚性記憶，遂行機能と精神運動速度，言語，言語性記憶，注意および作業記憶の順に障害が多くみられた[18]．2つ以上の認知領域の障害がみられる例は13％あり，この場合予後は不良で，年齢と遅発性脳梗塞の存在が関連していた[18]．SAHの高次脳機能障害の改善には，合併する遅発性脳梗塞や水頭症の治療が重要である．

(3) 治療

脳動脈瘤によるSAHでは再出血の予防として，直接的な動脈瘤のクリッピング術か，血管内治療によるコイル塞栓術のいずれかが施行される．脳血管攣縮の予防としての血管拡張薬の点滴や，水頭症への加療が行われる．

その他の脳血管障害

(1) もやもや病

主に両側内頸動脈終末部のウィリス動脈輪の進行性狭窄～閉塞により，側副血行として「もやもや血管（拡張した穿通動脈等）」が出現する原因不明の疾患で，小児では脳虚血，成人では脳虚血または出血で発症する．前方循環系で通常の血管支配領域と異なる両側前頭葉皮質・皮質下や基底核の多発脳梗塞がみられることがあり，損傷部位に応じた高次脳機能障害をきたす．一方成人もやもや病では脳血管障害を発症していなくても，うつや不安・アパシーに加え，軽度の遂行機能や情報処理能力・呼称の障害がみられるものの，知覚や記憶は比較的保たれるという[19]．その機序として慢性虚血による白質優位の脳微細構造の障害が推定されている[20]．根治療法はなく，抗血小板剤の内服や，頭蓋内外血行再建術（浅側頭動脈—中大脳動脈バイパス術等）が行われることがある．

(2) 脳動静脈奇形（AVM）

流入動脈→ナイダス（脆弱な異常血管の塊）→流出静脈から成る脳組織内の先天奇形で，大量の血液が動脈から静脈へ短絡する．周囲に圧迫や循環障害を生じ，てんかん発作の他，若年性脳出血の原因となる．出血による脳損傷の他，非出血例でも神経心理検査にて注意や記憶等の認知機能の軽度低下がみられる．この機能低下はAVMが一側大脳だけにあっても，両側各半球の認知機能でみられるとされ，短絡により対側大脳を含む正常脳での有効血流が「盗血される」ことによるという[21]．AVMは大きさや解剖学的特徴に応じて，外科的摘出・血管内塞栓治療・定位放射線治療（ガンマナイフ）が単独または併用で行われるが，放射線治療後数年の経過でAVMの縮小と認知機能の改善を得たとの報告もある[22]．

なお，硬膜内に動脈と静脈の異常短絡が形成されるのが硬膜動静脈瘻（dural artery-venous fistula；dAVF）で，ナイダスはなく，非外傷性のものは原因不明である．うっ血性の静脈圧上昇が，脳圧亢進や脳出血の原因となる．また脳静脈のうっ滞や血栓症等が緩徐進行性の認知症様症状を生じることもある．短絡を閉塞する血管内治療で改善する例があり，早期の診断が重要である．

(3) 静脈性脳梗塞（脳静脈・静脈洞血栓症）

局所・全身の炎症・感染症，妊娠・出産や経口避妊薬，高度脱水等に関連して，亜急性に脳静脈（洞）に血栓が生じ，頭痛等の頭蓋内圧亢進症状や痙攣・意識障害，うっ血による血管領域に合わない両側視床の浮腫病変，脳梗塞や脳出血を生じる．横静脈洞や上矢状静脈洞閉塞が多いが，脳実質病変の存在や深部の直静脈洞血栓症は認知機能障

害と関連し，それにより4割弱で就労復帰が困難となる[23]．遂行機能障害は他の脳血管障害と同様に多くみられるが，記憶障害や失語は比較的多いという[23]．原疾患の治療と，出血例も含めた慎重な抗凝固療法が行われる．

(4) その他

近年頻度の高い特異な病態としては，悪性腫瘍に伴う凝固亢進状態を背景に多発性・両側性脳梗塞を発症するトルソー症候群(Trousseau症候群)，比較的若年性で後方循環に多く，層状の脳動脈内膜や中膜が裂けて偽腔を生じ，血管閉塞による虚血やくも膜下出血が生じる脳動脈解離，若年性で激しい頭痛とともに可逆性・分節性の脳血管攣縮を生じる可逆性脳血管攣縮症候群(reversible cerebral vasoconstriction syndrome)等がある．

おわりに

近年，各種疾患において神経心理検査による総合的な検討がなされるようになり，将来の治療を考えるうえで重要な知見となっている．その一方，神経心理検査は重い失語や運動・感覚障害のある患者では施行困難であり，患者の障害が過小評価される可能性もある[23]．それぞれの局所徴候は実際にはその障害部位を構成要素とするネットワークの障害と考えられるが，病巣や疾患から予想される徴候と患者の局所障害の関連を把握し，合わせて注意障害等全般性障害の評価を組み合わせることで，個々の脳血管障害患者の病像をよりよく把握することができると考えられる．

(林 竜一郎)

★文献

1) 田川皓一：脳卒中症候学(田川皓一編)，西村書店，2010．
2) 平山惠造，田川皓一：脳血管障害と神経心理学(平山惠造編，田川皓一編)，第2版，医学書院，2013．
3) Special report from the National Institute of Neurological Disorders and Stroke. Classification of cerebrovascular diseases III. *Stroke* 21：637-676, 1990.
4) 小林祥泰：脳卒中データバンク2015(小林祥泰編)，中山書店，2015．
5) 秋山直樹・他：無症候性頸動脈狭窄症における軽度認知機能障害．神経内科 84：557-561, 2016.
6) 平山和美・他：高次脳機能障害の理解と診察 視覚性注意障害(背側型同時失認)．*Clin Neurosci* 31：386-388, 2013.
7) 前島伸一郎・他：視覚性運動失調の臨床症候と経時的変化からみた重症度の検討．失語症研 11：131-139, 1991.
8) Godefroy O et al：Vasucular cognitive impairment in the stroke unit and after the acute stage. In：The behavioral and cognitive neurology of stroke, 2nd edition, Godefroy O (Eds), Cambridge University Press, New York, 2013, p25.
9) Fukatsu R et al：Persisting Childish Behavior after Bilateral Thalamic Infarcts. *Eur Neurol* 37：230-235, 1997.
10) Sáez de Ocariz MM et al：Thalamic vascular lesions. Risk factors and clinical course for infarcts and hemorrhages. *Stroke* 27：1530-1536, 1996.
11) Bogousslavsky J, Meienberg O：Eye-movement disorders in brain-stem and cerebellar stroke. *Arch Neurol* 44：141-148, 1987.
12) 大沢愛子，前島伸一郎：小脳を中心としたテント下病変の高次脳機能．高次脳機能研究 28：192-205, 2008.
13) 山本晴子，峰松一夫：脳出血と神経心理学．神経心理学 20：207-212, 2004.
14) 大石如香・他：左被殻出血後に記号素性錯語を呈した一例．高次脳機能研究 36：476-483, 2016.
15) 水田秀子・他：記号素性錯語を呈した被殻出血後の失語症3例．失語症研究 14：204-212, 1994.
16) Lawton MT, Vates GE：Subarachnoid Hemorrhage. *N Engl J Med* 377：257-266, 2017.
17) Damasio AR et al：Amnesia following basal forebrain lesions. *Arch Neurol* 42：263-271, 1985.
18) Wong GK et el：Cognitive domain deficits in patients with aneurysmal subarachnoid haemorrhage at 1 year. *J Neurol Neurosurg Psychiatry* 84：1054-1058, 2013.
19) Karzmark P et al：Neurocognitive impairment in adults with moyamoya disease without stroke. *Neurosurgery* 70：634-638, 2012.
20) Kazumata K et al：Chronic ischemia alters brain microstructural integrity and cognitive performance in adult moyamoya disease. *Stroke* 46：354-360, 2015.
21) Mahalick DM et al：Neuropsychological sequelae of arteriovenous malformations. *Neurosurgery* 28：351-357, 1991.
22) Murray AL et al：Neuropsychological outcomes of stereotactic radiotherapy for cerebral arteriovenous malformations. *J Clin Neurosci* 21：601-606, 2014.
23) Bugnicourt JM et al：Cognitive impairment after cerebral venous thrombosis：a two-center study. *J Neurol* 260：1324-1331, 2013.

column

TMS

　経頭蓋磁気刺激（transcranial magnetic stimulation；TMS）は大脳皮質に対する非侵襲的な刺激方法のひとつで，TMSを連続的に適用する反復経頭蓋磁気刺激（repetitive TMS；rTMS）では，大脳皮質の神経細胞の機能を局所的に変化させることが知られている．具体的には，刺激頻度が5 Hz以上の場合を高頻度rTMS，1 Hz以下の場合を低頻度rTMSとよび，大脳皮質の神経細胞において高頻度rTMSは刺激部位の興奮性を局所的に亢進させるのに対し，低頻度rTMSではそれを抑制する．これにより，rTMSを治療的に用いる試みが加速し，現在までに脳卒中後運動麻痺やうつ病等に対して有意な改善効果が認められている．

　高次脳機能障害のひとつ，脳卒中後失語症に対してrTMSを治療的に用いた最初の報告は，2005年のNaeserらの論文[1]である．これに先立ち，左前頭葉障害の失語症では右前頭葉が過活動の状態になり，この右大脳の過活動性が左大脳に対する半球間抑制を過剰に引き起こすため，左大脳に残存する言語機能の向上に抑制的な影響を及ぼすことが示唆されていた．そこでNaeserらは，過活動状態にある右前頭葉下前頭回に抑制性の低頻度rTMSを適用し，左大脳に対する過剰な半球間抑制を減弱させることで言語機能が向上すると予想した．実際，脳卒中後運動性失語症患者の右前頭葉下前頭回に低頻度rTMSを適用し，物品の呼称で改善が認められている．

　その後，安保らは脳卒中後失語症患者に関して，言語課題による機能的MRI（fMRI）を実施し，失語症のタイプに応じて図aに示すような大脳賦活があることを明らかにした[2]．F7とF8は運動性失語，CP5とCP6は感覚性失語に対応し，たとえば，F8に賦活を認めた運動性失語では，F7への低頻度rTMS，またはF8への高頻度rTMSを検討する．このコンセプトに基づき，AboらはSLTAの呼称およびWABの復唱で有意な改善を認めている[3]．

　一方，失語症以外の高次脳機能障害の症状に関しても治療的rTMSの効果が期待されている．Sasakiらは脳卒中後のアパシー（apathy）に対し，前帯状皮質背側部から内側前頭前皮質（図b）をターゲットに高頻度rTMSを適用し，Apathy Scaleで改善を認めたと報告している[4]．

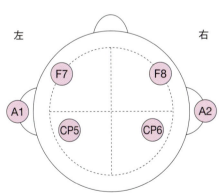
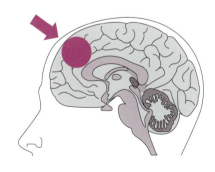

a）拡張10-20法に基づく失語症のタイプ別rTMS適応部位

b）脳卒中後のアパシーに対するrTMS適応部位

図　高次脳機能障害に対するrTMS適応部位

このように，治療的 rTMS の対象となる疾患や症状は多岐にわたると予想されるが，rTMS の適用に際しては脳機能イメージング等を駆使し，刺激部位と刺激頻度を慎重に検討することが最も重要である．

（木村郁夫，安保雅博）

★ 文献

1) Naeser MA et al：Improved naming after TMS treatments in a chronic, global aphasia patient — case report. *Neurocase* **11**：182-193, 2005.
2) 安保雅博，角田 亘：脳卒中後遺症に対する rTMS 治療とリハビリテーション，金原出版，2013, pp73-86.
3) Abo M et al：Effectiveness of Low-Frequency rTMS and Intensive Speech Therapy in Poststroke Patients with Aphasia：A Pilot Study Based on Evaluation by fMRI in Relation to Type of Aphasia. *Eur Neurol* **68**：199-208, 2012.
4) Sasaki N et al：The Efficacy of High-Frequency Repetitive Transcranial Magnetic Stimulation for Improving Apathy in Chronic Stroke Patients. *Eur Neurol* **78**：28-32, 2017.

疾患編

脳外傷

病態

(1) 脳外傷の病態生理

①病態の時間経過

a) 一次的脳損傷と二次的脳損傷

受傷時の衝撃（外力）により脳細胞が破壊される一次的脳損傷と，経過中に生じる低酸素や低血圧等の頭蓋外因子や，脳浮腫や脳虚血等の頭蓋内因子によって引き起こされる二次的脳損傷がある．一次的脳損傷では脳組織や硬膜の血管の破綻による頭蓋内出血を伴い，およそ受傷3～6時間後までの超急性期には出血が増大するリスクがある．意識障害を伴う頭部外傷患者の超急性期においては，意識レベルの評価・神経所見（特に瞳孔反応と四肢麻痺）・頭部CTによる厳重な経過観察を行う．

次いで受傷1～2週後までの急性期には，二次的脳損傷の抑制が治療の主体となる．重症例では，頭蓋外因子に対して全身状態の安定化を図り，頭蓋内因子については脳浮腫と頭蓋内圧（脳圧）の制御（次項参照）のために集中治療が行われる．その後，受傷3～4週後までの亜急性期に脳浮腫は徐々に消退し，脳機能の回復が期待される．重症例では脳浮腫が遷延し，脳圧の正常化までに1カ月以上を要する場合もある．亜急性期に合併症を発症して全身状態が悪化すると，脳機能の回復は妨げられる．

b) 脳浮腫と頭蓋内圧（脳圧）亢進

病理学的には，受傷直後から脳損傷や血腫による圧迫は脳浮腫をきたし，臨床的には受傷3～4日後をピークに，軽症例では受傷後約1週間，重症例では受傷から1カ月以上にわたり脳浮腫の影響による脳機能障害を認める．画像検査上の脳浮腫の消失は臨床症状の改善より遅れ，受傷後3カ月以上を要することもある．

脳浮腫で頭蓋内の容積が増加すると脳圧が亢進し，脳灌流圧（平均血圧から脳圧を引いた値）の低下を招く．その結果，一次的脳損傷の周囲に存在する可逆的傷害領域（ペナンブラ）の虚血を引き起こし，二次的脳損傷が増悪する．脳圧亢進の最重症では，脳ヘルニアをきたして脳幹圧迫から死に至る．

c) 通過症候群

時間の経過とともに意識障害が改善するに従い，自発性低下や精神症状（不穏・錯乱，情動の抑制障害，夜間覚醒）等の高次脳機能障害が顕在化し，およそ数週間の経過で改善することがあり，通過症候群とよばれる．一過性の高次脳機能障害で，受傷1～3週後の亜急性期にみられることが多く，脳挫傷に伴う脳浮腫の消退等により脳機能の改善がみられるためと考えられている．損傷部位や程度によって症状は改善せずに後遺症として残存するので，後方視的に症状が一過性であった場合"通過症候群"という．数日の経過で症状は変動することがあるので，薬物療法の調節に注意を要する（p122参照）．

②慢性期に発症する病態

脳外傷により髄液腔（脳室内やくも膜下腔）に出血すると，慢性期に脳脊髄液（髄液）の吸収障害をきたして脳室拡大を示す外傷性水頭症（いわゆる内水頭症）や，硬膜下腔の開大を示す硬膜下水腫（いわゆる外水頭症）を発症することがある．CT上の変化は，脳浮腫が消褪し脳圧が正常化する受傷後2～3週頃から明らかになることが多く，受傷1～3カ月後までが好発時期とされる．

a) 慢性硬膜下血腫

硬膜下水腫に出血を伴うと慢性硬膜下血腫となる．転倒等のエピソードを契機として急性増悪する場合もあるが，多くは経過中に明らかな頭部打撲は認めず緩徐に進行する．硬膜下水腫の所見を

経て慢性硬膜下血腫に至る症例もあるが，CTを経時的に施行しても予測が難しく，慢性硬膜下血腫として急性発症する場合も多い．

CTでは脳表の硬膜下腔に三日月形の高吸収域(high density area；HDA)として描出される．血液濃度によって，髄液に近い低吸収域(low density area；LDA)から等吸収域(isodensity area)を呈することも多い．急性硬膜下血腫(後述)と異なり，血腫厚や脳の圧迫の程度(midline shift)に比して意識障害は軽度である．慢性期の血液はMRIによる診断能が高く，T1強調画像(weighted image；WI)とT2WI/FLAIR画像の両者で等信号(iso intensity)～高信号(high intensity)を示す．それに対して髄液は，T1WIとFLAIR画像で低信号(low intensity)を示す．

b）硬膜下水腫

症状を呈しないことが多く，治療対象となることは稀である．CTで脳溝の描出が不明瞭，midline shiftを認める等，脳の圧迫所見があり頭痛等の症状を伴う場合は，慢性硬膜下血腫に準じた治療を検討する．

c）外傷性正常圧水頭症

脳室拡大がみられるものの脳圧は軽度上昇～正常範囲に保たれていることが多く，続発性正常圧水頭症(secondary normal pressure hydrocephalus；sNPH)の病態を示す．脳室内出血(後述)の急性期に髄液の循環路を閉塞して発症する"急性水頭症(非交通性)"とは異なり，髄液の循環路には閉塞は認めず，交通性水頭症に分類される．

画像検査では，脳萎縮に伴う脳室の拡大としばしば鑑別が困難である．脳外傷後では，大脳の脳挫傷やびまん性軸索損傷(後述)によっても，脳細胞の喪失により脳萎縮の所見を示す．

③外力の加わり方と脳損傷

a）直線的外力

転倒して頭部を打撲したような受傷機転により，直線的な加速および減速が加わる．打撲部位に一致して，頭蓋骨に衝突した脳表を中心に脳挫傷が生じる場合を"直撃損傷"といい，前頭部の打撲では前頭葉の脳挫傷を生ずることが多い．一方，打撲部位と反対側の脳挫傷を生じる場合が"反衝損傷(contrecoup injury)"で，後頭部や側頭部の打撲の際に多く，前頭葉や側頭葉に脳挫傷を生じる[1]．すなわち，直線的外力を受傷機転とした脳挫傷は，前頭葉および側頭葉に発症することが多い．

b）回転性外力

強く頭部が回転した場合には角加速度が加わり，脳実質にひずみ(剪断力)が働くため，神経細胞から伸びる神経軸索が断裂してびまん性に脳損傷が生じる．びまん性軸索損傷の発生メカニズムとして知られている．

(2) 脳外傷の損傷形態

頭蓋骨および頭蓋内の損傷については，Gennarelli分類(表1)[2,3]が用いられることが多い．頭蓋骨骨折と局所脳損傷(頭蓋内出血・血腫，脳挫傷)は頭部CT所見から診断されるが，びまん性脳損傷(脳振盪，びまん性軸索損傷)は頭部CTでは特徴的所見を示さず，臨床症状や頭部MRI所見で診断される．

①頭蓋骨骨折

基本的に高次脳機能障害が問題となることはない．ただし，頭蓋底骨折に髄液漏を伴って逆行性感染をきたし髄膜炎・脳炎を併発すると，高次脳機能障害が後遺症になり得る．

②頭蓋内出血・血腫

頭蓋内で髄膜は外側から，硬膜，くも膜，軟膜の3層構造をなし，くも膜と軟膜の間のくも膜下腔に脳脊髄液が存在する．頭蓋内出血・血腫の傷病名は髄膜との位置関係を表し，急性硬膜外血腫，急性硬膜下血腫，外傷性くも膜下出血，そして外

表1　Gennarelliの頭部外傷分類

頭蓋骨骨折	頭蓋骨線状骨折 頭蓋骨陥没骨折 頭蓋底骨折
局所脳損傷	急性硬膜外血腫 急性硬膜下血腫 脳挫傷 外傷性脳内血腫
びまん性脳損傷	脳振盪 びまん性軸索損傷

傷性脳内血腫の傷病名が付けられる．頭蓋内の出血・血腫は，頭部CTで脳実質よりもHDAとして描出される．

a）急性硬膜外血腫

出血が硬膜よりも外側に存在する硬膜外血腫は，合併する脳損傷の程度により脳機能障害の程度が決まる．合併する脳損傷が軽微で，硬膜外血腫が適切に治療されれば，機能予後は良好である．出血点は硬膜の表面を走行する硬膜動脈もしくは硬膜静脈洞で，血腫の直上に頭蓋骨骨折を伴うことが多い．頭部CTで凸レンズ型のHDAを示す．

b）急性硬膜下血腫

脳表の脳損傷からの出血により，くも膜は容易に破綻し，出血は硬膜下に広がり硬膜下血腫となる．脳損傷を伴ううえ，血腫が硬膜を介さずに直接脳実質を圧迫するため，機能予後，生命予後とも急性硬膜外血腫よりも不良である．脳損傷の所見に乏しく，脳表の小動脈あるいは架橋静脈（bridging vein）を出血点とする急性硬膜下血腫は高齢者に多くpure subdural hematomaともよばれ，機能予後が比較的良好な症例もある．頭部CTで三日月形のHDAを示す．

c）外傷性脳内血腫

脳実質内に血腫を形成すれば，外傷性脳内血腫となる．通常は，脳挫傷（後述）を伴う．頭部CTで脳実質内にHDAを示し，周囲に脳挫傷の所見（後述）を伴う．

d）外傷性くも膜下出血

脳表の脳損傷からの出血が少量の場合はくも膜が破綻せずに，出血はくも膜下腔の脳脊髄液に広がる．脳動脈瘤破裂によるくも膜下出血と区別するため，外傷性くも膜下出血とよぶ．脳挫傷やびまん性軸索損傷（後述）に伴う所見であるが，外傷性くも膜下出血が主病変の場合は，機能予後は良好である．頭部CTで，脳溝・シルビウス裂・脳底部脳槽のくも膜下腔に，線状もしくは帯状のHDAを示す．

e）外傷性脳室内出血

脳挫傷やびまん性軸索損傷に伴う所見であることが多いが，外傷性脳室内出血が主病変で出血量が少なければ，機能予後は良好である．ただし，出血量が多いと髄液循環路（モンロー孔や中脳水道等）を閉鎖して水頭症（非交通性）をきたして急性増悪することがある．一方，出血が遅発性に髄液循環障害をきたして外傷性水頭症（交通性）を発症することがある（p118参照）．頭部CTで脳室内に鏡面像（niveau）を形成するHDAを示す．

③脳挫傷

脳実質組織の損傷は程度にかかわらず脳挫傷とよばれる．損傷部位と損傷範囲に応じた脳機能障害をきたす．脳挫傷の周囲には脳浮腫を伴うため，急性期には脳挫傷に脳浮腫の影響が加わった脳機能障害を呈する（p117参照）．超急性期には，頭部CTでHDAとLDAが混在する"霜降り様"あるいは"salt and pepper"とよばれる所見を示す．受傷後数時間〜数日の経過で，脳挫傷からの出血が癒合して血腫を形成する場合が多く，外傷性脳内血腫（前述）の傷病名が加わることもある．

④びまん性脳損傷

画像診断で局所脳損傷（血腫あるいは脳挫傷）の所見に乏しい"脳全体"の損傷を指し，軽症の脳振盪から重症のびまん性軸索損傷まで，一連の疾患スペクトラムと理解されている（表1）．

a）脳振盪

軽症びまん性脳損傷の臨床診断である．臨床的には，CTでは頭蓋内に異常所見を認めないが，一過性の脳機能障害（意識消失や健忘等）を認めた場合をいう．これまではGennarelli分類に従い，受傷時の記憶喪失（健忘）あるいは受傷後6時間以内に回復した意識消失がある場合を脳振盪と定義していたが，近年では頭痛・めまい等の関連症状（表2）を含めて脳振盪の臨床診断を行うことが勧められている[4,5]．臨床的に脳振盪と診断された症例においても，MRIのT2WI/FLAIR画像・拡散（diffusion）強調画像（DWI）やT2*WIで微小な

表2 脳振盪を疑う臨床所見

徴候	意識消失，健忘，精神状態の変化，見当識障害，外傷後痙攣，記銘力障害，平衡感覚障害，視覚異常，しびれ感・感覚異常
症状	頭痛，めまい，嘔気・嘔吐，倦怠感・もやもや感，情緒不安定，イライラ感（易怒性），不眠，抑うつ，注意力の欠如

疾患編

表3 びまん性軸索損傷のMRI所見

部位	大脳深部（脳梁，放線冠，側脳室周囲の深部白質，大脳基底核等） 脳幹背側（脳幹障害を認める最重症例）
所見	FLAIR・T2WI・DWIで斑状〜楔状の高信号（限局的浮腫性変化） T2*WIで点〜斑状の明瞭な低信号（微小出血，ただし受傷数時間以内のオキシヘモグロビンは検出されない）

出血や浮腫性変化等の，びまん性軸索損傷の軽度のMRI所見（表3）が認められることがある．

b）びまん性軸索損傷

重症びまん性脳損傷の病理診断であるが，臨床的には意識障害が継続しCTでは意識障害を説明できる局所脳損傷（血腫や脳挫傷等）の所見がない場合をいい，大脳深部等に多発性の微小損傷を示すMRI所見（表3）を参考にして診断する．Gennarelli分類では，受傷直後から6時間を超える意識消失（昏睡）が持続するびまん性脳損傷をびまん性軸索損傷と定義している．外傷の国際的な解剖学的分類Abbreviated Injury Scale（AIS）では，Gennarelli分類に従い6時間を超える昏睡（昏睡の定義はGlasgow Coma ScaleでE1かつV1〜2かつM1〜5）を認めた場合をびまん性軸索損傷〔AISスコア4（病変が脳梁に及ぶ場合もしくは昏睡が12時間を超える場合はスコア5）〕とし，意識消失がないか6時間以内の場合を脳振盪（意識消失の有無と持続時間によりAISスコア1〜3）としている[6,7]．したがって，頭部MRIで表3に示すような所見を認めても，受傷後の意識消失（昏睡）を伴わなければ，びまん性軸索損傷の傷病名は不適当である．

なお，頭部CTでは脳実質内の点状出血や外傷性くも膜下出血，少量の脳室内出血等の非特異的所見を認めることがある．慢性期には脳全体の萎縮がみられ，画像検査上は脳溝や脳室拡大の所見を示す．

障害像および高次脳機能障害の特徴

（1）局所脳損傷
①前頭連合野脳挫傷

特に前頭前野（prefrontal cortex）あるいは前頭連合野（frontal association area）とよばれる前頭葉の前方は，霊長類，特にヒトで発達しており，高度な精神活動を司っている．脳挫傷の好発部位であるため，高次脳機能障害が問題になることが多い．

一側性の傷害では重篤な精神症状はほとんど出現しないが，両側性傷害の場合には何らかの症状が認められることが多い．前頭葉穹窿部から底部（眼窩上部）の脳表を中心とした脳挫傷では，frontal convexity syndromeとorbitofrontal syndromeの2つの症候群が出現する．損傷が穹窿部と底部の両者に及ぶ場合は，frontal convexity syndromeの自発性低下によりorbitofrontal syndromeの人格変化（知性の低下や道徳性の欠如）がマスクされて"鈍い多幸症"を示すといわれている．

a）Frontal convexity syndrome

Brodmann area 9・10（図a）を中心とした穹窿部の傷害により自発性が欠如し，一連の複雑な思考，行動，判断力が障害される[8]．自発性の低下を示した右前頭葉の脳挫傷患者（図b）における，受傷15日後の看護記録を以下に示す[9]．

・欲がなくなって，何でもどうでもよい，という状態．
・食事を見ても食べたいと思わない．義務的に食べている．
・気分の落ち込みはない．
・もともといろいろ自分でできていたが，入院してからよくならない．

b）Orbitofrontal syndrome

眼窩に面した前頭葉底部Brodmann area 11（図a）を中心とした傷害により，抑制が取れて感情の起伏が激しく，多幸性になる[8]．自らが置かれた立場の判断に乏しく，抑制が取れた性的行動や，粗暴な言動がみられる．情動をコントロールする高次脳機能が障害されるため，社会的行動上の問

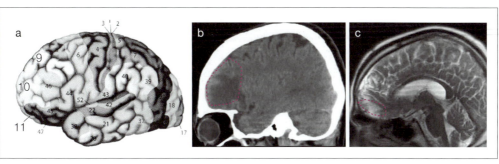

図　Brodmann area と前頭葉脳挫傷
a：Brodmann area.
b：Frontal convexity syndrome を呈した症例の頭部 CT 矢状断．Area 9,10（点線）の脳挫傷の所見．
c：Orbitofrontal syndrome を呈した症例の頭部 MRI 矢状断．Area 11（点線）の脳挫傷の所見．

題を生じる．両側前頭葉底部の脳挫傷患者（図c），緊急開頭術 34 日後の看護記録を以下に示す[9]．
　・夜間覚醒し，ナースコール頻回にあり．表情険しく，訪室した看護師を蹴ろうとする．
　・苛立ち，起き上がり手足をばたつかせる．表情とても険しい．消灯後より眼光鋭く落ち着きがなくなる．要件が伝わらないと，苛立ち著明となり，柵を蹴ったり間欠的に興奮する．
　・ナースコール頻回．同じ内容（トイレ，拘束）でこだわり，苛立つ．

また，抑制が取れた性的言動がみられた，右前頭葉底部の脳挫傷患者，緊急開頭術 7 日目後の看護記録を以下に引用する．
　・移動の際に「ベッドの柵を持ってください」と言った看護師に対して，「腕を持っていいの？じゃあ，お尻も持っていい？」

②頭頂・側頭連合野脳挫傷

損傷部位に応じた巣症状として失語・失行・失認等の高次脳機能障害を認める．多くは運動・感覚障害等の局所神経症状や意識障害を伴い，亜急性期以降に意識障害が改善するに従い高次脳機能障害が明らかになる．

(2) びまん性脳損傷

①脳振盪

頭痛等の脳振盪症状（表2）の多くは受傷後 6 カ月までにはほぼ消失するが，約 1 割の患者では 1 年以上持続することがある[10]．ICD-10（F07.2）の診断基準[11]に基づき，通常は意識消失を伴う頭部

表 4　脳振盪後症候群の症状

・頭痛
・めまい
・疲労感
・いらいら
・集中力の欠如と精神的な課題の遂行困難
・記憶障害
・不眠
・ストレスや感情興奮あるいはアルコールの許容低下

外傷後に表 4 の症状のうちのいくつかを認める場合，脳振盪後症候群と診断する．

脳振盪の繰り返しにより，認知機能障害等の高次機能障害を呈する可能性が報告されている．特に，コンタクトスポーツにおける"繰り返される脳振盪"の危険性が指摘されており，脳振盪の受傷の事実とその回数について受傷者自身の理解が必要である[5]．

②びまん性軸索損傷

損傷の程度・部位・範囲により，異なる重症度の意識障害（昏睡からほぼ意識清明まで）が後遺症として認められる．意識障害が軽度の場合は高次脳機能障害が前景をなし，局所脳損傷に起因する失語・失行・失認の巣症状よりも，記憶障害・注意障害・遂行機能障害・社会的行動障害等の認知障害を認める[5]．慢性期における自宅療養から仕事復帰の過程で，本人や家族の訴えから明らかになることも多い．厚生労働省の高次脳機能障害診断基準[12]に準拠して，次のすべてを満たす場合に診断することが一般的である．

主要症状等：受傷の事実が確認されており，記憶障害・注意障害・遂行機能障害・社会的行動障害等の認知障害により日常生活または社会生活に制約がある．
検査所見：画像検査（CT，MRI）等により脳損傷の存在が確認されている．
除外項目：主要症状と検査所見は受傷前から有していない．

(3) 慢性期に発症する障害
①慢性硬膜下血腫
　頭痛，嘔気，血腫反対側の片麻痺，さらに進行すると意識障害を呈する．認知症状等の高次脳機能障害が初発症状となることもある．好発時期は受傷1〜3ヵ月後とされ，急性期のCTでは異常なしとされた軽症頭部外傷後でも，高齢者，特に抗凝固薬や抗血小板薬内服の危険因子を有している場合は，好発時期に診察し頭部CTを考慮する．

②外傷性正常圧水頭症
　拡大した脳室が脳を圧迫することで，歩行障害・認知症・尿失禁等の症状を呈する．これらの症状は，先行疾患や原因を特定できない高齢者に発症する特発性正常圧水頭症と同様で，老化による症状と鑑別しづらいことがある．

治療
(1) 局所脳損傷（通過症候群を含む）
　損傷部位の神経局在に応じた諸症状（巣症状）に対する効果的な薬物療法はなく，リハビリテーションが主体となる．前頭連合野脳挫傷，特に orbitofrontal syndrome（p120参照）による精神症状（不穏・錯乱，情動の抑制障害，夜間覚醒等）に対しては，抗精神病薬や睡眠薬・抗不安薬が必要となることが多い．通過症候群では数日の経過で症状が進行あるいは改善する場合があり，薬物療法の効果を連日観察して，処方薬の調整を行う．

(2) びまん性脳損傷
①脳振盪
　運動の中止と休息が重要である．スポーツ外傷の場合は，受傷当日の練習や試合への復帰は禁止し，24時間以上の十分な休息をとり，症状がないことを確認のうえで段階的にスポーツに復帰する[4,13]．

②びまん性軸索損傷
　特異的な治療法はなく，リハビリテーションや生活支援等が主体となる．

(3) 慢性期に発症する障害
①慢性硬膜下血腫
　画像検査（CT，MRI）で診断され，血腫による脳の圧迫のために症状を呈している場合は，血腫除去術（局所麻酔下の穿頭・血腫ドレナージ術を行うことが多い）の適応となる．症状がないか，軽微な頭痛のみでは経過観察が可能な症例もある．この場合，当初は1〜2週ごとの診察とCTのフォローアップを行い，症状出現時にはただちに来院するように指示する．利水作用を有する漢方薬を処方することも多く，止血薬との併用も行われる〔処方例：①五苓散7.5g分3，②トラネキサム酸（500mg）3錠分3〕．

②外傷性正常圧水頭症
　水頭症に有効な内科的治療はなく，拡大した脳室にカテーテルを挿入し，髄液を他の体腔に流して脳圧をコントロールするシャント術を行う．慢性期の交通性水頭症に対しては，脳室腹腔シャント（V-P shunt），もしくは腰椎くも膜下腔腹腔シャント（L-P shunt）が行われる．

　正常圧水頭症は，老化による症状や脳萎縮に伴う脳室拡大のCT所見と鑑別しづらいため（p118参照），腰椎穿刺による髄液排除試験（タップテスト，正常圧水頭症では症状の改善がみられる）等の補助検査を行って手術適応を判断することが多い．

〔並木　淳〕

★ 文献

1) Cepeda S et al：Contrecoup Traumatic Intracerebral Hemorrhage：A Geometric Study of the Impact Site and Association with Hemorrhagic Progression. *J Neurotrauma* **33**(11)：1034-1046, 2016.
2) Gennarelli TA：Emergency department management of head injuries. *Emerg Med Clin North Am* **2**(4)：749-760, 1984.
3) 並木 淳：救急白熱セミナー 頭部外傷実践マニュアル, 中外医学社, 2014, pp33-35.
4) West TA, Marion DW：Current recommendations for the diagnosis and treatment of concussion in sport：a comparison of three new guidelines. *J Neurotrauma* **31**：159-168, 2014.
5) 日本脳神経外科学会, 日本脳神経外傷学会監：重症頭部外傷治療・管理のガイドライン第3版, 医学書院, 2013, pp167-172.
6) Association for the Advancement of Automotive Medicine (AAAM)：Abbreviated Injury Scale (AIS) 2005-Update 2008, Barrington, IL, 2008.
7) 並木 淳：救急白熱セミナー 頭部外傷実践マニュアル, 中外医学社, 2014, p131.
8) 後藤文男, 天野隆弘：臨床のための神経機能解剖学, 中外医学社, 1992, pp40-41.
9) 並木 淳：頭部外傷の画像所見. 頭部外傷と高次脳機能障害 (日本高次脳機能障害学会 教育・研修委員会編), 新興医学出版社, 2017, pp48-51.
10) 日本脳神経外科学会, 日本脳神経外傷学会監：重症頭部外傷治療・管理のガイドライン第3版, 医学書院, 2013, pp155-161.
11) World Health Organization：ICD-10 Version：2016：http://apps.who.int/classifications/icd10/browse/2016/en#/F07.2(2017年11月10日閲覧)
12) 高次脳機能障害ネットワーク：高次脳機能障害診断基準：http://koujinou.net/koujinoukinoushougai/kijun.php (2017年11月10日閲覧).
13) 並木 淳：救急白熱セミナー 頭部外傷実践マニュアル, 中外医学社, 2014, p86.

疾患編

脳炎・脳症

脳炎・脳症とは

　脳炎とは脳の炎症であり，脳症は炎症所見が目立たないものである．脳炎の典型例では単純ヘルペスウイルス等のウイルスが脳の中で直接増殖することによって中枢神経の障害が起きる．脳炎には他にも，肺小細胞がん等，腫瘍に対する自己抗体が遠隔にある脳内に炎症を起こす傍腫瘍性脳炎や，非傍腫瘍性であるが自己抗体が介在する自己免疫性脳炎がある．脳症には肝性脳症や可逆性後部白質脳症，薬剤性脳症等，さまざまな疾患が含まれるが，ここでいう脳症とはインフルエンザ脳症でみられるように脳以外の場所で起きている感染がサイトカイン等によって間接的に脳の障害を起こす疾患や，橋本脳症等自己免疫疾患における中枢神経症状を指す．

　脳炎・脳症の後遺症の特徴としては，麻痺や感覚障害は少ないが，好発部位である側頭葉内側損傷によるエピソード記憶障害を中心とした高次脳機能障害が残存することが多い．脳炎・脳症は診断技術や治療法が以前より進歩したため，後遺症は軽減してきている．しかし，脳血管障害に比べて若年者にも多く出現するため，罹患した人は高次脳機能障害を抱えながら長い人生を送ることになる．特に小児や青年期，あるいは成人早期に罹患して脳炎・脳症による高次脳機能障害を背負った場合，リハビリテーション（以下リハ）における対応や方向づけはその後の人生の要となる．

　脳炎・脳症は原因ごとに大きく，ウイルス性脳炎，自己免疫疾患に関連する脳症，傍腫瘍性や非傍腫瘍性等の自己抗体介在性による脳炎に分けられる．本項では，この中でも高次脳機能障害やリハと深く関連する脳炎・脳症について概説する．それぞれの原因によって臨床像，治療法，後遺症は異なるため，各項目に分けて説明していく．

ウイルスによる脳炎・脳症

(1) 単純ヘルペス脳炎

　脳炎の原因として確定しているものとして単純ヘルペスウイルス（herpes simplex virus；HSV）が最も多い起炎ウイルスであり，日本においては脳炎全体の約20％を占める[1,2]．大部分は単純ヘルペスウイルス1型によって起こるが，少数例では2型によって起こる．どの年代においても発症するが，50～60歳に1つのピークを認める．典型例では発熱，頭痛，意識障害，精神症状，痙攣を認め，急性あるいは亜急性（ときに慢性の経過もとり得る）の経過をとる．臨床所見，髄液，脳波，頭部CT・MRI所見，ウイルス学的検査等を参考に診断を行う．髄液からのPCR（polymerase chain reaction）法によるHSVゲノム陽性が第一選択の診断的手技とされ，発症1～7日での検出率は60～80％とされる[1,2]．頭部MRIでは内側を中心とする側頭葉，前脳基底部，前頭葉眼窩部，島回の病変が多い[1,2]．

　治療はアシクロビルが有効とされ，不応例にはビダラビンの使用が勧められる[1,2]．また，脳浮腫の軽減や炎症性サイトカインの抑制にステロイドの併用は効果があるとされ，痙攣に対して抗痙攣薬，頭蓋内圧亢進に対しては脳圧降下薬等全身管理も必要となる．治療は早ければ早いほど予後がいい[3]．

　単純ヘルペス脳炎はウイルス性脳炎で最も症例数が多いため，予後については詳しくわかってきている．一方で他のウイルス性脳炎の予後に関してはまとまった報告は少ない．単純ヘルペス脳炎の予後は抗ヘルペスウイルス薬の導入以後大きく改善した．死亡率は10％以下に減少した一方で，なお約40％で高度の後遺症が残存する[1,2]．抗ウイルス薬の導入により，クリューバー・ビューシー

症候群のように広範な両側側頭葉病変の例は減り，比較的限局した病変での後遺症が増えている．最も多い後遺症はエピソード記憶障害であり，他にも脱抑制等の行動異常や遂行機能障害，嗅覚・味覚障害や痙攣発作がしばしば残存する．

神経心理所見に詳しいHokkanenらのレビュー[3]によると，エピソード記憶障害は75%の症例に認められ，損傷部位が内側側頭葉に広範であるとより重篤になる．知的機能や復唱等の即時記憶が保たれた中で前向性健忘と逆向性健忘を伴ったエピソード記憶障害が多い．逆向性健忘に比較的特化して障害が出現する場合もある．失語は超皮質性感覚失語が多く，呼称と単語の意味理解障害といった，語彙と意味に関する2方向性のアクセス障害を呈することが多い．また，言語面だけではなく視覚面等，さまざまなモダリティからの認知が困難となる意味記憶障害を呈することもある．

さらに，側頭葉前方の損傷となると意味記憶障害の中でも人物，動物，植物といった生物カテゴリーに特異的に障害が出現し，道具等の人工物の意味記憶が保たれるといったカテゴリー特異性障害が出現するという報告[4,5]もあったが，その後は否定的な報告が多い[6]．

(2) インフルエンザ脳症

わが国では年間100〜300例発症しているが，ほとんどが5歳以下の小児の罹患である．髄液からのインフルエンザウイルスは検出されず，末梢血IL-6の上昇がみられる等，サイトカインストームによる発症機序が考えられている[7]．頭部CTでは全脳や大脳皮質全域にびまん性低吸収域が出現したり皮髄境界が不鮮明となったりする所見が認められる．治療法は抗インフルエンザ薬に加えてステロイドパルス療法やガンマグロブリン大量療法を行い，重症例に関しては脳低体温療法，シクロスポリン療法，アンチトロンビンⅢ大量療法，血漿交換，エダラボン投与等が行われることもある[7]．予後は後遺症が25%の例で認められ，身体所見としては多い順にてんかん，運動麻痺，嚥下障害，視力障害，聴力障害であり，認知機能としては多い順に知的障害，視覚認知障害，失語症，記憶障害である[7]．認知機能に関しては，エピソード記憶障害が単独で出現する場合が多い単純ヘルペス脳炎とは異なり，脳全体のびまん性の障害を反映して全般的な認知機能の低下が認められる[3]．

(3) HIV脳症

HIV(human immunodeficiency virus)感染症に伴って出現する脳症である．HIVの中枢神経系への感染そのものによる直接的な障害とHIV感染に対する生体の免疫反応から生じる間接的障害の2つの機序が想定されている．HIV感染症には中枢神経日和見感染症としてトキソプラズマ脳炎，クリプトコッカス髄膜炎，CMV(cytomegalovirus)感染症，進行性多巣性白質脳症(progressive multifocal leukoencephalopathy；PML)等の合併頻度が高く，これらの疾患や他の中枢神経系の感染症，代謝異常，悪性腫瘍等を除外して診断する．

画像所見では頭部MRI T2強調画像やFLAIR画像にて大脳白質から基底核や脳幹部にかけてびまん性の高信号を生じる[8]．症状は処理速度や精神反応遅延等反応速度の遅延[9]をはじめとして，注意障害，アパシー，エピソード記憶障害，全般的認知機能の低下，行動異常等の高次脳機能障害に加え，運動機能障害が亜急性から慢性に進行する．上記の高次脳機能障害はびまん性の病変を反映するため巣症状ではなく，全般的である．

治療法は抗ウイルス薬を3〜4剤組み合わせて併用する抗レトロウイルス療法を行い，CD4陽性細胞数および血清HIVウイルス量，MRI所見，認知機能の変化をみて経過を追う[8]．HAART療法(highly active antiretroviral therapy)後に未治療患者で日和見感染の臨床症状が再増悪する(免疫再構築症候群)ことが報告されている．多くの例で高次脳機能障害は改善するが，さまざまなレベルの認知機能障害や行動異常が残存しやすい[10]．

(4) その他

成人では脳炎の原因のうち単純ヘルペスウイルスが約20%を占めるが，その他はいずれも3%未

疾患編

満と割合が低く，水痘・帯状疱疹ウイルス，風疹ウイルス，麻疹ウイルス，インフルエンザウイルス，日本脳炎ウイルスの順となっている[1]．他にも，EBウイルス，ヒトヘルペスウイルス6，エンテロウイルス等が散見される．最近は，AIDSに伴った日和見感染として水痘・帯状疱疹ウイルス脳炎やサイトメガロウイルス脳炎の報告が増えている．また，造血幹細胞移植あるいは薬剤性過敏症症候群患者におけるHHV-6辺縁系脳炎・脳症の報告が増加している．

小児では脳炎の原因のうちインフルエンザウイルスが25%を占め，ヒトヘルペスウイルス6と7が11%，ロタウイルス4%，ムンプスウイルス3%，マイコプラズマウイルス3%の順となっている[11]．

自己免疫疾患に伴う脳症

(1) 橋本脳症

1966年にBrainら[12]が橋本病に伴って神経精神症状を呈した症例を初めて記載し，1991年にShawら[13]が抗甲状腺抗体陽性でステロイド反応性のある5例について報告し橋本病の名が初めて使用され，徐々に疾病概念が形成されてきた．病態としては，甲状腺機能低下症や甲状腺機能亢進症により甲状腺ホルモンが直接中枢神経系に影響を及ぼすのではなく，自己免疫学的な機序が想定されている．治療としてのステロイドへの反応性がよいことも本症の特徴のひとつである．女性が72%を占め，発症年齢は平均62歳であるが，20〜30代の若年と50〜70代の2峰性のピークがある[14]．

症候学的には，急性の意識障害や幻覚妄想痙攣等を生じる急性脳症型が最も多く，慢性の幻覚妄想や抑うつ不安等を呈する慢性精神病型，小脳失調を主体とする小脳失調型に分けられる[14]．認知機能検査では巣症状ではなく，全般的な注意障害や知能低下を示すことが多い．臨床症状の多彩さのために，精神疾患や他の神経疾患と間違われやすい[15]．

検査としては抗甲状腺抗体が陽性であることは必須である．髄液検査については蛋白数の上昇等の異常がみられ，脳波では多くの場合で徐波がみられる[16]．頭部MRI検査ではT2強調画像において側頭葉内側や白質に病変がみられることがある．脳血流SPECTで最も異常検出率が高いとしている．また，Yonedaら[17]が見出した抗NAE抗体は感度は高くないが特異度が高いとされ診断に有用である．ほとんどの症例においてステロイド反応性があり，通常ステロイドパルス療法が選択され，後療法として経口プレドニゾロンが投与されることが多い．

(2) 神経精神SLE

全身性エリテマトーデス(systemic lupus erythematosus；SLE)は全身性の炎症性疾患であるが，特に中枢神経系病変を呈する神経精神SLE(neuropsychiatric SLE；NPSLE)は患者の生活の質(QOL)に影響するだけでなく生命予後にも影響を与え，SLEの死因の中でも上位である[18-20]．障害部位は中枢神経，末梢神経，自律神経を含み，その症候もあらゆる神経学的所見から精神医学的所見まで多岐にわたる．米国リウマチ学会(ACR)によって1999年にNPSLEの分類基準[21]が定義され，中枢神経系から末梢神経系まで多彩な臨床像を19の病型に分類し定義した．軽度のうつ状態や認知機能障害をNPSLEに含めるか否かという定義上の問題もあり，頻度は報告によってかなりのばらつきがあるがSLE患者の約5割とされている．

病態は大きく2つに分けられ，①血管障害，抗リン脂質抗体，免疫複合体等により脳血管障害や痙攣等局所的な障害を呈するもの，②神経炎症障害，血液脳関門機能障害，サイトカイン/ケモカイン，自己抗体等が関与し直接神経細胞を障害することでびまん性の中枢神経障害をきたし，認知機能障害，気分障害，幻覚妄想状態，急性錯乱状態を呈するものである．診断には抗リン脂質抗体等，比較的有用なものもあるが，特異的なバイオマーカーは存在せず，SLEの血清学的な病勢とは必ずしも一致しないため，診断は困難であり，他の要因を否定することで診断に至る．しばしばステロイド精神病との鑑別を要するが，ステロイド精神病の場合はステロイドの増量と病態が並行するの

が特徴的である．認知機能検査では，びまん性の中枢神経障害をきたした場合には局所症状ではなく全般的な注意障害，知能低下，エピソード記憶障害，処理速度の低下や精神反応遅延が認められる．

治療は大量のステロイド治療等の免疫療法に加えて，虚血性の病変には抗凝固薬や抗血小板薬が，適宜精神症状や痙攣に対しては向精神薬や抗てんかん薬が必要となる．

傍腫瘍性脳炎

傍腫瘍性脳炎を含む広義の自己免疫性脳炎とは自己免疫学的な機序を介在とする脳炎であり，傍腫瘍性神経症候群(paraneoplastic neurological syndrome；PNS)の一病型として発症する古典的な傍腫瘍性脳炎と，必ずしも腫瘍を合併しない狭義の意味での自己免疫性脳炎を含む．本項では"自己免疫性脳炎"を必ずしも腫瘍を合併しない狭義の意味で用いる．傍腫瘍性脳炎は悪性腫瘍に対する免疫反応が自己の神経組織を障害するとされ[22]，抗Hu抗体や抗Ma2抗体等を主として細胞内抗原を認識する自己抗体により細胞性免疫機序を介する[23]．一方で狭義の自己免疫性脳炎は抗N-メチル-Dアスパラギン酸受容体抗体(抗NMDA受容体抗体)等，細胞膜表面を抗原とする抗体が直接病態に関与する．

傍腫瘍性神経症候群の中枢神経系の神経症候は，辺縁系脳炎，脳脊髄炎，亜急性小脳変性症等が古典的な症候群として定義され，脳幹脳炎，スティッフ・パーソン症候群等が非古典的な臨床病系として定義される[23]．本項では脳炎として典型的な臨床病系である辺縁系脳炎を主として扱う．

辺縁系脳炎は主に側頭葉内側部を中心とした辺縁系(海馬，海馬傍回，扁桃核，視床下部，帯状回等)に局在した炎症を呈するが，必ずしも限局しているわけではなく，しばしば経過中に脳幹脳炎等関連した領域に炎症が波及し得る．急性あるいは亜急性の経過で，気分および情動の障害，行動変化，記憶障害，意識消失を伴う局在性てんかん発作，認知機能障害等を呈する．視床下部の障害として高体温症，傾眠状態，内分泌障害を呈することもある．日単位から週単位での症状の進行が一般的であるが，月単位で緩徐に進行する例もある[24]．各抗体で特徴的な病像を呈することが知られており，下記で詳述する．鑑別を慎重に行うとともに並行して全身の腫瘍検索が行われる．脳波では徐派の混入やてんかん波が，頭部MRIではFLAIR/T2強調画像で片側性あるいは両側性の側頭葉内側の高信号がみられる．頭部MRIの病変は約80％と比較的感度が高いが特異的な所見とはいえない[25]．傍腫瘍性自己抗体は低力価の場合や未知の抗体であるケースもあり陰性であっても否定はできない．

随伴する腫瘍として頻度の高いものは，肺小細胞がんを筆頭に，セミノーマおよび他の精巣腫瘍，胸腺腫，乳がん，ホジキンリンパ腫が挙げられる．典型的には腫瘍の発見に先立って発症するとされ，初期検索では50～60％の症例で腫瘍を指摘できなかったとの報告もあり，繰り返しの検索が必要である[26]．免疫療法に加えて腫瘍の治療を迅速に行う必要があり劇的な効果がみられることもあるが，一般的に神経細胞の障害は非可逆的なことが多い．

以下に抗Hu抗体と抗GAD抗体，抗アンフィフィジン抗体について述べるが，他にも抗Ma2抗体[27]，抗CRMP5抗体[28]等が知られている．

(1) 抗Hu抗体

抗Hu抗体陽性の傍腫瘍性神経症候群では辺縁系，脳幹，小脳，脊髄，自律神経系がそれぞれ単独あるいは多巣性に障害を受け，抗Hu抗体傍腫瘍性症候群とよばれる．200例の解析[29]では発症の中央値は63歳(28～82歳)で男性に多かった．感覚性ニューロパチーが約60％，小脳失調，辺縁系脳炎，多巣性病変がそれぞれ約10％であり，随伴する腫瘍は肺小細胞がんが最も多く約7割を占めた．73例の解析[30]では，診断から3カ月での生存率が64％と極めて予後不良であり，早期の診断および治療が必要である．腫瘍に対する治療および免疫療法によって予後は改善し，神経障害も安定し得る．

(2) 抗GAD抗体

抗GAD抗体は1型糖尿病をはじめとする内分泌代謝疾患のみならず，スティッフ・パーソン症候群や小脳失調症を引き起こすことがあり，通常傍腫瘍性のものではない．しかし，スティッフ・パーソン症候群や小脳失調といった抗GAD抗体に典型的な臨床経過を示さず，辺縁系脳炎やオプソクローヌス・ミオクローヌス症候群等古典的な傍腫瘍性神経症候群を呈する例では腫瘍の検査が必要である[31]．高齢，男性例，細胞膜表面への抗体が陽性の場合は傍腫瘍性のリスクが高まる．

(3) 抗アンフィフィジン抗体

スティッフ・パーソン症候群の腫瘍随伴性でないものは抗GAD抗体陽性例が多いが[32]，腫瘍随伴性のものとしては乳がん患者で抗アンフィフィジン抗体が陽性のものが知られている[33]．肺小細胞がんでも稀ではあるが本抗体が陽性であることが報告されている[34]．

自己免疫性脳炎

自己免疫性脳炎は典型的な辺縁系脳炎から，認知機能障害，精神病症状，てんかん，異常運動，意識障害等さまざまな精神神経症状を呈し，臨床的には広いスペクトラムを有する．シナプス受容体やイオンチャネル等の細胞膜表面に対する抗体が直接的に病態に関与するとされ，免疫学的治療が奏功する．必ずしも随伴する腫瘍は存在しないが，抗NMDA受容体脳炎における卵巣奇形腫のように特徴的なものもあり，本症を疑った場合は腫瘍の検索が必要である．治療は主として抗NMDA受容体脳炎に対する治療（免疫療法および腫瘍に対する治療）に基づき，早期発見・早期治療が予後および再発率を改善する．後遺症は側頭葉内側に病変が限局する場合はエピソード記憶障害が主体となるが，そうでない場合は注意障害や遂行機能障害，全般的な認知機能の低下を併せもつことが多い．

シナプス受容体に対する抗体陽性の脳炎には，抗NMDA受容体脳炎をはじめ，抗AMPA受容体脳炎[35]，抗$GABA_B$受容体脳炎[36]，抗$GABA_A$受容体脳炎[37]，抗Dopamine 2受容体抗体関連の基底核脳炎[38,39]等がある．また，イオンチャネルや他の細胞表面に対する抗体陽性の脳炎にはかつてvoltage-gated potassium channel（VGKC）そのものに対する抗体に伴う脳炎とされていた抗LG1脳炎[40-43]や，抗Caspr2関連脳炎[44,45]，DDPX関連脳炎[46]等がある．ここでは代表的な抗NMDA受容体脳炎について述べるが，他の脳炎に関してはそれぞれの文献を参考にしていただきたい．

抗NMDA受容体脳炎

抗NMDA受容体脳炎は自己免疫性脳炎の中で最も頻度が高く，2007年にDalmauら[47]によって報告されてから研究は大幅に進み，臨床像が明らかになった．単純ヘルペス脳炎よりも精神症状の頻度は高く[48]，発症の症状も精神症状であることが多い．精神症状は多彩であるが，通常の精神疾患とは異なる症状，すなわち，他の異常体験とは関係せずに情動だけが短い時間の間にコロコロと変化したり，知覚の変容や時間感覚の変容が主症状のひとつとなることがある[49]．その後急性の経過で意識障害，痙攣，口部の不随意運動，中枢性換気障害を呈するためICU管理が必要となる例もしばしばある．

当初は若年女性の卵巣奇形腫に合併する傍腫瘍性脳炎の枠組みで考えられていたが，後に卵巣奇形腫を必ずしも合併せずあらゆる世代で発症することがわかり，NMDA受容体に対する自己抗体を有する自己免疫性脳炎と考えられるようになった．2013年のTitulaerらの35か国から召集された577例の報告[50]によれば，1〜85歳と幅広い世代でみられるが主として若年女性であり，発症年齢の中央値は21歳，女性が81％を占める．しかし，小児や高齢では男性も40％を占めた．腫瘍の合併率は38％でそのほとんどが女性であり卵巣奇形腫であった．

本症患者の脳組織では補体の沈着はみられず不可逆的な細胞の破壊は起こらないとされ，抗NMDA受容体抗体により細胞表面でのNMDA受容体の発現数が減りシナプス伝達が機能的に可逆的な障害を受けるとされる[51]．したがって，早

期診断を行い，早期に治療すると予後が良いことにつながる[50]．

診断は特徴的な臨床経過および抗体の検出によって行われる．MRIの異常は33％にとどまり，髄液検査では軽度の細胞数，蛋白数の上昇（79％）やオリゴクローナルバンド陽性（約60％）等，非特異的な炎症性変化を示し，脳波上は徐波の混入が90％で発作波は21％にみられる[50,52]．髄液の抗NMDA受容体抗体は血清より感度が高く診断的価値が高いが[53]，測定できる機関は限られ結果が出るのに日数を要する．

早期の治療介入が予後および再発率を改善するため[50]，抗体の結果を待たずに臨床的特徴により免疫療法を開始する必要がある[54]．Dalmauらが提唱する治療アルゴリズムによれば[55]，腫瘍があれば早急に腫瘍切除をし，並行して免疫療法を行う．第一選択の免疫療法はステロイドパルス，免疫グロブリン大量静注，血漿交換であり，無効例には第二選択としてリツキシマブとシクロホスファミド大量静注を行う．しばしば痙攣や感染症を合併するため適宜対処療法が必要となるケースがある．501例の予後解析[50]では発症24カ月の時点で81％が良好な経過であり，全く後遺症を残さない例もあるが[56]，約10％で重度の障害が残存し約10％で死亡に至ったとされる．12％で再発するとされるが，早期治療および第二選択の免疫療法を行うことで再発率は低下する．詳細な神経心理所見はエピソード記憶障害，注意障害，遂行機能障害が中心である[57]．

なお，上記のDalmauが提唱した抗NMDA受容体脳炎はNMDA受容体のNR1サブユニットに対する抗体であるが，TakahashiらはNMDA受容体のNR2B（GluRε2）に対する抗体陽性である抗グルタミン酸受容体抗体陽性脳炎[58-59]を提唱している．以前非ヘルペス性辺縁系脳炎といわれていた脳炎に抗グルタミン酸受容体抗体陽性脳炎が多く含まれている．病態の差異については議論がある[54]．

（船山道隆，黒瀬 心）

★ 文献

1) 日本神経感染症学会：ヘルペス脳炎 診療ガイドラインに基づく診断基準と治療方針，第1版，中山書店，2007．
2) 庄司紘史：ヘルペス脳炎とその周辺，第1版，永井書店，2009．
3) Hokkanen L, Launes J：Neuropsychological sequelae of acute-onset sporadic viral encephalitis. *Neuropsychol Rehabil* **17**：450-477, 2007.
4) Warrington EK, Shallice T：Category specific semantic impairments. *Brain* **107**：829-854, 1984.
5) 船山道隆：カテゴリー特異性障害— Warringtonの症例．神経内科 **86**：110-116, 2017．
6) Gainotti G：The influence of anatomical locus of lesion and of gender-related familiarity factors in category-specific semantic disorders for animals, fruits and vegetables：A review of single-case studies. *Cortex* **46**：1072-1087, 2010.
7) インフルエンザ脳症研究班：インフルエンザ脳症ガイドライン【改訂版】，2009：http://www.jpeds.or.jp/uploads/files/influenza090928.pdf（2017年9月19日閲覧）
8) HIV感染症及びその合併症の課題を克服する研究班：抗HIV治療ガイドライン，2018：http://www.haart-support.jp/pdf/guideline2018.pdf
9) Dunlop O et al：Total reaction time：a new approach in early HIV encephalopathy? *Acta Neurol Scand* **88**：344-348, 1993.
10) 橋本里奈・他：HIV脳症5例の臨床的特徴と経過．臨神経 **48**：173-178, 2008．
11) 森島恒雄：小児の急性脳炎・脳症の現状．ウイルス **59**：59-66, 2009．
12) Brain L et al：Hashimoto's disease and encephalopathy. *Lancet* **2**：512-514, 1966.
13) Shaw PJ et al：Hashimoto's encephalopathy：a steroid-responsive disorder associated with high anti-thyroid antibody titers--report of 5 cases. *Neurology* **41**：228-233, 1991.
14) 米田 誠，松永昌子：橋本脳症．日内会誌 **106**：1550-1554, 2017．
15) 牧 美充，高嶋 博：橋本脳症の診断と治療．*Brain and Nerve* **68**：1025-1033, 2016．
16) Kothbauer-Margreiter I et al：Encephalopathy associated with Hashimoto thyroiditis：diagnosis and treatment. *J Neurol* **243**：585-593, 1996.
17) Yoneda M et al：High prevalence of serum autoantibodies against the amino terminal of alpha-enolase in Hashimoto's encephalopathy. *J Neuroimmunol* **185**：195-200, 2007.
18) Govoni M et al：The diagnosis and clinical management of the neuropsychiatric manifestations of lupus. *J Autoimmun* **74**：41-72, 2016.
19) Hanly JG et al：Prospective analysis of neuropsychiatric events in an international disease inception cohort of patients with systemic lupus erythematosus. *Ann Rheum Dis* **69**：529-535, 2010.
20) Zirkzee EJ et al：Mortality in neuropsychiatric systemic lupus erythematosus (NPSLE). *Lupus* **23**：31-38, 2014.
21) The American College of Rheumatology nomenclature and case definitions for neuropsychiatric lupus syndromes. *Arthritis Rheum* **42**：599-608, 1999.

22) Darnell RB : Onconeural antigens and the paraneoplastic neurologic disorders : at the intersection of cancer, immunity, and the brain. *Proc Natl Acad Sci U S A* **93** : 4529-4536, 1996.
23) Graus F et al : Recommended diagnostic criteria for paraneoplastic neurological syndromes. *J Neurol Neurosurg Psychiatry* **75** : 1135-1140, 2004.
24) Gultekin SH et al : Paraneoplastic limbic encephalitis : neurological symptoms, immunological findings and tumour association in 50 patients. *Brain* **123** : 1481-1494, 2000.
25) Lawn ND et al : Clinical, magnetic resonance imaging, and electroencephalographic findings in paraneoplastic limbic encephalitis. *Mayo Clin Proc* **78** : 1363-1368, 2003.
26) Vincent A et al : Autoantibodies associated with diseases of the CNS : new developments and future challenges. *Lancet Neurol* **10** : 759-772, 2011.
27) Dalmau J et al : Clinical analysis of anti-Ma2-associated encephalitis. *Brain* **127** : 1831-1844, 2004.
28) Yu Z et al : CRMP-5 neuronal autoantibody : marker of lung cancer and thymoma-related autoimmunity. *Ann Neurol* **49** : 146-154, 2001.
29) Graus F et al : Anti-Hu-associated paraneoplastic encephalomyelitis : analysis of 200 patients. *Brain* **124** : 1138-1148, 2001.
30) Sillevis Smitt P et al : Survival and outcome in 73 anti-Hu positive patients with paraneoplastic encephalomyelitis/sensory neuronopathy. *J Neurol* **249** : 745-753, 2002.
31) Ariño H et al : Paraneoplastic neurological syndromes and glutamic acid decarboxylase antibodies. *JAMA Neurol* **72** : 874-881, 2015.
32) Martinez-Hernandez E et al : Clinical and Immunologic Investigations in Patients With Stiff-Person Spectrum Disorder. *JAMA Neurol* **73** : 714-720, 2016.
33) Murinson BB, Guarnaccia JB : Stiff-person syndrome with amphiphysin antibodies : Distinctive features of a rare disease. *Neurology* **71** : 1955-1958, 2008.
34) Gozzard P et al : Paraneoplastic neurologic disorders in small cell lung carcinoma : A prospective study. *Neurology* **85** : 235-239, 2015.
35) Höftberger R et al : Encephalitis and AMPA receptor antibodies : Novel findings in a case series of 22 patients. *Neurology* **84** : 2403-2412, 2015.
36) Höftberger R et al : Encephalitis and GABAB receptor antibodies : novel findings in a new case series of 20 patients. *Neurology* **81** : 1500-1506, 2013.
37) Spatola M et al : Investigations in GABAA receptor antibody-associated encephalitis. *Neurology* **88** : 1012-1020, 2017.
38) Church AJ et al : Anti-basal ganglia antibodies in acute and persistent Sydenham's chorea. *Neurology* **59** : 227-231, 2002.
39) Dale RC et al : Antibodies to surface dopamine-2 receptor in autoimmune movement and psychiatric disorders. *Brain* **135** : 3453-3468, 2012.
40) Lai M et al : Investigation of LGI1 as the antigen in limbic encephalitis previously attributed to potassium channels : a case series. *Lancet Neurol* **9** : 776-785, 2010.
41) Fukata Y et al : Disruption of LGI1-linked synaptic complex causes abnormal synaptic transmission and epilepsy. *Proc Natl Acad Sci U S A* **107** : 3799-3804, 2010.
42) Irani SR et al : Faciobrachial dystonic seizures precede Lgi1 antibody limbic encephalitis. *Ann Neurol* **69** : 892-900, 2011.
43) Ariño H et al : Anti-LGI1-associated cognitive impairment : Presentation and long-term outcome. *Neurology* **87** : 759-765, 2016.
44) Lancaster E et al : Investigations of caspr2, an autoantigen of encephalitis and neuromyotonia. *Ann Neurol* **69** : 303-311, 2011.
45) Joubert B et al : Characterization of a Subtype of Autoimmune Encephalitis With Anti-Contactin-Associated Protein-like 2 Antibodies in the Cerebrospinal Fluid, Prominent Limbic Symptoms, and Seizures. *JAMA Neurol* **73** : 1115-1124, 2016.
46) Tobin WO et al : DPPX potassium channel antibody : Frequency, clinical accompaniments, and outcomes in 20 patients. *Neurology* **83** : 1797-1803, 2014.
47) Dalmau J et al : Paraneoplastic anti-N-methyl-D-aspartate receptor encephalitis associated with ovarian teratoma. *Ann Neurol* **61** : 25-36, 2007.
48) Gable MS et al : Anti-NMDA receptor encephalitis : report of ten cases and comparison with viral encephalitis. *Eur J Clin Microbiol Infect Dis* **28** : 1421-1429, 2009.
49) 船山道隆・他：抗NMDA受容体脳炎と精神疾患の鑑別. 臨神経心理 **24** : 5-10, 2013.
50) Titulaer MJ et al : Treatment and prognostic factors for long-term outcome in patients with anti-NMDA receptor encephalitis : an observational cohort study. *Lancet Neurol* **12** : 157-165, 2013.
51) Hughes EG et al : Cellular and synaptic mechanisms of Anti-NMDA receptor encephalitis. *J Neurosci* **30** : 5866-5875, 2010.
52) Dalmau J et al : Anti-NMDA-receptor encephalitis : case series and analysis of the effects of antibodies. *Lancet Neurol* **7** : 1091-1098, 2008.
53) Gresa-Arribas N et al : Antibody titres at diagnosis and during follow-up of anti-NMDA receptor encephalitis : a retrospective study. *Lancet Neurol* **13** : 167-177, 2014.
54) Graus F et al : A clinical approach to diagnosis of autoimmune encephalitis. *Lancet Neurol* **15** : 391-404, 2016.
55) Dalmau J et al : Clinical experience and laboratory investigations in patients with anti-NMDAR encephalitis. *Lancet Neurol* **10** : 63-74, 2011.
56) 船山道隆：急性精神病における脳炎との鑑別. 精神科救急 **16** : 37-41, 2013.
57) Finke C et al : Cognitive deficits following anti-NMDA receptor encephalitis. *J Neurol Neurosurg Psychiatry* **83** : 195-198, 2012.
58) Takahashi Y et al : Autoantibodies and cell-mediated autoimmunity to NMDA-type GluRepsilon2 in patients with Rasmussen's encephalitis and chronic progressive epilepsy partialis continua. *Epilepsia* **46** (suppl5) : 152-158, 2005.
59) 高橋幸利・他：神経疾患とNMDA型グルタミン酸受容体抗体. 日小児会誌 **118** : 1695-1707, 2014.

疾患編

低酸素脳症

病態と治療

(1) 低酸素脳症 (hypoxic encephalopathy)
①病態

　心肺疾患等による心肺停止，呼吸不全，溺水，高度の貧血，一酸化炭素中毒等により，中枢神経系に一過性に酸素やグルコースの供給が途絶えることによって脳に生じる機能障害を総称したものである[1]．その病態は，①酸素そのものが脳動脈血に供給されない低酸素性低酸素血症（hypoxic encephalopathy），②酸素を運搬するヘモグロビンの減少による貧血性低酸素血症（anemic hypoxia），③脳血流そのものが低下する低酸素性虚血性脳症（hypoxic ischemic encephalopathy）に分類される．

　低酸素性虚血性脳症では，虚血性ペナンブラ（脳血流量の低下の程度と持続時間で決定される可逆性の虚血脳）を可及的早期に診断し，適切な血行再建術が施行されることにより虚血を免れる場合もある[2]．しかし一方で，急性脳虚血後の血流再開により脳梗塞が回避されても皮質ニューロンに選択的な脱落が生じる場合[3]や，遅発性低酸素後脳症[4]が生じる場合がある．

　脳病理学的特徴は，大脳皮質の層状壊死（laminar necrosis）である．これは低血糖や高度の貧血，てんかん重積，過量服薬，毒素，感電等でも起こり，低酸素に対する脳神経細胞の選択的脆弱性を示すものである．低酸素状態では灰白質が侵されやすく，特に大脳皮質第3層，第5〜6層が選択的に障害されやすい．内側側頭葉（海馬），大脳皮質，淡蒼球，小脳，視床，脳幹がしばしば障害される．海馬CA1領域は虚血に最も脆弱な部位である．低酸素状態に反復的に曝された場合，しばしば大脳皮質が損傷されずに白質に障害が認められる．分水嶺梗塞（watershed infarction），血管支配領域の境界域，最も遠位部で虚血が生じる．

②発症原因による分類

　Fitzgeraldら[1]は自験例93例を，低酸素性（1-a〜c），貧血性（2-a, b），虚血性（3-a, b），代謝性・過用（4-a, b）と分類した．その中で，自殺企図は22例，他の24例には発症時に薬物過剰摂取やアルコール摂取があり，44％に薬物・アルコール乱用歴が認められ，それらによる社会的問題の影響が大きいと報告している．国立障害者リハビリテーションセンター病院（以下，当院）で過去5年間にリハビリテーション（以下リハ）を受けた低酸素脳症者50例をFitzgeraldらの分類に当てはめると，心筋梗塞や致死的不整脈等心肺停止による蘇生後脳症（3-a）が46％で最も多かった（表1）[5]．自殺企図によるものは29.8％であり，発症前に精神疾患（双極性感情障害，統合失調症等）を合併していた例は31.9％であったことからも，既存の精神疾患の影響も考慮に入れる必要がある．

③治療

　急性期には単に血圧を維持するだけでは生存率・社会復帰率の改善につながらず，全身の臓器および末梢組織への血流を維持することが重要である．さらに心停止後に蘇生後脳症をきたした患者では，侵襲性高血糖や代謝亢進に基づく高体温が発生することが多く，これらの高血糖，高体温は神経学的転帰を悪化させる重大な要因となる．したがってこれらを予防，管理するとともに，適切な呼吸循環管理により二次性脳障害を最小限にすることが必要となる[6]．心肺蘇生後患者に行う低体温療法は，非施行群に比較して有意に転帰が改善すると報告されている[7]．しかし，重症頭部外傷や脳卒中患者に対する低体温療法の有効性については未だ一定の結論に至っていない．

表1 当院でリハを行った低酸素脳症者50名の内訳〔17〜65歳（男34名，女16名）〕

	分類	発生原因	男	女
1-a	Anoxic（低酸素性）	溺水	1	1
1-b		縊首による呼吸不全	2	2
1-c		呼吸不全（薬物中毒も含む）	1	1
2-a	Anaemic（貧血性）	失血	1	0
2-b		CO中毒	4	2
3-a	Stagnant（血流停滞）	心停止（薬物中毒も含む）	19	4
3-b		低血圧	0	0
4-a	Metabolic（代謝性）	低血糖	2	3
4-b	Over-utilization	痙攣重積	0	1
4-c	Mixed mode of injury（多臓器不全，縊首による心停止，肺塞栓等）		4	2
			34	16

（浦上，2013）[5]

(2) 一酸化炭素中毒

①病態

一酸化炭素は有機物（炭火，練炭，燃料用ガス等）の不完全燃焼（酸素不足状態での燃焼）で発生し，血液中のヘモグロビンと酸素の250倍の飽和度で結合し，一酸化炭素結合ヘモグロビンを形成する．この増加により相対的に酸素結合ヘモグロビンが減少し，血液中の酸素分圧が低下することによって低酸素性組織障害が引き起こされる．一酸化炭素は，酸素飽和度の高い淡蒼球に結合しやすく，黒質等生理的に鉄が沈着する組織への親和性も高い．白質にも脱髄性の変化が起こる場合がある．

間欠型一酸化炭素中毒は，遅発性脳症（delayed encephalopathy）ともいわれ，一酸化炭素曝露数日から数週間の意識清明期後に高次脳機能障害やパーキンソニズム等の運動機能障害をきたす．病理学的には大脳白質のミエリンやオリゴデンドログリアの損傷による脱髄性白質脳症であり，発症機序には酸素欠乏後の酸素再供給による活性酸素発生や免疫系の関与が指摘されている．

②治療

一酸化炭素中毒によって全身的な酸素欠乏状態が起こるために，初期治療は酸欠の対策としての酸素吸入である．純酸素を吸入しても呼吸が不十分な場合は高圧タンク内で酸素を吸入する高圧酸素療法を行うことがある[8]．しかし，常圧酸素療法と高圧酸素療法のどちらを優先するのか，遅発性脳症の発症予防としての効果は明確ではない．

(3) 遅発性低酸素性白質脳症（DPL）

①病態

遅発性低酸素性白質脳症（delayed posthypoxic leukoencephalopathy；DPL）は，低酸素血症による意識障害からいったん回復した数日〜数週間後に，意識障害，認知機能障害，錐体路・錐体外路症状・精神症状等の重篤な神経症状が出現し，広範な白質病変が認められる稀な疾患である[9]．低酸素脳症によって起こる病変は主に大脳皮質であるが，DPLは白質に脱髄が起こる．よく知られている原因は，間欠型一酸化炭素中毒であり，アルコール，コカイン，ヘロイン等の麻薬やベンゾジアゼピン系薬剤によっても惹起されることがある[10]．急性薬物中毒によって低酸素血症をきたし意識障害が完全に回復した数日〜数週間後に再び神経症状の悪化をきたす2相性の経過をたどり，MRIではFLAIRで白質の高信号を示す．白質病変が重篤で広範囲に及ぶ場合や，可逆的な場合もあり，半年〜1年の経過で画像所見も改善する場合もある[11]．

②治療

原因となる薬物の除去，ステロイド療法，高次

脳機能障害に対するリハの導入等である．

予後予測因子

3～5分以上の心停止によって脳に酸素供給が途絶えると，自己心拍が再開しても脳障害（蘇生後脳症）を生じる．蘇生後脳症の転帰不良を予測する因子としては，自己心拍再開後24時間以内のミオクローヌス・てんかん重積状態の出現，瞳孔反応や角膜反射の消失，および3日後の運動反応の消失または四肢の異常伸展反応が挙げられている[6]．

心肺蘇生が成功した傷病者のその後の生活の質（quality of life；QOL）を評価するための急性期の評価尺度として，グラスゴー・ピッツバーグ脳機能・全身機能カテゴリー（The Glasgow-Pittsburg Outcome Categories）がある．脳機能カテゴリー（Cerebral Performance Categories；CPC，脳に関する機能を評価する分類法）と，全身機能カテゴリー（Overall Performance Categories；OPC，脳および脳以外の状態も類別し，身体全体としての機能を評価する分類法）に分かれている[2]．

脳虚血と再生

成体哺乳類の脳は一度損傷を受けると回復しない（再生しない）と考えられてきたが，ヒトの脳で海馬の神経細胞が新生されることが組織学的に立証され[12]，虚血脳でも，前脳室，線条体，海馬CA1領域等の低酸素に選択的脆弱な部位に，わずかで限定的ではあるが，内因性再生機構が働いていることが明らかになった．大脳皮質では第1層に神経幹細胞から神経が再生される．これらの事実は，低酸素脳症者の回復は緩やかに，少しずつ起こっていることを示すものである．しかし神経再生を脳の機能回復として臨床的に応用することには，現時点ではまだ課題が多い．

障害像および高次脳機能障害の特徴

(1) 高次脳機能障害の特徴
①低酸素脳症
低酸素脳症では，身体症状と認知症状は重複す

表2 対象50例の臨床症状
a) 身体症状（重複あり）

症状	人数
四肢体幹失調	10
巧緻動作低下	5
協調運動障害	5
パーキンソニズム（小刻み歩行・姿勢調節障害等）	5
ミオクローヌス	2
四肢麻痺	2
片麻痺	1
拘縮	3
摂食嚥下障害	2
身体症状なし	30

b) 認知症状（重複あり）

症状	人数
記憶障害	49
注意障害	50
遂行機能障害	49
社会的行動障害	46
失語	5
失行	2
視覚失認	3

（浦上，2013）[5]

る場合が多く，認知症状では，記憶障害が主たる症状である（表2）[5]．発症から6カ月～1年で回復する場合と，1年以上たっても重度の記憶障害が残存する場合がある．その基盤となる海馬は脳内の多くの部位と機能的結合をもつ．他の認知機能障害は改善しても，慢性期まで重度の記憶障害が残存し，社会参加の阻害因子になる場合が多い．注意の容量・配分の低下や展望記憶の障害等が遂行機能に影響を与え，失語，言語理解や言語性記憶の障害によるコミュニケーションの障害，視覚失認，意欲・発動性低下，抑うつ気分，情動制御困難等の社会的行動障害も合併する．身体症状は，四肢体幹失調・パーキンソニズム等による歩行障害，巧緻動作低下，麻痺，ミオローヌス等を認め，摂食嚥下障害のために経管栄養を必要とする場合もある．

低酸素脳症の病理学的特徴のひとつである大脳

疾患編

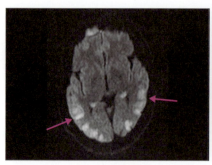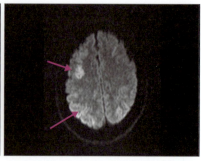

図1 41歳，男性：低血糖脳症
発症から3日目のMRI diffusion imageで大脳皮質―皮質下に広範な高信号域がみられた．
(浦上，2013)[5]

皮質の層状壊死は，発症から早い段階のMRI diffusion imageでとらえることができる[13]．低血糖脳症（41歳，男性）の発症から3日目のMRI diffusion imageでは大脳皮質―皮質下に広範な高信号域が認められた（図1）．大脳基底核にもT1強調画像で高信号域がみられる場合も多いが，基本的には脳梗塞等と同じような経過をたどり，慢性期になると萎縮を示す．てんかん発作重積による1分間の呼吸停止後に，両側海馬に高信号域が生じた例のMRIを示す（図2）．海馬の障害と関連する重度の記憶障害が認められた．一方で黒質網様体，歯状核，オリーブ核，扁桃体等は比較的低酸素による損傷を免れやすい．

②一酸化炭素中毒

一酸化炭素は酸素需要量が多い淡蒼球に結合しやすい．両側淡蒼球にMRI T1強調画像で低信号域，T2強調画像で高信号域がみられる．淡蒼球は腹側被蓋野を介して，側坐核，視床背内側，扁桃体とドーパミンやグルタミン，GABA（γ-アミノ酪酸）を介して連絡があり，前帯状回とも連絡している．記憶と関連する海馬のPapez回路や，情動と関連する扁桃体のYakovlev回路は，それぞれ回路としては独立しているが，大脳皮質，大脳基底核，間脳において相互に交流があり密接に連携している．淡蒼球は記憶系，情動系の回路と関連し，記憶・注意・遂行機能障害，意欲・発動性の低下等の臨床症状が出現する．特に，重度の記憶障害や，意欲・発動性の低下は慢性期まで残存する．

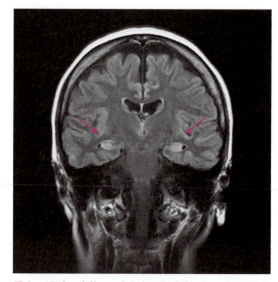

図2 47歳，女性：てんかん発作重積による呼吸停止後脳症
両側海馬に高信号域が認められる．
(浦上，2013)[18]

③遅発性低酸素性白質脳症

急性薬物中毒によって低酸素血症をきたし，意識障害が回復してから数日～数週間後に神経症状が再び悪化するという2相性の経過を示すが，意識清明期に白質の脱髄が起こる．白質にFLAIR法で高信号域がみられる（図3）．白質の脱髄によって，記憶・注意障害が引き起こされるため，リハを必要とする．

当院の対象50例の頭部CTまたはMRIによる所見を表3に示す．慢性期の画像所見は萎縮（皮質の大脳溝または脳室の拡大）が最も多く（全般性または局在性），小脳半球に萎縮が認められる

表3 対象50例の頭部画像所見

CT・MRI所見（重複あり）	人数（括弧内はFitzgeraldらの分類案）
萎縮　1）全般性萎縮	32
2）局所性萎縮（小脳半球）	3
皮質の層状壊死	2(4-a, c)
分水嶺梗塞	1(4-a)
白質病変	1(4-a)
白質ラクナ梗塞，脳室周囲高信号域	8(4-a, 4-b, 3-b)
大脳基底核病変	6(淡蒼球　2-b 一酸化炭素中毒)
海馬病変	1(4-b てんかん重積)

(浦上，2013)[5]

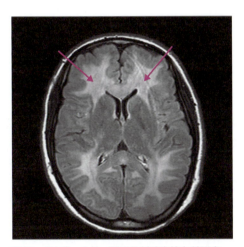

図3　34歳，女性：遅発性低酸素性白質脳症
両側対称性の白質病変を認める．

(浦上，2013)[18]

場合もあった．その他，海馬病変，視床・大脳基底核病変，分水嶺梗塞，白質病変等を認めた．

　発症から平均146.5±190.3日の慢性期に当院で脳波検査を施行した47例の脳波所見は，36例（76.6％）が正常，11例で脳波異常（全般性徐波3例，突発波3例，紡錘波の左右差2例，光刺激での突発波の出現2例，低振幅脳波1例）であった[14]．急性期の脳波は予後予測の指標になるという報告[15]もあるが，慢性期の脳波所見は必ずしも認知機能や予後を正確に反映するものではない．しかし症候性てんかんがなくても脳波で突発性異常波が検出される場合があるため，臨床の場面では必要な検査方法である．

（2）小児の低酸素脳症

　出生時仮死や新生児期の呼吸不全によって低酸素脳症を生じる．乳児期では先天性心疾患による周産期の心停止，食物による窒息，幼児期では風呂での溺水，食物や首を挟まれることによる窒息，呼吸器感染による呼吸不全が多い．小学生は風呂や海・川での溺水が多く，中学生では不整脈や胸部強打による心停止が多い[16]．障害像は半数以上が寝たきりで痙性四肢麻痺が多く，90％に知的障害を合併し，高次脳機能障害は35％で視覚失認等の障害が特徴的である[16]．

（3）高次脳機能障害支援の見地から

　当院の高次脳機能障害者100名を対象とした発症から1年後の帰結調査[17]では，低酸素脳症者の就労率は，現職復帰または配置転換が30％，保護的就労5％であった．疾患別就労率は，脳外傷では36％なのに対して，低酸素脳症では20％にしか過ぎない．

　低酸素脳症者の予後良好群（就労・在宅に至ったもの）は発症から1年後で全体の29.7％にしか過ぎず，平均1,107.2±757日経過した時点でも，予後良好群は44.7％にとどまった．いったん社会参加が可能となっても後に適応障害を示す場合があり，長期的な支援が必要である[18]．

（4）長期にわたるリハ介入の必要性

　低酸素によって生じる多彩な神経症状は，緩慢

表4 就労に至るまでの低酸素脳症者の発症から3年間の経過

	開始時	1年後	1年後帰結	3年後	3年後帰結
低血糖脳症 41歳，男性	WAIS-III VIQ 65　PIQ 51 IQ 56 言語理解 73，知覚統合 55，作動記憶 62，処理速度 60 RBMT：標準 4 スクリーニング 2 FAB 16/18 （発症から5カ月）	WAIS-III VIQ 71　PIQ 69 IQ 68 言語理解 92，知覚統合 77，作動記憶 69，処理速度 78 RBMT：標準 8 スクリーニング 3 FAB 18/18 病院入院・外来リハ	心障者福祉センター入所	地域生活支援センターでの作業を経て，現職の障害枠軽作業から試験出社〜就労．	就労（障害者雇用枠）
一酸化炭素中毒 27歳，女性	WAIS-III VIQ 71　PIQ 59 IQ 63 言語理解 78，知覚統合 61，作動記憶 62，処理速度 54 RBMT：標準 2 スクリーニング 0 FAB 16/18 （発症から7カ月）	病院入院リハからグループ訓練を利用して外来通院リハへ．1年6カ月で自立支援局生活訓練へ．2年6カ月で就労準備を生活訓練で行った．	外来リハ	WAIS-III VIQ 80　PIQ 71 IQ 73 言語理解 86，知覚統合 72，作動記憶 69，処理速度 92 RBMT：標準 2 スクリーニング 0 FAB 18/18 （発症から3年）	就労（障害者雇用枠）

な回復経過をとる．認知機能の中でも記憶障害の回復が予後と深く関連する．回復期に記憶障害が改善する場合は少なく（自験例で約6％），手がかりを与えれば想起できるまでに回復する場合もあるが，慢性期になっても記銘したことすら覚えていない場合もある．そのため「誤りなし学習」や環境調整的介入を，慢性期においても必要とする．

発症（溺水）から20年経過した53歳男性は，知的機能は保たれており，作業所に毎日通所する生活基盤はできているものの，記憶障害が重度なために〔リバーミード行動記憶検査（Rivermead Behavioral Memory Test；RBMT）で得点できず〕単身生活が困難であった[5]．高齢の両親が自分たちの亡き後を心配して施設入所を検討したが，本人は生活パターンを変えられずに施設入所を拒否した．その後に両親が亡くなったが，支援者の協力もあり，作業所近くにヘルパーを導入して単身生活を送ることができた．作業所通所が継続できていたこと，生活環境が大きくは変わらなかったことが大きな要因であったと考えられ，生活基盤を維持することの大切さを示すものである．

記憶障害という一側面からみても，低酸素脳症者に対しては発症から6カ月の回復期だけの介入だけでは十分ではなく，慢性期，発症から1年経過した時点，発症から2〜3年，または10年以上経過した時点等においても，生活障害に対する介入が必要となる[19]．

就労に至った低血糖脳症と一酸化炭素中毒の患者の発症から3年間の経過を示す（表4）．標準的な回復期の医学的リハの方法[20]だけでは社会復帰支援は困難であり，生活訓練，職業訓練，地域支援機関，保健センター等と連携した長期的な支援が重要となる．

（浦上裕子）

★ 文献

1) Fitzgerald A et al：Anoxic brain injury：Clinical patterns and functional outcomes. A study of 93 cases. Brain Inj **24**(11)：1311-1323, 2010.
2) 総務省消防庁：救急蘇生統計（2008年）．
3) Baron JC：Mapping the ischaemic penumbra with PET：implications for acute stroke treatment. Cerebrovasc Dis **9**(4)：193-201, 1999.

4) Shprecher D, Mehta L：The syndrome of delayed posthypoxic leukoencephalopathy. *NeuroRehabilitation* **26**：65-72, 2010.
5) 浦上裕子：低酸素脳症者のリハビリテーション 医学的リハビリテーションの役割．臨床リハ **22**：693-699, 2013.
6) 日本救急医学会：医学用語解説集．低酸素脳症：http://www.jaam.jp/html/dictionary/dictionary/word/0115.htm（2017年9月21日閲覧）
7) Curfman GD：Hypothermia to Protect the Brain. *N Engl J Med* **346**：546, 2002.
8) 井上 治・他：急性一酸化炭素中毒に対する高気圧酸素療法（HBO）—国内外の主要な文献から．日高気圧環境・潜水医会雑誌 **44**(2)：82-93, 2009.
9) Geraldo AF et al：Delayed leukoencephalopathy after acute carbon monoxide intoxication. *J Rediol Case Rep* **8**(5)：1-8, 2014.
10) Rizzuto N et al：Delayed spongiform leukoencephalopathy after heroin abuse. *Acta Neuropathol* **94**：87-90, 1997.
11) 米田行宏・他：遅発性低酸素性白質脳症の継時的画像変化．臨神経 **35**：49-54, 1995.
12) Eriksson PS et al：Neurogenesis in the adult human hippocampus. *Nat Med* **4**(11)：1313-1317, 1998.
13) Forbes KP et al：Neonatal hypoxic-ischemic encephalopathy：detection with diffusion-weighted MR imaging. *AJNR Am J Neuroradiol* **21**：1490-1496, 2000.
14) 浦上裕子，渡司雅代：低酸素脳症における慢性期の脳波の意義について．第41回日本臨床神経生理学会学術大会．臨床神経生理学 **39**(5)：2011.
15) Rossetti AO et al：Early EEG correlates of neuronal injury after brain anoxia. *Neurology* **78**：796-802, 2012.
16) 栗原まな：低酸素脳症者のリハビリテーション 小児の低酸素脳症．臨床リハ **22**(9)：918-923, 2013.
17) 浦上裕子・他：高次脳機能障害のリハビリテーション—帰結調査からみた医療と福祉の提携．*Jpn J Rehabil Med* **50**：536-542, 2013.
18) 浦上裕子：低酸素脳症者のリハビリテーション 疫学・病理・症状・予後．臨床リハ **22**(6)：580-586, 2013.
19) 浦上裕子：低酸素脳症者の実態，生活支援，社会支援についての多施設共同研究，平成23〜26年度分担研究報告書，2015.
20) 厚生労働省社会・援護局障害保健福祉部国立障害者リハビリテーションセンター：高次脳機能障害者支援の手引き，改訂第2版，2008：www.rehab.go.jp/brain_fukyu/data/

疾患編

パーキンソン病と類縁疾患

はじめに

　パーキンソン病およびその類縁疾患は高齢化社会において有病率の著増が予測されている疾患群の一つである．ここではパーキンソン病（Parkinson's disease；PD），類縁疾患としてのレビー小体型認知症（dementia with Lewy bodies；DLB），進行性核上性麻痺（progressive supranuclear palsy；PSP），大脳皮質基底核変性症（corticobasal ganglionic degeneration syndrome；CBS）について概説する．PSPや筋萎縮性側索硬化症の類縁関連疾患である前頭・側頭葉型認知症は認知症疾患の項目（p151〜）で触れられるため割愛する．なお，PDやPSPについては発症前，もしくは発症早期での治療介入の必要性が考慮されてきている．そのため，海外ではPDの発症前診断基準，通常の診断基準，PSPでも早期診断基準が提出されてきている．しかし，わが国の難病法での診断基準と混乱する可能性があるため，ここでは難病法の診断基準に則り，述べていくこととする．なお，難病法での診断基準や重症度基準については難病センターもしくは厚生労働省のホームページを参照されたい．

パーキンソン病（PD）

(1) PDの概説

　PDの有病率は人口10万人当たり100〜300人とされ，高齢化により有病率が増加する．このため，人口の高齢化により有病率が増加することも知られ，わが国の疫学調査データでは45〜64歳で人口10万人当たり100人，65歳以上では200人とされる．罹患率は男性がやや高いが，有病率は女性が高く，これは高齢人口構成では女性の比率が高いことに起因すると思われる．発症率に人種差はない．1970年代の厚生省研究班（豊倉班）の報告によればPDの危険因子として喫煙や飲酒をしない，便秘あり，スポーツをしない，事実尊重主義もしくは仕事中心主義，まじめで完全癖，野菜や海藻の摂取が少ない，無駄な電話をかけたりしない，等が挙げられている．すなわち新規探索行動が少なく，狭い世界観，快楽追求型ではないことが推定される．海外データでも喫煙・アルコール摂取・カフェインの摂取・抗酸化作用のある食品の摂取，運動の習慣が発症抑制因子，田舎暮らし・農薬の暴露（井戸水摂取を含む）は危険因子とされている．罹病期間は治療方法の開発により大幅に改善され，以前は発症後5年とされていたものの，現時点は発症後15〜20年以上にわたって自立生活が可能な場合も散見する．
　臨床症状は運動症状と非運動症状に大別され，詳細は次項で述べるが，無動，振戦，筋強剛が3徴候，これに姿勢制御障害を加えた4症候がPDの臨床診断の根拠となる．薬剤投与と病状の進行により，いわゆるレボドパ長期投与症候群（症状の日内変動，ジスキネジア，歩行障害，すくみ現象等）が発現し，病状のコントロールに苦慮する状況となる．2000年頃からはPDの非運動症状についての関心が高まり，自律神経症状，精神症状，認知症状，睡眠障害，感覚障害等のさまざまな症状がPD発症前，発症後に生じることが明らかとされ，PDは全身病であることが周知となった．これらの非運動症状は症例によってさまざまな程度がみられるため，薬物治療は運動症状，非運動症状の程度や内容により個別性の高い治療を行う必要がある．また，近年，高齢者のフレイルが注目されているが，PDも無動による全身のフレイルを生じるため，筋力増強，精神面の活性化を狙ったリハビリテーション（以下リハ）システムの開発が進んできており，それぞれの有効性が示されている．
　PD治療の今後の展望としては薬理学的効果が

持続する内服薬の開発，デバイスを用いた治療法の改善と開発（深部脳刺激療法のデバイスの改善，非経口投与レボドパ製剤，皮下注射，貼付薬，経腸投与の開発等），iPS 細胞移植，遺伝子治療等の開発が行われている．PD の原因の究明も急ピッチで進捗しており，近い将来に原因療法が行われるようになることも期待される．

（2）PD の運動症状

左右差のある無動，筋強剛，4〜6 Hz の静止時振戦を特徴とする．筋強剛は歯車様現象がより特徴的である．無動には運動開始遅延，運動現象，動作緩慢が含まれ，動作が遅く，小さくなる．このためフレイルの予備軍となりやすい．振戦の多くは静止時にみられるが，ときに姿勢時，動作時にもみられることがある．位置を一定にしてから数秒後に振戦がみられることが多く，re-emergent tremor とよばれ PD の特徴である．PD の Hoehn-Yahr 重症度がⅢ度以上で姿勢保持障害がみられ，Pull test 陽性となる．難病法で補助が得られるのは Yahr Ⅲ度以上である．PD の主治療薬である L-dopa の服用により症状は改善する．早期であればほぼ緩解，進行期であっても 30％ほどの改善が得られる．L-dopa の有効性を欠く場合には，胃腸での吸収障害，薬物-食物相互作用，他疾患である場合を想定する．

病状の進行に従い，L-dopa の服用により臨床症状の日内変動がみられるようになる．これには wearing off 現象とジスキネジアがある．On-off 現象は wearing off 現象の増悪した状態と考えられる．これらの症状とともに前傾姿勢となり，極端な場合には Camptocormia とよばれるような極端な前屈位を示すこともある．さらに L-dopa の有効性に乏しい症状である加速歩行，すくみ現象等が明らかとなる．運動症状は L-dopa により改善するが，フレイルの状態に患者があることが少なくないため，適切な筋力増強，リハを併用することが必要である．

表 1　パーキンソン病の非運動症状

```
A. 自律神経症状；自律神経，神経叢における Lewy 小体の発現，神経脱落に起因する
  1. 消化管障害
    1) 食道・胃蠕動低下，消化液分泌低下：逆流性食道炎，食思不振，胸焼け，嘔気，嘔吐
    2) 腸管蠕動低下，消化液分泌低下：便秘，腹部膨満，イレウス，巨大結腸症，腸捻転
    3) 咽頭・喉頭機能障害：流涎，嚥下障害
  2. 膀胱障害 --- 蓄尿障害，排尿障害：頻尿，尿閉，尿失禁
  3. 血圧調節障害 --- 起立性低血圧症，食事性低血圧，常時の低血圧
  4. 発汗障害，体温調節障害，悪性症候群
  5. 脂顔
  6. 陰萎
  7. 網状皮疹
B. 感覚障害
  1. 嗅覚障害
  2. 視覚障害，視覚認知障害
  3. 眼球運動障害
  4. 疼痛，感覚障害
    1) Quinn ら[30]による疼痛分類
      ①診断以前からの疼痛
      ②off 期の疼痛（ジストニアでない），peak dose の疼痛：L-DOPA 反応性
      ③疼痛を伴うジストニア：L-dopa 濃度と関連
    2) Ford らの成因による分類[31]
      ①筋骨格系の痛み musculoskeltal pain
      ②根，末梢神経障害による痛み radicular and neuropatic pain
      ③ジストニア関連痛 dystonia-related pain
      ④一次性（中枢性）疼痛 primary (central) pain
      ⑤アカシジア様不快感 akathitic discomfort に大別している．
  5. 疲労
```

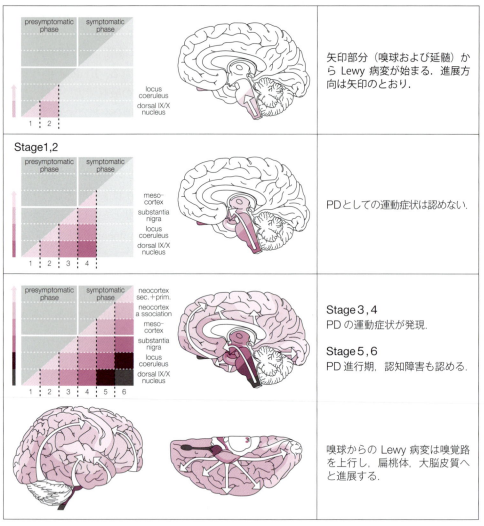

図1　BraakらによるPDの進展様式

(Braak et al, 2003, 2006, 文献1, 2を改変して引用)

(3) PDの非運動症状
（自律神経症状・感覚障害，表1）

　PDの非運動症状をカテゴリー化すると，自律神経症状，精神症状，感覚障害となる．表1にPDでみられる自律神経症状，感覚症状を列挙した．非運動症状には抗PD薬により増悪する症状も少なくないため，PDの運動症状に対する治療薬増量が困難なこともある．すなわち，PDの非運動症状は生活の質（QOL）や日常生活動作（activity of daily living；ADL）の低下をもたらすのみならず，PDの運動症状コントロールの限界ともなり得る．なお，非運動症状のコントロールに対するエビデンスは非常に乏しい．非運動症状の発症病理については神経病理学的PDの診断根拠となるLewy小体の病期による分布の検討により，Braakら[1]によりLewy小体の脳幹上行説，嗅球からのdual hit theory，さらに皮膚，末梢神経，自律神経系でのLewy小体の同定により，Lewy病変の広がりによる非運動症状の発現が証明された（図1, 2）．

①自律神経障害[3,4]

　自律神経症状でよくみられ，治療の対象となることが多いのは便秘，膀胱障害，起立性低血圧である．これらはときにPD発症早期より認められるが，進行期PDではほぼ必発である．自律神経障害の病理学的基盤は自律神経節や神経叢の神経細胞の変性脱落，Lewy小体の出現にある．これ

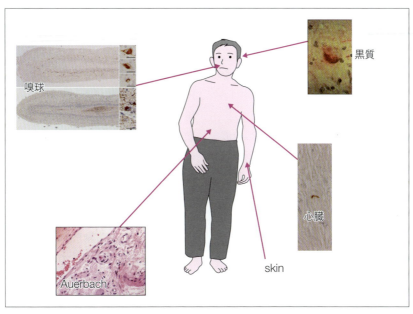

図2　Lewy病変と非運動症状

（高松神経内科クリニック山本光利先生より提供）

によって自律神経系の機能不全を生じる．すなわち，平滑筋の収縮，弛緩の不全状態（蠕動運動の低下等），分泌低下等である．ドパミン（dopamine；DA）作動薬は基本的に消化管蠕動運動を低下させるため，薬剤による症状の増悪も背景にある．なお，腸管の蠕動運動低下はL-dopaの吸収障害を生じ，delayed on現象やno-on現象の原因の一つとなる．

　消化器症状の治療は腸管蠕動を促進する薬物，通常の便秘薬の処方，および生活指導である．上部消化管運動改善薬では，ドンペリドンとクエン酸モサプリドが汎用される．舌，喉頭へのリハも有用である．

　膀胱障害の発症には末梢性自律神経病変のみならず，橋等の中枢性自律神経病変の加味も推定されている．膀胱障害は，当初は排尿筋過反射の状態であるが，次第に弛緩性膀胱となる．膀胱障害には排尿障害と蓄尿障害があり，症状としては頻尿，尿閉，失禁等がある．頻尿は当初は夜間頻尿であるが，嵩じると日中も頻尿となる．排尿障害が高度となると自己導尿やカテーテル留置が必要になることもある．男性で症状が強い傾向があるが，並存する病態である前立腺肥大症等の影響も否め

ない．薬物療法は，過活動膀胱に対してM3受容体選択性の高い抗コリン薬（ソリフェナジン，トルテロジン，イミダフェナシン，フェソテロジン），排尿障害についてはアドレナリン遮断薬であるウラピジルが使用される．なお，抗コリン薬の受容体選択性は改善されてきているが，高齢者に対しては抗コリン作用により，認知症状を悪化させることがあり，また，アドレナリン遮断薬は起立性低血圧を惹起しやすいので，留意して使用する．

　起立性低血圧症（orthostatic hypotension；OH）はPDの15～60％の症例に認められる．PDによるOHは中枢および末梢交感神経遠心路の圧反射弓の障害によるとされるが，一因としてPD治療薬の副作用も挙げられる．なお，PDでは血中ノルアドレナリン（noradrenaline；NA）濃度が，健常者に比較して有意に低いこともOHをきたしやすい要因である．食後にOHが増悪することも多く（postprandial hypotension），日常生活での注意が必要である．

　治療薬としては，アドレナリン受容体の選択的刺激薬である塩酸ミドドリン，間接的ノルアドレナリン刺激薬であるメチル硫酸アメジニウム，NA前駆物質であるドロキシドパ，また水分塩分

疾患編

保持作用を有するミネラルコルチコイドの一つである酢酸フルドロコルチゾンが使用されているが，いずれの薬物でもPDに対するRCTは乏しい．また，OHのコントロールにより，臥位高血圧を生じる傾向もあり，留意する必要がある．

②感覚障害[5,6]

自律神経症状同様，Lewy病変の感覚系への波及が病因の一つとされる．嗅覚障害，視覚認知障害，疼痛，疲労等がある．

嗅覚障害はPD発症前からみられることが多い．他のパーキンソニズムをきたす疾患である進行性核上性麻痺や多系統萎縮症，皮質基底核変性症が軽度障害にとどまるのと対照的である．視覚障害，視覚認知障害への注目度は低いが，色覚識別の低下の頻度が高いとされる[6]．発症機序としてドパミンは視覚野，外側膝状体，網膜に存在しておりPDによりこれらの細胞が変化することが想定される．このためPDでの視覚系の障害の頻度は比較的高いものと予測される．また，潜在的視覚障害はPDの認知機能障害の1つに視覚統合系の障害との関連，幻視との関連でも注目されるが，臨床的には視覚異常が自覚されることは少ない．

疼痛（非特殊性感覚障害）についてはJames Parkinsonも記載している．自覚症状は異常感覚，灼熱感等さまざまであるが，他覚的な感覚障害は検出できないことが多い．感覚症状は運動症状の日内変動に伴って消長することも知られており，non-motor fluctuationともよばれる．ジストニア関連痛もみられる．一般にoffジストニアの痛みは下腿や足，薬物誘発性のジストニアは頸部や体幹，顔面に多い．疼痛の治療はドパミン系薬剤による症状コントロールが第一選択である．深部脳刺激療法（特に視床下核刺激）でも，DIDと疼痛とが軽快し，治療の選択肢の一つとされる．なお，PD患者は中高年齢層で有病率が高いため，骨関節疾患，糖尿病等に基づく末梢神経障害，齲歯等に基づく疼痛も加味される．前傾姿勢による脊椎の変形camptocormia（bent spine）に伴う痛みもある．camptocormiaに伴う痛みの原因は，脊柱変形による神経根の圧迫とするもの，炎症性細胞浸潤を伴うparaspinal muscle myositis等とする報告もある．PDでは一次性（中枢性）疼痛（primary〔central〕pain）も知られており，大脳基底核の機能不全により生じると考えられている．主に蟻走感や灼熱感等の耐え難い奇異な痛みで，PD患者の罹患側に生じ，運動症状に先行して出現する．一次性疼痛は四肢のみならず，口腔，咽頭，喉頭，直腸，生殖器等にも症状が出現する．口腔の痛みは"燃える口症候群（burning mouth syndrome）"ともよばれる．なお，PARK2患者の遺伝子産物であるparkinが末梢神経に存在することが明らかにされ[7]，一次性疼痛の原因として，PDの発症要因が関連していることも可能性があり，今後の研究の展開が待たれる．

(4) PDの精神症状（表2）

PDの精神症状は多岐にわたる．ここではうつ，幻覚・妄想状態，睡眠障害，認知障害について述べる．

①うつ症状

PDの精神症状で最も頻度が高く，頻度はおおむね40％とされる．うつ症状はPDの前駆症状として，また一般身体疾患による気分障害（DSM-IV），病状に伴う発動性低下等が含まれる．一般に大うつ病や双極性障害は少なく，感情鈍麻や不安，Anhedonia（生気感情の枯渇，楽しくない）が多い．うつが悪化すると精神運動抑止，思考・認

表2　PDの精神症状

1. 抑うつ状態，躁状態，不安，パニック障害，興奮 agitation
2. アパシー，注意障害，遂行障害，視空間機能障害
3. 衝動性神経症：病的賭博，punding（常同行為）を含む
4. 強迫性制御障害，衝動性制御障害：抗PD薬乱用，抗PD薬異存，反復常同行動Punding，病的賭博，性行動亢進，過食，強迫行動
5. 幻覚，幻覚・妄想状態，譫妄
6. 人格変化
7. 睡眠障害：悪夢，睡眠の断片化，日中過眠，入眠障害，熟眠障害，睡眠発作，睡眠時不随意運動，REM睡眠異常（RBD：REM related behavior disordersを含む），睡眠時無呼吸
8. 認知障害（MCI含む）：皮質下痴呆，びまん性Lewy小体病DLB：dementia with Lewy body，アルツハイマー病の合併，脳血管障害の合併
9. 定位脳手術後の行動障害

知のゆがみも加わるが，PDでは希死念慮や自己否定の傾向は少ない．なお，うつの診断にはさまざまなテストバッテリーがあるが，PDの場合には，うつの身体症状の側面を省き，純粋に気分障害を検出するものを選択することが重要である．

　治療には運動症状の十分な改善，次いで心理的療法，薬物療法を行う．薬物療法としては三環系抗うつ薬，選択的セロトニン再取り込み阻害薬（selective serotonin reuptake inhibitor；SSRI），セロトニンアドレナリン再取り込み阻害薬（serotonin-norepinephrine reuptake inhibitors；SNRI）が推奨されている．三環系抗うつ薬のPDでの安全性についても，十分なエビデンスはないが，抗コリン作用に基づく便秘の悪化，イレウス，低血圧等の副作用の発現や増悪，認知機能の低下に留意する．エビデンスレベルはいずれも低い．重度のうつに対しては修正電気けいれん療法（modified electroconvulsive treatment；m-ECT）も行われる．

②**衝動性制御障害，強迫性障害**[8-11]

　PDではL-dopaで治療中の患者に行動上の障害もみられることがある．ドパミン調節異常症候群（dopamine dysregulation syndrome；DDS）とは，患者がL-dopaを切望し，頻回かつ不必要な服薬を中毒のように行う状態を指し，嗜癖と衝動制御障害の精神障害の一つである．L-dopaの反復投与によりドパミン系やオピオイド系への反応性が変化すること（hedonic homeostatic dysregulation；HHD）により生じる．MAO-Iでの報告は稀である．表3にDDSの中核症状を示す．衝動性行動障害では病的賭博の頻度が高く，次いで男性で性欲亢進，女性で病的買い物となる．DDSや衝動性行動障害の危険因子は若年発症PD，進行期PD，男性，気分障害の既往，アルコール嗜癖の既往および家族歴，精神疾患の家族歴，新規探索行動傾向，薬剤としてのドパミンアゴニストである．有病率は病的賭博が2〜7%とされる．発症病理はドパミンの報酬系の障害とされ，腹側被蓋野（ventral tegmentum area；VTA）から側坐核Nucleus Accumbensへの投射の関与が推定されている．治療法は確立されていないが，非定型抗

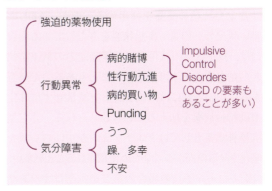

表3　DDSの中核症状

精神病薬やSSRI，抗うつ薬，リチウム，バルプロ酸は無効で，抗PD薬の減量，投与薬の切り替え等が行われている．

　また，DDSの高用量のL-dopaを服用しているPD患者は意味のない組み立てや分解，収集，区分けといった目的のない定型的な行動を示すことがある．これはパンディング（punding）として知られており，もともとはスウェーデン語で，慢性アンフェタミン中毒者でみられる意味のない行動を指す．

③**幻覚，妄想状態**

　幻覚や幻覚・妄想状態の発現の基盤として，Lewy病変の大脳皮質や基底核諸核への進展，加齢に伴う認知障害やうつ状態，睡眠障害，抗PD薬の副作用，脱水や感染症等の身体疾患の合併がある．幻視が多いが，幻聴のこともある．幻視の内容は小動物，子どもが多い．妄想と一体化して動物やヒトに襲われる等の訴えもある．幻覚の訴えの前に存在を感じるfalse sense of presenceの訴えがあることもある．その他，カプグラ症候群，幻の同居人，物体誤認等もみられる．妄想では嫉妬妄想が目立つ．軽症の幻覚の場合は経過観察のみで十分であるが，譫妄や外傷等の危険の可能性がある場合，また，介護人の幻覚に関する容認度が低い場合には治療の対象となる．DLBでは発症初期から，幻覚を認めることが多く鑑別点となる．

　治療の原則は睡眠状態の改善，身体症状の是正等の環境整備が第一である．コントロールが不良の場合は，抗PD薬の減量や抗コリンエステラーゼ薬の投与を行う．抗PD薬の減量が不可能なと

疾患編

きや，減量しても幻覚・妄想が消退しない場合には非定型抗精神病薬を使用する．なお，ADLが悪い状況で，幻覚・妄想状態をきたしている場合には，抗PD薬の減量により運動能力の低下を招き，在宅療養が不可能となることもあるので留意する．この場合には，抗PD薬を減量せずに非定型抗精神病薬を加えることも勧められる．非定型抗精神病薬としてはクエチアピンがPDの病状を悪化させる傾向が少ないため使用されることが多い．コントロール不良の場合の第2選択薬はオランザピンかリスペリドンである．

④睡眠障害

加齢による睡眠構築の障害に加えて，脳幹諸核へのLewy病変の波及，および運動障害による寝返り困難や夜間頻尿によりPDでは睡眠障害を合併することが多く，Tandbergら[12]によるとPD患者の3/4は何らかの睡眠障害を有している．PDにおける日中の傾眠（excessive daytime sleepiness；EDS）は，カナダにおける大規模調査によると，全PD症例の51％にみられ，3.8％の症例で睡眠発作を生じていた[13]．EDSのリスクに関しては，ドパミンアゴニストの使用（非麦角系ドパミンアゴニストでリスクが高い），罹病期間の長期化，進行期PD，男性が挙げられている[14]．EDSについては有効性のある治療法の報告はない．モダフィニル，メラトニン等の治療成績に関する報告があるが，成績が一定しない．

EDSと関連して睡眠発作がある．Fruchtら[15]により，ドパミンアゴニスト治療下にあるPD患者の睡眠発作の報告がなされ，その後同様の報告が相次いだ．睡眠発作はEDSを伴うものと，伴わない急速な入眠がある．有効な対策は提示されていないが，非麦角ドパミンアゴニストの中止が推奨されている．

なお，欧米ではPDの睡眠障害の要因としてRestless legs syndromeやPeriodic legs movement等も注目されているが，わが国ではこれらの症候を実際の診療で経験することは比較的稀である．また，PDの睡眠障害の病態としてREM睡眠障害の1つであるREM関連行動異常（REM sleep behavior disorder；RBD）が注目されている．

これはREM期に骨格筋の筋弛緩が生じず，夢に関連した四肢の運動が生じてしまうことを指す．この際，自傷行為やパートナーへの暴力となることがあり，留意する必要がある．RBDはPDのみならず，他のsynucleinopathyである多系統萎縮症等でも頻度が高く，PDの発症にRBDが先行するとの報告もある．RBDの診断指針等については成書を参照されたい．

PDの睡眠障害，睡眠発作についてはさまざまな提言がされている．その多くでDAアゴニストの減量や変更で対処することが薦められている．Olanowら[16]は①医師はEDSについて認識すべきであること，②患者は診察時に睡眠障害についてモニターされるべきであること，③DAアゴニストには睡眠発作の危険性があることを患者に知らせるべきであること，④DAアゴニストの投与量は鎮静化する患者では減量すべきであること，⑤鎮静効果のある薬剤の併用を止めるべきであることを提言している．

⑤認知障害

PDには比較的早期より認知障害がみられ，さらに進行すると認知症が明らかとなる．Lewy病変の大脳皮質への進展とともに脳の廃用萎縮が要因となる．PDの早期からみられる認知機能障害は前頭葉機能である遂行（実行）機能と視空間認知障害である．記憶障害はアルツハイマー病理が合併してくると目立つようになる．遂行機能とは前頭葉の中心的機能で，認知をコントロールする実行機構であり，具体的には計画の立案，順序立て，選択，処理等が含まれる．遂行機能の障害の多くは保続，注意障害，衝動性，思考の柔軟性の低下，フィードバック機能障害として検出できる．また，短期記憶，特にワーキングメモリーは感覚入力を統合して一連の運動や認知を構成するのに必要な記憶であるが，その構成には注意性要因と視空間性要因が重要である．それぞれの障害の検出法については成書に譲る．PDの認知障害の基盤はドパミン系の一つである中脳-前頭葉投射系の機能不全にあると考えられるが，これの増悪修飾因子としての抗コリン薬の投与は控えるべきである．

(5) PDの診断や経時的観察に用いられる検査

臨床上汎用されている検査とその意義について箇条書きに述べる.

①画像検査

シンチグラムとMRIが標準的検査に含まれる.

FTCIT スペクトロスコピー（DAT® 検査）：ドパミン神経終末のドパミントランスポーターを画像化する．黒質線条体のドパミン神経終末密度を反映する．加齢によりドパミン神経終末密度は減少するため，患者の年齢を加味して判定する必要がある．PDおよびその類縁疾患で低下する．脳梗塞，脳占拠病変による圧迫でも低下するためMRI画像を参考に判定する．

MIBG 心筋シンチグラム：心筋へのカテコールアミン神経終末密度を画像化する．PD，DLBでは取り込みが低下するが，他のパーキンソニズムをきたす疾患では正常範囲である．

脳MRI画像：通常の1.5テスラの場合には脳萎縮，脳血管障害，脳占拠病変の有無を検出する．近年3.0テスラMRIでは直接黒質の病変を描出するnigrogram等が撮像できるようになった．

脳血流スペクトロスコピー（EDC, IMP spect等）：相対的な脳血流量の増減を患者脳と標準脳とを比較して，機能的画像として描出する．

②生理機能検査

嗅覚検査，終夜脳波検査がPDの診断に有用である．

嗅覚検査：T&Tテスト，OCIT-J等で嗅覚低下（感知と認知双方）を検出する．

脳波検査：脳機能の概略を検出する．

終夜脳波：RBDやREM期の筋活動の有無 RWA（REM with atonia）を検出する．

睡眠時無呼吸検査：加齢や気道，中枢性の無呼吸の検出を行う．

平衡機能検査，電気眼振検査：基底核疾患に伴う眼球運動異常を検出する．

③心理検査

全般脳機能，前頭葉機能，記憶について通常用いられている検査を示す．

MMSE（Mini-Mental State Examination）：見当識，記憶力，計算力，言語的能力，図形的能力等を検出する．版権等の問題はあるが汎用されている．

FAB（Frontal Assessment Battery）：前頭葉機能のスクリーニング検査．

RBMT（Rivermead Behavioral Memory Test）：日常生活に類似した状態での行動記憶検査．

WAIS-Ⅲ（Wechsler Adult Intelligence Scale-Ⅲ）：言語性IQと動作性IQを検査する．群指数により知能の解釈を行う．高齢化社会に対応し89歳まで検査可能．2018年に改訂され，WAIS-Ⅳとなる予定．

(6) PD治療の概略

PD患者のADLやQOLの維持には薬物療法とともにリハ，脳トレーニングが必要である．後者は廃用萎縮を予防する意味で重要である．ここでは基本的な薬物治療の留意点についてのみ述べる．薬物療法の中心はL-dopaおよびL-dopa利用効率修飾薬（MAOB阻害薬，COMT阻害薬）とドパミンアゴニストである．以前はドパミンアゴニストで治療を開始するとL-dopa投与後に生じる運動合併症の発現が少ないと思われ，治療開始はドパミンアゴニストが推奨されていた．現在のPD治療の原則は，薬物の利点と欠点，そして患者の状態（運動症状，社会生活状況）を加味し，個別性を重視した治療が推奨されている．また，PD治療薬に関連した衝動性制御障害や，日中過眠に留意しながら治療を行うことも明記されてきている．

PDの臨床経過はPD治療開始後，平均6年までは特に運動問題症状のない時期，次いで運動症状の日内変動やジスキネジアの発現があるが何とかコントロール可能である運動障害期，そして非運動症状の増悪や姿勢制御障害の増悪により薬物療法の制限が必要となる時期に大別される．運動障害期には深部脳刺激療法や経十二指腸レボドパ投与療法等の機器を介した治療法も日常で行われるようになり，今後は遺伝子治療，細胞移植療法等，運動障害期を改善するための治療法が開発されつつある．現状では，PDは診断と同時に終末期を見据えた緩和医療を平行して行っていく必要

レビー小体型認知症（DLB）

（1）DLBの概要

レビー小体型認知症（dementia with Lewy boies；DLB）は皮質型Lewy小体の存在により一疾患概念としてとらえられるようになった．PDと比較して幻覚で発症，もしくは，早期に幻覚を示すことにより診断される．DLBは認知症疾患ではAlzheimer病，血管性認知症とともに認知症の原因疾患の主疾患である．早期精神症状として，DLBは幻覚・妄想，Alzheimer病はエピソード記憶障害を特徴とし，連続性に病態が増悪する．血管性認知症は階段状に病態が増悪し，まだら状認知症の病態を示す．これら3疾患は合併病理も多く，診断には留意する必要がある．PDに認知症を併発した病態をパーキンソン病認知症（Parkinson's disease with dementia；PDD）と称するがDLBとPDDとの差異は幻覚・妄想の発現時期と，DLBでは当初からPDに対する薬物治療が困難な点である．

（2）DLBの診断基準

McKeithら[17]により2017年にDLBの第4回改訂診断基準が呈示された（表4）．これによるとProbable DLBは2つ以上の中核的臨床所見，もしくは1つの中核的臨床所見と1つ以上の直接的バイオマーカー陽性があること．Possible DLBは1つ以上の中核的臨床所見，もしくは1つ以上の直接的バイオマーカー陽性，DLBの可能性が低い脳血管障害等，他の脳疾患があることや，初めに重度の認知症となってからパーキンソニズムが出現した場合等とされる．一般にDLBではPDよりもMIBG心筋シンチグラムの心筋への取り込み低下は顕著であることが多い．また，純粋自律神経障害（pure autonomic failure；PAF）で発症するDLB症例も散見し，この場合はPDよりも自律神経症状，特に起立性低血圧症が目立つ．第4回改訂診断基準でMIBG心筋シンチグラムが加わったのはわが国の貢献が大きい．

表4 DLBの診断基準（2017）

基本的事項
- DLBは注意，遂行機能，視知覚機能低下が顕著もしくは早期から目立つ認知症である．
- 病初期には記憶障害は必須ではない．

中核症状（初めの3つの症状は早期からみられ，持続性である）
- 注意と覚醒に明らかな変動を伴う認知障害の変化
- 繰り返す明確かつ詳細な幻視
- RBD（認知機能低下に先行することもある）
- パーキンソニズム

支持的臨床所見
- 抗精神病薬に対する過敏性
- 姿勢制御困難，繰り返す転倒，失神または一過性無反応のエピソード
- 高度な自律神経障害
- 日中過眠
- 嗅覚低下
- 幻視以外の幻覚
- 体系化された妄想
- アパシー
- 不安，うつ状態

直接的バイオマーカー
- DAT®スキャンでの取り込み低下
- MIBGシンチグラムでの取り込み低下
- 終夜睡眠脳波でRWAの証明

支持的バイオマーカー
- CT/MRI画像での内側側頭葉構造が比較的保たれる
- 脳血流シンチグラム/脳代謝シンチグラムで後頭葉±帯状回での取り込み低下
- 脳波検査でプレアルファ/θ領域の周期的変動を伴う徐波化

（McKeith et al, 2017, 文献17を翻訳して引用）

(3) DLBの精神症状

DLBの精神症状，特に認知機能，注意，覚醒レベルが消長することが特徴である．これらは会話等の動作中にも観察できる．日内変動は進行期にもみられる．

幻視はDLB症例の80％にみられ，ヒト，子ども，動物等が多い．幻覚，存在する感じ（sense of presence），錯視もある．一般に幻視に対して情動反応を呈する．人物誤認症状もあり，多重化を伴うもの（妄想性誤認症）としてカプグラ症状（見た目は○○さんだが別人），フレゴリ錯覚（さまざまな人物がすべてある特定の人物の変装である），重複記憶錯誤（同一人物が何人かいる），多重化を伴わないものとして単純人物誤認，幻の同居人等がある．妄想としてはDLBでは関係妄想被害妄想，嫉妬妄想が多い．

(4) DLBの治療

精神症状の日内変動があるため内服治療はやや困難である．コリンエステラーゼ阻害薬が第一選択薬であり，幻覚，注意力，アパシーの改善が報告されている．幻覚には低用量のクエチアピンが用いられることが多い．パーキンソニズムについては最近，ゾニサミドによる臨床試験の報告がなされ，精神症状を悪化させることなく運動症状の改善がみられた[18]．

進行性核上性麻痺（PSP）[19]

(1) PSPの概要

進行性核上性麻痺（progressive supranuclear palsy：PSP）はパーキンソニズムを示す疾患群の中でPDに次いで頻度が高い．基本的には中年以降に発症する孤発性の神経変性疾患である．核上性眼球運動障害，頸部後屈，無動，皮質下認知症を主症状とするが，近年，病理学的検討により疾患概念が広がり，さまざまな病型があることが明らかとなった．異常なタウの沈着物が病理学的基盤にあり，これに対する生化学的検討からPSPは4RT（4-repeat tauopathy）に属することが示されたものの，タウの蓄積の機序や神経細胞脱落に関する要因は明らかではない．現時点では有効な原因療法は開発されておらず，対症療法にとどまる．

歴史的には1964年にSteeleらにより体軸の固縮，無動，易転倒性，認知障害，垂直方向の核上性眼球運動障害を主徴とし，病理学的には淡蒼球，黒質，視床下核，眼球運動関連核，被蓋，歯状核，下オリーブ核等に神経原線維変化を認める一疾患単位として報告された[20]．PSPの診断基準はLitvanらの後，Williamsら[21]により神経病理学的にPSPと診断した症例の分析から，PSPは古典型PSPを示した症例群（Richardson症候群，54％）と，症状に左右差がありL-dopaにある程度反応するPD類似の臨床像を呈する群（PSP-P，32％）に分類されることが報告された．非典型的PSP（14％）の中にすくみ足を伴う純粋無動症（PAGF；pure akinesia with gait freezing）と，PSP-CBS，PSP-PNFAの2病型（2009年）が含まれることが示された．その後，わが国の研究者および海外から小脳型PSP-Cの報告もあり[22-24]，現時点ではPSPの疾患概念は拡大傾向にあるが，発症病理の解明により病因は収束されていくことが期待される．なお，約半数の症例では認知症や人格変化，感情障害，記憶障害等の精神症状で発症する．

PSPの有病率は欧米で人口10万人当たり5.3人，わが国でも10万人当たり5.8人で，海外の有病率との差異はない．おおむねパーキンソン病の1％程度と推定され，60歳ごろに発症する症例が多い．多くは孤発性であるが，遺伝性PSPもみられ，多くは常染色体優性遺伝である．タウのハプロタイプ解析では，PSPはH1ハプロタイプと関連があり，H2ハプロタイプは少ないとされている．しかし，日本人はすべてH1ハプロタイプであり，わが国での検討が必要である．罹病期間はRichardson症候群5.9年，PSP-Pは9.1年とされる．死因は誤嚥性肺炎，窒息，栄養失調，外傷の頻度が高い．発症1年以内の転倒，早期の嚥下障害，尿失禁は予後不良因子である．

神経病理学的には異常なリン酸化タウの蓄積を星状膠細胞と神経細胞の双方に認める．アストロサイトへの異常なリン酸化されたタウの蓄積は細胞体から近位軸索に認められ，Tufted astrocyteもしくはglial fibrillary tanglesとよばれる．Tufted astrocyte は病理学的 PSP の診断指標である．神経細胞は細胞数の減少と共にグロボース globose 型神経原線維変化（neurofibrillary tangles；NFT），顆粒空胞変性を示す．病変は歯状核，赤核，淡蒼球，視床下核，視蓋や中脳水道周辺，上丘を含む眼球運動関連神経核病変，下オリーブ核，脳幹被蓋に分布する．病変は淡蒼球・視床下核・黒質病変はおおむね全例で，次いで視蓋・上丘・第3脳神経核・被蓋病変の頻度が高い．

(2) PSP の精神症状[25, 26]

PSP の初発症状は2/3の症例はバランスのとりにくさ，予期せぬ転倒，構語障害（声が詰まるような発声で，吃音，同語反復，反響言語等）で発症する．行動障害も約半数の症例でみられ，うつ，易刺激性，攻撃性，感情の不安定さ，アパシー，思考緩慢，記憶障害等がある．視覚障害に関する主訴はかすみ目，階段を降りにくい，物が食べにくい，複視，眼球乾燥等が多い．

PSP の行動障害・認知障害の特徴は健忘を主訴とすることが多いが，基本は注意障害，無頓着，周囲への関心の欠如である．古くは皮質下認知症とも称されたが，前頭－側頭葉型認知症の特徴を示し，思考緩徐，注意障害，健忘，アパシー，語彙の低下，うつ等を示す．思考緩徐による反応速度の低下が顕著で，問いに対する返答がないかのようにみえるがしばらくすると正確な返答がある．PSP 患者では易転倒性について無頓着で，転倒を繰り返しても無防備に，かつ衝動的に，あるいは保続として歩行し，転倒する．行動障害としては動作や言動の保続があり，「applause sign」として検出できる．Yatabe ら[27]の報告では FTD と PSP との間に差異は認められなかった．

(3) PSP の治療

PSP に対する原因療法，病状緩和，発症予防に関する治療法は開発されていない．現時点ではそれぞれの症候に対する対症療法が行われている．対症療法として L-dopa，アミトリプチリンが有効との報告があるが，いまだ不十分である．認知障害，行動障害についても対症療法，認知行動療法，心理面接，リハ等がなされているが，いずれもエビデンスに乏しい．転倒に対する応急処置としてヘッドギア等が使用されている．

PSP の精神症状に対する薬物療法として，リバスチグミンでのみ認知機能の改善をみたとの報告があるが，小規模の観察研究であった[28]．最近，間葉系幹細胞移植が開始されており，実験的な治療方法が開発されつつある．

大脳皮質基底核変性症
（CBS／臨床診断，CBD／病理診断）

(1) CBS の概要

CBD（corticabasal degeneration）は，中年期以降に発症し，緩徐に増悪を示す神経変性疾患で，主病巣は Rolando 溝近傍にあり，病理学的にはする大脳皮質と皮質下神経核（特に，黒質と淡蒼球）の神経細胞が変性・脱落し，神経細胞およびグリア細胞内に異常リン酸化タウが蓄積する疾患である．大脳皮質基底核変性症の臨床診断は極めて困難なため，病理診断で確定された際は CBD，臨床診断である場合は CBS（corticobasal syndrome）として論じられている．臨床診断の困難さは障害される大脳皮質の部位により臨床症候が多彩であること，大脳基底核症状も症例によりさまざまであることから，多様な臨床病型が報告されていることによる．臨床診断が困難であるため，疫学調査に関してはどのような病型を CBS として調査したかが問題となり，データの解析を行うにあたっては留意する必要がある．CBS と診断する症例は進行性核上性麻痺の1/3〜1/5程度である．難病受給者数から CBS は人口10万人当たり2人と推定される．平均発症年齢は60歳代（40〜80歳代）で，罹病期間は5〜10年とされる．経過については医療の介入の程度等により左右されるため，さまざまであるが，死因は誤嚥性肺炎，栄養低下，転倒等による外傷が多い．

臨床診断は現時点では①顕著な左右差を認める固縮，無動や原因不明かつ進行性の失語，失行等の大脳皮質症状，あるいは双方を認めた場合には CBS を考慮する．②発症早期には認知症（記憶障害）は認めない．③ MRI，脳血流シンチグラム，

トラクトグラムはCBSの診断に有用であり，Rolando溝近傍の萎縮，および血流低下を認める．神経病理学的なCBDの病理学的中核所見はRolando溝近傍の大脳皮質の萎縮と，タウ陽性線維sreadとastrocytic plaque, oligodendrogliaにみられるcoiled body，神経細胞病変であるballooned neuronである．

原因療法や対症療法は開発されていないが，症状緩和のためにドパミン補充療法やドパミンアゴニスト投与，拘縮に対するボツリヌス療法，ときに深部脳刺激療法等が行われている．

(2) CBSの大脳皮質症状と精神症状

大脳皮質症状はさまざまであるが，遂行障害，失語，言語障害の頻度が高い．失語症では進行性非流暢性失語（progressive non-fluent aphasia；PNFA）が多く，他の前頭葉症状を加味して語流暢性が低下し，無言となる症例が多い．CBS-CBDでは意味性失語（semantic aphasia/dementia；SD）の頻度は低いとされ，これは大脳皮質病変の強弱によるものと思われる．記憶障害を含む認知症状は病初期には明らかではなく，患者は病態を把握しているため，心理的に不安定となる傾向がある．CBSで有名なのはAlien hand現象であるが，実際には20％程度の頻度である．四肢の失行は約半数にみられ，道具の使用，行為障害がみられる．注意障害，遂行障害，行動障害，人格変化も診断時に半数に認める．皮質性感覚障害，半側空間無視は病初期から最終診断時を通して20％程度にみられる．PNFA，行動障害型前頭側頭症状（behavioral variant frontotemporal dementia；bvFTD），SDにはそれぞれ診断基準があり，成書を参照されたい．

経過に従って，運動症状は左右差を認めながらも次第に両側性障害となり，姿勢制御障害も次第に明らかとなり，歩行障害，転倒傾向となる．転倒傾向が発現する時期には，一般に認知機能（前頭葉側頭葉型，および記憶障害）も低下し，最終的に失外套状態に至る．

おわりに

パーキンソン病および類縁疾患を概説した．PD，DLBはsynucleinopathyに，PSP，CBDはtauopathyに分類される疾患群である．共に大脳基底核と大脳皮質が障害される疾患群であるが，高次機能障害としてsynucleinopathyは幻覚，妄想，大脳基底核に由来する発動系の障害や報酬系の障害が前傾に立ちやすく，PSP，CBD等のtauopathyは前頭・側頭葉型の認知機能障害を示す傾向がある．Tauopathyの一つであるAltzheimer病はエピソード記憶障害を中核とする疾患であり，次項のFTDとは臨床像が若干異なる．いずれも画像診断が診断のバイオマーカーとして有用である．PSP，CBDについては欧米人とタウのハプロタイプが日本人と異なっており，わが国のtauopathyとの比較が何らかの病因解明の突破口となることが期待される．

（長谷川一子）

★ 文献

1) Braak H et al：Idiopathic Parkinson's disease：possible routes by which vulnerable neuronal types may be subject to neuroinvasion by an unknown pathogen. J Neural Transm 110：517-536, 2003.
2) Braak H et al：Stanley Fahn Lecture 2005：The staging procedure for the inclusion body pathology associated with sporadic Parkinson's disease reconsidered. Mov Disord 21：2042-2051, 2006.
3) Coon EA：Neuropatholgy of autonomic dysfunction in synucleinopathies. Mov disord 33：349-358, 2018.
4) Palrma JA, Kaufmann H：Treatment of autonomic dysfunction in Parkinson disease and other synucleinopathies. Mov disord 33：372-390, 2018.
5) Pfeiffer RF, Bodis-Wollner I(ed)：Parkinson's disease and nonmotor dysfunction. Humana press, 2005. pp223-267.
6) Büttner T et al：Disturbance of colour perception in Parkinson's disease. J Neural Transm Park Dis Dement Sect 6：11-15, 1993.
7) Ohsawa Y et al：Reduced amplitude of the sural nerve sensory action potential in PARK2 patients. Neurology 65：459-462, 2005.
8) Grace AA et al：Regulation of firing of dopaminergic Neurons and control of goal-directed behaviors. Trends Neurosci 30：220-227, 2007.
9) Voon V et al：Prevalence of repetitive and reward-seeking behaviors in Parkinson disease. Neurology 67：1254-1257, 2006.

10) Voon V et al : Prospective prevalence of pathologic gambling and medication association in Parkinson disease. *Neurology* **66** : 1750-1752, 2006.
11) Weintraub D et al : Clinical spectrum of impulse control disorders in Parkinson's disease. *Mov Disord* **30** : 121-127, 2005.
12) Tandberg E et al : A community-based study of sleep disorders in patients with Parkinson's disease. *Mov Disord* **13** : 895-899, 1998.
13) Hobson DE et al : Excessive daytime sleepiness and sudden-onset sleep in Parkinson disease : a survey by the Canadian Movement Disorders Group. *JAMA* **287** : 455-463, 2002.
14) Ondo WG et al : Daytime sleepiness and other sleep disorders in Parkinson's disease. *Neurology* **57** : 1392-1396, 2001.
15) Frucht S : Falling asleep at the wheel : Motor vehicle mishaps in persons taking pramipexole and ropinirole. *Neurology* **52** : 1908-1910, 1999.
16) Olanow CW et al : Waking up to sleep episodes in Parkinson's disease. *Mov Disord* **15** : 212-215, 2000.
17) McKeith IG et al : Diagnosis and management of dementia with Lewy bodies : Fourth consensus report of the DLB consortium. *Neurology* **89** : 88-100, 2017.
18) Murata M et al : Adjunct zonisamide to levodopa for DLB parkinsonism : a randomized double blind phase 2 study. *Neurology* **90** : e664-672, 2018.
19) 日本神経学会監：認知症疾患診療ガイドライン 2017, 医学書院, 2017.
20) Steele JC et al : Progressive supranuclear palsy. A heterogeneous degeneration involving the brain stem, basal ganglia and cerebellum with vertical supranuclear gaze and pseudobulbar palsy, nuchal dystonia and dementia. *Arch Neurol* **10** : 333-359, 1964.
21) Williams DR, Lees AJ : Progressive supranuclear palsy : clinicopathological concepts and diagnostic challenges. *Lancet Neurol* **8** : 270-279, 2009.
22) Koga S et al : When DLB, PD, and PSP masquerade as MSA : An autopsy study of 134 patients. *Neurology* **85** : 404-412, 2015.
23) Kanazawa M et al : Early clinical features of patients with progressive supranuclear palsy with predominant cerebellar ataxia. *Parkinsonism relate disord* **19** : 1149-1151, 2011.
24) Silveira-Moriyama L et al : Concomitant progressive supranuclear palsy and multiple system atrophy : more than simple twist of fate? *Neurosci Lett* **467** : 208-211, 2009.
25) Respondek G et al : The phenotypic spectrum of progressive supranuclear palsy : a retrospective multicenter study of 100 definite cases. *Mov Disord* **29** : 1758-1766, 2014. Doi : 1002/3ds.26054
26) O'Sullivn SS et al : Impulsive-compulsive spectrum behabiors in pathologically comfirmed progressive supranuclear palsy. *Mov Disord* **25** : 638-642, 2010.
27) Yatabe Y et al : Neuropsychiatric symptoms of progressive supranuclear palsy in a dementia clinic. *Psychogeriatrics* **11** : 54-59, 2011.
28) Liepelt I et al : Rivastigmine for the treatment of dementia in patients with progressive supranuclear palsy : clinical observations as a basis for power calculations and safety analysis. *Alzheimers Demnt* **6** : 70-74, 2010.
29) 長谷川一子：大脳皮質基底核変性症. 神経疾患治療(仮題), 2018.
30) Quinn NP : Classification of fluctuations in patients with Parkinson's disease. *Neurology* **51** (2 suppl 2) : S25-29, 1998.
31) Ford B, Pfeiffer RF : Pain syndrome and disorders of sensation. Parkinson's disease and nonmotor dysfunction (Pfeiffer RF, Bodis-Wollner I ed), Human Press, 2005.

疾患編

認知症──変性性認知症，血管性認知症等

はじめに

　認知症の代表的な診断基準の1つである，米国精神医学会による「精神疾患の診断・統計マニュアル第5版（DSM-5）」[1]では，「1つ以上の認知領域（複雑性注意，実行機能，学習および記憶，言語，知覚-運動，社会的認知）において，以前の行動水準から有意な認知の低下が示され」，「認知の欠損により日常生活が阻害される」場合に認知症と診断されると述べられている．このため，認知症の診断には，病歴および日常生活についての詳細な聴取，ならびに，原因疾患をある程度想定したうえでの神経心理学的検査が不可欠である．

　わが国では，認知症患者は増加傾向にあり，65歳以上の高齢者の認知症有病率は，2012年の段階で約15％と推定されている[2]．認知症の原因疾患としては，アルツハイマー病が最も多く（約68％），次いで血管型認知症（約20％），レビー小体型認知症，前頭側頭葉変性症と報告されている[3]．本項では認知症の原因となる代表的な疾患について述べるが，原因疾患およびその症状は多岐にわたるため，詳細については，2017年に発刊されたガイドライン[2]，成書[4]等も参照いただきたい．なお，パーキンソン病および類縁疾患（レビー小体型認知症，進行性核上性麻痺，大脳皮質基底核変性症）については，前項を参照いただきたい．

アルツハイマー病 (Alzheimer disease；AD)

(1) 病態

　中高年で発症する緩徐進行性の変性疾患である．病理学的には，神経原線維変化（リン酸化タウ蛋白の沈着）と老人斑（Aβ蛋白の蓄積）が観察される．家族性アルツハイマー病の原因遺伝子として APP（Amyloid Precursor Protein），PSEN（Presenilin）1, PSEN2が知られており，いずれも常染色体優性遺伝であるが，わが国での頻度は低い．

(2) 症候

　初発症状は，近時記憶障害，特にエピソード記憶の障害であることが多い．同じことを繰り返し聞く，約束や少し前の出来事をすっかり忘れてしまう，といった様子が観察される．診察や検査場面では，質問に対して答えられないときに，振り返って同伴者に確認し，回答を求めることがある．また，質問に答えられない場合に，「日付とか関係ない生活だからねえ」等と言い訳をして取り繕う様子がみられることもある[5]．MMSE（Mini Mental State Examination）等での遅延再生課題では，ヒントがあっても正答できず，再認も困難であるのが特徴である．遂行機能障害も早期から障害されやすく，仕事や，料理等の家事の段取りが悪くなる，もしくは困難になることで，発症に気づかれる場合もある．

　症状が進行すると，さまざまな高次脳機能障害が顕在化する．構成障害により時計や立方体の描画が困難になる．言語障害については，名詞を思い出せないために「あれ」「それ」等の代名詞の使用が増える．進行とともに言語理解が低下するが，発語の流暢性や復唱は保たれることが多く，超皮質性感覚性失語に類似した症状となる．さらに進行すると発話は減少し無言となる．かなり進行するまで，運動障害等の明らかな神経学的所見は認めない．

　65歳以下の若年発症を中心に，初期から失語や失認等の皮質症状が目立つ非典型例が存在する．後部皮質萎縮（posterior cortical atrophy）では，頭頂後頭葉を中心とする萎縮を認め，失読，Bálint症候群（精神性注視麻痺，視覚性運動失調，

視覚性注意障害), Gerstmann症候群(失算, 失書, 手指失認, 左右失認)等, 視覚に関連した障害がみられる[6]. Logopenic progressive aphasia は, 喚語困難と復唱の障害を特徴とする緩徐進行性失語で, AD病理を有する症例が多い[7]. Frontal variant では, 初期には記憶障害よりも脱抑制や遂行機能障害等の前頭葉機能障害が目立ち, 前頭側頭型認知症との鑑別が必要になることがある.

多くの患者において, 病気の進行の過程のどこかで行動・心理症状(behavioral and psychological symptoms of dementia; BPSD)が出現する. アパシーは初期から出現しやすい症状で, これまで熱心に取り組んでいた趣味をやめてしまった, 家の中でじっとしている時間が増えた, 等で気づかれる. 妄想については, 財布や通帳等を盗られた, と訴える物盗られ妄想が多く[8], 家族や介護スタッフ等の身近な人が攻撃の対象とされることが多い. 妄想や徘徊, 興奮や易刺激性による暴力等が悪化して, 在宅・施設での介護が困難になることもあるが, 疾患がさらに進行すると, アパシーが前景に立つようになり, 徘徊や暴力も含めて全般的な活動性が低下する.

(3) 検査

スクリーニングとして MMSE や HDS-R(改訂長谷川式簡易知能評価スケール)を行った後に, より正確な診断のために神経心理学的検査を行う. ADAS-Jcog(Alzheimer's Disease Assessment Scale cognitive subscale Japanese version)は, ADで出現しやすい認知機能障害の評価に重点をおいた検査で, 継時的な変化をとらえることができる. また, ウエクスラー記憶検査改訂版(Wechsler memory scale-revised; WMS-R)の論理的記憶(2つの短いストーリーを聞いて, 即時再生および遅延再生を行う)が用いられることもある. 記憶障害の正確な評価のためには, ウエクスラー成人知能検査改訂第3版(Wechsler adult intelligence scale-third edition; WAIS-Ⅲ)の数唱等で, 注意機能についても評価しておくことが望ましい. また, 経過や検査の過程で失語が疑われる場合には, 言語についての評価が必要である.

BPSD の評価としては NPI(Neuropsychiatric Inventory)が, ADL の評価としては IADL(Instrumental Activities of Daily Living Scale)ならびに PSMS(Self-Maintenance Scale)が用いられる.

頭部MRIでは側頭葉内側, 特に海馬の萎縮を認め, 疾患の進行に伴って萎縮部位は拡大する. 脳血流シンチグラフィでは, 側頭頭頂葉, 特に後部帯状回, 楔前部の血流低下が早期からみられる. 脳脊髄液検査では, アミロイドβ42(Aβ42)低下とリン酸化タウ上昇がみられる.

(4) 治療

薬物療法としては, わが国ではコリンエステラーゼ阻害薬であるドネペジル, リバスチグミン, ガランタミンと, NMDA(N-methyl-D-aspartic acid)受容体拮抗薬のメマンチンが使用可能であり, 単剤, もしくはコリンエステラーゼ阻害薬とNMDA受容体拮抗薬の併用で投与する. BPSDについては, 早期から介護保険のサービス等の社会資源を利用することや, 抑肝散の投与で対応するが, 症状が激しく対応困難な場合については, 十分な説明・同意のもとに非定型抗精神病薬を必要最小限, 短期間のみに限って使用する. 非薬物療法については, エビデンスレベルの高い方法は現時点では存在せず, 今後の課題となっている.

血管性認知症
(vascular dementia; VaD)

(1) 病態および症候

VaD は脳血管障害が原因となって発症する認知症全般を指し, ADに次いで多い. 原因となる脳血管障害の種類, 病巣の部位と大きさによって症候, 検査所見は大きく異なる. VaDの診断基準は複数存在するが, ここでは, NINDS-AIREN (National Institute of Neurologic Disorders and Stroke-Association Internationale pour la Recherché et l'Enseignement en Neurosciences)診断基準[2,9]に従い, 頻度の高いタイプについて述べる.

多発梗塞性認知症(multi-infarct dementia)は,

塞栓や血栓により，主に皮質領域の脳梗塞が単独もしくは複数生じて発症する．脳梗塞のために障害されている部位によって症状は異なり，失語，失行，失認，視覚認知障害，構成障害等が単独もしくは複数で組み合わさって出現する．

　戦略的な部位の単一梗塞による認知症（strategic single-infarct dementia）は，認知機能にとって重要な部位に脳梗塞が生じて発症する．単一の小さな病変であっても重大な症状を呈するのが特徴である．代表的な部位，症状としては，視床梗塞による記憶障害や前頭葉機能障害，前脳基底部梗塞による記憶障害や性格変化，尾状核梗塞による前頭葉機能障害等がある．

　小血管病変性認知症（small-vessel disease with dementia）については，穿通枝領域のラクナ梗塞が主となる場合を多発ラクナ梗塞性認知症とよび，白質病変が主となる場合を Binswanger 病とよぶ．いずれも注意障害や自発性の低下等の前頭葉障害が主となる．記憶障害は軽度であることが多く，MMSE 等の遅延再生課題では，再生は困難でも再認が保たれていることが多い．脳梗塞による錐体路障害やパーキンソニズム，偽性球麻痺等の神経学的所見を認めることがあり，前頭葉機能障害，歩行障害を示す症例では，後述の特発性正常圧水頭症との鑑別が必要になる．

　AD と VaD はいずれも高齢者において有病率が高く，両者が合併した状態は混合性認知症とよばれる．混合性認知症では，どこまでが AD による症状で，どこからが VaD による症状かの線引きをクリアカットに行う検査方法は存在せず，病歴，診察所見，画像所見をもとに診断する．日常臨床で最も多いタイプは AD と小血管病の合併で，血管障害を伴わない AD よりも精神症状が出現しやすい[10]．

（2）検査

　VaD の症状は，脳血管障害の発症に伴って階段状の悪化を示すとされているが，実際には脳血管障害のエピソードがはっきりしない場合も多い．そのため，症状および発症時期についての丁寧な病歴聴取，神経学的診察および神経心理検査を行う．そのうえで，頭部 MRI ならびに脳血流シンチグラフィ等の画像所見と照らし合わせて，症状と責任病巣が一致するか検討する．

（3）治療

　ドネペジル，ガランタミン，リバスチグミン，メマンチンのいずれも認知機能の改善に有効であったという報告はあるが，わが国では適応外使用である．脳血管障害再発による認知機能障害および運動障害の悪化を防ぐ観点から，脳血管障害の病型・成因に応じた治療が必要である．具体的には，虚血性脳血管障害に対しては，抗凝固療法もしくは抗血小板療法を行い，併せて，脂質異常症や高血圧症，糖尿病等のリスクファクターの管理を行う．多剤内服になることが多いので，本人・家族への服薬指導が必要である．また，VaD では，自発性低下が目立つ患者が多く，脳血管障害により麻痺等の運動障害を有する患者も多いため，廃用症候群のリスクが高い．早期から積極的にリハビリテーションを行うことが望ましい．

前頭側頭葉変性症（frontotemporal lobar degeneration；FTLD）

（1）病態

　AD，VaD，レビー小体型認知症に比べると患者数は少ないが，多くが 65 歳までに発症する若年性認知症である．病理学的には，封入体の蓄積による，前頭葉・側頭葉を中心とした神経細胞の変性・脱落がみられる．封入体の構成成分としては，タウ蛋白，TDP-43（TAR DNA-binding protein of 43kD）蛋白，FUS（fused in sarcoma）蛋白等が同定されている．

　臨床病型として，行動の異常ならびに前頭葉の萎縮が目立つ行動障害型前頭側頭型認知症（behavioral variant frontotemporal dementia；bvFTD），語義失語を主とする言語障害ならびに bvFTD と同様の行動障害を呈し側頭極の萎縮が目立つ意味性認知症（semantic dementia；SD），言語障害ならびに左優位の Sylvius 裂周囲の限局性萎縮が目立つ進行性非流暢性失語（progressive non-fluent aphasia；PNFA）の 3 つがある．この

疾患編

うち，bvFTDとSDは，厚生労働省が定める指定難病である．また，FTLDでは，筋萎縮性側索硬化症等の運動ニューロン疾患を合併することがあり，運動ニューロン疾患型前頭側頭型認知症（frontotemporal dementia and motor neuron disease；FTD-MND）とよばれる．

（2）症候

bvFTDでは病初期から行動障害や性格変化が目立つ．脱抑制のために，周囲への配慮に欠けた行動を悪気なくとる様子が観察される．たとえば，日用品を万引きして見つかっても反省する態度を示さない．診察や検査場面では，質問や課題を提示されても，自分のペースで行動し，真剣に取り組まず，ときには検査室から出ていこうとする．また，特定の行為・物への固執や常同行動がみられ，天候や周囲の状況にかかわらず毎日同じ時間に同じルートで散歩したり，施設で特定の椅子に座ることにこだわったりする．これらの行動に加え，周囲への無関心，他者への共感の喪失も出現するため，家族，隣人，介護スタッフ等の周囲の人々とのトラブルに発展することがある．食習慣の変化もみられ，甘い物を好んで大量に食べ，特定の食品を毎日食べることに固執する．進行すると自発性低下が前景に立つようになり，食事や排泄等の基本的日常行為が困難になる．これらのさまざまな症状が出現する一方で，初期には記憶障害や視空間認知障害は認めない[11]．

SDの主症状は意味記憶障害である．対象物に対する知識が失われ，語想起障害と単語理解障害の両方がみられる．この症状は低頻度語，低親密度語でより顕著である．健忘失語と異なり，語頭音のヒントは無効であり，たとえば「けしごむ」を眼前に提示して「けし」とヒントを出すと，「けし，ですか」等と答え，既知感を示さない．表層性失読・失書がみられ，「三日月」を「さんかづき」，「土産」を「どさん」等と読む．復唱や文法構造は保たれ，発語は流暢である．右側頭葉優位の萎縮を呈する場合は，有名人や稀にしか会わない知人の相貌や，有名建造物の認知障害を示す．相貌の認知については，声を聞いてもヒントにならない点が，通常の相貌失認と異なる．行動障害については，注意深く問診，観察すると，bvFTDに類似した症状が早期から認められることが多い[12]．

PNFAは，発話開始に困難を伴い，努力性の非流暢性発語が特徴である．発話における失文法，もしくは不規則な音韻の誤りや歪みを特徴とする発語失行を認め，進行すると実用的な自発話は困難になる．単語レベルの理解は保たれるが，文理解は障害され，長く複雑な文になるほど理解が困難になる．言語障害のために詳細な検査は実施できない場合が多いが，少なくとも病初期には，記憶障害や視空間認知障害は認めず，行動障害も目立たないことが多い．

（3）検査

bvFTDでは，MRIにて前頭葉優位の前頭側頭葉の萎縮を認め，脳血流シンチグラフィでは同部位の血流低下を認める．SDでは，MRIにて側頭極に優位な側頭葉の萎縮を認め，萎縮は通常，非対称性である．PNFAでは，MRIにて後部を中心とする左前頭葉の萎縮を認める．

（4）治療

FTLDの薬物療法については，常同行動等に対して，フルボキサミンやトラゾドンが有効であったと報告されている（わが国では適応外使用）．FTDでは行動障害のために介護負担が大きくなることが多いが，エピソード記憶が保たれていることを利用して介護スタッフとのなじみの関係をつくったり，常同行動を利用して日課に趣味を組み込んだり，といった症状の特徴を生かししたケアを行うことが重要である[4]．SDの言語障害に対して，日常生活で使用する物品を中心に，失われた語彙の再獲得および保たれている語彙の保持を目的とした訓練が試みられている[13]．

特発性正常圧水頭症（idiopathic normal pressure hydrocephalus；iNPH）

（1）病態

主に60歳代以降において，明らかな先行疾患（くも膜下出血，髄膜炎，頭部外傷等）がないにもか

かわらず脳室拡大が生じる．脳脊髄液の循環動態の異常が原因と考えられているが，その原因については諸説あり，確定していない．根本的な治療の可能性がある認知症，treatable dementiaの代表的疾患である．

(2) 症候

認知機能障害，歩行障害，排尿障害が三徴候とされているが，症状には個人差があり，三徴候全てが揃わない症例も多い．認知機能障害は，注意障害，作業速度の低下，語想起障害等，前頭葉障害が主である．記憶障害も生じるが，再生課題に比べて再認課題が良好である．進行例では，全般的な認知機能低下が生じる．歩行障害の特徴としては，歩幅の減少，すり足，歩隔の拡大がみられ，歩行スピードが低下する．排尿障害では，昼間および夜間の頻尿，尿失禁等がみられる．歩行障害・前頭葉機能障害が生じることから，血管性認知症や進行性核上性麻痺との鑑別が必要となる．約7割の症例でBPSDが認められたと報告されており[14]，症状の種類としては，アパシー，不安の頻度が高い．

(3) 検査

頭部MRIでは，側脳室の拡大，高位円蓋部の脳溝の狭小化，Sylvius裂の拡大を認める．脳血流シンチグラフィでは，高位円蓋部の相対的血流増加ならびに，Sylvius裂周囲の相対的血流低下がみられる．

(4) 治療

わが国では脳室腹腔シャント（ventriculo-peritoneal shunt；VPシャント）が一般的であったが，より低侵襲である腰椎腔腹腔シャント（lumbo-peritoneal shunt；LPシャント）の有効性が確認され[15]，LPシャントが行われることが増えている．iNPHは，治療により症状が改善する数少ない疾患の1つであるため，高次脳機能を含めた症状を適切に評価し，治療につなげることが重要である．なお，診断・治療には，特発性正常圧水頭症診療ガイドライン[16]が用いられている．

（鈴木由希子，池田 学）

★ 文献

1) 日本精神神経学会 日本語版用語監：DSM-5 精神疾患の診断・統計マニュアル，第1版，医学書院，2014．
2) 日本神経学会 監：認知症疾患診療ガイドライン2017，第1版，医学書院，2017．
3) 厚生労働科学研究費補助金認知症対策総合研究事業：都市部における認知症有病率と認知症の生活機能障害への対応．平成23年度～24年度総合研究報告書，2013．
4) 池田 学：日常診療に必要な認知症症候学，第1版，新興医学出版社，2014．
5) Matsushita M et al：Are saving appearance responses typical communication patterns in Alzheimer's disease? PLoS One 13(5)：e0197468, 2018.
6) Tang-Wai DF et al：Clinical, genetic, and neuropathologic characteristics of posterior cortical atrophy. Neurology 63(7)：1168-1174, 2004.
7) Harris JM et al：Classification and pathology of primary progressive aphasia. Neurology 81(21)：1832-1839, 2013.
8) Ikeda M et al：Delusions of Japanese patients with Alzheimer's disease. Int J Geriatr Psychiatry 18(6)：527-532, 2003.
9) Roman GC et al：Vascular dementia：diagnostic criteria for research studies. Report of the NINDS-AIREN International Workshop. Neurology 43(2)：250-260, 1993.
10) Ogawa Y et al：Association of Cerebral Small-Vessel Disease with Delusions in Alzheimer's Disease Patients. Int J Geriatr Psychiatry 28(1)：18-25, 2013.
11) Rascovsky K et al：Sensitivity of revised diagnostic criteria for the behavioural variant of frontotemporal dementia. Brain 134, 2456-2477, 2011.
12) Kashibayashi T et al：Transition of distinctive symptoms of semantic dementia during longitudinal clinical observation. Dement Geriatr Cogn Disord 29(3)：224-232, 2010.
13) 一美奈緒子・他：進行性失語をめぐる諸問題 意味性認知症における言語訓練の意義．高次脳機能研 32(3)：417-425, 2012．
14) Kito Y et al：Neuropsychiatric symptoms in patients with idiopathic normal pressure hydrocephalus. Behav Neurol 21(3)：165-174, 2009.
15) Kazui H et al：Lumboperitoneal shunt surgery for idiopathic normal pressure hydrocephalus (SINPHONI-2)：an open-label randomised trial. Lancet Neurol 14(6)：585-594, 2015.
16) 日本正常圧水頭症学会 特発性正常圧水頭症診療ガイドライン作成委員会：特発性正常圧水頭症診療ガイドライン，第2版，メディカルレビュー社，2011．

疾患編

てんかん

定義・概念

てんかん(epilepsy)は，てんかん発作(epileptic seizure)を反復して生じる脳疾患である．てんかん発作は脳の神経細胞の同期した過剰な異常放電によって一過性の症状(発作)が発現するものと定義されている．国際抗てんかん連盟(International League Against Epilepsy；ILAE)による，てんかんの概念的定義(表1)[1]および臨床的定義(表2)[2]を示す．てんかん発作は，異常放電が生じる脳領域とその伝播の仕方の違いによって発作症候が異なる．そのため，てんかん発作には多彩な症状があり，患者本人にしか知覚されない軽微な前兆(aura)から，両側半球広範なてんかん活動による激しい全身痙攣発作までさまざまな発作症候がある．

てんかんの原因は多岐にわたり，病因が特定できない場合もある．てんかん発作以外には併存する症状が全くない場合から，種々の医学的合併症をもつ場合まである．てんかんは何らかの神経疾患(病変)の症状とみなすこともでき，単一の疾患ではないという見方もある．てんかんはすべての年齢でみられ，小児と高齢者での発病・有病率が高い．代謝障害(尿毒症，低血糖，高血糖，肝不全等)，薬物中毒，感染(脳炎等)等が原因となり，急性にてんかん発作が誘発されることがある．これらは急性症候性発作(acute symptomatic seizure)とよばれ，慢性疾患のてんかんとは区別されている．

てんかんの分類については国際抗てんかん連盟(ILAE)が1970年代から改訂を行い，用語が変遷している．最新の2017年発作型分類を表3に示した．限局した脳領域から発作が起始するのが焦点性発作であり，発作の始まりから両側半球にてんかん放電をきたすのが全般性発作である．

疫学

てんかんの発病率は年間1,000人当たり0.5人程度，有病率は，1,000人当たり5～10人である．発展途上国では，感染(寄生虫を含む)や外傷等のため，やや有病率が高い．世界で約4～5千万人の患者が存在するとされ，日本の有病率は1,000人当たり8人，患者数は約100万人と推定されている．てんかん発症はすべての年齢でみられるが，小児・思春期と高齢者での発症率が高い．

病因

てんかんの病因は，脳腫瘍，血管障害，皮質形成異常，先天性障害，外傷，低酸素脳症，感染，自己免疫をはじめとして多岐にわたる．これらの脳の特定される器質病変によるてんかんが症候性

表1 てんかん，てんかん発作の定義(ILAE2005)

てんかん発作 epileptic seizure
脳の異常な過剰もしくは同期した神経活動に基づく，一過性の症状・症候が生じること．
てんかん epilepsy
てんかんは，てんかん発作が生じやすい状態が持続している脳の慢性疾患と定義される．その状態により神経生物学的，認知的，心理的，社会的な影響が生じる．てんかんの定義には，少なくとも1回以上の発作の出現が必要とされる．

表2 てんかんの操作的(実用的)臨床定義(ILAE2014)

てんかんとは，以下のいずれかの状態と定義される脳の疾患である．
1. 24時間以上の間隔で2回以上の非誘発性(または反射性)発作が生じる．
2. 1回の非誘発性(または反射性)発作が生じ，その後10年間にわたる発作再発率が2回の非誘発性発作後の一般的な再発リスク(60%以上)と同程度である．
3. てんかん症候群と診断されている．

表3 てんかん発作の国際分類(ILAE2017)

焦点性起始		全般性起始	起始不明
意識保持	意識減損		
運動発作 自動症 脱力 間代 てんかん性スパスム 過剰運動 ミオクロニー 強直 非運動発作 自律神経 動作停止 認識 感情 感覚		運動発作 強直-間代 間代 強直 ミオクロニー ミオクロニー-強直-間代 ミオクロニー-脱力 脱力 てんかん性スパスム	運動発作 強直-間代 てんかん性スパスム 非運動発作 動作停止
両側性強直間代発作に進展			分類不能

焦点性起始発作は，意識が保持されるか意識減損をきたしているかで分類する．発作型を記述する際には，「焦点性意識保持感覚発作」，「焦点性意識減損自動症発作」というように「起始」という字句は省略してもよい．

てんかんである．一方，てんかん発作以外に明らかな症状がなく，症候性となる原因がない場合が特発性てんかんである．分子生物学の進歩により，特発性と考えられていたてんかんの一部で遺伝子異常が明らかにされている．これらの遺伝子異常の多くが神経のイオンチャネルに存在するため，これらのてんかんはチャネル病ととらえることができる．特発性てんかん（idiopathic epilepsy）という用語に代えて，素因性てんかん（genetic epilepsy）というよび方も提唱されている．

てんかん発作型分類
（seizure classification，表3）

てんかん放電が及ぶ皮質領域が限局し，てんかん放電が伝播していない脳領域で意識が十分維持できているものが焦点性意識保持発作である．側頭葉てんかんで意識減損発作をきたすのは，記憶や情動に関与する側頭葉領域に広く発作活動が伝播するためである．全般てんかん発作では前兆なく意識消失をきたすのは（ミオクロニー発作を除く），最初から両側半球にてんかん放電が広く生じるからである．

(1) 焦点性意識保持発作

運動発作は[4]，身体の一部が痙攣をきたすものである．大脳皮質の運動野にてんかん放電が生じることにより，その運動皮質に支配される筋群が痙攣をきたす．Jacksonian march はてんかん放電活動が近接する運動皮質に連続して伝播していくことにより，痙攣が手→腕→肩というように筋痙攣が広がっていく発作であるとしている．感覚発作は発作症状が感覚症状であるため，患者は発作を知覚するが他者の観察では通常発作症状が明らかでない．頭頂葉皮質（第一次感覚野）に起始する発作では，身体の一部に，びりびりする，しびれるといった体性感覚が生じる．後頭葉の視覚野に起始する発作では，視野の一部から始まる光が見えるといった発作症状をきたす．聴覚野が焦点の発作では幻聴をきたす．その他の特殊感覚発作としては，金属のような味がするというような味覚発作，変な臭いがするといった嗅覚発作等が知られている．

自律神経発作は，上腹部不快感，嘔気，嘔吐，発汗，立毛，頻脈，徐脈等の自律神経症状をきたす発作であり，多くは大脳辺縁系のてんかん焦点に起因する．精神発作は，既視感，未視感，恐怖感，離人感等の多彩な症状があり，多くは側頭葉

にてんかん活動が生じるための大脳高次機能の一過性の機能障害の発作である．

感覚発作・自律神経発作・精神発作は，単独で出現することもあるが多くは意識減損発作の最初の症状（前兆，aura）として出現する．

(2) 焦点性意識減損発作

意識減損があるので患者は発作中に話しかけても応答はできず，発作後には発作中のことも覚えていない．発作持続時間は通常1～3分である．発作中には衣服をまさぐる，口をもぐもぐ動かす，ぺちゃくちゃと鳴らすといった，自動症（automatisms）がみられることがある．てんかん活動が基底核に伝播することにより，発作起始側と対側上肢にジストニア肢位をきたす．約80％は発作起始焦点が側頭葉にあるが，隣接部位から側頭葉へのてんかん活動の伝播によっても生じる．前頭葉に発作起始のある意識減損のある焦点性発作は側頭葉起始と比較すると，発作持続時間が短い，激しい自動症（過剰運動発作）をきたす，発作頻度が多い，等の特徴がある．2017年国際分類の焦点性意識減損発作は，1981年分類では複雑部分発作，それ以前は精神運動発作とよばれていた．

(3) 全般性発作

欠神発作（小発作）：突然行っている動作が止まる，ボーッとして凝視する，反応がなくなる，という症状の発作である．持続時間は通常2～10秒程度である．軽度の自動症や顔面の間代痙攣やミオクローヌスを伴うことも多い．脳波で全般性3Hz棘徐波複合がみられる．小発作（petit mal）ともよばれていた．

強直間代発作（大発作）：最もよく知られているてんかん発作型で，前兆なしに全身痙攣発作をきたす．突然の全身の筋の強直痙攣で始まり，呼吸筋や咽頭筋の強直によるうめき声や叫び声を発作の最初にあげることもある．転倒するため外傷を負うことや，失禁や咬舌がみられることがある．発作は強直相から間代相に移行し，多くの発作は1分間程度で終息する．発作中には呼吸筋も痙攣を起こすので，チアノーゼもみられる．発作後は，発作後もうろう状態に移行する．発作にひき続いて睡眠に移行することもある．発作間欠期脳波では全般性棘波もしくは棘徐波複合がみられる．

ミオクロニー発作：ミオクロニー発作は，突然のショック様のぴくっとした筋痙攣である．全身に生じることもあれば一部の筋群のこともある．ミオクロニーは単発で生じることも，反復性に生じることもある．脳波では全般性多棘波もしくは多棘徐波複合がみられる点が，不随意運動のミオクローヌスと異なる．

強直発作：全身の筋の強直をきたす発作であり間代相に移行しない．

間代発作：最初から間代痙攣をきたす全身痙攣発作である．

脱力発作：突然の筋脱力をきたす発作である．頸部筋の脱力のため，頭部ががくんと垂れ，四肢筋群の脱力のために転倒をきたす．

てんかん症候群

年齢，てんかん発作型，検査所見をもとにてんかん症候群診断を行う．以下に代表的なてんかん症候群を示す．

West症候群：大部分が1歳未満に発症し，頸部・躯幹・四肢の短く（2秒以下），急激な屈曲をきたす発作（infantile spasm，礼拝痙攣）で，点頭てんかんとよばれる．精神発達の遅滞がみられ，脳波ではヒプサリスミアを呈する．原因疾患は多岐にわたる．ACTH療法，ビガバトリンが発作軽減に有効であるが，精神発達の予後は不良のことが多い．

Lennox-Gastaut症候群：1～6歳に発症するてんかん症候群である．発作型は多彩で，短い強直発作，ミオクロニー発作，脱力発作等を呈する．脱力発作は本症候群に特徴的な発作であり，頻回で難治なことが多いが，脳梁離断術での治療効果が高い．脳波は，全般性遅棘徐波が特徴である．知能障害の合併や難治例が多い．

小児良性部分てんかん（ローランドてんかん）：2～14歳で発症し，単純部分発作の運動発作をきたす．二次性全般化発作がみられることもある．脳波は特徴的な中心・側頭部てんかん波を認める．

おおむね16歳までに寛解する予後良好な症候群である.

小児欠神てんかん：4〜12歳に発症し，欠神発作をきたす．脳波は全般性3Hz棘徐波複合を示す(図1)．バルプロ酸が第一選択薬でエトサクシミドも効果がある．成年するまでに多くは寛解する．

若年性ミオクロニーてんかん：12〜20歳に発症し，ミオクロニー発作，強直間代発作をきたす．ミオクロニー発作は起床後すぐに起こることが多く，ピクンと震えて朝食時に物をこぼすといった訴えになることがある．強直間代発作の初発時に病院受診することが多い．脳波では全般性多棘徐波複合がみられる(図1)．抗てんかん薬としてはバルプロ酸，ラモトリギン，レベチラセタム，クロナゼパムを選択する．病因としては遺伝的要因のことが多く，年余にわたる治療が必要なことも多い．

海馬硬化症を伴う内側側頭葉てんかん：半数以上に熱性痙攣の既往がある．初発年齢は5〜10歳が多いが，思春期以降の発症もある．前兆および意識減損のある焦点性発作をきたす．脳波で側頭前部に発作間欠期に棘波がみられる(図2)．発作時の脳波では律動性のてんかん波がみられる．最も多い病因は海馬硬化症で，MRI画像検査で海馬萎縮と信号変化がみられ，FDG-PETでは糖代謝低下をきたす．発作は抗てんかん薬では難治性であるが，病変側の海馬切除が非常に有効である．

検査

てんかん発作の病態は電気的現象であるため，脳波の検査が確定的な診断となる．脳波の棘波・鋭波はてんかん性放電とよばれ，てんかんの診断と分類の根拠になる．てんかん患者で1回の脳波検査でてんかん波が記録されるのは50〜70％程度とされている．睡眠賦活や検査を繰り返し行うことにより，最終的には約90％の患者でてんかん性放電を記録できる．また，脳波で発作間欠期にてんかん波がないことは，てんかん診断の否定の根拠にはならない．

てんかんの病因および焦点の検索としてはMRIが有用な検査である．CTは緊急時の検査として

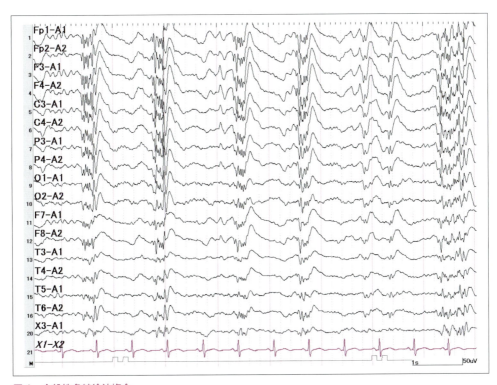

図1 全般性多棘徐波複合
若年ミオクロニーてんかん患者の発作間欠期脳波．全般性多棘徐波複合を認める．患者はミオクロニー発作と全般性強直間代発作をきたした．

疾患編

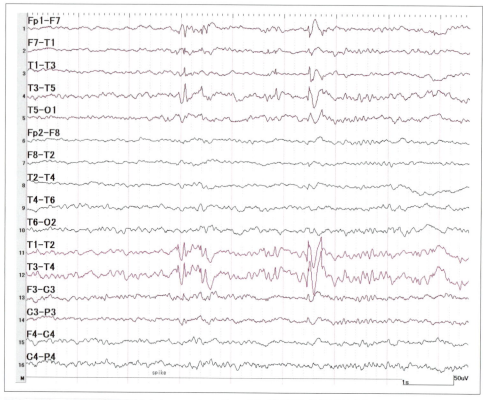

図2　脳波　左側頭部棘波
左内側側頭葉てんかん患者の発作間欠期脳波．左前側頭部棘波を認める．棘波はT1（前側頭部電極）で位相逆転を示しており，間欠期脳波からはてんかん発作焦点が左側頭部にあることを示唆する所見である．

は適当であるが，病変の検出感度はMRIが高い．ベンゾジアゼピン受容体分布を反映するイオマゼニルSPECT，糖代謝を反映するFDG-PET検査はてんかん外科術前検査等において焦点検索に用いられる．

診断

発作性疾患の診断においては，発作の情報が最も重要である．発作の状況について詳細に問診する．意識を失う場合が多いので，目撃者からの病歴が必須である．診察時に同行しているとは限らないので，目撃者に電話で発作の様子を聞くこともある．てんかん発作と鑑別が必要な疾患は，失神発作，一過性全健忘，一過性脳虚血発作，片頭痛，過呼吸発作，パニック障害，心因性非てんかん性発作（擬似発作）等がある．てんかん発作か否かの診断は，発作の病歴と脳波所見から行う．てんかん発作とみなされる病歴があり，脳波でて

んかん性放電が確認されれば，てんかんの診断は確定するといってよい．脳画像やその他の検査はてんかんの病因の診断に用いる．発作型，病歴，検査所見をもとにてんかん症候群の診断を行う．長時間持続ビデオ脳波同時記録（モニター）検査は，てんかん手術治療を行う場の焦点決定および心因性非てんかん性発作の診断確定（非てんかん発作では発作時にてんかん性放電がない）のために行う．

経過・予後

てんかん症候群診断および病因の特定が予後の推定に重要である．West症候群やLennox-Gastaut症候群は，予後不良の場合が多い．小児良性部分てんかんは，通常16歳までには治癒する予後良好なてんかんである．若年性ミオクロニーてんかんは大部分が抗てんかん薬治療で発作が抑制されるが，中止により再発し生涯の治療が必要なことも多い．焦点性てんかんでは，50〜70％で抗てん

かん薬治療により発作が寛解する．

てんかん患者全体では，約70％の患者で抗てんかん薬により発作は完全に抑制される．しかしながら，30％は薬物治療で発作が寛解しない難治性てんかんである．

抗てんかん薬治療

抗てんかん薬による発作抑制が，てんかん治療の主体である[5,6]．抗てんかん薬により70％の患者で発作が完全に抑制され，通常の生活を送ることができる．抗てんかん薬は発作型に基づいて選択する（表4）．部分発作にはカルバマゼピン，ラモトリギン，レベチラセタムを，全般発作にはバルプロ酸を第一選択薬とする場合が多い．患者個別の要因により他の薬剤を選択することもある．長期の治療を行うので薬剤の副作用に注意する．長期発作が抑制されている場合は，抗てんかん薬の減量または中止が可能か検討する．

睡眠不足や過度のアルコールは発作の誘発因子となり得るので，生活指導を行う．危険な作業や入浴についても，発作抑制の状況に合わせた適切なアドバイスが必要である．自動車運転免許については，道路交通法に基づいたアドバイスを行う．法規の条件のもとで（一定期間発作がない等），運転が許可される．妊娠可能年齢の女性については，適切なカウンセリングが必要である．抗てんかん薬の新生児に対する催奇形性と発達に対する影響を考え，妊娠中は発作抑制に必要最小限の薬剤で治療を目標とする．バルプロ酸は脳の発達遅滞および神経管閉鎖障害による奇形のリスクが比較的高い．葉酸補充が奇形リスク低減のために推奨される．抑うつ症状等の精神症状の合併が，てんか

表4　発作型に基づく抗てんかん薬の選択（主な薬剤）

焦点性発作	全般性発作
カルバマゼピン	バルプロ酸
ラモトリギン	ラモトリギン
レベチラセタム	レベチラセタム
トピラマート	トピラマート
ゾニサミド	ゾニサミド
ペランパネル	ペランパネル
クロバザム	クロバザム
ラコサミド	クロナゼパム
ガバペンチン	フェノバルビタール

ん患者では正常と比べて増加する．抗てんかん薬による副作用としての精神症状もあるので，精神症状の合併にも気をつける．てんかんは，歴史的に疾患に対する誤解，偏見，スティグマ（烙印）があった疾病であり，てんかんについての正しい理解を得ることも重要である．

難治てんかんに対する外科治療

抗てんかん薬治療抵抗性てんかん（難治てんかん）においては，手術治療が可能か検討する．限局性脳病変によるてんかん，海馬硬化症を基にする内側側頭葉てんかん，小児の片側巨脳症，視床下部過誤腫は，代表的な手術治療可能なてんかんである．生活に支障をきたす後遺症がない範囲の脳切除で発作治療ができる場合は手術治療の適応がある．内側側頭葉てんかんでは，海馬を含む側頭葉切除手術で約80％の患者で発作が消失する．新皮質てんかんでは，有効率はやや低い．Lennox-Gastaut症候群の脱力発作には，脳梁離断術が有効である．難治てんかん緩和療法として，迷走神経刺激術，ケトン食療法が行われている．

〈赤松直樹〉

★ 文献

1) Fisher RS et al : Epileptic seizures and epilepsy : definitions proposed by the International League Against Epilepsy(ILAE)and the International Bureau for Epilepsy(IBE). *Epilepsia* **46** : 470-472, 2005.
2) Fisher RS et al : A practical clinical definition of epilepsy. *Epilepsia* **55** : 475-482, 2014.
3) Fisher RS et al : Operational classification of seizure types by the International League Against Epilepsy : Position Paper of the ILAE Commission for Classification and Terminology. *Epilepsia* **58** : 522-530, 2017.
4) Tsuji S, Akamatsu N : Treatment of epilepsy. *Rinsho Shinkeigaku* **48** : 550-555, 2008.
5) 赤松直樹，辻 貞俊：痙攣．*medicina* **53**(4) : 81-84, 2016.
6) Tanaka A, Akamatsu N : Clinical characteristics and treatment responses in new-onset epilepsy in the elderly. *Seizure* **22**(9) : 772-775, 2013.

column

遺伝子疾患と高次脳機能

　遺伝子疾患とは遺伝子の異常に基づく疾患をいい，染色体異常，単一遺伝子疾患，多因子遺伝疾患の他，染色体の微小欠失による隣接遺伝子症候群等に分類される．これらに伴う認知機能障害は，従来精神遅滞と一括されてきたが，疾患により興味深い特徴があることがわかってきた．近年では，遺伝子が特定の高次脳機能の発達にいかにかかわるかを知るうえで，重要な疾患となってきている．

　はじめに同定された知能を規定する遺伝子は，脆弱X症候群（FXS）におけるFMR1である[1]．性染色体Xの長腕末端（Xq27.3）に脆弱部分があり，ここに存在するFMR1の，exon1の5'非翻訳領域における（CGG）nが異常伸長している．これによりFMR1の転写活性が抑制され，FMR1蛋白の発現が低下する．この蛋白は神経細胞の樹状突起を成熟させシナプス可塑性をもたらす働きをもつので，FXSでは前頭葉-線条体路の白質の発達が障害され症状を呈すると考えられている[2]．自閉症スペクトラム障害を呈する率が高いことで知られ，その他の発達障害もきたしやすい．遂行機能障害，視空間性ワーキングメモリー不良，視運動協調障害，計算障害等が報告されている．

　言語遺伝子かもしれない，として脚光を浴びたのはFOXP2である．KEという家系では三世代にわたってその半数に言語障害がみられ，原因遺伝子が7番染色体長腕（7q31）上のFOXP2という転写因子であることが判明した．しかしFOXP2はヒト以外にマウスや鳥にも発現する遺伝子であり，ノックアウトマウスでは発声が障害され，鳥においては発声学習と関係がある．またKE家系でみられるのは言語障害だけでなく，口部複雑運動の調整やリズミカルな運動のタイミング，手指巧緻運動等も障害される．現在FOXP2に関連する発話言語障害として最も知られているのは，小児発語失行（childhood apraxia of speech/developmental verbal dyspraxia）である[3]．これは発話運動のプログラミング障害が原因といわれるが，発話だけでなく口部や手指の運動にも障害をきたしやすい．したがって，現在ではFOXP2は速くて精緻な系列運動のコントロール学習に重要な遺伝子のひとつと考えられており[4]，発達過程で十分機能しない場合，その影響が言語能力の獲得に最も反映されやすいのかもしれない．

　染色体の一部に微小欠失があり，その領域に含まれる複数の遺伝子が障害されて生じるものを隣接遺伝子症候群という．ウィリアムズ症候群（7q11.23の半接合体欠失，WS）と22q11.2欠失症候群（22q11.2の半接合体欠失，22qDS）はその代表的な疾患であり，いずれも心血管異常・特徴的顔貌・精神遅滞を臨床的特徴とする．遂行機能・視空間性ワーキングメモリー・計算の障害は共通してみられ，これはFXSでもみられることから，疾患特異的ではない（ただし質的には違いがあり，特にWSの視空間認知障害は特有である）．WSの特徴は，表出言語・相貌認知・音韻性ワーキングメモリーと音楽の能力が良好であることである．また過度の社交性（hypersociability）も特徴的で，22qDSやFXSはこれと逆である．欠失範囲の短い非典型例の検討や，ノックアウトマウスを用いた研究等から，GTF2IRD1，GTF2Iが認知行動学的特徴と関連が深く，視空間認知障害と関連が深いのはGTF2IRD1であろうといわれている[5]．22qDSの認知行動学的な特徴は，統合失調症を中心とした精神疾患の発症が多いことである．COMT遺伝子は，シナプスのドパミンレベルの変化と関係するため，統合失調症等の発現に関与し，遂行機能障害を導くと考えられている．この他PRODHやGNB1Lも精神疾患とかかわるとされている．

　近年の研究で，ひとつの認知モジュール（言語，視空間認知等）の発達にはさまざまな遺伝子がかかわることが明らかにされつつある．今後は，認知モジュールの枠に当てはめず，ある認知機能の発現に必要な要素的機能を考慮していく必要がある．

〈永井知代子〉

★ 文献

1) 杉江秀夫, 杉江陽子：脆弱X症候群の臨床像. 脳の科学 **24**：1099-1105, 2002.
2) Haas BW et al：Early white-matter abnormalities of the ventral frontostriatal pathway in fragile X syndrome. *Dev Med Child Neurol* **51**：593-599, 2009.
3) Morgan A et al：FOXP2-related speech and language disorders. In：GeneReviews® [Internet]. Adam MP et al (eds), Seattle (WA)：University of Washington, Seattle；1993-2017 [updated 2017 Feb 2].
4) Johnson MH, de Haan M：Developmental cognitive neuroscience：An introduction. 4th ed, Wiley-Blackwell, West Sussex, 2015, p41.
5) 永井知代子：遺伝子と発達障害. *Brain Med* **24**：343-349, 2012.

III

画像診断

画像診断

MRI, CT

はじめに

　高次脳機能障害の診断，医療的介入，リハビリテーション（以下リハ）において，MRIは欠かせない検査手段である．行政的な視点も包含する診断基準では，検査所見が3つの大項目のひとつとして重要視され，「MRI, CT, 脳波などにより認知障害の原因と考えられる脳の器質的病変の存在が確認されているか，あるいは診断書により脳の器質的病変が存在したと確認できる」と記載されている[1]．そのため画像診断医の役割，責任は重いわけだが，現状ではこの診断基準は複数の問題を孕んでおり，「日々見直しを行うことが必要」との認識が，医療，行政，社会に共有されることが大切と考えている．

　本項では，高次脳機能障害の診断からリハへの過程におけるMRIの果たすべき役割と有用性を明確にし，同時にMRI検査の限界と問題点を記す．さらには日常臨床検査を超え，高次脳機能障害の診断から病態解明に踏み込んだMRIの可能性を紹介する．

MRIの果たすべき役割

　高次脳機能障害をきたす疾患，病態は多岐にわたる．頭部外傷，脳血管障害，変性疾患，脳炎，脳症，腫瘍性病変等さまざまな原因疾患が，高次脳機能障害の背景に存在する可能性があり，MRIでこれらの疾患の存在診断と，病変の広がりを明確にすることが，第1に果たすべき役割となる．その際，MRIの持つ能力を十全に引き出すことが求められる．以下に日常臨床で推奨されるMR撮像法を示す[2]．

推奨されるMR撮像法（日常臨床）

① 拡散強調画像（横断像）．
② T2強調画像（横断像）．
③ FLAIR（できれば，海馬に垂直もしくは橋に平行な斜冠状断像）．
④ 3D-T1強調画像（gradient-echo法）．
⑤ T2*強調画像あるいは磁化率強調画像（横断像）．
⑥ 必要に応じMR angiographyあるいはMR venography．

体動制御の問題

　高次脳機能障害をもつ患者の検査は，体動をいかに制御するかが，適切な検査結果を得るために肝要な場合も多い．現在のCTは数秒という単位での検査も可能となってきており，MRI遂行が困難と判断した場合には，速やかにCT検査選択の判断を下すことが必要となる．何を見たいと思い，どこを見ようとするかにより，CTのみでも，多少動いた画質不良のMR画像からでも情報を得ることはできる．しかし同時に，常に体動制御困難によるアーチファクトではないかを的確に判断し，「ある時点の検査画像」から読みとれること，読みとれないことの限界を明確にしながら，画像を読み解くことが必要になる．

MRIの特性を生かした高次脳機能障害症例提示

　高次脳機能障害の症候，高次脳機能障害をきたす疾患は，第Ⅱ章で詳述されているように多面的，かつ多岐にわたる．脳梗塞あるいは脳挫傷という診断名がついたとしても，1人として同じ脳梗塞はなく，たとえ同じ患者であっても一度（の検査）として同じ脳梗塞はなく，同じ脳挫傷はない．「Aの脳梗塞」あるいは，「Aの○月○日の脳挫傷」があり，それとて，時々刻々と変遷する．病期を明確に把握し，疾患に特異的な信号変化や局在から，主たる疾患を特定することが，まず第1歩である．

さらにMRI画像からは，第1歩で診断された脳梗塞あるいは頭部外傷がどのようにして起こったか，どのようなリスクが背景にあるのか，病巣によって生じた二次変性の有無，複合的な病巣の存在を知ることが可能である．

本項の紙幅は限定されており，多くの病態，疾患の各論を詳述することはかなわないが，MRI撮像の特性を生かした高次脳機能障害数例を提示し，その役割を示すこととする．

(1) 脳梗塞，視覚性失語

図1に，80代男性，視覚性失語のMRI画像を示した．T2強調横断画像で左後大脳動脈領域梗塞が示されている．病巣の広がりは，左後頭葉，後方海馬，視床，脳梁膨大左側に及ぶ．三次元的な断面の選択（横断，冠状断，矢状断）が自在なことは，MRIの基本的な利点であり，病態解析，解剖学的構造や高次脳機能障害をきたす責任病巣を考察する際に有用である．

(2) 頭部外傷

頭部外傷急性期の第一選択は，現在でもCTである．骨折評価，急性硬膜下，硬膜外血腫，外傷性くも膜下出血，脳挫傷，脳ヘルニアの評価等，急性期を乗り切るために必要な情報は，頭部CTから得ることができる．一方，頭部外傷後の慢性期に，高率に高次脳機能障害が生じることが知られ，社会全体が認識し理解を深める必要がある．急性期の重篤な脳出血が確認されておらず，軽度の外傷とされた症例群にも，慢性期に高次脳機能障害をきたす症例が包含され，社会復帰を妨げる要因となる．これらの症例には，shearing injury，diffuse axonal injury（DAI），脳梁損傷等が存在することが知られており，MRIは必須の検査となる[3,4]．MRI検査では，出血に敏感とされるT2*強調画像やSWI（susceptibility weighted imaging）は必須であり，また脳梁損傷評価に矢状断を加えることは，外傷検査においても推奨される．

外傷機転としては，若年では交通事故，スポーツ外傷，アルコール摂取，労働災害等が多く，高

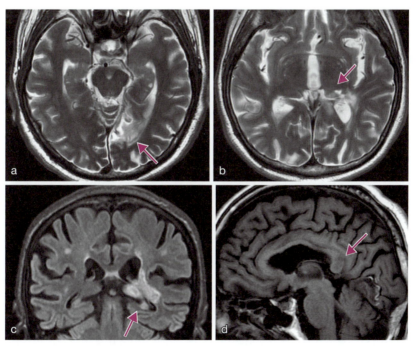

図1 80代，男性：視覚性失語
a, b：T2強調横断画像で左後頭葉，視床に不均一な高信号を認め，後大脳動脈領域の梗塞を示す．
c：FLAIR冠状断像では，上記病変に加え，後方海馬にも高信号，梗塞の広がりを示している．
d：T1強調矢状断像では，脳梁膨大にも梗塞が及んでいることが明確に示されている．

画像診断

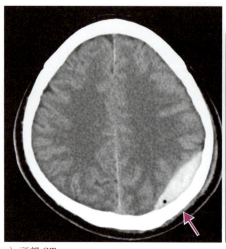 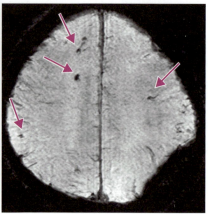

a) 頭部CT　　　　　　　　　　　　　　　b) MRI T2*強調画像

図2　40代，男性：頭部外傷，意識障害の遷延
a：頭部外傷第1病日．皮下血腫，左急性硬膜外血腫が認められる（矢印）．
b：MRI T2*強調画像では，両側前頭葉皮質下，深部白質に小さい低信号の散在が認められる（矢印）．この所見は頭部CTでは描出しがたい微小出血が示唆され，びまん性軸索損傷（びまん性脳損傷）を反映する可能性がある．

齢者ではさまざまな要因による転倒リスクの増加が問題となる．虐待は，年齢を問わず頭部外傷機転を考えるうえで重要なファクターとなる．近年では，スポーツにおける軽微な脳振盪を繰り返すことによってもchronic traumatic encephalopathy 高次脳機能障害[5,6]をきたすことが知られるようになり，米国では10歳以下のサッカーでのヘディングを禁じる等の対策がとられるようになっている（詳細は第Ⅱ章参照）．

図2は，40代男性，頭部外傷症例である．頭部CT（図2a）では，急性硬膜外血腫が明瞭だが，実質内の異常ははっきりしない．遷延する意識変容があり，MRI T2*強調画像では，両側前頭葉白質に低信号がとらえられ，微小出血が示唆された．びまん性軸索損傷を反映している可能性があり，丁寧な臨床的フォローアップが望まれる．同例では，FLAIR冠状断で，右前頭蓋底に不均一な信号変化がとらえられ，脳挫傷が硬膜外血腫の対側にとらえられている．急性期の頭部CTでは実質内損傷ははっきりしないが，適切なシーケンスの選択されたMRIでは，前頭葉脳挫傷および両側前頭葉のびまん性軸索損傷を反映する可能性が示され，注意深い臨床的フォローが必要と判断された．

図3は，70代男性の頭部外傷である．頭部CTはかろうじて体動制御がなされた画像が得られ，骨MIP（maximum intensity projection）で骨折線が明瞭に描出されている（図3a）．また，CTでは硬膜下血腫，くも膜下出血および，小さい左前頭葉脳挫傷がとらえられる（図3b, c）．一方，MRI T2*強調画像では，脳梁損傷疑い，びまん性軸索損傷を反映する可能性のある微小出血が描出されており（図3d, e），重篤な脳損傷を生じた頭部外傷としてのフォローが必要と判断される．図4は，認知機能低下，失行，見当識障害を示した50代男性の初診時のMRIである．年齢を考慮すると明らかに萎縮がある（図4a）．T2*強調画像では，皮髄境界および脳梁体部に微小出血の疑いがあり（図4b, c），アルコール依存，易転倒性の背景があり，びまん性軸索損傷を合併し高次脳機能障害が生じている可能性を考慮する必要がある．

最近，スポーツでの脳振盪を含む頭部外傷後に，認知障害等をきたすchronic traumatic encephalopathyという疾患概念が提唱され，背景病理にタウ蛋白沈着が関与することが明らかになりつつあり，画像がいかにこの病態を描出できるかが課題となる．

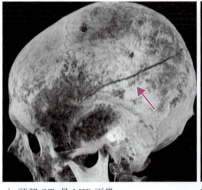
a) 頭部 CT 骨 MIP 画像

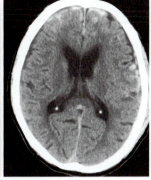
b) 頭部 CT

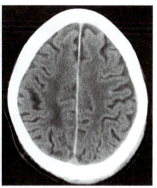
c) 頭部 CT

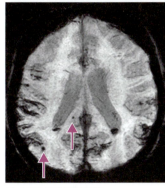
d) MRI T2*強調画像

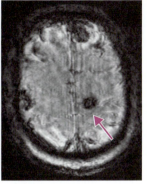
e) MRI T2*強調画像

図3　70代，男性：自転車事故，遷延する意識障害
a：頭部 CT 骨 MIP（maximum intensity projection）画像では，骨折線が明瞭に描出されている．
b, c：頭部 CT では，外傷性の急性硬膜下血腫，くも膜下出血，脳挫傷の疑いが指摘される．
d, e：MRI T2*強調画像では，皮髄境界の低信号，脳梁の小さい低信号を認める．CT では病巣を指摘できないが，微小出血が皮髄境界，前頭葉白質，脳梁にとらえられ，びまん性軸索損傷（びまん性脳損傷）が描出されている可能性がある．

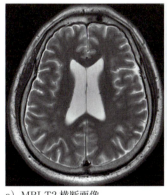
a) MRI T2 横断画像

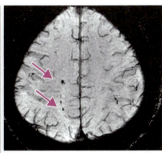
b) T2*強調横断画像

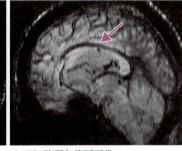
c) T2*強調矢状断画像

図4　50代，男性：認知機能低下，失行，見当識障害
a：50代としては，脳室・脳溝拡大があり，全脳萎縮が疑われる．
b：T2*強調横断画像で，右前頭頭頂葉皮髄境界付近に複数の低信号があり，微小出血を伴う病巣が疑われる．
c：T2*強調矢状断画像では，脳梁体部に低信号がとらえられる．

画像診断

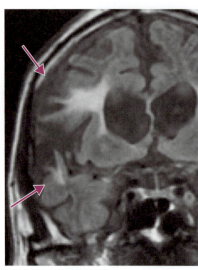 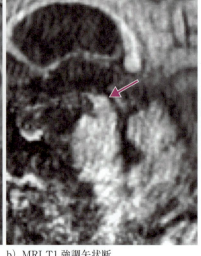

a）MRI FLAIR 冠状断　　　　　　　　b）MRI T1 強調矢状断

図5　70代，男性：繰り返す外傷
a：繰り返す頭部外傷の既往がある．FLAIR 冠状断では，右前頭側頭葉に陳旧性脳挫傷が認められ（矢印），全脳萎縮もとらえられている．
b：検査途中から体動制御困難がある．T1 強調矢状断では，中脳被蓋の萎縮（矢印）がとらえられ，繰り返す頭部外傷の背景に，進行性核上性麻痺による易転倒性がないか，検討を要する．

（3）頭部外傷を起点として，変性疾患の診断に至る

図5は，70代男性，繰り返す頭部外傷の既往がある．FLAIR 冠状断では，右前頭側頭葉に陳旧性脳挫傷が認められ（図5a），全脳萎縮もとらえられている．

検査途中から体動制御困難があるが，T1 強調矢状断では，中脳被蓋の萎縮がとらえられ（図5b），繰り返す頭部外傷の背景に，進行性核上性麻痺による易転倒性がないか，検討を要する．図6は80代男性，認知機能障害精査で MRI が施行された．右後頭頭頂葉には陳旧性脳挫傷があり（図6a 矢印），脳梁菲薄がある（図6b 黒矢印）．脳梁は，二次的に萎縮が生じているのか一義的に脳梁損傷があるのか考慮を要す．また中脳被蓋の高度萎縮があり（図6b 白矢印），進行性核上性麻痺合併を指摘する必要がある．進行性核上性麻痺は，受け身をとれない転倒を起こしやすいことが知られており，高齢者の繰り返す外傷を見た場合，その背景疾患として考慮を要す．1963年に Steele らによって一疾患単位として報告された進行性核上性麻痺は，易転倒性に加え，垂直眼球運動障害，頭部後屈，パーキンソニズム等が主症状として知られてきたが，近年になり失語やすくみ，認知症等が前景に認められる多様な臨床スペクトラムがあり，病理学的背景もそれらに対応する病巣の多様な広がりを示すことが知られるようになっている[7,8]．

頭部外傷に際し行われる検査で，外傷をきたしやすい背景疾患を的確に診断することは日常診療において重要なことと考える．また患者の高次脳機能障害が，複合的な背景（本例では外傷と進行性核上性麻痺の合併）をもつ場合も少なからず存在し，客観的情報を与える画像検査を適切に選択することが望まれる．

視診で診断困難な場合
—MRI の検査の限界

MRI 画像診断を視診で行うだけでは，高次脳機能障害すべてを正しく診断することは難しい．画質の向上が著しい最新の MRI においても，スクリーニング範囲の空間分解能で診断できる病巣の大きさは，0.5ミリ程度が限界であろう．2013

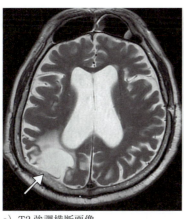
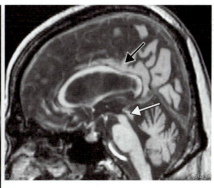

a) T2強調横断画像　　　　　b) T1強調矢状断

図6　80代，男性：認知機能障害，実行機能障害
a：T2強調横断画像では，右大脳半球に皮質まで含めた高信号が認められ，陳旧性外傷を示している（矢印）．
b：T1強調矢状断では，脳梁菲薄化が体部後半から膨大部にかけて認められる．外傷による一義的な脳梁病変か，二次的な萎縮のいずれか，あるいは合併が疑われる（黒矢印）．本例では，これら陳旧性外傷に伴う病巣に加え，中脳被蓋の高度萎縮がある（白矢印）．進行性核上性麻痺合併疑いを指摘する必要がある．

年の直江らの報告では，頭部外傷148例のうち56名と高率に高次脳機能障害がみられ，T2*強調画像を含むMRIで異常所見が検出されない症例が包含されることが示されている[9]．T2*強調画像で異常が検出できなくても，剪断力によるびまん性軸索損傷，さらには二次変性による広範な脳実質直情報伝達の障害が想定されており，これらの評価はスクリーニングMRIのみでは難しい場合があると認識することが，医療現場，社会福祉，行政に必要である[10]．

頭部外傷後のみならず，てんかん，変性疾患，精神疾患，脳炎，脳症，腫瘍性病変等が高次脳機能障害の責任病巣となるわけだが，その存在診断とともに，「現時点のMRIで可視化できない縦横無尽に張り巡らされた脳のネットワーク」，「時々刻々と変化し，時に可逆的でもあり得る脳のダイナミズム」を評価する方法論が，次項以降のfunctional MRI，拡散テンソル解析，PET，SPECTで述べられる．スクリーニングのMRIで，見えている疾患を的確に診断し，かつその病態によって生じた二次変化，複合的病態の有無を診断することをまず行い，かつ，「今見えていないものが存在する可能性」を評価する適切なモダリティを推奨することが，画像診断の重要な役割の一端となる．

おわりに

紙幅が限定されており，各疾患に即したMRI評価法を述べるに至らず，本項では，まず目の前の画像に即し，テーラーメードの判断をする重要性と，日常臨床で推奨されるMRI撮像法，撮像法を生かした数例を提示した．一例ごとに異なる臨床に即した読影の重要性を強調したわけだが，各論についての記載は本項では不十分である．

現在では，各個症例の検討と同時に，「ある疾患，あるいは症候の責任病巣，広がりがいずこにあるか」を，VBM（voxel based morphometry）を用いた解析で多くの知見が積み重ねられ，病態解明，臨床的応用に期待がもたれている．推奨されるMRI撮像法3D-T1強調画像は，複数の断面での形態変化を視覚評価するためにも大切な撮像法であるが，VBMにとって必須の基礎データとなり得る[11-13]．3D-T1強調画像を灰白質，白質，脳脊髄液に分割，その後標準化，平滑化を経て，各ボクセルごとに統計解析を行うことで，全脳を俯瞰した形で，どの部位が萎縮し，どのように経過を通

画像診断

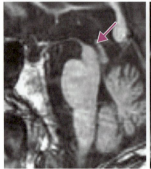
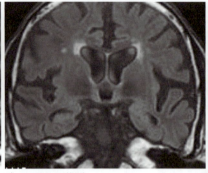
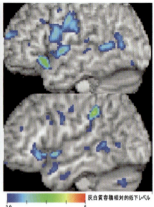

a）T1強調矢状断
b）FLAIR冠状断
c）VSRAD

図7　80代男性：進行性発語失行（病理は進行性核上性麻痺）
a：T1強調矢状断で中脳被蓋は軽度萎縮疑いあるが，高度萎縮を指摘できない（矢印）．
b：FLAIR冠状断で，明らかな局在萎縮を特定するのは難しい．
c：VBMを応用したVSRADでは，左優位に（上段青），弁蓋部萎縮の広がりがとらえられている．

じて変化していくかの客観的情報が得られる．図7は，80代男性，病理学的には進行性非流暢性失語を示した進行性核上性麻痺進行性例である．発語失行の進行が臨床的に認められた．視診では，局在萎縮を特定するのは難しく，中脳被蓋萎縮を指摘することも難しいが，VBMを応用したVSRAD（voxel-based specific regional analysis system for Alzheimer's disease）では，脳幹被蓋萎縮や左優位の弁蓋部萎縮が示唆され，臨床症状および病理学的変化の局在，広がりを反映している．

高次脳機能障害の臨床検査において，MRIは重要な役割を果たし得る．適切な撮像法の選択とともに，個々の症例に即し画像診断医，臨床担当医，技師，リハスタッフ等のチームワーク，連絡を緊密にすることで，臨床に的確に還元し得る画像検査とすることができる．

（徳丸阿耶，櫻井圭太，下地啓五，亀山征史）

★ 文献

1) 厚生労働省社会・援護局障害保健福祉部国立障害者リハビリテーションセンター：高次脳機能障害者支援の手引き，改訂第2版，2008.
2) 櫻井圭太・他：高齢者tauopathy―画像診断の役割．臨画像 30(2)：127-135, 2014.
3) Le TH, Gean AD：Neuroimaging of traumatic brain injury. Mt Sinai J Med 76：145-162, 2009.
4) Mittal S et al：Susceptibility-weighted imaging：technical aspects and clinical applications, part2. AJNR Am J Neuroradiol 30：232-252, 2009.
5) Tagge CA et al：Concussion, microvascular injury, and early tauopathy in young athletes after impact head injury and an impact concussion mouse model. Brain 141：422-458, 2018.
6) Gary S：Chronic traumatic encephalopathy in sports：a historical and narrative review. Dev Neuropsychol 43：279-311, 2018.
7) Steele JC et al：Progressive supranuclear palsy. A heterogeneous degeneration involving the brain stem, basal ganglia and cerebellum with vertical supranuclear gaze and pseudobulbar palsy, nuchal dystonia and dementia. Arch Neurol 10：333-359, 1964.
8) Tokumaru AM et al：MRI diagnosis in other dementias. In：Neuroimaging Diagnosis for Alzheimer's Disease and Other Dementias, Matsuda H et al (eds) Springer Japan, 2017, pp39-116.
9) 直江康孝・他：頭部外傷後の高次脳機能障害における損傷部位と症状の関連．日臨救急医会誌 16：785-789, 2013.
10) 篠田淳，浅野好孝：頭部外傷による高次脳機能障害とその画像診断．Neurol Surg 39：115-127, 2011.
11) 根本清貴：Voxel-Based Morphometryの原理．Brain Nerve 69(5)：505-511, 2017.
12) Bora E et al：Neuroanatomical abnormalities in schizophrenia：a multimodal vozelwise meda-analysis and meta-regression analysis. Schizophr Res 127：46-57, 2011.
13) Sakurai K et al：The feasibility of white matter volume reduction analysis using plus DARTEL for the diagnosis of patients with clinically diagnosed corticobasal syndrome and Richardson's syndrome. Neuroimage Clin 7：605-610, 2015.

画像診断

fMRI

はじめに

　非侵襲的な脳機能の計測または画像化装置として，MRI（magnetic resonance imaging），EEG（electroencephalogram），MEG（magnetoencephalography），NIRS（near-infrared spectroscopy），PET（positron emission tomography），SPECT（single photon emission computed tomography）等が用いられている．これらの装置のうち MRI〔fMRI（functional MRI）を含め〕の利点は空間分解能の高さである．時間分解能ではMEG や EEG が優れ，MRI や NIRS が続く（図1）．fMRI には同じ MRI 装置で行われる拡散テンソル画像との組み合わせが容易である利点もある．MRI の欠点は主に大規模施設が必要なこと，磁場中での臥位が必要なこと，動きに弱いこと，磁場の不均一性に敏感なこと，騒音があること等である．fMRI では磁場が高ければ S/N 比は上昇し，良好な画像が得られたり検査時間を短縮したりすることが可能となる．現在臨床の主流は3テスラの磁場を持つ機械であるが，より高磁場の装置も実験的に導入されつつある．

fMRI の原理

　fMRI の原理は Ogawa らにより，1990年に発表された[1]．局所的神経活動の亢進により局所脳血流が増加，増加した局所脳血流により細静脈のレベルでのデオキシヘモグロビン濃度が低下する．デオキシヘモグロビンは MRI の信号強度を低下させる働きがあるため，局所的に MRI の信号強度は増加する（blood oxygen level dependent effect；BOLD effect）．これらの過程は局所神経活動の増減により比較的速やかに変化する．よって局所神経活動が亢進している間は局所の MRI 信号が増加することになる．fMRI ではこの信号強度の変調をさまざまな統計解析手法を用いて検出し，MRI 画像に重ねて表示している（図2）．
　fMRI での信号変化が直接的に局所神経活動を画像化したものでなく，局所神経活動増加→局所血流増加→局所デオキシヘモグロビン濃度の変化という多くの過程を経た後の信号変化であること，したがって局所脳血流のみでなく局所の血管体積，酸素摂取率等の影響を受けること[2]は常に考慮しておかなければならない．

fMRI のデザイン

　現状での fMRI の実行・解析パターンには大きく分けて3通りある．Block Design と Event Related fMRI[3]，Resting State fMRI である．
　Block Design では，課題試行と安静を交互に連続し，課題（タスク）の有無による MRI 信号変動が有意に大きい部位を統計解析にて検出する手法で，タスクに対応する脳内賦活部位が検出可能

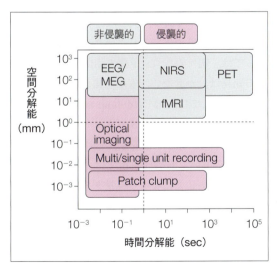

図1　各種脳機能計測装置の空間・時間分解能
（ATR 脳情報研究所運動制御・機能回復研究室：リハビリテーションに応用可能な脳ダイナミクス推定技術の開発：http://www.atr.jp/topics/detailed_data111124/NI_press_print.pdf）

画像診断

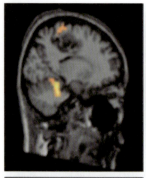
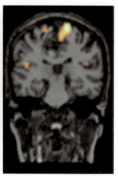
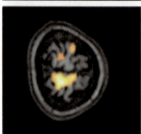

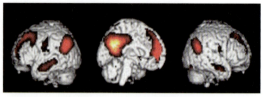

図3　DMN (default mode network) の中核領域
DMNの中核領域は，内側前頭前野と後部帯状回/楔前部である．ネットワークには，下部頭頂葉，外側側頭葉，海馬体も含まれる．DMN はさまざまな課題遂行時にむしろMRI信号強度が低下する領域として報告された[25]．
(小野田慶一・他：安静時 fMRI の臨床応用のための基礎と展望．日老医誌 52：12-17, 2015 より一部改変して転載)

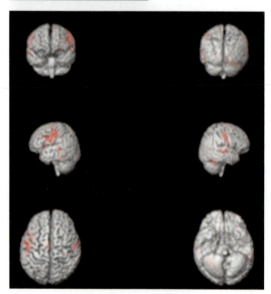

図2　fMRIのアウトプット
上段は下肢運動時の賦活部位，下段はしりとり時の賦活部位である．いずれも Block Design を用いている．
(松下 明：Functional MRI のすすめ．医学物理 36(2)：92-96, 2016 より一部改変して転載)

である．この方法は MRI 信号強度の有意差が得られやすく，比較的少人数の被験者で済む利点があるが，タスクの自由度が低い欠点がある．

Event Related fMRI は，短時間のタスクを数秒から数十秒の間隔で連続して加え，タスク後のMRI信号変化を経時的に多数回分観察することによって，そのタスクに対する反応を検出する手法である．通常はヌル試行（コントロールとなる状態）を加え，ヌル試行時との比較を行うことが多い．利点としてタスクの自由度が高い，タスクの順番を無作為化できる，正答時と誤答時の比較等あらかじめ予測できない被験者の反応別のデータを得ることができる，ERP 等の他の事象関連指標と比較しやすい等の特徴がある．

Raichle らによる報告[4,5]以来，fMRI をはじめとする非侵襲的脳機能計測法は，脳機能マッピングのみでなく脳内ネットワークの検出にもその研究領域を広げてきた．脳内各部位の fMRI 信号の時間変化の相関を検討し，よく似た（あるいは反対の）時系列の動きをする部位を脳内ネットワークとして検出する手法である．主として安静時に行われ，Resting State fMRI とよばれる．特徴は脳内のネットワークの検出である．脳とは複雑な情報処理機能ユニットの集合体であり，それを理解するにあたっては，個々のユニット間の相関や関連性の変化の知見は欠かせない．安静時における主なネットワークとしては，DMN (default mode network)（図3），ワーキングメモリーネットワーク，背側注意ネットワーク等が報告されている．

fMRI を用いた脳機能解析では，多くの場合タスクの提示が必要になる．視覚タスクには映像を映し出す装置，聴覚タスクではヘッドホン等が必要である．触覚タスク等でも特殊な器機が必要な場合もある．いずれも強磁場内での作動が必要なため特殊な仕様が必要になる．現在ではさまざまな装置が市販されている．また時系列でタスクを提示するため，コンピュータでのタスク管理が必

要である．聴覚タスクではMRI内での騒音の影響も考慮に入れる必要がある．

fMRIデータの解析

fMRIでは検査のデザインとともに，得られた膨大なデータをいかに解析するかが重要な要素になる．解析のやり方や正確性によって，得られる結論が大きく左右される．多くのMRIにはfMRI解析ソフトがパッケージとして付随しているが，詳細研究には特別な市販ソフト（あるいはフリーソフト）が必要になってくる．

fMRIから得られた膨大なraw dataはおおまかに次のような過程で処理される．

①前処置・個人データの各種補正
② Normalization
③ Smoothing
④ Statistic Processing

前処置・個人データ補正には，データ形式の変換，動き補正，回転補正，スライス収集時間に関する補正等が含まれる．Normalizationとは，個人の脳のデータを標準脳というある1つの脳の形状に変換することである．脳には個人差があり，このままでは統計処理を行うことは不可能であるが，この操作によって大人数のデータの統計処理が標準脳上で可能になる．現在タライラッハ[6,7]，MNI (montreal neurological institute) テンプレートの2つの標準脳がよく用いられている．Smoothingはノイズ処理フィルタリングであり，Statistic Processingはさまざまな仮説やモデルに基づく統計解析である．脳内ネットワークの検出には特定の関心領域を設定し，その領域と脳内の他の部位の相関を検定するSeed Based Analysisや，事前情報なくfMRIデータ全体から相関したデータセットを選び出すIndependent Component Analysis (ICA) 等の手法がある．

現在よく用いられるfMRI用のデータ解析ソフトにはSPM (statistical parametric mapping, http://www.fil.ion.ucl.ac.uk/spm/)，AFNI (analysis of functional neuroimages, https://afni.nimh.nih.gov/)，FSL (https://fsl.fmrib.ox.ac.uk/fsl/fslwiki) がある．SPMは動作のためにMatlabという別ソフトが必要になる．MacやLinux環境で動作するが，Windows上でも動作する．SPMは日本語情報も多い．

fMRIではさまざまな研究目的や手法が用いられその解析法も多様であるため，臨床研究におけるガイドラインが種々提示されている．Resting State fMRIにおけるガイドライン（概観）の1つが，Foxらによって著されている[8]．

リハビリテーション領域における最近のfMRIの成果

脳賦活部位を可視化できるというfMRIの利点は脳の可塑性の描出に適しており，リハビリテーション（以下リハ）領域においてもさまざまな成果を上げてきている．運動機能障害や失語症を中心に，障害後は通常の賦活部位と異なる賦活部位が示されること，またリハによる機能回復過程において賦活部位が変化する等の報告が多くなされている．

上肢片麻痺の麻痺側上肢運動における賦活部位は，麻痺側（非病変半球）の一次運動野，両側運動前野や両側補足運動野，病変周囲皮質（皮質病変の場合）であると報告されている[9,10]．一方Wardら[11]は，脳卒中で半身不随になった患者の運動機能回復過程における賦活部位の変化を示した．リハの進行により脳内の賦活部位が変化していくことは，他にも多く報告されている[12]．Peckら[13]は，失語症の回復過程において，賦活部位におけるタスクからMRI信号極大に至る時間がリハ前後で変化し，それは言語処理過程の短縮に起因すると述べている．fMRIは比較的良好な時間分解能があり，脳内情報処理過程の速度や習熟度を測る尺度になり得る可能性がある．YamadaらはrTMS治療の効果とfMRI所見の有意な相関を示した[14]．rTMS療法においては刺激部位の決定にもfMRIは有用である[15]．各種障害におけるfMRIによる脳内賦活部位検出とリハ後の経時的変化は，リハの効果判定や効果的リハの検討に関する基礎的データを提供している．

画像診断

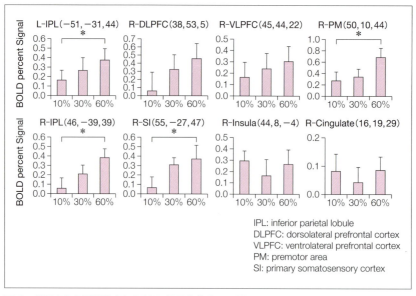

図4　想起された運動強度とBOLD信号変化率の関係
右手を握る運動での想起された握力の強さと脳内各領域のMRI信号強度の安静時からの変化率(%)を示した(n=16). 100%は最大強度握力想起時であり，60%，30%，10%はそれぞれ最大握力の60%，30%，10%の強さでの握力想起時である．バーはStandard Errorを示す．右のIPL, PM, SIにて想起された握力の強さに相関するBOLD信号変化が認められた．

(Mizuguchi et al, 2014)[22]

　メンタルプラクティスに関する研究もみられる．メンタルプラクティス施行時の脳賦活部位の報告は多くみられ[16]．賦活部位やネットワークが，実際の運動時のそれに一致するというfMRIを用いた報告が多くみられている[17-19]．メンタルプラクティスがリハに寄与できる可能性があることを示す裏付けになる報告であるといえる．フィジカルプラクティスがメンタルプラクティスの効果を高めるという報告[20]や，メンタルプラクティスとフィジカルプラクティスの併用がフィジカルプラクティスのみの場合より脳卒中患者の機能回復に有用であったという報告[21]もfMRIデータを併記して行われている．Mizuguchiら[22]は，右手を握るイメージプラクティスの際にイメージする握力の強さによって右半球のFronto-parietal activityが変化すると報告している(図4)．客観的に評価しにくいイメージプラクティスの質をfMRIで評価できる可能性がある報告と考えられる．

　ネットワーク関係の研究では，脳卒中患者のDMNの変化についての報告がなされている[23]．Yamashitaら[24]は，安静時脳内ネットワークの構成を調べることにより，作業記憶課題(3バック課題：連続して文字を提示し，提示された文字が3つ前の文字と同じならばボタンを押す課題)のトレーニングの個人的なアウトプットを予測できると報告している(図5)．リハのアウトプットを数分のMRIデータ収集で予測できる可能性を示唆した報告である．fMRIを用いた，リハにおける脳内ネットワークの研究は，今後の発展が期待される領域と考えられる．

（神長達郎）

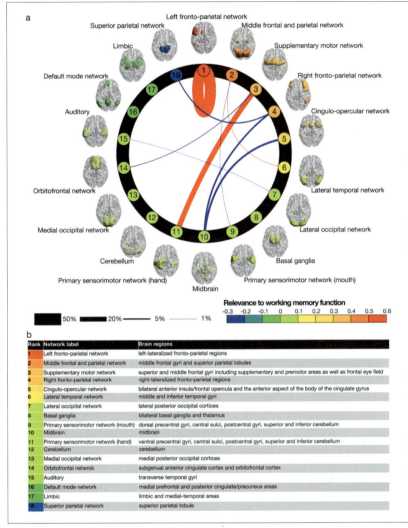

図5 作業記憶課題(3バック課題)の習熟度に相関のあった脳内ネットワーク
脳内を18の領域に分けて安静時のそれぞれの領域のBOLD信号強度の関係度をfMRIにて計測した(n=17). それぞれに3バック課題を習熟させ, その習熟度に相関のあった関係性(ネットワーク)を図示している. 赤は正の相関(その領域の関係性が強いほど課題の習熟度が高い), 青は負の相関である. 線の太いほど相関が強いことを示す. 領域1の楕円形の線は, 領域1内部でのBOLD信号の相関性を示す.

(Yamashita et al, 2015)[24]

★ 文献

1) Ogawa S et al : Brain magnetic resonance imaging with contrast dependent on blood oxygenation. *Proc Natl Acad Sci USA* **87** : 9868-9872, 1990.
2) Di Salle F et al : Exploring brain function with magnetic resonance imaging. *Eur J Radiol* **30** : 84-94, 1999.
3) Buckner RL et al : Detection of cortical activation during averaged single trials of a cognitive task using functional magnetic resonance imaging. *Proc Natl Acad Sci USA* **93** : 14878-14883, 1996.
4) Raichle ME et al : A default mode of brain function. *Proc Natl Acad Sci USA* **98** : 676-682, 2001.
5) Raichle ME, Snyder AZ : A default mode of brain function : a brief history of an evolving idea. *Neuroimage* **37** : 1083-1090 discussion 1097-1099, 2007.
6) Talairach J, Tournoux P : Co-planar Stereotaxic Atlas of the Human Brain : 3-Dimensional Proportional System - an Approach to Cerebral Imaging, Thieme Medical Publishers, New York, 1988.
7) Talairach J, Tournoux P : Referentially Oriented Cerebral MRI Anatomy : An Atlas of Stereotaxic Anatomical Correlations for Gray and White Matter, Thieme Medical Publishers, New York, 1993.

8) Fox MD, Greicius M：Clinical applications of resting state functional connectivity. *Front Syst Neurosci* **4**：19, 2010.
9) Marshall RS et al：Evolution of cortical activation during recovery from corticospinal tract infarction. *Stroke* **31**：656-661, 2000.
10) Miyai I et al：Patients with capsular infarct and Wallerian degeneration demonstrate persistent regional premotor cortex activation on functional MRI. *J Stroke Cerebr Dis* **10**：210-216, 2001.
11) Ward NS et al：Neural correlates of motor recovery after stroke：A longitudinal fMRI study. *Brain* **126**：2476-2496, 2003.
12) Askim T et al：Motor network changes associated with successful motor skill relearning after acute ischemic stroke：A longitudinal functional magnetic resonance imaging study. *Neurorehabil Neural Repair* **23**：295-304, 2009.
13) Peck KK et al：Functional magnetic resonance imaging before and after aphasia therapy：shifts in hemodynamic time to peak during an overt language task. *Stroke* **35**：554-559, 2004.
14) Yamada N et al：Functional cortical reorganization after low-frequency repetitive transcranial magnetic stimulation plus intensive occupational therapy for upper limb hemiparesis：evaluation by functional magnetic resonance imaging in poststroke patients. *Int J Stroke* **8**：422-429, 2013.
15) 小田垣雅人・他：TMSにおける大脳皮質の構造を考慮した刺激部位推定についてのfMRIによる妥当性の検証．電気学会論文誌E（センサ・マイクロマシン部門誌）**132**：337-342, 2012.
16) Mizuguchi N et al：Effector-independent brain activity during motor imagery of the upper and lower limbs：an fMRI study. *Neurosci Lett* **581**：69-74, 2014.
17) Hanakawa T et al：Motor planning, imagery, and execution in the distributed motor network：a time-course study with functional MRI. *Cereb Cortex* **18**：2775-2788, 2008.
18) Szameitat AJ et al：Cortical activation during executed, imagined, observed, and passive wrist movements in healthy volunteers and stroke patients. *Neuroimage* **62**：266-280, 2012.
19) Bajaj S et al：Brain effective connectivity during motor-imagery and execution following stroke and rehabilitation. *Neuroimage Clin* **8**：572-582, 2015.
20) Wriessnegger SC et al：Short time sports exercise boosts motor imagery patterns：implications of mental practice in rehabilitation programs. *Front Hum Neurosci* **8**：469, 2014.
21) Liu H et al：Mental practice combined with physical practice to enhance hand recovery in stroke patients. *Behav Neurol*：876416, 2014.
22) Mizuguchi N et al：Activity of right premotor-parietal regions dependent upon imagined force level：an fMRI study. *Front Hum Neurosci* **8**：810, 2014.
23) Dacosta-Aguayo R et al：Impairment of functional integration of the default mode network correlates with cognitive outcome at three months after stroke. *Hum Brain Mapp* **36**：577-590, 2015.
24) Yamashita M et al：Predicting learning plateau of working memory from whole-brain intrinsic network connectivity patterns. *Sci Rep* **5**：7622, 2015.
25) Binder JR et al：Conceptual processing during the conscious resting state：a functional MRI study. *J Cogn Neurosci* **11**：80-95, 1999.

column

光脳機能イメージング（NIRS）

近赤外線スペクトロスコピー（near-infrared spectroscopy；NIRS）は，生体に対して比較的高い透過性を示す近赤外線（波長700～2,500 nm領域の光）を用いる非破壊分析法で，ヘモグロビン（Hb）等，生体における光吸収物質の濃度変化を測定することができる[1]．当初，本法は組織酸素モニターとして研究・開発が進められたが，脳活動にカップリングした脳血流変化（Hb変化）を計測できることから[2]，脳機能イメージング法としても発展し，functional NIRS（fNIRS）とよばれている．

NIRSには複数の異なる計測法があるが，連続光〔continuous wave（CW）light〕を照射して，modified Beer-Lambert law〔MBLL，照射光と検出光の対数強度比＝光吸収物質の濃度×光路長（検出されるまでに光が進む距離）×モル吸光係数＋主として散乱による減光〕に基づいて組織中（主に脳組織）の酸素化ヘモグロビン（oxy-Hb），脱酸素化ヘモグロビン（deoxy-Hb），両者の和である総ヘモグロビン（t-Hb）の濃度変化を求める方法が一般的である．この測定法に対応する装置（CW計測装置）

は高い時間分解能をもち，リアルタイムで長時間の連続計測が可能であるが，光路長を計測することができず濃度変化の絶対値を求めることができない．一方，時間分解計測法（time-resolved spectroscopy；TRS）は，パルス幅が 100 pico 秒程度の短パルス光を光源とし超高速光検出器を用いる計測法で，平均総光路長を求めることができる．しかし，脳賦活のように局所に生じる Hb 変化の定量化には，変化が生じている脳組織での光路長（平均部分光路長）が必要であるが，平均部分光路長を計測することはできない．

局所の脳活動増加はその部位の酸素消費の増加とそれを上回る血流の増加を伴うため，NIRS 計測では活動部位で oxy-Hb と t-Hb の増加，deoxy-Hb の減少が観察されることが多い．しかし，t-Hb と deoxy-Hb はこのような変化を示さない場合もあるが，oxy-Hb は常に血流の変化と同じ方向に変化し，NIRS で計測される oxy-Hb は血流変化の最も良い指標である．

多チャンネル CW 計測装置は，脳の活動部位を画像化することができ，この方法は"光トポグラフィ"とよばれている．しかし，NIRS 信号は Hb の濃度変化と光路長の積で，光路長は計測部位によって異なる変数であり，さらに深さ方向（頭皮，頭蓋骨，脳脊髄液，灰白質，白質）の信号を分離していないため，皮膚血流等脳外組織の影響を受け，脳機能の局在を正確に示さない場合もある．これまで NIRS 信号から皮膚血流の影響を除去するために，さまざまな方法（複数の照射-受光間距離ペアを用いるマルチディスタンス法等）が提案されてきたが，まだ汎用性のある方法は確立していない．TRS では，光拡散理論に基づいたデータ解析からより選択的に脳組織 Hb 濃度の絶対値を算出することができるが，完全に脳外組織の影響を取り除くことはできない．

近年，多チャンネル CW 計測装置による"拡散光トモグラフィ"が注目されている．拡散光トモグラフィは，逆問題の手法を用いて深さ方向の信号を分離して Hb 変化をマッピングする方法で，定量性はまだ不完全であるが，さらにマルチディスタンス法と組み合わせることによって，fMRI（functional magnetic resonance）に匹敵する高精度の画像が得られる[3]．手技がやや煩雑で画像再構成に時間を要するが，従来の NIRS の課題を解決することができ，今後の発展が期待されている．

（星 詳子）

★ 文献

1) Jöbsis FF：Noninvasive infrared monitoring of cerebral and myocardial oxygen sufficiency and circulatory parameters. *Science* **198**：1264-1267, 1977.
2) Hoshi Y, Tamura M：Detection of dynamic changes in cerebral oxygenation coupled to neuronal function during mental work in man. *Neurosci Lett* **150**：5-8, 1993.
3) Eggebrecht AT et al：Mapping distributed brain function and networks with diffuse optical tomography. *Nat Photonics* **8**：448-454, 2014.

画像診断

拡散テンソル解析

はじめに

　MRIには製品化されている撮像法だけでも数10種類あり，撮像パラメータはおよそ100種類ある．さらに1つのパラメータあたりの選択肢は3〜100以上の種類があり，同時に使用することのできないパラメータの組み合わせもある．これらの組み合わせは無数ともよべるパターンがあり，得られた画像のコントラストを大きく変化させることでT1強調やT2強調等の画像が得られる．MRIの撮像原理を理解し，それぞれの撮像パラメータの意味を理解することで，さらに深い画像診断が可能となる．これがMRIの画像診断が奥深いといわれる理由の一つであるが，逆に理解できると面白いと感じる部分でもある．本項では画像診断の一助となるべく，拡散強調画像の撮像原理と拡散テンソル解析を中心に解説する．

拡散強調画像の撮像原理

（1）MRIの特性

　MRIの信号はT1値やT2値等，組織がもつ定量値により大きく変化するが，これらの定量値は組織内の水分含有量や粘性度，温度等により大きく異なる．さらに，組織内にある血液や細胞液，脳脊髄液等はその流れの速度によりMRI信号の大きさが変化する．MRIの撮像はRFパルスにより励起をしたのちにデータ収集を繰り返して画像データを取得する．撮像部位を励起してからデータ収集する間に励起した部分が少しでも移動してしまうと，その部分のMRI信号の大きさが移動量に応じて減少するという特性がある．この特性はすべての撮像法で生じる．移動によるMRI信号の減少は移動速度が速いほど大きく，移動速度が遅いほど小さくなる．

（2）拡散強調画像とは

　拡散強調画像（diffusion weighted imaging）は細胞間を出入りする水の流れや脳の神経線維間に存在する脳脊髄液の流れ等，比較的遅い速度の水の拡散現象を可視化することが可能な撮像法である．拡散強調画像ではMPG（motion probing gradient）パルスという特殊な勾配磁場パルスを使ってターゲットとなる拡散速度の成分を計測する．その速度はb値（b value）という拡散強調画像特有の撮像パラメータで設定し，脳の撮像では一般的に1,000 s/mm^{2}前後の値を用いる．1,000 s/mm^{2}は水分子が1,000秒かけて1 mm平方から外に出るという意味であり，実際には速度の逆数であるが本項ではb値を速度として取り扱う．拡散強調画像の計測は1つのMPG印加軸方向に対して1つの拡散速度の成分のみであるため，さまざまな印加軸方向を複数回繰り返して撮像するのが一般的である．

（3）水分子の拡散

　水中に垂らしたインクが時間とともに広がっていくように，水の拡散はゆっくりと広がる．拡散は分子が熱運動により移動する現象である．生体内での拡散現象は主に水分子がブラウン運動により移動することにより起こる．拡散が広がる方向は何も障壁がない場合には図1aに示すように球体のように広がり，等方性拡散するが，障壁がある場合には図1bに示すように楕円球のように異方性拡散する．拡散の中心点が移動しないと仮定した場合には，最低6方向の印加軸を計測することで楕円球近似が可能となり拡散の異方性を推定することが可能となる．

（4）FAマップ

　T1マップやT2マップ等のように，MRIでは

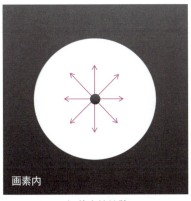
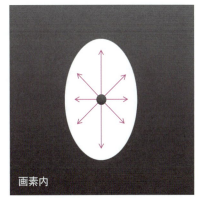

a）等方性拡散　　　　　　　b）異方性拡散

図1　水分子の拡散
楕円球は画素内に存在する水分子の拡散の状態をあらわす．

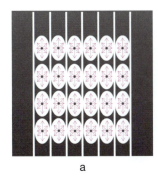
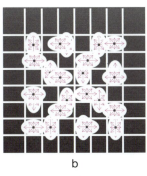
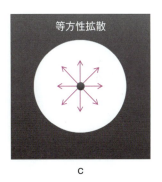

a　　　　　　　　　b　　　　　　　　　c

図2　脳内の水分子が異方性拡散となる理由

パラメータを変えて得られた複数の画像から計算して得られた画像をマップとよぶ慣習がある．b値が0（つまり拡散速度が0）を含む複数のb値の拡散強調画像から計算して得られた見かけの拡散速度の画像がADC（apparent diffusion coefficient）マップである．同様にMPG印加軸を6方向以上変化させて得られた拡散強調画像を楕円球近似計算して得られた拡散異方性の画像がFAマップである．

FAマップは等方性拡散のときに0，異方性拡散のときには1の値となる．図2aに示すように脳の神経線維間にある脳脊髄液は線維方向に平行な方向の拡散は制限を受けないが，線維方向に垂直な方向の拡散は制限を受けるために異方性拡散となり高いFA値となる．しかし，図2bに示すように脳の神経線維が分岐してたり交差していたりする部位では，脳の神経線維間の水の拡散が見かけ上の制限を受けないために神経線維が存在していてもFA値が小さくなる．特に神経線維の交差が互いに直角の場合にはFA値が0となる．

(5) 脳梗塞の描出

図3に示すように，正常部位と比較して梗塞部位は神経線維が腫れて繊維間が狭くなり拡散異方性が高くなる．拡散異方性が高い部位の水の拡散速度は，拡散異方性が低い部位の拡散速度と比較して遅くなる．ゆえにMRI信号は先に述べたように，拡散速度のより遅い梗塞部位のほうが正常部位よりも大きくなる．

図4は70歳男性の脳梗塞発症後12時間経過した急性期の脳梗塞の画像である．図4aは拡散強調画像で図4bはMRA画像である．図4aで明らかなように，拡散強調画像では梗塞部位が正常部位よりも高信号で描出されている．

画像診断

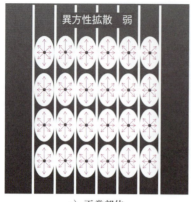 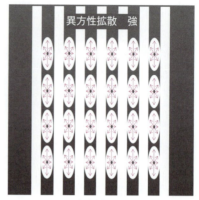

a）正常部位　　　　　　　　　　　　b）梗塞部位

図3　MRIで急性期の脳梗塞を診断
急性期の脳梗塞が拡散強調画像で白く描出される．

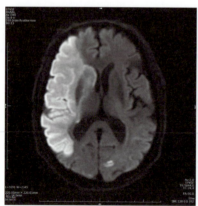 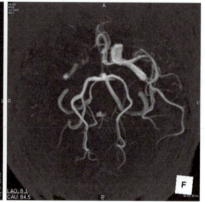

a）拡散強調画像　　　　　　　　　　b）MRA

図4　急性期（発症12時間後）の脳梗塞
拡散強調画像では白く描出される．

拡散テンソル解析

　拡散テンソル解析（diffusion tensor imaging）は拡散強調画像から拡散に関するさまざまな情報を可視化することが可能である[1-3]．テンソルとは数学的には多次元の配列である．拡散テンソル解析では，b値が0を含む最低6軸以上のMPG印加軸方向の拡散強調画像を撮像するため，1画素あたり7次元の3次元空間の情報量となり，最低でも10階のテンソルとなる．

　20年ほど前までは拡散強調画像はXYZの3軸で計測することが一般的であったが，同一被験者でも撮像時に顎を引いて撮像した場合と顎を上げて撮像した場合とで得られる拡散強調画像の輝度が変わることが問題となった．その原因は脳内の拡散が楕円球のような形状をしているためということが判明した．ADCマップは3軸の計測で算出可能であるが，FAマップや拡散テンソル解析を行う場合には最低限でも6軸を計測する必要がある．

　拡散テンソル解析において水の拡散情報を可視化する方法として，楕円球表示をはじめトラクトグラフィ，ベクトル表示等多くの方法が提唱されている．図5に画素ごとに算出した楕円球をカラーで表示した画像を示す．図5aは水平断，図5bは白四角部分を拡大した画像である．カラーは楕円球の長軸の方向を表し，赤が左右方向，青が上下方向，緑が前後方向である．図5bを見ると明ら

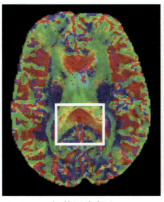

a) 楕円球表示　　　　　　　　　b) 四角部分の拡大

図5　拡散テンソル画像の楕円球表示

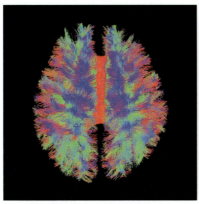 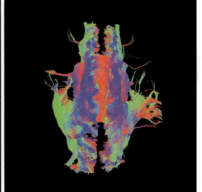

a) 全脳のトラクトグラフィ　　　　　b) 脳梁のトラクトグラフィ

図6　拡散テンソル画像のトラクトグラフィ

かなように拡散異方性の高い楕円球が神経線維に沿って配列していることが理解できる．この楕円球の配列を線で結んだ画像が図6に示すトラクトグラフィである．図6aは大脳全体のトラクトグラフィである．また図6bは脳梁にseed ROIを作成して脳梁を通るトラクトグラフィである．seed ROIに加えてtarget ROIを設定することで2つの領域を通るトラクトグラフィを作成することができる．

コネクトーム解析

近年，拡散テンソル解析法はさまざまな方法が提唱されているが[1-3]，ほとんどの解析法はMRIの検査時間を大幅に延長しなくてはならないものが多く，臨床で利用するのが難しいのが現状である．そこでT1強調画像またはT2強調画像と6軸以上の拡散強調画像さえあれば解析可能な新しい拡散テンソル解析法であるコネクトーム解析を紹介する．これらの画像は通常の頭部MRI検査であれば汎用的に撮像するので，MRIの検査時間を延長する必要がないというのが最大の特徴である．

コネクトーム解析は大脳の各領域間の接続性を定量化する解析法である．機能的MRIを使った脳機能の接続性解析は広く知られているが，拡散テンソル解析のトラクトグラフィを使った大脳白質神経間の接続性解析はあまり知られていない．トラクトグラフィを使ったコネクトーム解析の簡単な流れを図7に示す．T1強調画像から大脳を抽出して作成した領域分割画像と，拡散強調画像

画像診断

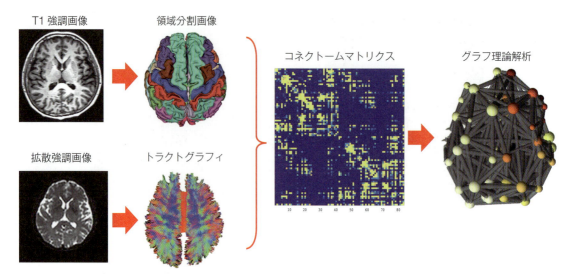

図7　拡散テンソル画像のコネクトーム解析

から作成した全脳のトラクトグラフィをレジストレーションして同じ画像の大きさをそろえる．領域分割画像から2領域を抽出してそれぞれの領域をseed ROIとtarget ROIにして2領域間を通るトラクトグラフィを作成し，得られたトラクトグラフィの本数や長さを算出する．この作業をseed ROIとtarget ROIも入れ替えてすべての領域間で行いコネクトームマトリクスを作成する．コネクトームマトリクスは2領域間のトラクトグラフィの本数や長さの2次元配列である．コネクトームマトリクスだけでも大脳の接続性を推定することが可能であるが，得られたコネクトームマトリクスをさらにグラフ理論解析することにより，各領域間の接続性を定量評価することが可能となる．図6に示したグラフ理論解析の結果は，ある領域がいくつの領域と接続されているかを表す指標である次元数を，グラフ理論により各領域ごとに算出し，その結果を3次元でカラー表示した．実際のコネクトーム解析の方法については機会があれば解説する[4,5]．

おわりに

現在はADCマップやFAマップ等により大脳白質の状態を診断する方法が一般的であるが，今後はコネクトーム解析をはじめさらに新しい拡散テンソル解析法が提案され臨床に広がることを期待している．

（妹尾淳史）

★文献

1) Le Bihan D, Johansen-Berg H : Diffusion MRI at 25 : Exploring brain tissue structure and function. *NeuroImage* **61** : 324-341, 2012.
2) Westin CF et al : Processing and visualization for diffusion tensor MRI. *Medl Image Anal* **6** : 93-108, 2002.
3) Zhang H et al : NODDI : Practical in vivo neurite orientation dispersion and density imaging of the human brain. *NeuroImage* **61** : 1000-1016, 2012.
4) Daducci A et al : The Connectome Mapper : An Open-Source Processing Pipeline to Map Connectomes with MRI. *Plos One* **7**(12) : e48121, 2012.
5) Rubinov M, Sporns O : Complex network measures of brain connectivity : Uses and interpretations. *NeuroImage* **52** : 1059-1069, 2010.

画像診断

PET, SPECT

はじめに

X線 computed tomography (CT) や magnetic resonance imaging (MRI) 等の脳形態画像検査に対して，PET (positron emission tomography)・SPECT (single photon emission computed tomography) に代表される脳機能画像検査は脳機能を検出する目的で行われる．リハビリテーション（以下リハ）の基本となる脳の生理機能やさまざまな中枢神経疾患の病態の理解のために，脳機能画像が果たす役割は大きい．たとえば脳梗塞に伴う機能不全が出現する場合，機能的障害による症状を呈しているものの脳組織は壊死には至っておらず，脳形態画像検査で十分な評価ができない場合がある．脳機能画像検査は形態画像検査では検出できない脳血流や脳エネルギー代謝の低下等をとらえることにより，リハの遂行に必要となる機能障害の程度や範囲の検出を可能にする．

PET, SPECT とは

PET, SPECT に代表される核医学検査は放射性同位元素で標識した放射性医薬品を体内に投与することにより，機能・代謝画像の撮像，あるいは血流・機能の測定を行うものである．PETは，陽電子（ポジトロン）を放出する放射性同位元素で標識した放射性薬剤を放射線源としている．陽電子が近くの電子と結合して消滅する際，消滅時に透過力の強いガンマ線を180度対向方向に放出する．この一対の放射線を人体周囲に並べた検出器で同時に計数することで，放射線源の方向と位置を特定し，計算によって，放射線源の体内集積度について3次元的に再構成を行う．SPECTは，PETに比較してより広く普及し，実臨床での応用の頻度も高い．ガンマ線を放出する核種で標識した物質を投与し，体内から放出されるガンマ線を検出器により体外計測し，多方向からの投射データをもとにX線CTの技術を応用して断層画像を得る．通常のガンマ線放出核種は1回の崩壊で1個の光子，単光子 (single photon) を放出する．PETに比べると，画像の分解能定量性ともに劣るが，市販のガンマ線放出核種を利用することから検査は簡便でしかも安価に行うことができる利点がある．PET放射性薬剤は，標識される分子の化学的な構造に応じて，^{18}F か ^{11}C で標識されるのが普通であり，SPECT では，^{123}I か ^{99}Tc で標識される．

主な応用面としては以下の脳機能に関する評価が挙げられる．

(1) 脳循環測定

血液の挙動を表現するトレーサーを用いることで，脳循環の測定が可能になる．PETで血流量を測定する場合に利用する $H_2^{15}O$ は半減期が2分と短いため，繰り返し脳血流量の測定が可能であり脳賦活試験にも用いられている．SPECTで相対的な血流量を測定するためには ^{123}I-IMP，^{99m}Tc-ECD，^{99m}Tc-HMPAO が用いられる．^{133}Xe は拡散型トレーサーとよばれ，SPECTによりCBFの絶対値を求めることができる．

(2) 脳代謝測定

脳代謝測定は現時点ではPETトレーサーのみに限られている．脳循環代謝測定において代表的なものは，$^{15}O_2$ であり，$^{15}O_2$ ガス吸入をすることで脳組織への酸素取り込みから酸素代謝を測定できる．^{18}F-FDG は，ブドウ糖の類似化合物で，その代謝物の脳放射能分布は局所の脳ブドウ糖代謝をよく反映するために，糖代謝測定において有用である．

(3) 神経伝達機能測定

神経シナプスでは，情報を伝えるもとになる神経細胞（シナプス前ニューロン）からの電気誘導がその神経の軸索の末端に到達すると神経伝達物質を放出し，これが次のニューロンのレセプター（シナプス後レセプター）に結合することにより情報が伝達される．このような神経伝達機能のイメージングのためにさまざまな標識化合物が開発されている．

これらの脳機能画像の解析によって，高次脳機能リハにおける以下の場面でそれぞれに適切な情報を得ることができる．
①疾患初期の段階における，回復可能性やリハの有効性を予見するための，脳障害の重篤性の評価．
②回復の指標としての治療終了時における脳機能の評価．
③治療前後の複数回の測定による長期的な回復に伴う脳機能の変化．

高次脳機能リハビリテーションにおける神経伝達機能測定

神経伝達物質受容体やトランスポータに対する親和性を有する放射性リガンドを用いたPET・SPECT画像研究は，脳の神経表面のそれらの密度や分布の検討を可能にし，リハに伴う脳機能の改善に伴う分子レベルでの変化の検証を可能にする．現在，神経伝達機能を標的とする核医学手法は，リハ研究の分野では広く用いられてはいないが，今後の発展が期待される．

研究領域では，さまざまな種類のPET・SPECTリガンドが使用可能である．

(1) GABA受容体

^{123}I-iomazenil および ^{18}F-flumazenil はGABA受容体に対して選択的に結合し，皮質神経細胞の脱落領域を画像化することで，脳器質病変の範囲を視覚化するのに有用である[1]．

(2) ドパミン受容体/トランスポータ

^{11}C-SCH23390 および ^{11}C-NNC[2] はドパミンD1受容体に，^{11}C-raclopride[3]，^{11}C-FLB457[4]，^{18}F-fallypride[5]，そして ^{123}I-iodobenzamide[6] はドパミンD2受容体に結合する．ドパミントランスポータに選択的に結合する放射性薬剤としては，代表的なものとしてPETでは ^{11}C-β-CIT-FE[7]，SPECTでは ^{123}I-FP-CIT[8] がある．ドパミン神経系は，特に線条体において運動調節に重要であるが，脳卒中によってその機能に影響が生じることから，ドパミン神経伝達機能画像はリハでの改善の評価に有用であると考えられる．

(3) その他

リガンドはその他の幅広い受容体についても存在し，たとえば，ニコチン性およびムスカリン性アセチルコリン受容体，アデノシン受容体，オピオイド受容体等も含まれる．セロトニン2A受容体には，^{18}F-altenserin，^{18}F-setoperone，または ^{123}I-2-ketanserin が選択的に結合し，1A受容体には ^{11}C-WAY100635 が選択的に結合する[9]．

神経伝達系のイメージングは，器質的脳障害の回復過程における神経伝達系機能の役割を明らかにするうえで，リハ研究の領域において可能性を有している．現在，GABAに対する ^{123}I-iomazenil，ドパミントランスポータに対する ^{123}I-FP-CIT はSPECT用製剤として市販されており，通常の臨床場面で使用が可能であり，高次脳機能リハにおける応用も期待される．

高次脳機能リハビリテーションにおける脳循環・代謝測定

PET・SPECTを用いたリハとそれに伴う回復における脳機能評価には，循環および代謝に関連した神経生理学的な指標を用いることができる．代表的な指標として，局所脳血流（rCBF），局所脳糖代謝（rCMRglc）および局所脳酸素摂取率（rCMRO2）がある．また，脳血管ストレス反応性の評価として，CO2 inhalation とダイアモックス負荷試験がある．これらの負荷試験により，CO2分圧の増大に対する血管拡張性の有無を介して，障害に基づく虚血と，diaschisis を区別することや，代謝要求に対する組織の反応性について検討が可

能である[10,11)].

局所脳血流量,局所酸素消費量,酸素摂取率のイメージング

(1) SPECT

　脳灌流は ^{123}I-IMP, ^{99m}Tc-HMPAO および ^{99m}Tc-ECD によって間接的に評価が可能である.これらの放射性薬剤は,血液脳関門を通過し脳血流に比例する速度で健常な脳組織に拡散・蓄積していく[10)]. ^{123}I-IMP は,蓄積型の脳血流製剤として最初に臨床応用された[2)].血液脳関門を通過して脳内に取り込まれるが[2)],蓄積型トレーサーとしては脳への摂取率が最も高く,血流との相関に優れるため病変検出能が高い.静注された ^{123}I-IMP の組織内濃度は投与後30分にはピークに達し,長時間にわたって脳組織内にとどまる.しかし ^{123}I-IMP は投与後1時間以内の画像所見 (early image) と3〜4時間の画像所見 (delayed image) が異なることが明らかにされている.すなわち early image で低集積であったところが delayed image で健常部位と同程度の集積に変化することがあり,再分布とよばれている.こうした部位では ^{123}I-IMP の流入と洗い出しの両方が遅延し正常組織よりも遅れて濃度がピークに達するものと解釈されており,臨床的には機能回復の可能性を有する部位と考えられている. ^{99m}Tc-HMPAO には ^{123}I-IMP のような再分布は認められず,投与直後の血流分布を反映することから,必要な時点で薬剤を投与しておけば撮像はいつでも可能という利点がある.

　^{99m}Tc-ECD は,血液脳関門を通過して脳実質に取り込まれた後,エステラーゼの作用により血液脳関門透過性を失い,脳実質に保持される.血中バックグラウンドが低く画質は極めて良好で,病変検出能も高い.しかしながら, ^{99m}Tc-ECD は,後頭葉皮質の集積が他のトレーサーに比べて高い傾向にあり,さらに脳梗塞の急性期から亜急性期にみられる贅沢灌流部 (luxury perfusion) が ^{123}I-IMP では血流量の増加により集積増加として表されるのに対して, ^{99m}Tc-ECD では欠損像を呈するという特徴がある.これは病的部位における酵素活性の低下が原因と推測されている[12)].

(2) PET

　PET の黎明期より ^{15}O を使った検査は,最も基本的かつ重要な指標を提供すると認識されてきた. ^{15}O 標識化合物〔気体状の $C^{15}O_2$, $^{15}O_2$, $C^{15}O$, および ^{15}O 標識水 ($H_2^{15}O$)〕を使った一連の検査では,局所脳血流量 (CBF),局所酸素消費量 (CMRO$_2$),酸素摂取率 (OEF),さらに血液量 (CBV) の機能画像が得られる.結果の測定に際しては,比較的単純な数理モデル (コンパートメントモデル) が適用され,値を極めて正確に計算できることが示されている. $^{15}O_2$ 吸入検査においては血中に代謝生物,すなわち, $H_2^{15}O$ が生成されるが,これも数理モデルでよく補正できる.PET の歴史の中で最も正当性が確認された検査であり,脳虚血疾患の重症度診断と可逆性を示す検査の中ではゴールドスタンダードと位置付けられる[13)].

　また,脳におけるあらゆる活動のエネルギー源のほとんどはグルコース (ブドウ糖) の代謝により供給されている. ^{18}F-FDG は,ブドウ糖の類似化合物で,ブドウ糖と同様にグルコーストランスポータと結合して血液脳関門を通過し脳組織に入り,hexokinase によってリン酸化され ^{18}FDG-6-リン酸となる.この ^{18}FDG-6-リン酸は,PET の撮像時間内ではほとんど代謝を受けずに細胞内に留まるため, ^{18}FDG-6-リン酸の局所の脳放射能分布は局所の脳ブドウ糖代謝をよく反映する. ^{18}F-FDG 脳糖代謝正常像では,総じて大脳皮質や基底核,視床,すなわち灰白質の集積は白質よりも高い.また,脳血流と比較すると,小脳における糖代謝は低い[14)].基盤的な代謝測定に基づく手法は,特定の脳領域を賦活させる認知的な操作を介することなく脳神経活動を定義できる.

　賦活課題検査に基づく手法は,患者に放射性薬剤を注入後,運動や言語等の認知課題を遂行することを求めて,治療と関連した脳神経機能の変化を検証する.特に rCBF と rCMRO2 では,反復に要する時間が短く,連続したトレーサーの注入が可能であり,実験者は系統的に安静時と課題時のブロックを交え,これらの差分から,課題に応

画像診断

じた脳機能部位を同定することができる．リハにおいては，賦活検査の目的は，脳における rCBF，または rCMRO2 のパターンが，治療の前後を比較して，系統的な変化を示すかを検討することにある．近年，被曝の要因がなく，課題の反復回数にも制約の少ない機能的 MRI が賦活課題検査では使用されることが多いが，過去の PET・SPECT 研究においては言語リハにおいて，非優位半球の相同的な領域が関与すること[15]，特異的な腕の訓練に続き，両側運動感覚皮質の再構成が起こること[16]等の報告がある．

機能画像解釈におけるポイントとなる現象

（1）脳血流量と代謝のミスマッチ

健常状態では脳エネルギー代謝と脳血流は需要と供給が平衡状態にあり，脳活動の生理的変化に一致して変動している．一方，脳梗塞の脳循環代謝は経時的に変化するダイナミックな病態を呈するため，経過中のある断面では脳血流量と脳エネルギー代謝が必ずしも平衡状態にない．

脳主幹動脈閉塞性病変患者では，急性期において脳灌流圧低下のため misery perfusion を呈する場合がある．Powers による脳灌流圧低下に伴う脳循環代謝諸量の代償性変化を示す（図1）[17]．脳主幹動脈にアテローム血栓による閉塞や狭窄が生じると，脳灌流圧（CPP）の低下に伴い脳組織への血流が減少する．しかし，CPP 低下が軽度であれば，自動調節能（autoregulation）により脳血管が代償的に拡張し，CBF を維持する（脳循環予備能）．さらに CPP の低下が進めば代償性拡張能力は不十分となり，CBF は低下する．このとき，血液中からの酸素の取り込みを亢進（OEF 上昇）させ，CMRO2 を維持させる（脳代謝予備能）．この状態を misery perfusion（oligemia）という．さらに，CPP 低下が高度で，これらの代償機能が不十分になると，脳の代謝活動は抑制される．この状態は misery perfusion（ischemia）とよばれている[18]．脳梗塞超急性期に施行した PET で OEF が著しく上昇した misery perfusion を呈する病変は脳梗塞に移行する場合が多いことも知られており，OEF は脳虚血時に脳組織の予後を占う因子でも

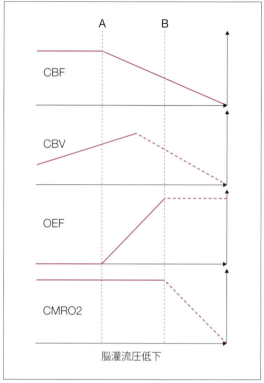

図1 脳灌流圧低下に伴う急性期の脳循環代謝量の変化
脳灌流圧（CPP）が低下すると，はじめに前毛細血管の抵抗血管が拡張することにより脳血流（CBF）が維持される．結果として，脳血液量（CBV）は増加する．血管拡張による代償が不可能になると（A），脳の autoregulation は破綻し CBF は低下し始める．CBV は血管の collapse により減少してくるが，この段階では酸素摂取率（OEF）が上昇して，酸素代謝率（CMRO2）が維持されている〔misery perfusion（oligemia）〕．この代償が限界になり（B）さらに CBF が低下すると正常なニューロンの代謝と機能が破綻する〔misery perfusion（ischemia）〕．
（Powers, 1991, 文献 17 を元に作成）

ある[19,20]．

これに対して亜急性期には CMRO2 は低下するが，CBF は局所の血管透過性亢進，血管新生，細胞浸潤等の要因で増加し，OEF が低下して相対的に CBF が過剰な状態が存在する．これは luxury perfusion syndrome（贅沢灌流症候群）とよばれる．luxury perfusion は慢性期になると，病巣のほとんどが梗塞巣として固定することが多く，再び循環代謝の coupling が起こり，rCBF，rCMRO2 とも低値（matched perfusion）になるとされている（図2）[12]．

なお，SPECT では代謝の測定ができないが，血管拡張性から虚血の程度を推測可能である．ア

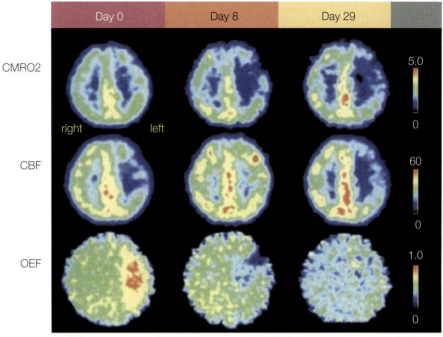

図2 左中大脳動脈閉塞症における CMRO2, CBF, OEF の推移
1) Day 0：血管閉塞急性期のため左前頭葉の CBF が低下している．CMRO2 はまだ低下していないが OEF は上昇して misery perfusion syndrome(貧困灌流症候群)を呈している．
2) Day 8：時間経過とともに CMRO2 は低下している．CBF は局所的に増加し OEF が低下して luxury perfusion syndrome(贅沢灌流症候群)を呈している．
3) Day 29：慢性期には CBF と CMRO2 は平衡状態となり OEF の均一化が進む．

(前田・他, 2011)[12]

セタゾラミドの静脈内投与によって強力な血管拡張が生じるが，虚血状態の程度が高度であるほど，既に血管拡張は限界に達しており，さらなる血管拡張は困難であり，アセタゾラミド負荷による血流がみられなくなる．すなわち，血流増加がみられない部位が高度虚血にあるとみなし得る[21]．

(2) ペナンブラと Diaschisis

臨床的には，虚血性脳血管障害に際して「そのままでは脳梗塞に進展してしまうが，何らかの治療によって脳梗塞になることを防ぐことができる領域」をペナンブラとよぶ．ペナンブラ領域にあたる虚血巣の周辺部は，虚血中心部と同様に血流低下がみられるが，完全な細胞死に至らず，神経細胞は半死半生の状態にとどまり，血流と酸素代謝のミスマッチが生じている段階にある．この領域において抗凝血薬や血栓溶解薬で急性期に血流を改善すれば，虚血による神経細胞の障害を最小限にすることができる[22]．

虚血中心部とペナンブラにおける障害に基づく虚血とを区別すべき現象として，脳梗塞の機能的画像検査を行った際に，病巣とは別に，直接障害されていない脳局所に血流の低下が観察されることがあり，ダイアスキシス(diaschisis)とよばれている．たとえば大脳半球の脳梗塞では，主病巣の周辺領域，同側の視床，脳幹，対側小脳半球の脳循環代謝が有意に低下することが明らかにされている．特に対側小脳半球の低下は crossed cerebellar diaschisis(CCD)とよばれている．脳内の連絡線維の障害に基づく神経細胞への興奮性インパルスの減少が主な機序と考えられている[12]．

おわりに

リハ遂行において必要となる脳機能の評価に関して，PET・SPECT による核医学画像は代表的な手法である．形態画像ではみることのできない

画像診断

病変を検出することができ，リハに必要な診断および病態理解に重要な情報を得ることができる．脳血流や脳代謝の評価，あるいは神経伝達に関与する受容体やトランスポータ等の分子レベルでの評価に用いることができる．放射性薬剤として，さまざまな分子レベルの神経機能を評価できるものが数多く開発，研究されており，リハの分野でも臨床応用の発展が期待される．

（安野史彦）

★ 文献

1) Hatazawa J et al : Evaluation of cerebral infarction with iodine 123-iomazenil SPECT. *J Nucl Med* **36** : 2154-2161, 1995.
2) Kosaka J et al : Decreased binding of [^{11}C] MNC112 and [^{11}C] SCH23390 in patients with chronic schizophrenia. *Life Sci* **86** : 814-818, 2010.
3) Farde L et al : Stereoselective binding of ^{11}C-raclopride in living human brain--a search for extrastriatal central D2-dopamine receptors by PET. *Psychopharmacology (Berl)* **94** : 471-478, 1998.
4) Halldin C et al : Carbon-11-FLB 457 : A radioligand for extrastriatal D2 dopamine receptors. *J Nucl Med* **36** : 1275-1281, 1995.
5) Mukherjee J et al : Brain imaging of ^{18}F-fallypride in normal volunteers : Blood analysis, distribution, test-retest studies, and preliminary assessment of sensitivity to agingeffects on dopamine D-2/D-3 receptors. *Synapse* **46** : 170-188, 2002.
6) Kung HF et al : In vivo spect imaging of cns D-2 dopamine receptors : Initial studies with iodine-123-IBZM in humans. *J Nucl Med* **31** : 573-579, 1990.
7) Halldin C et al : [^{11}C] beta-CIT-FE, a radioligand for quantitation of the dopamine transporter in the living brain using positron emission tomography. *Synapse* **22** : 386-390, 1996.
8) Matsuoka K et al : Test-retest reproducibility of extrastriatal binding with ^{123}I-FP-CIT SPECT in healthy male subjects. *Psychiatry Res* **258** : 10-15, 2016.
9) Heiss WD, Herholz K : Brain receptor imaging. *J Nucl Med* **47** : 302-312, 2006.
10) Mountz JM : Nuclear medicine in the rehabilitative treatment evaluation in stroke recovery. Role of diaschisis resolution and cerebral reorganization. *Eura Medicophys* **43** : 221-239, 2007.
11) Mountz JM : Neuroimaging in cerebrovascular disorders : Measurement of cerebral physiology after stroke and assessment of stroke recovery. *Semin Nucl Med* **33** : 56-76, 2003.
12) 前田哲也, 長田 乾 :【脳疾患画像読影のコツと pitfall】トピックス各論 脳血管障害の PET — misery perfusion と luxury perfusion. *MED REHABIL* **132** : 71-78, 2011.
13) 飯田秀博・他 : 脳神経領域における PET の特徴. *Neurol Surg* **45** : 723-726, 2017.
14) 古澤哲哉・他 : 読影に必要な基礎知識 ⑤ PET, ⑥ SPECT. 臨床リハ **21** : 326-332, 2012.
15) Adair JC et al : Alterations in the functional anatomy of reading induced by rehabilitation of an alexic patient. *Neuropsychiatry Neuropsychol Behav Neurol* **13** : 303-311, 2000.
16) Nelles G et al : Arm training induced brain plasticity in stroke studied with serial positron emission tomography. *Neuroimage* **13** : 1146-1154, 2001.
17) Powers WJ : Cerebral hemodynamics in ischemic cerebrovascular disease. *Ann Neurol* **29** : 231-240, 1991.
18) 今泉昌男 : 脳血流と代謝のミスマッチ—貧困灌流と贅沢灌流. 分子脳血管 **2** : 157-164, 2003.
19) Grubb RL Jr et al : Importance of hemodynamic factors in the prognosis of symptomatic carotid occlusion. *JAMA* **280** : 1055-1060, 1998.
20) Yamauchi H et al : Significance of increased oxygen extraction fraction in five-year prognosis of major cerebral arterial occlusive diseases. *J Nucl Med* **40** : 1992-1998, 1999.
21) Hashikawa K et al : Split dose iodine-123-IMP spect : Sequential quantitative regional cerebral blood flow change with pharmacological intervention. *J Nucl Med* **35** : 1226-1233, 1994.
22) 畑澤 順 : 分子イメージングの可能性. 分子脳血管病 **12** : 33-38, 2013.

column

硬膜下電極

硬膜下電極は，直接脳表に接触させて大脳皮質の電気活動を記録するための頭蓋内電極のひとつである．もともと，てんかん焦点切除術のための脳波記録を行うための電極であるが，てんかん焦点や脳腫瘍が脳機能野（eloquent area）近傍に存在し，切除により当該脳機能が損なわれることが予想される場合に，この電極を用いて皮質電気刺激マッピングを行う．覚醒下手術の皮質電気刺激は1930年代[1]，慢性頭蓋内電極を用いた脳機能マッピングは1980年代[2]から行われているが，現在でも脳機能局在のゴールドスタンダードとして広く用いられている．

マッピングの意義

側頭葉てんかんにおいて，小児期からの長期の罹病期間があると，言語機能が両側半球の広範囲に分布するようになることを示唆するfMRIの結果がある[3]．これは脳機能の可塑性を示唆すると考えられるが，逆に言語機能は古典的なBroca野，Wernicke野のみに局在しないともいえる．実際言語野の広がりは患者によって異なることを経験する[4]．安易な解剖学的機能野に基づく切除範囲決定は慎むべきであり，個々の患者で脳機能マッピングを行う意義は大きい．

皮質電気刺激によるマッピング方法

皮質刺激には，0.2～1.0 msの矩形波の極性を交互に反転させる50～60 Hzの高周波電流を用いることが一般的である．極性を反転させることで，皮質に過剰な電荷が蓄積せず安全性が高い．1 mAで1～5秒間の刺激で開始し，反応が得られなければ0.2～1 mAずつ強度を上げる．運動野や一次感覚野では刺激閾値が低く，4～5 mA以下で陽性反応（筋収縮，異常感覚等）が得られる．小児や高次脳機能部位では，刺激閾値が高い．言語機能マッピングでは一般的に10～15 mAの電流で刺激を行い，言語課題遂行中に何らかの言語障害（陰性反応）が生じることで評価する．

後発射

皮質脳波上，電気刺激後に律動性活動が生じることがあり，これを後発射（after discharge）とよぶ．その出現によりてんかん発作誘発の可能性があり，また後発射が周囲の皮質に出現することで，電気刺激による反応が刺激部位の機能を反映しているかどうか不明瞭になるため，刺激中の皮質脳波の確認は重要で，後発射が出現しない場合の刺激症状に基づいて脳機能マップを作成する．

マッピングの限界

一般的に皮質刺激による脳機能マッピングとして確立されているものは，運動野，言語野，体性感覚野に限られている．注意，計算，高次の視覚認知等，さらに高次の脳機能には，これらの領域を同定するための再現性の高いタスクや刺激方法が確立されていない．また，硬膜下電極は構造上，脳溝に接する皮質の評価が不可能であることにも注意が必要である．深部皮質の評価には脳内電極が必要であるが，それらを併用しても関心領域すべての皮質を網羅することは難しく，ゴールドスタンダードといっても完全な機能局在を明らかにすることはできない．

HGA（high gamma activities）

高速サンプリング可能なデジタル脳波計の出現によって，頭蓋内脳波に含まれる高周波成分が解

析可能となり，high gamma 帯域（80～150 Hz）の律動波が，高い空間分解能と時間分解能をもって，種々の課題に関連して出現することが示されている．時間がかかり発作誘発のリスクがある皮質電気刺激に代わる低侵襲なマッピング法として，記憶優位側の決定[5]や，言語機能マッピング[6]，運動マッピング[7]への応用が期待されている．また，失われた運動機能を機器で代用させようとする Brain Machine Interface 技術においても，脳側の入力信号として HGA が応用されている[8]．

CCEP（cortico-cortical evoked potential）

硬膜下電極を用いた皮質電気刺激により近接あるいは遠隔の皮質から，皮質間結合を介した誘発電位が記録される．隣接二電極を単発の矩形波（0.3 ms，極性交互）で低周波刺激（1 Hz）を用いる．前方および後方言語野間，運動領野間等脳機能ネットワークの同定に有用である[9]．患者に課題を課すことなく全身麻酔下でも測定可能で，弓状束等白質線維束の術中モニターとして応用可能である[10]．

（田村健太郎）

★ 文献

1) Foerster O : The cerebral cortex in man. *Lancet* **2** : 309-312, 1931.
2) Lesser R et al : The location of speech and writing functions in the frontal language area : results of extraoperative cortical stimulation. *Brain* **107**(1) : 275-291, 1984.
3) Sepeta LN et al : Age-dependent mesial temporal lobe lateralization in language fMRI. *Epilepsia* **57**(1) : 122-130, 2016.
4) Hoshida T, Sakaki T : [Functional brain mapping detected by cortical stimulation using chronically implanted subdural electrodes : basic knowledge of clinical nerve physiology for neurosurgeons]. *No Shinkei Geka* **31**(7) : 811-818 ; discussion 8-9, 2003.
5) Kunii N et al : The significance of parahippocampal high gamma activity for memory preservation in surgical treatment of atypical temporal lobe epilepsy. *Epilepsia* **55**(10) : 1594-1601, 2014.
6) Babajani-Feremi A et al : Spatial-temporal functional mapping of language at the bedside with electrocorticography. *Neurology* **87**(24) : 2604, 2016.
7) Ogawa H et al : Clinical Impact and Implication of Real-Time Oscillation Analysis for Language Mapping. *World Neurosurg* **97** : 123-131, 2017.
8) Yanagisawa T et al : Electrocorticographic control of a prosthetic arm in paralyzed patients. *Ann Neurol* **71**(3) : 353-361, 2012.
9) Matsumoto R et al : Functional connectivity in human cortical motor system : a cortico-cortical evoked potential study. *Brain* **130**(Pt 1) : 181-197, 2007.
10) Yamao Y et al : Intraoperative dorsal language network mapping by using single-pulse electrical stimulation. *Hum Brain Mapp* **35**(9) : 4345-4361, 2014.

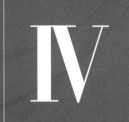

リハアプローチの実際

〈主な症候の評価法とリハビリテーション・対応の基本〉
〈高次脳機能障害に関するTOPICS〉
〈認知リハビリテーション―症例報告〉

主な症候の評価法とリハビリテーション・対応の基本

注意障害のリハビリテーション

はじめに

「注意」の定義には諸家の意見があるので，ここでは「情報プロセスの基本となる認知能力で，特別の刺激を操作・処理する機能」と解釈しておく．本項では「汎性注意」に焦点を当て，その診断，評価法，基本的なリハビリテーション（以下リハ）の考え方，認知リハのエビデンスおよび具体的なリハプログラム等について概説する．

診断・評価

(1) 診断・評価の基本的プロセス

高次脳機能障害一般に共通するが，その診断・評価とリハ介入に関する基本的な流れを図1に示す．CT，MRI等の通常検査で異常所見のないことが脳の器質的障害や高次脳機能障害を否定する根拠とはならない．軽度外傷性脳損傷では通常の画像検査が正常のことも多く，その場合は労災の重症度判定で最低の14等級とされてきた．しかし高次脳機能障害による社会生活上の制約はしばしば軽視できないほど重大で，十分な補償が得られないために社会問題となっている．この実情を踏まえ，2013年6月，厚生労働省はこれらの制度を見直すとの方針を示している．

注意障害の診断・評価は必ず生活場面での問題と神経心理学的臨床検査（机上検査，行動観察）を総合的に吟味して行う．画像診断と同様，机上検査で異常がみられないことは注意障害を含む高次脳機能障害の存在を否定する根拠とはならない．

どのような注意のコンポーネント（後述）が障害されているか見極められるとその後のアプローチに役立つ．

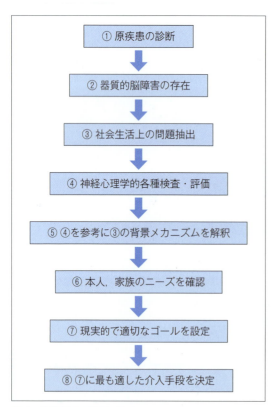

図1 注意障害の診断，治療のフロー

表1 注意障害に関連する症状，所見

- 注意を集中できない，落ち着きがない．
- 物事を継続するのに促しが必要．
- 経過とともに作業の効率が低下する，ミスが目立つようになる．
- 同じことを何度も聞き返す．
- 作業が長く続けられない．
- 騒々しく気が散る場面では作業効率が低下する，ミスが増える．
- （1対1の会話はよいが）グループでの討論についていけない．
- 反応や応答が遅く，行動や動作がゆっくり．
- 「すぐ疲れる，眠い，だるい」等の訴え．
- 活気がなくボーっとしている．
- すぐ注意が他のものに逸れてしまう．
- 2つの事柄を同時に処理，実行できない．
- 授業や会議を聞きながらノートがとれない．
- 不注意によるミスがある．
- 物事の重要な部分を見落とす．

(2) 社会生活上の問題

入院生活，家庭生活，仕事，学業の現場でどのような問題が生じているのか明らかにする．生活上の症状，所見の例を表1に示した．病識があれば患者自ら具体的症状を訴える．そうでない場合はさまざまな場面を想定して情報収集する．軽症例では入院生活で何ら問題を呈さないことも多い．医療スタッフが買い物や外出に連れ出して評価したり，外泊時の様子を家人から聴取する．さらに軽症例では復学・復職に至って初めて問題が具現化する．業務に支障がある場合は，職務内容やその具体的問題を明確にする．第三者からの情報収集が非常に重要である．

さらに上記の問題が発症・受傷前にはなかったことを確認する．よく話を聞くと同様の症状が以前からみられていたり，うつ病や自閉症等社会参加を阻害する要因が併存していることがあるので注意する．

(3) 神経心理学的検査

大きく分けて机上検査と行動評価尺度がある．

① 机上検査

種々の臨床検査が知られており，要求される認知能力も注意を含めて多彩である．課題によってはその成績が言語機能，運動機能等にも依存するので「検査の異常＝注意障害」ではない．注意機能のどの側面を反映しているのか考えながら総合的に検査結果を解釈する．

a) 標準注意検査法（Clinical Assessment for Attention；CAT）[1]

2006年，わが国において臨床的に有用かつ十分な妥当性と信頼性のある標準化された注意テストとして，日本高次脳機能障害学会により開発された評価キットである．7つの下位検査を有する（表2）．各課題で検討される機能が異なり，数唱や視覚性スパンは短期記憶，抹消・検出検査は選択性注意，SDMT，記憶更新検査，PASAT，上中下

表2　CAT下位検査の概要

1. **Span**
   ① Digit Span（数唱）：2〜9桁の順唱と逆唱を行う．
   ② Tapping Span（視覚性スパン）：9個の四角形に対する検者の指差し順序を再現する．数唱と同様，検者と同順，逆順で再現する．
2. **Cancellation and Detection Test（抹消・検出検査）**
   ① Visual Cancellation Task（視覚性抹消課題）：視覚的ターゲット（図形，数字，平仮名等）を線で抹消する．
   ② Auditory Detection Task（聴覚性検出課題）：聴覚的に呈示された「ト」「ゴ」「ド」「ポ」「コ」から「ト」にのみ反応（机をたたく等）する．
3. **Symbol Digit Modalities Test（SDMT）**
   9つの数字と記号の組み合わせから，紙面に記されている記号に対応する数字を記入する．
4. **Memory Updating Test（記憶更新検査）**
   口頭で提示された数字列（3〜10桁）の末尾の3ないし4桁の数字のみを復唱する．被検者には何桁の数字が提示されるか知らされないため，数字列後尾の標的以外の情報は消去する必要がある．
5. **Paced Auditory Serial Addition Task（PASAT）**
   1桁数字の61個が順次，音声呈示されるので，連続する2数字の足し算（暗算）を行う．数字の呈示間隔が1秒，2秒の2種類がある．作動記憶負荷が高く，難しい．
6. **Position Stroop Test（上中下検査）**
   「上」「中」「下」の3語が位置的にも「高い」「中間」「低い」高さにランダムに配列された課題シートを見ながら，語が配置されている位置を回答する．文字は1行19個，6行で合計114個配列されている．文字をそのまま読んでしまうという反応を抑制しなければならない．なるべく早く回答するように求められ，施行時間も記録するがカットオフ値は正答率のみにしか設定されていない．
7. **Continuous Performance Test（CPT）**
   パソコンにプログラム（CDで提供）をインストールしておく．モニター上に提示される1桁の数字を見て，標的数字（⑦）に反応する．刺激の提示方法と標的数字の条件が異なる3課題がある．
   ・SRT課題：標的数字⑦のみが呈示される．
   ・X課題：①〜⑨の数字がランダムに呈示され，⑦のみに反応する．
   ・AX課題：①〜⑨の数字がランダムに呈示され，③の直後に⑦が出現した場合のみに反応する．

主な症候の評価法とリハビリテーション・対応の基本

検査は注意の変換・分配・制御，CPT は持続性注意に関連するものとされている．年齢別（20～70 歳代）カットオフ値が設定されており，感度，特異度，妥当性，信頼性も検討されている．

検査にあたっては視聴覚障害，半側空間無視，言語障害の有無を確認する．失語症だけでなく構音障害も課題成績に影響する．これらの問題により一部の課題を中止することもある．CPT 以外の 6 課題の所要時間は約 50 分ほどであるが，一度にできないときは（1 週間以内に）2 回に分けてもよい．CPT のみでも 50 分を要するので，単独での実施が認められている．成績は CAT プロフィールに記録し，数値をプロットしてグラフ化することができる．

本項では CAT 下位課題の判定における注意点について触れておきたい．

逆説的難易度効果：CAT の成績を細かく分析すると，ときに難しい課題のほうが良好な成績を呈する現象に気づく．筆者はこれを「逆説的難易度効果」と称している．PASAT や記憶更新検査，順唱・逆唱（ポインティングスパンも）等難易度の異なる課題セットでみられる．

PASAT 正答率を例にとると，極端な場合では正答率が 1 秒条件＞2 秒条件，あるいは 1 秒条件正常，2 秒条件異常と判定結果が逆転する．多くの場合，正答率の値は 1 秒条件のほうが低いのでそれだけを見ていたのではこの奇異な現象に気がつかない．しかし筆者の検討では，正答率の Z 値〔（患者の実績値－CAT に収録されている健常者の平均値）/健常者の標準偏差値〕は 1 秒条件のほうが 2 秒条件より高値を示した症例が少なくなかった．これは，難しいはずの 1 秒条件のほうが健常者の平均値に近い成績であることを意味している．

「逆説的難易度効果」は健常者でもみられることがあり，高次脳機能障害者に特異的な所見ではない．しかし，筆者は顕著な逆説的難易度効果は高次脳機能障害のひとつの側面を反映したものと推察している．いずれにしても 1 秒条件正常，2 秒条件異常の場合はその判定を文字通りに解釈しないほうがよい．

b）上中下検査

Position Stroop Test（上中下検査）は本来，set dependent activity として注意の転換性を訓練する課題[2]（表 7 参照）である．CAT では漢字（「上」「中」「下」）の書かれている位置を上（うえ），中（なか），下（した）で答えるが，各字がその意味と異なる位置に配列されている場合があるので，語の持つ意味が位置判断の妨害刺激となる．本課題はこのように葛藤条件の監視機能が関与するものの，予想に反して感度が低い．脳障害患者 92 名の調査結果を図 2 に示すが，その異常判定は 33 名（35.9％）と，視覚性スパン（順 33.7％，逆 32.6％）に次いで低かった．

本検査の実施にあたっては，なるべく早く終了するよう指示するが，制限時間がないため課題処理は被検者本人の自己ペースに委ねられる．望ましい反応には処理速度と正確性のバランスが重要であるが，本検査においては処理速度を犠牲にして精度を上げることがその感度を下げている可能性がある．

CAT には施行時間の健常者データが収録されているものの，カットオフ値が未設定である．便宜的にその平均値＋2 標準偏差値以下を正常とすると，正答率または所要時間が異常と判定された者は先の 92 名中 54 名（58.7％）とほぼ PASAT-2 秒条件と同じ値であった．なお，正答率は正常だが，所要時間が長い者が 21 名存在した．

上中下検査の目的はストループ効果の評価ではない．ストループ効果とはそれぞれ意味の異なる刺激が同時に呈示されると刺激に反応するまでの時間が長くなる現象をいう．たとえば，赤色で書かれた「赤」，緑色で書かれた「赤」の色名を答える場合，異なる意味をもつ後者の「赤」のほうが回答に時間がかかる．ストループ効果の判断には所要時間の要素が重要だが，注意障害の検査として上中下検査には正確性を重視した判定方法が採用されている．確かに社会生活において，素早い応答ができても正確な判断が伴っていなければその価値は低い．そこで分析時間を長くかけても基準となる正答率が得られていれば正常とする現行判定方法の意義も理解できる．「分析時間をかけ

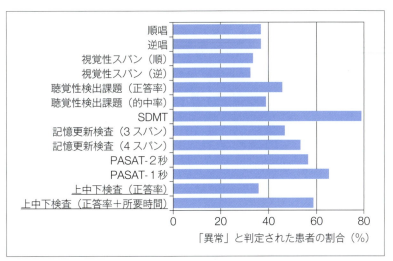

図2 CAT下位課題と施行時間を加味して判定した「上中下検査」の異常判定出現率
注意障害が示唆され，CAT を施行した脳障害者（18〜60歳）92名のデータである．上中下検査は通常の正答率のみでの判定（上段）と正答率に所要時間を加味した判定（下段）結果を示す．

れば正しい処理ができる能力」を探ることが本検査の意図するところ，との考え方である．何を診たいのかによって，高い感度を有する検査が優れた評価法であるとは限らない．

その一方，情報処理速度の低下は注意障害の重要な一側面であるとの見解から，処理速度，精度ともに保たれた反応のみを正常とみなす考え方も無視できない．しかし，所要時間に関する前述の筆者のデータは特異度の問題を無視した強引な手法で得られた知見である．当該カットオフ値の妥当性を特異度からも検証することが必須である．以上の問題に対する今後の研究成果に期待したい．

c) Trail Making Test（TMT）

米国で開発され世界で広く用いられている．数字のみ（パートA）あるいは数字と文字（わが国では平仮名）（パートB）を順に一筆書きの要領で線結びする．施設によっては独自に配列したバージョンを用いているが，通常，パートAは1〜25までの数字，パートBでは1〜13および「あ」〜「し」までの25ターゲットで構成される．パートBでは「1-あ-2-い-3……」のように数字と平仮名を交互に結ぶ．両者とも線引きし終わるまでの時間を計測する．パートBの施行には視覚探査，転換性注意，作動記憶等が求められ，前頭葉機能に強くかかわる課題とされる．

施設ごとに健常者データを蓄積しておくことが望ましいが，高齢者では個人間のばらつきが顕著で成績の判定には注意を要する．通常利き手で行うが，運動障害等により非利き手で施行することもある．なお，若年者における筆者らの分析では，施行手に関係なく左右とも同等の成績が得られた[3]．当院で用いている課題シート，健常者成績は他で紹介した[4,5]．

d) 仮名ひろいテスト

ⅠとⅡの2バージョンがある．前者は無意味仮名文字綴り，後者は物語文を読みながら2分間になるべく多くの「あ，い，う，え，お」を探して丸をつける．テストⅡでは，物語の内容を読み取りながら行い，検査後に文意が把握できているか質問する．前頭葉機能に関連した注意の評価とされ，感度，特異度，偽陽性率，偽陰性率等も分析されている[6]．

e) 大磯二重課題 A，B

多くの患者は「同時に2つのことが処理できない」と訴えるが，その評価に適した二重課題がないことから筆者らが考案したものである[7,8]．A，Bの2種があるが，いずれも処理の異なる2つの作業を同時に行う（図3）．CAT下位課題とほぼ同等の特異度を有しながら，それらを凌ぐ感度が得られ，注意障害の検出には有用な検査と考えている．

主な症候の評価法とリハビリテーション・対応の基本

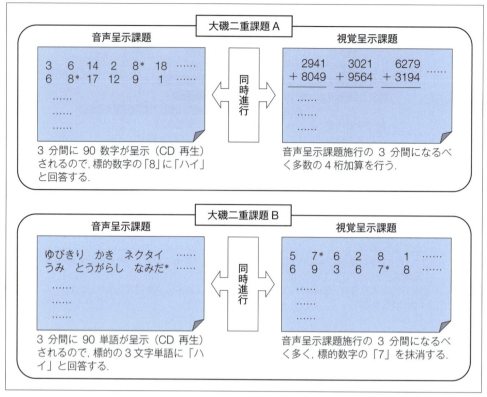

図3 大磯二重課題 A, B
両課題ともカットオフ値が設定され，感度，特異度が検討されている．詳細は文献 4, 7, 8 を参照のこと．

Aについては，そのまま流用できるように全課題シート，判定方法を他で紹介してある[4]．

大磯二重課題の異常判定がすべて分配性注意の障害を反映しているわけではないが，CAT 等他の課題が正常な場合は選択的分配性注意障害の可能性がある[9]．PASAT や仮名ひろいテストも分配性注意に関連する課題とされているが，これらの感度は大磯二重課題より低く，正常判定でも当該注意の問題を訴える患者は少なくない．全く異なる課題の同時処理という大磯二重課題とPASAT 等の分配性注意課題の処理プロセスが異なるものか現時点では結論が出ていない．

②行動評価尺度

机上検査は量的に評価できる反面，実生活の問題に直接帰着できないという欠点がある．言語障害や運動障害のために実施できないことや，繰り返し施行による学習効果の問題もある．そこで，課題の作業成績を評価するのではなく，訓練場面や生活場面の行動を観察評価する尺度が開発され

表3 Rating Scale of Attentional Behavior

以下の内容を観察し，その出現頻度を点数化する．

1. 眠そうで，活力(エネルギー)に欠けて見える．
2. すぐに疲れる．
3. 動作がのろい．
4. 言葉での反応が遅い．
5. 頭脳的ないしは心理的な作業(たとえば，計算等)が遅い．
6. 言われないと何事も続けられない．
7. 長時間(約15秒間以上)，宙をじっと見つめている．
8. ひとつのことに注意を集中するのが困難である．
9. すぐに注意散漫になる．
10. 一度に2つ以上のことに注意を向けることができない．
11. 注意をうまく向けられないために，間違いをおかす．
12. 何かする際に細かいことが抜けてしまう(誤る)．
13. 落ち着きがない．
14. 1つのことに長く(5分以上)集中して取り組めない．

作業療法士がその訓練場面を観察して評価する．出現頻度をそれぞれ 0(全くみられない)～4点(いつもみられる)で点数化して合算(0～56点)する．点数が高いほど重症となる．

(Ponsford et al, 1991, 文献 10 を元に作成)

表4 Moss Attention Rating Scale

以下の内容を観察し，その出現頻度を点数化する．

1. (＊)何もしていないときには落ち着きがなく，そわそわしている．
2. 関連のない，または話題から外れたコメントを差し挟むことなく，会話を継続する．
3. 中断したり，集中力を失うことなく，数分間課題や会話を継続する．
4. (＊)他にしなければならないこと，考えなければならないことがあるときには，課題の遂行を中断する．
5. (＊)課題に必要な物が，たとえ目に見え，手の届く範囲内にある場合でもそれを見落としてしまう．
6. (＊)その日の早い時間，または休息後の作業能力が最もよい．
7. 他人とのコミュニケーションを開始する．
8. (＊)促さないと，中断後，課題に戻らない．
9. 近づいてくる人のほうを見る．
10. (＊)中止するように言われた後も活動や反応を継続する．
11. 次のことを始めるために，スムーズに課題や段階を中断できる．
12. (＊)現在の課題や会話でなく，近くの会話に注意が向く．
13. (＊)能力の範囲内にある課題に着手しない傾向にある．
14. (＊)課題において数分後にスピードや正確性が低下するが，休憩後に改善する．
15. (＊)類似した活動における作業能力が，日によって一貫しない．
16. (＊)現在の活動を妨げる状況に気づかない（例：車椅子がテーブルに衝突する）
17. (＊)以前の話題や行動を保続する．
18. 自身の作業の結果における誤りに気づく．
19. (適切か否かにかかわらず)指示がなくても活動に着手する．
20. 自身に向けられた対象物に反応する．
21. (＊)ゆっくりと指示が与えられた時，課題の遂行が改善する．
22. (＊)課題と関係のない近くにある物に触ったり，使い始めたりする．

出現頻度をそれぞれ1(明らかに当てはまらない)〜5点(明らかに当てはまる)で点数化して合算(22〜110点)する．(＊)は逆転項目のため6から先の点数を引いた値が評価点となる．点数が低いほど重症となる．

(Whyte et al, 2008, 文献12を元に作成)

ている．

海外で作成され，わが国での妥当性，信頼性が検討されているものとして，Rating Scale of Attentional Behavior (RSAB) (表3)[10,11]，Moss Attention Rating Scale (MARS) (表4)[12,13]が知られている．それぞれ，14，22項目の観察行動をチェックしその出現頻度をスコア化して合計点を求める．

筆者らも6項目からなる簡便なBehavioral Assessment of Attentional Disturbance (BAAD) (図4)を考案した[14]．評価者・環境にあまり影響を受けずに高い信頼性が得られている．外泊時の家族による評価等にも利用できると考えている[15]．

(4) 所見の解釈と鑑別診断

検査結果を参考に生活上の諸問題を引き起こしている背景要因を読み解く．注意障害の診断においてこのプロセスが最も重要で難しい．実生活での問題を重くとらえ，仮に机上検査で異常があっても社会生活に何ら問題がないのであれば経過観察でよい(注意障害がないと診断したわけではない)．逆に検査結果が正常でも，実生活での問題があれば詳細な吟味と対応が必要である．症状や所見から障害されている注意のコンポーネントが判明する．たとえば，会議録のテープ起こしに際して「最初は効率よく作業できていたが10分ほどで処理速度が落ち，ミスがみられるようになった．さらにデスクの周囲を人が通るたびに気をとられてしまう」という現象は持続性注意と選択性注意の障害を示唆している．

診断に際しては薬物の影響があり得る．抗てんかん薬，抗うつ薬，抗精神薬，睡眠薬，抗不安薬，筋弛緩薬，鎮痛薬等多くの薬物が中枢神経系に影響し，眠気，集中力低下，脱力感等をきたす．

うつ，軽度意識障害[16]，遂行機能障害等との鑑別も念頭におくが，それらが加重することもある．診療上のポイントを表5にまとめた．

主な症候の評価法とリハビリテーション・対応の基本

```
BAAD (Behavioral Assessment for Attentional Disturbance)
注意障害の行動評価尺度

氏　名：＿＿＿＿＿＿＿＿＿　年　齢：＿＿＿＿＿　性　別：M・F
観察日：＿＿＿＿＿＿＿＿＿＿＿＿＿＿＿＿＿＿＿＿＿＿（計　　日）
評価者：＿＿＿＿＿＿＿＿＿
```

観察すべき問題行動	評価点
1. 活気がなく，ボーっとしている	0・1・2・3
2. 訓練(動作)中，じっとしていられない，多動で落ち着きがない	0・1・2・3
3. 訓練(動作)に集中できず，容易に他のものに注意がそれる	0・1・2・3
4. 動作のスピードが遅い	0・1・2・3
5. 同じことを2回以上指摘されたり，同じ誤りを2回以上することがある	0・1・2・3
6. 動作の安全性への配慮が不足，安全確保が出来ていないのに動作を開始する	0・1・2・3
合　計	/18

(備考)

＜評価点＞　問題行動の出現頻度を4段階で重み付け
0：全くみられない
1：時にみられる（観察される頻度としては1/2未満，観察されない方が多い）
2：しばしばみられる（観察される頻度としては1/2以上，観察される方が多い）
3：いつもみられる（毎日・毎回みられる）

＜評価する上での注意＞
・原則として作業療法実施中の状況をOTが評価する．
・1週間程度の期間をかけ，繰り返し観察した上で評価する．それが困難な場合も1回の訓練のみで採点せず，複数回の訓練場面を観察して評価する．

図4　BAADの評価用紙

(5) 注意のコンポーネントとその診断

　注意の機能は大きく，持続性，選択性，分割性の3要素に分けると理解しやすいが，そのモデルやコンポーネントについては諸説がある(表6)．注意の分割性を「alternating(転換性)」と「divided(分配性)」に分けたSohlbergらの考え方は実生活の症状に即していてわかりやすい[2]．

　持続性注意は一貫した対応行動を一定時間維持することである．持続性注意が障害されると，最初はよいが，時間経過とともに作業効率が低下する．そのため，同じ作業量の処理時間が長くなる，単位時間でこなせる業務量が減る，同じ業務量に対して感じる精神的ストレスが増える，等の所見がみられる．業務量が時間に比例せず，単位時間

表5 注意障害と鑑別すべき病態に関する診療上のポイント

<うつ>
- 「喜びや楽しみの欠如」、「興味の喪失」、「憂うつ」、「気分の落ち込み」といった中核症状を見落とさない.
- 質問紙による評価も有用である.
- 軽症例での発症や1年以上経過後の発症もある.
- 積極的な回復期リハや社会参加の時期に大きな阻害要因となり，高次脳機能障害の診断，治療，リハの進め方に配慮を要する.
- （身体機能自立例では特に）高次脳機能障害は周囲の理解が得られにくく，うつの発生・重症化・遷延化に影響する.
- うつの併発を念頭に，早期に専門医への紹介や連携が重要である.
- 投薬による改善もあり得る.
- ストレス軽減への指導，価値観転換への働きかけ，情報提供による不安軽減等，リハ医療現場での支持的・心理社会的介入が効果を示すこともある.
- 自殺もあり得る.
- リハの進行や社会参加を焦らずにうつの治療を優先する.

<軽度意識障害>
- 本質的に注意障害は軽度意識障害の症状である.
- 意識障害からの回復途上にみられるが，会話も可能で一見，意識障害とわからないこともある.
- 反応に変動がみられたり，これまで意識障害を呈していた場合は軽度意識障害を念頭におく.
- 意識レベルが改善すれば，注意障害もよくなる.
- みられる症状は多彩：注意障害，見当識障害，記憶障害，知的機能や思考の障害（会話の誤り，一貫性の欠如等），言語の障害（発話不明瞭，語想起障害，書字障害等），知覚の障害（病態失認，状況認知の障害，幻覚），情緒，人格の障害（変化）（不機嫌，気分の変調，パーソナリティの変化等），精神運動の活動性異常，行動異常（発動性低下，脱抑制，過動等）.

<遂行機能障害>
- 作業ミスや作業効率の低下等，注意障害と類似した症状のことがあり紛らわしい.
- 注意障害と併存することも少なくない.
- 症状の観察・分析が重要だが，明確に両者の区別がつかないこともある.
  - 例：正確にできていたことが時間経過とともにミス多発→注意障害の可能性が高い.
  - 例：初めから業務計画や手順を間違えている→遂行機能障害を疑わせるが，注意障害の可能性もある.
  - 例：静かな環境なら問題なくできる作業が，騒々しく気が散ってしまう場所だとミスが増え業務効率が低下する→注意障害の可能性が高い.

の処理量にばらつきが出ることもある.

　選択性注意とは妨害・競合刺激に作業を阻害されない認知構えを維持する能力である．周囲の会話，聞こえてくるテレビ・ラジオの音声等，環境からの外的ノイズ以外に，心に浮かぶ心配事や関心事といった内的ノイズも注意を妨害する．この機能に障害があると不要な刺激にすぐ注意が逸れてしまい，作業が中断されて継続困難となる．なお，選択性注意にはearly selection（早期選択）とlate selection（晩期選択）の考え方がある．前者は先に述べたSohlbergらの選択性注意が該当する．晩期選択は情報として脳に入力された情報から本来の標的のみを抽出して処理する機能である．選択抹消課題等がその一例であり，CATでは同課題を選択性注意の指標に位置づけている．一方，SohlbergらのAPT・APT II（後述）では，選択抹消課題は持続性注意の訓練として用いられている．どのプロセスを選択性注意として考えているのか明確にしないと混乱を招くので注意が必要である.

　転換性注意は異なる認知的作業に対して注意の焦点を切り替える能力である．2つの作業を交互に行うことで，一方の作業中は他方を中断する．処理プロセスの柔軟性が要求される.

　分配性注意（分割性注意ともいわれる）は，2つ以上の課題を同時に処理したり，一つの課題要求の中で2種以上の刺激を同時に監視・処理（記憶更新検査やPASAT等）する能力である．作動記憶と密接に関連する機能といわれている．会話しながらの自動車運転，会議中のメモ記録，乳児を

主な症候の評価法とリハビリテーション・対応の基本

表6 注意機能のコンポーネントに関する諸説

Sohlberg ら（1986）[2]
- Sustained attention（持続性注意）
  持続してあるいは繰り返して行われる活動の間，一定の反応行動を持続させる．
- Selective attention（選択性注意）
  複数の刺激に対して，反応の促進や抑制を要求されるような認知機能を維持させる．
- Alternating attention（転換性注意）
  異なった認知課題を交互に行う柔軟性を維持させる．
- Divided attention（分配性注意）
  いくつかの課題に同時に対処する．

Whyte（1992）[18]
- Arousal（覚醒）
  感覚情報を受容し，反応する準備にある状態．「tonic」と「phasic」がある．
- Selection（選択性）
  特定の刺激や反応に注意を集中させる能力．空間的，非空間的に分けられる．
- Speed of information processing（情報処理速度）
  認知プロセスにおける情報処理速度．
- Strategic control of attention（注意の制御機能）
  目標を達成するために必要な注意に関する"戦略上"の能力．たとえば，注意を持続させる，妨害刺激に抵抗する，課題のニーズに合わせて注意をシフトさせる，複数の処理を同時に行う等．

Virk ら（2015）[17]
- Selective（選択性）
  妨害因子を無視して，特定の標的に注意を向ける．
- Sustained（持続性）
  持続して注意を維持，継続する．
- Divided（分配性）
  2つ以上の課題に同時に注意を向ける．
- Alternating（転換性）
  Trail Making Test-Bで求められるような1つの課題から別の課題に注意をシフトさせる．
- Inhibition（抑制）
  ストループテストのように自動的な反応を抑制する．

みながらの家事作業等，日常生活の中でもさまざまな場面で稼働している．

「○×検査は□△性注意の評価」という記載をよくみかけるが，人によって種々の見解があり画一的なものではない．前述した用語上の混乱もある．課題に要求される機能を踏まえたうえで背景にある注意障害の内容を解釈すべきである．

基本的なリハプログラムの組み方

（1）基本方針

図1に示したように，注意障害の診断がついたらその重症度や他の高次脳機能障害の併存等を踏まえ，本人・家族のニーズに配慮してゴール設定を行う．転帰・退院先，生活場所と社会参加のレベルを決める．次にゴール達成のために有用なアプローチ手段を選択する．亜急性期，回復期であればまず認知リハが適応となり，その後に復職（学）・就労（学）へとつなげるケースが多い．症例によっては就労支援組織，各地の障害者職業センター，職業訓練施設に紹介するが，家族指導や環境整備だけで症例のQOLを高めることもできる．

（2）注意障害における認知リハの考え方

認知リハとは認知機能障害に対する体系的，機能的リハの総称である．さまざまな手法があり，治療効果のメカニズムも多様である．その位置づけや分類については諸家の考えがある．Sohlbergら[2]は認知機能全般を非特異的に刺激・賦活するアプローチ（general stimulating approach），生活適応の拡大を図る代償的アプローチ（functional adaptation approach），根本にある認知障害の特異的な改善を目的とするアプローチ（process specific approach）の3つの手法を挙げている．General stimulating approach ではゲーム，パズル等も用いられ，施行が簡便で家庭でもできる反面，訓練の理論的背景に乏しい．

筆者は「再建・復元」と「代償・再組織化」の二大手法に加え，環境整備（外的補助手段を含む）を加えた対応が注意障害に対する認知リハの三本柱と考えている．これに，随時，補足テクニック（自己教示法や行動変容療法等）を駆使してより有効なプログラムをカスタムメイドする．

「再建・復元」は注意障害そのものに対して根本的に損傷機能を修復することで，刺激法といわれる訓練が中心となる．刺激を入れて反応を引き出すことを繰り返し，神経回路の再結合を促す．刺激法は便宜的に2タイプの訓練に分けられることがある．1つは先の process specific approach や direct attention training といわれる訓練で（本項では特異的訓練とする），もう1つは先の general stimulating approach に相当する全般的刺激訓練である（本項では非特異的訓練とする）．

「代償・再組織化」は脳障害の遺残を前提に残存機能を用いた代償的処理プロセスを確立することである．

適応となる病期に制限はないが，急性期～亜急性期は「再建・復元」の対応が中心となる．しかし，慢性期になっても効果が期待できる場合があり，それまで認知リハを受けていなかった症例には試みてみる価値はある．亜急性期になると「代償・再組織化」の訓練も積極的に行う．両者の訓練を並行して行うことが効果的である．最終的に遺残した障害には環境整備を徹底して，QOLを向上させる．

注意障害に対する認知リハのエビデンス

分析方法のみならず病期や重症度等，対象患者の特性が多様なこともあって，ある程度意見の相違がみられる．メタ分析を中心にいくつかの見解を紹介する．

「脳卒中治療ガイドライン2009」によると注意障害を含む認知障害の内容，程度を評価することが望ましいとされている[19]．その情報を家族に伝えることで，家族の介護負担感を減らすことができる．コンピューターによる訓練，抹消課題といった机上訓練等，注意障害に対するさまざまな認知訓練は効果的とするものが多いが，日常生活への般化は認めないとする報告がある．これらの訓練課題に関して十分な科学的根拠はない．注意障害を軽減する環境調整に配慮すべきことも示されている．

2015年版の脳卒中治療ガイドラインでは，注意障害への機能回復訓練や代償訓練が勧められるが，その永続的効果や日常生活活動への汎化について十分な科学的根拠はないとされている[20]．また，作業を短時間にする，休息をとる，注意を散逸させる聴覚的・視覚的外乱の排除等，注意障害を軽減する環境調整に配慮すべきことも謳われている．

ANCDS（Academy of Neurologic Communication Disorders and Sciences）の作業部会として，Sohlberg らは脳外傷の注意障害に対する9つの研究をレビューしている[21]．メタ認知訓練とともに行う特異的訓練がビジランスの保たれている急性期後あるいは軽症脳外症例に対して勧められるとのガイドラインを提唱している．

2003～2008年の論文をレビューした Cicerone らのメタ分析（2回目のアップデート版）では，2つの無作為化比較対照試験（RCT）を含む8つの研究が分析されている[22]．RCTでは特異的訓練や認知行動療法，コンピューターにプログラムされた訓練課題（これは家庭でホームプログラムとして実施）等が用いられていた．急性期後の脳外症例では注意障害に対する訓練効果の高いエビデンスが示され，特異的訓練に加え代償戦略の獲得や実生活課題への汎化を促通するためのメタ認知訓練を勧めている．しかし，急性期の特異的訓練の効果と自然回復や全般的認知訓練の効果との明確な区別は明らかではなかった．脳外傷や脳卒中後リハの付加的手段としてセラピストが同席して行うパソコン訓練も考慮されてよいが，セラピストが関与しないパソコン訓練は勧められない．

中等度～重度脳外傷を対象とした ERABI（Evidence-Based Review of Moderate To Severe Acquired Brain Injury）では，二重課題訓練が分

主な症候の評価法とリハビリテーション・対応の基本

表7　APTの訓練課題

<持続性注意>
a. Number cancellation：乱数表から標的数字を線で消す．
b. Attention tapes：条件に合った標的単語（テープを再生して呈示）に反応する．
c. Serial number：100から順に1桁の数字を足し算あるいは引き算する．

<選択性注意>
a. Shape cancellation with distractor overlay：標的図形を抹消する．
b. Number cancellation with distractor overlay：持続性注意aと同じ課題．
上記a．b．は視覚的ノイズが書き込まれたセルロイドシートを課題用紙に被せて標的を抹消する．
c. Attention tapes (with background noise)：持続性注意bと同一のテープ課題だが，背景ノイズがミキシング録音されている．

<転換性注意>
15秒ごとに施行内容や標的が変化する．前に行っていた方法を抑制して，反応セットを転換する．
a. Flexible shape cancellation：選択性注意aと同じ課題で2つの標的図形を交互に変更する．
b. Flexible number cancellation：選択性注意bと同じ課題で2つの標的数字を交互に変更する．
c. Odd and even number identification：偶数あるいは奇数を線で消す．
d. Addition subtraction flexibility：2つの数字ペアの足し算あるいは引き算．
e. Set dependent activity Ⅰ：「high」「mid」「low」の3語が，位置的にも高い，中間，低い3つの異なる高さでランダムに配列されている課題用紙を用い，文字をそのまま音読するか，読みに関係なく文字が配置されている位置を「high（高い）」「mid（中間）」「low（低い）」で答える．
f. Set dependent activity Ⅱ：「BIG」「LITTLE」「big」「little」の4語がランダムに配列されているシートを見ながら，単純に文字を音読する作業と語の字体すなわち大文字（「big」）で書かれているか小文字（「little」）で書かれているかを答える作業を交互に行う．筆者はこの課題の日本語訳にあたって，「漢字」「かんじ」「平仮名」「ひらがな」の4文字を用いた課題を考案した．文字をそのまま音読するか，読みに関係なくその書体が漢字体か，平仮名体かを答える．

<分配性注意>
a. Dual tape and cancellation task：標的図形や数の視覚的抹消課題とテープ再生によるによる抹消課題を同時に行う．
b. Card sort：トランプを用いた課題である．カードを1枚づつスーツ別（ダイヤ，スペード等4列）に分類し，数字や絵カードの名称（キング，クイーン，ジャック）に特定の文字（たとえば「s」等）が含まれる場合のみ裏返して並べる．

Set dependent activity Ⅱの日本語訳については文献26を参照のこと．

配性注意や情報処理速度の障害に有効であるとしている[23]．

Virkらは2014年までの12論文584症例を系統的レビューしている[17]．脳障害の病因ごと（結果的には脳卒中，脳外傷，脳腫瘍の3疾患群），注意障害のコンポーネント（表6参照）ごとに注意障害に対する認知リハの効果を検証した初めてのメタ分析である．特異的訓練のみ，代償的訓練（先の「代償・再組織化」の訓練）のみ，両者組み合わせた訓練に関する効果がそれぞれ，5，3，4つの介入研究で分析されている．その結果，分配性注意は脳卒中患者において改善を認めたが脳外傷患者では変化がなかった．抑制を含む他の注意コンポーネントではすべての病型において訓練の効果を認めなかった．これらは3～18週の訓練による即時効果をみたものであるが，2～12カ月後では脳卒中患者でみられた分配性注意の効果もみられなくなっていた．本レビューでは訓練効果の判定を統一するため多くの研究で採用していたPASATを分配性注意の評価課題としているが，日常生活での変化は吟味されていない．また，RCT以外の研究を採用しなかったために対象数が少なく，訓練の種類や期間，強度による差異も分析できていない．さらなる知見の蓄積が待たれるところである．

リハアプローチの実際

(1)「再建・復元」の訓練
①特異的訓練
通常，背景にある神経認知システムや注意機能

表8　APT-IIの訓練課題

<持続性注意>
a. Attention tapes (series A, B, C)：条件に合う標的語に反応する（例：「単語の連続呈示において前の単語より1文字多い語」，「前述の地名より南にある地名」）．
b. Paragraph listening exercise：テープ録音された物語を聞き，文意から最後に続く文として最もふさわしいものを選ぶ．
c. Alphabetized sentence exercise：4～6語からなる文を聞き，意味を無視して語頭字のアルファベット順に単語を並べ替える．
d. Reverse sentence exercise：上記c課題で単語を逆順に並べ替える．
e. Progressive sentence exercise：上記c課題で構成アルファベット数の少ない順に単語を並べ替える．
f. Number sequence ascending：4ないし5個の数字列を聞き，小さいものから大きいものに並べ替える．
g. Number sequence descending：上記f課題で大きい数字から小さい数字に並べ替える．
h. Number sequence reverse：上記f課題で提示された順と逆にして並べ替える．
i. Number sequence every other：上記f課題で1つおきの数字を答える．
j. Mental math activity：一度に提示された4つの数字に同じ計算処理（「2倍」「+3」「+4」「-2」のどれか）を行う．

<転換性注意>
a. Attention tapes (series D)：録音テープを聞きながら標的単語に反応する．標的語（2または3の倍数，偶数または奇数等）は途中で入れ代わる．
b. Alternating alphabet exercise：アルファベット順に1つ前または1つ後の文字を書く．2つの操作は途中で入れ代わる．
c. Serial number activity：加算と減算を2ステップ（「+9，-4」「-7，+3」等）または3ステップ（「+8，-6，+1」「-5，+1，-3」等）で繰り返す．
d. Sentence change exercise：持続性注意c課題と持続性注意d課題を1文ごとに交互に行う．
e. Number change exercise：口頭で提示された4または5の数字列を昇順，降順の順で交互に並べ変える．

<選択性注意>
a. Attention tapes (series E, F, G)：持続性注意aと同内容のテープ課題だが，騒々しいカフェテリア，物語の朗読，アルファベットの読み上げ等が背景ノイズとしてミキシング録音されている．
b. Sustained attention activity with distractor noise：持続性注意の課題を背景ノイズ下に実施する．付属のテープや検者の自作テープ（食堂内の騒音，ラジオ放送，スポーツ中継等を録音）を流す，訓練場面でわざと検者が話しかけたりテレビをつけたりする等して注意をかく乱させる．
c. Sustained attention activity with distractor movement：上記bと同様の課題だが，被験者の周囲で注意を乱す動きを行う（机上訓練を実施している患者の周囲で検者が床や机でボールをつく，うろうろする，近くの椅子に座り書類整理をする，タイプをうつ，電話をかける等）．

<分配性注意>
a. Attention tapes with simultaneous task：聴覚的課題（主に持続性注意のテープ課題）と視覚的ワークシート作業を同時進行させる．
b. Read and scan task：物語，記事を読んで内容を把握しながら標的文字を抹消する．
c. Time monitoring task：課題（持続性注意課題でよい）を施行しながら時計にも注意を払い，一定時間（1分，5分等）が経過したら検者に知らせる．

を改善させるために難易度階層性のある課題を繰り返し行う訓練を指す．具体的訓練としては研究者により種々の課題が創作されている．コンピューターをプログラム化したものも多い．しかし，訓練キットとして市販され，日本でも簡単に入手可能（インターネット通販可能）なものは限られる．研究成果の報告が多いことからもAPT（Attention Process Training）[2,24-26]，APT-II[27]がよく紹介される．

a）APT（表7）

Sohlbergらの「注意」機能モデル（表6を参照）に基づき，障害された注意のコンポーネントに焦点を当てて特異的に注意障害を治療する訓練法である．各コンポーネントに対応した，内容や難易

主な症候の評価法とリハビリテーション・対応の基本

	<具体例>
①標的行動の抽出，決定 ・注意障害の診断と社会生活上の機能行動への影響を見極める． ・社会生活や職場で問題となる行為，作業を抽出する． ・上記の中から訓練課題を決定する．	職場でのワープロ作業（会議録の作成）を訓練課題とする．

②プローベの選択 ・作業能力の変化をモニターする客観的指標（プローベ）を決める． ・通常は一定業務量の所要時間，一定時間に実施可能な作業量，所定の作業を完遂する際に感じるストレスレベル等． ・ストレスレベルの定量化は事前に患者，治療者が話し合って決めておく．	1時間で入力する文字数をプローベとする（一定文字数の入力に要する時間やその際の疲労度，精神的ストレス等でもよい）．

③ベースラインを観察し，ゴール設定 ・先に定めたプローベを踏まえて治療前の作業レベル（ベースライン）のデータを収集する． ・ベースラインをもとに具体的なゴール（数値化された指標）を定める．	最初の目標として昼休み後の1時間に1,000文字の文書を作成する．別に持続性注意の机上訓練も行う．

④スケジュールプラン，実行内容の記録 ・訓練課題の実施状況を記録し，患者，治療者が一緒にレビューする． ・患者との討論を踏まえて治療者が患者の前でコメントを記載．	職場環境が騒々しく集中できなかったので，文字入力は700字のみ．1時間の作業中に3回の休憩を挟まないと作業効率が低下した．持続性注意のみならず，選択性注意の障害も示唆された．

⑤必要に応じてスケジュール，ゴールの修正，新たな課題の導入 ・実施記録の分析から作業内容，実施スケジュール等を修正する． ・達成困難な場合はゴールを修正する． ・ゴールが達成できればより高いレベルの目標や新たな作業課題を設定する	持続性注意の訓練を継続したうえで，選択性注意の机上訓練も追加する．3回の休憩を徐々に減らせるように導く．作業の時間帯を職場での人の動きが少ない午前中に移す．

図5 作業課題訓練の概要と具体例

度の異なるいくつかの課題が用意されている．APTはこれらを繰り返し行うことによって特異的に「注意」機能の改善を目指すものである．課題は易しいものから始め，作業成績を記録し経時的に分析することで課題内容に変更を加えたり，患者に成績の変化をフィードバックする．訓練頻度が1セッション/1週間に満たない場合は効果が得られにくい．

b) APT-II（表8）

軽症例に対するAPTの後継バージョンである．訓練課題はAPTより複雑で難しくなっている．しかし，全体としての治療コンセプトはAPTを踏襲しており，4つの「注意」コンポーネントに属する複数の訓練が用意されている．

②非特異的訓練

全般的，非特異的な認知機能の賦活課題を用いた訓練だが，標的に素早く反応する単純（選択）反応時間課題や市販のドリル，ゲーム，パズル，バーチャルリアリティ等，多くの手法・題材が利用可能である．特異的訓練との区別が必ずしも明確ではないので正確な議論は難しいが，治療に関する理論的根拠が明確でなく，効果も一様でない．

Novackらは注意機能のレベルや改善に合わせて課題の特性や難易度を順次ステップアップする体系化された注意訓練を用いて，構造化されていない非特異的訓練（記憶課題，分類・異同等の論理的課題，ゲーム等）との効果を比較している[28]．訓練後，ともに注意検査で改善がみられたが，両訓練法に効果の差はみられなかった．対象は発症後6カ月の回復途上で，PASAT等も十分に行えない比較的重度の症例であった．このことは症例を選べば非特異的訓練でもある程度の効果を期待

できることを示したものといえる．興味をひきやすく導入が容易で急性期，軽度意識障害には便利である．難易度も調整しやすい．

(2)「代償・再組織化」の訓練
①社会生活の作業訓練
日常行動や労務作業等を治療対象として訓練し，残存機能を利用してそのパフォーマンスを向上させる．「再建・復元」の訓練と並行して行われるが，より慢性期にも適応がある．

作業課題の実施にあたっては，構造化された訓練計画が重要である(図5)．達成しやすい，興味のある得意な課題から始める．成果は必ず本人にフィードバックする．注意障害の重症度に合わせ，当初は注意に課せられる負担を軽減した内容や環境のもとで行う．徐々に難易度を上げて，実生活で要求されるレベルに近づける．

② time pressure management (TPM)
メタ認知訓練の一手法としてよく知られており，特異的訓練と並行して行われることも多い[29,30]．脳の損傷で情報処理速度が遅くなることが知られているが，TPMは患者自らがその自覚をもち，その補償手技を獲得する訓練である．情報処理の遅れと作業パフォーマンスとの関係を促す第1ステージ，TPMの戦略をマスターし，実践させる第2ステージ，異なる状況（注意を攪乱させるような環境下）でもTPMを維持できるように先の方略を実践させる第3ステージの3つのプロセスからなる．

(3) 実生活での環境整備（外的補助手段を含む）
安全で効率的な生活を確立させるための方策であり，物品整理，過剰な刺激の遮蔽等物理的環境を整える．指示や確認事項を視覚化して掲示する，スケジュール表，マニュアル，指示書，チェックリスト等の外的補助手段も活用する．

〈豊倉 穣〉

★文献

1) 日本高次脳機能障害学会：標準注意検査法・標準意欲評価法，新興医学出版，2006.
2) Sohlberg MM, Mateer CA : Attention Process Training. Association for Neuropsychological Research and Development, Washington DC, 1986.
3) Toyokura M et al : Nondominant hand performance of Japanese Trail Making Test and its mirror version. Arch Phys Med Rehabil 84 : 691-693, 2003.
4) 豊倉 穣：注意障害．高次脳機能障害のリハビリテーション実践的アプローチ（本田哲三編），第3版，医学書院，2016, pp64-94.
5) 豊倉 穣・他：情報処理速度に関する簡便な認知検査の加齢変化 – 健常人における paced auditory serial addition task および trail making test の検討．脳と精の医 7 : 401-409, 1996.
6) 今村陽子：臨床高次脳機能評価マニュアル，第2版，新興医学出版，2000, pp43-51.
7) Toyokura M et al : Clinical significance of an easy-to-use dual task for assessing inattention. Disabil Rehabil 39 : 503-510, 2017.
8) 豊倉 穣・他：注意障害の臨床検査として新たに開発した二重課題（大磯二重課題B）の臨床的意義：脳外傷での検討．神経外傷 39 : 103-111, 2016.
9) Toyokura M et al : Selective deficit of divided attention following traumatic brain injury : case reports. Tokai J Exp Clin Med 37 : 19-24, 2012.
10) Ponsford J, Kinsella G : The use of a rating scale of attention behaviour. Neuropsychol Rehabil 1 : 241-257, 1991.
11) 先崎 章・他：臨床的注意スケールの信頼性と妥当性の検討．総合リハ 25 : 567-573, 1997.
12) Whyte J et al : The Moss attention rating scale (MARS) for traumatic brain injury : Further exploration of reliability and sensitivity to change. Arch Phys Med Rehabil 89 : 966-973, 2008.
13) 澤村大輔・他：Moss Attention Rating Scale 日本語版の信頼性と妥当性の検討．高次脳機能研究 32 : 533-541, 2012.
14) Toyokura M et al : A newly developed assessment scale for attentional disturbance based on behavioral problems : Behavioral Assessment of Attentional Disturbance (BAAD). Tokai J Exp Clin Med 31 : 29-33, 2006.
15) 豊倉 穣・他：家族が家庭で行った注意障害の行動観察評価 –BAAD (Behavioral Assessment of Attentional Disturbance) の有用性に関する検討．リハ医学 46 : 306-311, 2009.
16) 豊倉 穣：「軽度」意識障害の診断について．臨床リハ 5 : 363-366, 1996.
17) Virk S et al : Cognitive remediation of attention deficits following acquired brain injury : a systematic review and meta-analysis. NeuroRhebilitation 36 : 367-377, 2015.
18) Whyte J : Neurologic disorders of attention and arousal : assessment and treatment. Arch Phys Med Rehabil 73 : 1094-1103, 1992.
19) 篠原幸人・他編：脳卒中治療ガイドライン2009．協和企画，pp327-330, 2009.
20) 日本脳卒中学会　脳卒中ガイドライン委員会・編：脳卒中治療ガイドライン2015．協和企画，pp309-312, 2015.
21) Sohlberg MM et al : Practice guideline for direct attention training. J Med Speech Lang Pathol 11 : xix-xxxix, 2003.

主な症候の評価法とリハビリテーション・対応の基本

22) Cicerone KD et al：Evidence-based cognitive rehabilitation：updated review of the literature from 2003 through 2008. *Arch Phys Med Rehabil* **92**：519-530, 2011.
23) Evidence-based review of moderate to severe acquired brain injury, 2013：http://www.abiebr.com
24) Sohlberg MM, Mateer CA：Effectiveness of an attention-training program. *J Clin Exp Neuropsychol* **9**：117-130, 1987.
25) Sohlberg MM et al：Evaluation of attention process training and brain injury education in person with acquired brain injury. *J Clin Exp Neuropsychol* **22**：656-676, 2000.
26) 豊倉 穣・他：注意障害に対する Attention Process Training の紹介とその有用性. リハ医学 **29**：153-158, 1992.
27) Sohlberg MM et al：The Manual for Attention Process Training-Ⅱ. A Program to Address Attentional Deficits for Persons with Mild Cognitive Dysfunction. AFNRD, 1993.
28) Novack TA et al：Focused versus unstructured intervention for attention deficits after traumatic brain injury. *J Head Trauma Rehabil* **11**：52-60, 1996.
29) Fasotti L et al：Time pressure management as a compensatory strategy training after closed head injury. *Neuropsychol Rehabil* **10**：47-65, 2000.
30) Winkens I et al：Efficacy of time pressure management in stroke patients with slowed information processing：a randomized control trial. *Arch Phys Med Rehabil* **90**：1672-1679, 2009.

column

ニューラルネットワーク

　ニューラルネットワークにおいては刺激，単語，知覚，思考，認知，知識等の内部表象はネットワークの結合強度としてネットワーク全体に分散して表現されている．そしてユニットとよばれるネットワークの構成単位の活性値とそれらの間の結合強度によって表現されたネットワーク全体の時間的，空間的にダイナミックな状態が個々の刺激，単語，知覚，思考あるいは知識等を表現している．

　ユニットとは個々の神経細胞に対応するのではなく特定の神経細胞集団の活動によって符号化された活性化パターンと仮定されている．ニューラルネットワークにおけるシミュレーションは言語による明示的な規則による記述ではなくても実際の高次認知過程のシミュレートが可能なことを示している．

　ネットワーク全体を統括するような中央制御系のようなものはない．あるユニットの活性化が他のユニットにどのような影響を及ぼすかはそのユニットと結合しているユニット群の活性値とそれらの間の結合強度によって決定される．お互いに一致する内容を表現するユニット同士は相互に活性しあい両者の間には正の重み付けがなされる．すなわち，結合強度が強くなる．一方，お互いに一致しない内容を表現するユニット同士は相互に抑制しあい，両者間には負の重み付けがされる．ネットワーク内の個々の部分は局所的に機能し，かつ他の部分と並行して機能する．

神経心理学の分野で従来提案されてきた機能モデルはすべてニューラルネットワークとして表現可能であり，モデルをコンピューター上に実現できる．実際にモデル化を行う場合には神経心理学的症状に関与していると考えられる皮質上の領野や，皮質下の核に存在する神経細胞集団とそれらの間の線維連絡をユニット間の結合ケースとして表現しモデルを構築する．

　上記のようにして構築されたニューラルネットワークを系統的に破壊することにより脳内が物理的に損傷を受けている状態（病巣が存在すること）と理論的に等価な状態を作ることができる．この破壊実験が神経心理学的症状のシミュレーションとなり，症状の再解釈，リハビリテーションの効果予測，予後の予測等が理論的に可能となる．

　近年話題となっている Deep Learning（深層学習）は，学習法として誤差逆伝播法※を用いている点では，従来のニューラルネットワークから進歩していない．ただし従来，適切に機能しなかった多層の学習が劇的に進む改良が施され，その意味で Deep なのである．Deep Learning では多層にわたって表現されている抽象的データの内部表現を学習する際に，多層にわたる処理を行う計算論的モデルの使用が可能となった．また，畳み込みニューラルネットワークとよばれる手法を使うことで音声認識，物体の視覚的認知，物体の検知等をはじめ多くの分野で飛躍的な発展を遂げている．

※誤差逆伝搬法（back propagation）：教師信号とよばれている望ましい出力と実際の出力の差に基づいて，入力ユニットと出力ユニットとの間の結合強度を変化させる学習法をデルタルールという．このデルタルールの利点はその単純性と適応範囲の広さにある．一方，欠点は教師信号がないと差の計算ができないという点である．入出力ユニットに加えて隠れユニットがある場合には，このユニットに対しても教師信号が必要となる．この場合の教師信号は，出力ユニットに対する教師信号のように簡単に決定できない．ラメルハートらはこの問題を誤差逆伝搬法を用いて解決した[1]．この方法では，出力ユニットにおける教師信号との差（誤差）を，隠れユニットに逆方向に伝搬させて，隠れユニットにおける誤差をもとめる．この方法を用いることにより，隠れユニットがある場合でも学習が可能となる[2]．

（福澤一吉）

★ 文献

1) Remelhart DE et al : Learning internal representations by error propagation. In : Parallel distributed processing : explorations in the microstructure of cognition (J.L. McClelland, D.E. Rumelhart and the PDP Research Group), Vol.2, MIT press, 1986.

2) 守 一雄：現代心理学入門　認知心理学，岩波書店，1995．

主な症候の評価法とリハビリテーション・対応の基本

無視症候群のリハビリテーション
——半側空間無視，運動無視，視空間認知等

はじめに

本項では，臨床で出合う機会の多い半側空間無視症状の他，運動無視症状と構成障害を取り上げ，各症状に対する評価方法および，治療介入方法について概説する．

半側空間無視

半側空間無視(unilateral spatial neglect；USN)とは，一側の大脳半球損傷後に，その反対側の空間に提示された刺激へ注意を向けることが困難となる現象であり[1]，その原因が運動麻痺や，感覚障害のみならず，知的機能の低下や意識障害に起因しないものである．

元来，ヒトの左右の大脳半球は，それぞれの反対側の空間に注意を向ける働きを有しており，脳に損傷や機能低下がなければ，両者の作用は均衡を保つこととなる[2]．この均衡の崩れた状態がUSN症状であるが，左半球損傷後に比べて，右半球損傷後に起こりやすいことが明らかとなっている[3]．右半球損傷後のUSN症状は，左半球の損傷によるそれよりも，より重度となることや，より長く症状が持続し，消失しにくいことも報告されている[4]．こうした損傷側による症状特性の違いは，左右の大脳半球が担う方向性注意機能の非対称を反映している結果と解釈されており，具体的には，右手利きの場合，右大脳半球が空間性注意機能に優位に作用しているためと考えられている[1,2]．

USN症状は，リハビリテーション(以下リハ)の介入効果を妨げとなる要因であり[5]，日常生活動作能力の向上を妨げる要因でもある[6]．そのため，本症状に対する治療介入方法が数多く報告されている．代表的な方法については，後述するが，治療介入効果を検証するためには，まずは，机上検査での定量的評価に加えて，日常生活動作を中心とした行動観察評価を実施する必要がある．なお，本項では，表現の統一のために，無視側を「左」として話を進めることとする．

(1) 半側空間無視症状に対する評価方法
①机上検査

椅子や車椅子での座位保持が可能で，検査内容に対する指示理解の得られる患者に対しては，標準化された検査バッテリーであるBIT行動性無視検査日本版(BIT)[7]を用いて評価を行う．この検査は，通常検査と行動検査で構成されており，それぞれに含まれる複数の検査課題を実施することで，患者の示す結果の特徴が明らかとなる．また，本検査成績は行動場面でのUSN症状との関連性も示されている[7]．

a) BIT行動性無視検査日本版の検査項目の紹介

通常検査は，3種類の抹消試験，4種類の模写試験，3種類の描画試験，そして，3本の線分に対する線分二等分試験で構成されている．いずれも紙と鉛筆を用いる課題内容であり，USNの評価としては，伝統的な評価項目となっている．

一方，行動検査の中には，写真課題，硬貨課題，地図課題，トランプ課題が含まれており，これらによって空間の探索能力を評価することができる．ただし，これらの課題では，上述の抹消試験と異なり，検出できた内容については，印を付けずに，指差しにて回答することが求められる．

また，文字を扱う課題には，横書き文章を読み上げる音読課題と記載された料理名を読み上げるメニュー課題が含まれており，これらを通じて，

読み落としや，読み誤りの評価を行う．その他として，提示された横書きの住所や文章を書き写す書写課題では，書き落としや書き誤りの評価を行う．

物品の操作を含む検査項目は，電話課題と時計課題であり，前者では，提示された数字のとおりに電話機のプッシュボタンを操作することが要求され，後者では，アナログまたはデジタル表示の時刻の読み上げと，指定された時刻にアナログ時計の長針と短針を合わせることが要求される．

b）評価判定方法とその留意点

通常検査および行動検査のそれぞれに対しては，得られた下位検査項目の合計得点から，USN症状の有無を判定することができるように，カットオフ点を用いた判定基準が設定されている（表1）．また，各下位検査項目にも同様に判定基準が設定されているために，何らかの理由で，すべての検査項目を実施できなくとも，実施した検査課題の範囲内で，USN症状の有無について判定が可能となる．このBITの検査マニュアルには，通常検査の模写試験，描画試験の誤反応例がいくつか記載されており，評価判定の参考資料となる．

採点の際には，各課題上の左右で結果を比較し，左空間での見落とし，描き忘れ，書き落としが多く認められるかを確認する．典型例であれば，左空間に注意を向けられないことが失点の原因となる．しかし，意図的に左空間への探索活動の行える患者では，病巣同側である右空間において，刺激を見落してしまう場合がある[8]．また，描画や模写の課題では，USNを反映しないが全体の構成不良により失点となる場合もある．こうした内容は，評価用紙にコメントとして記載しておくと，採点結果の解釈に役立つものとなる．

② ADL評価

ADL場面でのUSN症状は，食事，整容，更衣，移乗，移動等，さまざまな場面で起こり得る．また，身体機能が理由で介助の必要な動作もあるかもしれない．これらの理由から，患者の生活全般を評価することが必要であるため，FIMやBarthel Indexを用いて評価を行うことが一般的である．これらの評価方法では，介助量によって点数化されるが，その際，USN症状の影響を受けている，またはその可能性が考えられる項目を明らかにする必要がある．それは，治療介入効果を検証することや，ADL訓練のための介入内容の焦点化に役立つ情報となるためである．ADL場面のUSN症状は，評価者1人だけでは，把握しきれない場合もあるので，必要に応じて，リハスタッフや看護師の他，頻繁に来ている家族等の面会者から情報収集を行う．

USNと関連する症状に特化した評価項目での評価を行うのであれば，日本語版のCatherine Bergego Scaleの観察者評価項目[9]が有用である（表2）．合計得点に基づき，軽度（0～10点），中等度（11～20点），重度（21～30点）と程度を判定できる．ちなみに本来の使用目的は，評価者と患者のそれぞれが同じ評価項目に対して評定を行い，評価者の評定から患者の評定がどの程度乖離しているか，つまり，どの程度，左USN症状に対す

表1 BIT行動性無視検査日本版の検査項目およびその満点とカットオフ点

通常検査	カットオフ点/最高点
線分抹消試験	34/36
文字抹消試験	34/40
星印抹消試験	51/54
模写試験	3/4
線分二等分試験	7/9
描画試験	2/3
合計得点	131/146

行動検査	カットオフ点/最高点
写真課題	6/9
電話課題	7/9
メニュー課題	8/9
音読課題	8/9
時計課題	7/9
硬貨課題	8/9
書写課題	8/9
地図課題	8/9
トランプ課題	8/9
合計得点	68/81

主な症候の評価法とリハビリテーション・対応の基本

表2 日本語版 Catherine Bergego Scale の観察者用評価項目

1. 整髪または髭剃りの時，左側を忘れる．
2. 左側の袖を通したり，上履きの左を履くときに困難さを感じる．
3. 皿の左側の食べ物を食べ忘れる．
4. 食事の後，口の左側を拭くのを忘れる．
5. 左を向くのに困難さを感じる．
6. 左半身を忘れる（例：左腕を肘掛けにかけるのを忘れる．左足をフットレストにおき忘れる．左上肢を使うことを忘れる）．
7. 左側からの音や左側にいる人に注意をすることが困難である．
8. 左側にいる人や物（ドアや家具）にぶつかる（歩行・車いす駆動時）．
9. よく行く場所やリハビリテーション室で左に曲がるのが困難である．
10. 部屋や風呂場で左側にある所有物を見つけるのが困難である．

評価点
0：無視なし
1：軽度の無視（常に右側から探索し始め，左側へ移るのはゆっくり，躊躇しながらである．左側の見落としや衝突がときどきある．疲労や感情により症状の動揺がある）
2：中等度の無視（はっきりとした，恒常的な左側の見落としや左側への衝突がみられる）
3：重度の無視（左空間を全く探索できない）

（長山・他，2011）[9]

る病識低下を伴っているのかを知るためのものである．

(2) リハビリテーション

ここでは，USN 症状そのものに焦点を当てた治療介入方法と，ADL 能力の向上のための治療介入方法を紹介する．

①半側空間無視症状に対する治療介入方法

近年報告された成人脳卒中患者のリハに関するガイドライン[10]の中で，根拠に基づいて USN 症状に対する治療効果を認めた介入方法が列挙されている（表3）．これらは，標準化された机上検査の結果から，即時的および長期的な介入効果が認められているものであり，単一の介入方法のみならず，2種類の介入方法を組み合わせたものも含んでいる．主要な治療介入方法の概略を以下に紹介する．

a）プリズム順応課題

この方法は，プリズムレンズを通して，患者が通常よりも左へ手を伸ばす新しい目と手の協調を構築することにより，左 USN 症状を改善させる

表3 半側空間無視症状に対する治療介入方法の推奨とエビデンスレベルの区分

クラスⅡa，エビデンスレベル A
　プリズム順応課題 　prism adaptation
　視覚走査訓練　visual scanning training
　左上肢の賦活課題　limb activation
　仮想現実を用いた課題　virtual reality
　心的イメージ課題　mental imagery
　視運動性刺激　optokinetic stimulation
　頸部への振動刺激とプリズム順応の組み合わせ
　neck vibration with prism adaptation

クラスⅡb，エビデンスレベル B
　両眼の右半側視野に対する遮蔽法　right hemi field eye-patching
　反復経頭蓋磁気刺激法　repetitive transcranial magnetic stimulation (rTMS)

本項で紹介する方法を太字で示す．

ものである．プリズム越しの視野世界に順応するためには，患者は，視野が右に偏倚する楔形プリズムレンズの付いた眼鏡を装着し，目の前に提示されたいくつかの視標に向けて，到達運動を繰り返す．このとき，患者は右示指を用いて，手元の開始位置から検者が指示する右または左の視標に

向けてすばやく到達運動を繰り返す必要がある.

この方法を発案したRossettiら[11]の方法では,視角で10度右へ偏倚するレンズを用い,左USN患者に対する到達運動を50回に設定している.順応課題は,数分の後に終了するが,その直後からいくつもの机上検査において症状の改善が認められ,さらに,課題実施終了から2時間経過時においてもその介入効果の持続が確認されている[11].

プリズム順応効果の持続性については,Frassinettiら[12]が検討しており,1日2回の課題実施を2週間継続すると,介入直後から少なくとも5週経過時まで,効果が持続することを明らかにしている.その後のプリズム順応課題に関する文献レビューでは,1回の課題の実施時間を15〜20分として,それを1日1回ないし2回の頻度で2週間継続することが,この治療介入方法の標準的な実施手順であると紹介している[13].また,複数の治療介入方法の効果を比較検討した文献レビューでは,プリズム順応課題が,効果の即時性や持続性の面で,最も効果的な介入方法であることを報告している[14].一方,プリズム順応効果の般化についても検討されており,心的表象水準[15]や,移動動作時(車椅子駆動時[16],歩行時[17])に認められる左USN症状にも効果的であることが示されている.

プリズムレンズの偏倚角度,順応のための反復到達運動の回数,提示する視標の数,順応のための実験台等の実験環境は,研究グループによって異なるが,いずれも共通していることは,プリズムレンズ越しの視野世界に順応することで左USN症状の改善が得られていることである.効果機序の詳細については,まだ,明らかではないものの,順応課題は非常に簡単な内容であり,効果の持続性や般化の面で優れていること,そして,侵襲のないものであるから,試してみる価値のある介入方法であると考える.

b) 視覚走査訓練

視覚走査訓練は,患者に無視側へ目線を向けさせることによって,症状の改善を図る方法である.Weinbergら[18]は,左USN患者が意図的に左方向へ注意が向けられるように,横書き文章の左端に縦に引かれた線や,各行の左端に加えられた数字の存在を確認してから文章を音読する方法を採用している.こうした手がかりは,症状の改善に合わせて,段階的に減らしていく対応がなされており,徐々に手がかりなしでも左方探索ができるように手がかりの提示方法に工夫がなされている.

他の報告では,視覚探索課題,文章の音読課題および書写課題,線画の模写課題を患者に取り組んでもらい,これらの課題中に言語的または視覚的手がかりを提示することによって,患者の左方探索能力を高める方法が用いられている[19,20].

どちらの方法も患者の能力に応じて手がかりを減らしていく対応がなされており,こうしたかかわりが左方探索能力の向上に必要なことと推察される.ただし,介入期間をみると,前者は4週間,後者では8週間を費やしている.そのため,この方法による効果を得るためには,時間をかけた対応が必要と考えられる.

c) 左上肢の賦活課題

無視側の左手を使用することによって症状の改善を図る方法も開発されている.Robertsonら[21]は,左上肢に随意性のある左USN患者に対して,患者の左側に置かれたボタンを左手で押してもらい,これを繰り返すことによる症状改善効果を検討している.この方法は,これ単独であっても,右手で何か別の課題を取り組みながらであっても,左USN症状に改善が認められており,患者自身の左手で左側の対象物に手を伸ばすことが,空間探索範囲の拡大をもたらすようである.

一方,Gainottiら[22]は,抹消課題実施中の左USN患者が,机の下にある左手指を検者の指示があるたびに動かすと,それを動かさない条件よりも抹消できた数の増えたことを報告している.ただし,これは,左手を患者の左側に置いた条件のみに認められたものであり,患者の右側において同様の運動を行っても,成績の改善は認められていない.つまり,左手指の運動そのものではなく,患者の左側で左手を動かすことが,左空間へ注意を向けることを促していると考えられる.

左USN患者には,左片麻痺を伴う場合もあるが,これらの動作のできる程度の随意性を左上肢に認める場合には,適用可能な方法であると考える.

主な症候の評価法とリハビリテーション・対応の基本

d）視運動性刺激

この方法では，症状改善のために，水平方向に移動する視覚刺激が用いられている．左USN患者に，右から左へ次々と移動してくる刺激を提示し，それを目で追うように指示を与えると，左方向へは緩徐相，右方向には急速相の眼振が誘発される．この左方向への緩徐な眼球運動が，無視側へ注意を向けることを促す作用があること考えられている．

このような刺激が背景に提示されている中，左USN患者が線分二等分課題を実施すると，背景の動きのない条件に比べて，有意な成績改善が認められている[23]．その後，この刺激を用いて1日40分の実施時間で5回繰り返したところ，少なくとも2週間の持続した効果が，線分二等分課題や音読課題等の複数の検査で確認されている[24]．

この介入方法では，左へ動いていく刺激を左USN患者に見てもらうだけであるため，著しい眼球運動制限や注意中注力の低下がなければ，適用範囲の広い方法であると考えるが，ただ動く刺激を見せられているのみでは，飽きてしまうので，何か患者の注意を引く工夫が必要かもしれない．

e）両眼の右半側視野に対する遮蔽法

眼鏡の左右のレンズの右側（病巣と同側）に黒色のテープを貼付し，外界から視覚情報の一部を遮断する方法[25]も有効な治療方法のひとつとされている．この眼鏡を装着した患者は，レンズの左側から入力される情報のみで課題を行うことが要求される．

この介入方法の効果機序については，2つの仮説が提案されている．1つは，この遮蔽が左大脳半球の活動性を抑制し，それが，左右の半球間に生じている空間性注意機能の不釣り合いを軽減させるというものである．レンズの右側を遮蔽することは，右視野からの情報入力を制限し，それが左大脳半球の活動を抑制すると考えられている[26]．もう1つは，CI療法（constraint-induced movement therapy）に似た要素が症状改善に寄与するという考えである．この眼鏡をかけた左USN患者が，空間探索を行う場合には，眼球を強制的に眼窩内で左側に向ける必要が生じる．このような運動の繰り返しが左空間に注意を向けることを促進するのではないかと考えられている[27]．

半遮蔽眼鏡の装着期間をみるとIanesら[27]の報告では，1日8時間で15日間であり，Beis[26]らの研究では，1日平均12時間で3カ月間となっている．これらのことは，介入効果を得るためには，この眼鏡を長時間装着する必要性があることを意味しているのかもしれない．

f）反復経頭蓋磁気刺激法

後部頭頂葉に経頭蓋磁気刺激を繰り返し与えることで，刺激側の大脳半球の活動性に変化をもたらし，そのことによって空間性注意機能の不均衡を軽減させようとする介入方法が，反復経頭蓋磁気刺激法（rTMS）である．

実施方法は，左USN患者の右半球に高頻度刺激を与えるか，左半球に低頻度刺激を与えるかの2通りである．前者では，右半球の活動性を高めるために，後者では，左半球の活動性を抑制するために用いられる．Kimら[28]は，1日20分のrTMSを左USN患者に10回繰り返し与えたところ，右半球に高頻度刺激を与えた条件でも，左半球に低高頻度刺激を与えた条件でも，ADL場面における成績改善が認められたことを報告している．加えて，線分二等分試験では，右半球への刺激では有意な改善が，左半球への刺激では改善の有意傾向が明らかとなっている．ただしこの報告では，被験者の数が少ないために，刺激側によって得られる効果が異なるのかは，さらなる検討が必要と考える．

近年，rTMSのほかにも非侵襲性脳刺激法として経頭蓋直流電気刺激（transcranial direct current stimulation；tDCS）やシーターバースト刺激法（theta burst stimulation；TBS）を用いたUSN症状に対する介入方法が報告されている[29,30]．このような介入方法により，確実に大脳半球の活動を抑制することや賦活することができれば，今まで以上に効率的な治療介入が展開できると考える．この領域のさらなる研究が期待される．

前述のガイドライン[10]において，USN症状に対する治療介入方法の問題点も述べられており，要

表4 ADL能力向上のための対応方法とその具体例

◆環境の調整
　動作遂行が容易になるように作業空間を右側へ移動させる．患者の右側にある視覚刺激が左側へ注意を向けることを妨げるため，こうした刺激を取り除く．
　食事動作では，食器を患者の右側に配置する．患者の右側から人やテレビ等の視覚情報が入らないような場所で食事を取ってもらう．

◆動作手順の学習
　動作の途中で左側のやり忘れを患者に指摘しても，それに気付くのは指摘したときのみであり，その後の動作の改善につながりにくい．そのため，やり忘れの生じない動作手順を事前に決めて，それを言語化したものを覚えてもらう，または，手順を手続き記憶として覚えてもらう．そして，決められた手順で動作練習を繰り返し，動作手順の定着を図る．
　たとえば，車椅子からベッドへの移乗動作では，①左側のストッパーをかけ忘れないために，左側，右側の順番で車椅子のストッパーをかける．②左足を下ろしやすくするために，右足がフットレストに乗っていれば，床に下ろし，そのフットレストを立てる．③左足をフットレストから下ろし足底を床につけ，そのフットレストを立てる．④必要であれば，浅く腰掛ける．⑤立ち上がる直前に，左足底全体が床についていることを確認する．⑥ベッド柵やマットに右手を付いて，立ち上がり，移乗する．
　この他にも，起居動作，更衣動作，整容動作に対してもこの方法が適用可能である．

◆目印の利用・活用
　用意された目印を利用すること，または，すでにある目印を活用することによって，目的の動作が遂行できることを覚えてもらう．
　杖歩行等の移動動作では，トイレと病室の間等，特定のルートの移動については，床に貼った線をたどることで移動が可能となることを学習してもらう．自室の発見や同定を容易にするために病室の入り口に目印を設置して，それを覚えてもらう．
　更衣動作では，着衣直前に，衣服の前後左右表裏を確認するために，模様や刺繍，洗濯表示，ポケット，上衣であれば，襟のタグ，ズボンであればウエスト部分の紐を手がかりとして利用する方法を覚えてもらう．

約すると次の通りである．
　①同一の治療介入方法であっても，認められる効果は，患者によって異なる．
　②介入効果の現れ方が，採用した評価方法によって異なる．
　③治療介入方法の実施条件（実施回数・頻度，治療介入期間またはその後の訓練内容）によって，異なる結果の得られる可能性がある．
　④単一の介入方法または，複数の介入方法を組み合わせた治療介入の中で，介入効果の相対的な有効性が明らかではない．

これらの問題を検討することによって，より適切な治療介入方法をUSN患者に提供できるようになるのかもしれない．そのためにも，個々の患者を丁寧に評価し，それぞれに認められる症状の特徴を把握し，それと介入効果との関係を検討する必要があると考える．

② ADL能力向上のための介入方法

これまで述べてきた治療介入方法を用いることによって，ADL場面での左USN症状の軽減が得られる可能性もあるが，ADL能力向上のためには，直接，ADLの各項目に対する訓練や介入が効率的と考える．ただし，左USN患者に動作手順を示すだけでは，左側の見落としや，やり忘れを減らすことが難しいため，各動作に認められる困難さに即した対応を加えて，介助量の軽減を目指す（表4）．

作業療法等の訓練の中で，「動作手順の学習」を用いる場合，覚えた内容を生活場面で実践できるように練習を繰り返す必要がある．車椅子からの移乗動作や，トイレでのズボンの上げ下げ動作等については，それぞれの動作手順が定着することによって，転倒リスクを軽減できると考える．また，「目印の利用・活用」も一度の説明だけでは，定着しないため，動作訓練を繰り返し実施する．訓練の合間には，動作困難となっている原因やその対処方法について説明を与え，患者自身の動作に対する認識を高めてもらうことが行動変容につ

主な症候の評価法とリハビリテーション・対応の基本

ながるのかもしれない．

運動無視

運動無視とは，病巣対側の上下肢の自発的な動きが低下し，麻痺を呈しているように見えるが，患者にその上肢または，下肢を努力して動かすように強く促すと，動きが認められ，筋力や巧緻性は正常であることが明らかとなる症状である[1]．臨床場面では，軽度の麻痺を呈する患者であっても，検者の促しによって病巣対側上下肢の動きに著しい改善を認める場合，本症状を呈していると解釈できる．

この現象は，右半球損傷後に起こりやすい現象であり[32]，近年の病巣分析の結果から，運動無視患者の病巣は，共通して，帯状束の一部を含んでいることが明らかとなっている[33]．この帯状束は，帯状回の皮質下にあり，運動の開始に重要にかかわる内側皮質領域や，動作・行動の意欲にかかわる辺縁系とも関連する場所である．そのため，帯状束の部分的な損傷は，これらの領域との連絡を不十分なものとし，これが運動無視症状の出現に至る原因と推察されている[33]．

（1）運動無視症状に対する評価方法

本症状の特徴は，患者の病巣対側上下肢の使用や運動が減少している状態であっても，強い促しによって，それらの動きに改善が認められることである．そのため，動作指示のみの条件と，同じ動作指示でも，それを強く促す条件との違いを比較することで本症状の有無を検討できると考える．さらに，一側および，両側の運動を要求する課題を用いることによって，課題の内容による症状出現の違いも検討できる．たとえば，上肢に対しては，挙上する課題，下肢に対しては，足踏みをする課題がこうした評価に用いることができる．

もし，両手動作を用いた検査において，病巣対側上肢の動きが減少する場合，運動消去現象を呈している可能性が考えられる[34]．運動消去現象の場合，病巣対側上肢のみの運動であれば，指示された内容は遂行可能となる．

さらに，病巣対側上肢の使用が低下していることを評価するために，両手を協調して行う動作も評価として実施する．これまでに，拍手，ビンの蓋を開ける動作，ボタンを掛ける動作が検査項目として採用されている[33]．また，歩行可能な患者に対しては，歩行してもらい，病巣対側上下肢のふり幅が減少していないか確認する．そして，検査場面に加えて，ADL場面でも病巣対側上肢の不使用を認めるのかについて観察を行う．運動減少の他にも，病巣対側上下肢が不自然な肢位を取ることや，保持し続けることが辛いと思われる肢位を取り続けることも本症状の特徴に含まれる[35]．

（2）リハビリテーション

病巣対側上下肢に対する自発的な動きを促すためには，他者による促しの必要がある．まずは，セラピストが訓練の場面で病巣対側上肢または，下肢の動作を促し，それによる課題の遂行を目指す．そして，可能であれば，その促しを徐々に減らしていく．両手動作の場合，たとえば，課題として拍手をしてもらうと，病巣同側の上肢が率先して動く場合も考えられる．そのために，まずは，病巣対側上肢のみの運動課題から開始し，改善に応じて両手動作に移行することが効率的な訓練の展開となるのかもしれない．

また，病巣対側上下肢に対する管理不良が原因のケガに注意する必要がある．患者自身が自己管理できるようになるまでは，リハスタッフや病棟スタッフの他，必要に応じて家族にも協力してもらい，肢位の修正のための声かけや介助を行う．

構成障害

構成障害は，もともと構成失行とよばれていた現象である．構成失行とは，視覚提示された見本と同じものを，ブロックの組み合わせによって，または，絵を描くことによって構成することの障害と定義されている[36]．しかし本症状は，いわゆる「失行」の定義に合わないために，「視覚構成能力の障害」，または，「構成能力の障害」という表現も用いられている[37]．わが国においても，失行の要因にとらわれずに，視覚認知障害の要因も含める意味で，構成障害と表現することが一般的に

なっている[38]．現在では，「著しい要素的な視覚障害や運動障害が原因と考えられずに構成的課題に現れる障害の総体」として，構成障害が定義されている[8]．症状出現の背景要因として，知的機能の低下やUSN症状が重要視されており[8]，それ以外には，形態を知覚することの障害や，計画性の問題も挙げられている[38]．

本症状は，左右どちらの大脳半球が損傷しても起こり得るものであり，一側半球内の前方病巣でも後方病巣でも，びまん性病変でも起こり得るため，局在症状としての意義は低いと解釈されている[38]．

（1）構成障害に対する評価方法

定量的な評価が可能な検査としては，Kohs立方体組み合わせテストとWAIS-Ⅲ（Wechsler adult intelligence scale）に含まれる「積木模様」の課題が挙げられる．これらの検査では，積み木の組み合わせで見本と同じ模様を作り上げることが要求される．また，WAIS-Ⅲの「組合せ」の検査項目も構成課題であるが，こちらはパズルのように複数のピースが提示され，被験者は，各ピースの形や描かれた絵を手がかりに，まとまりのある形を作り上げることが求められる．

その他として，紙と鉛筆を用いた検査であれば，模写課題と自発描画課題が挙げられる．模写課題は，提示された線画を模写する課題であり，見本として，透視立方体等の幾何学図形や花の絵が用いられる．これらは，MMSE（mini mental state examination），高次視知覚検査（visual perception test for agnosia；VPTA），標準高次動作性検査，Benton視覚記銘検査に含まれている．検査結果は，見本との比較により，構成の歪みや，描き忘れ等を評定できる．一方，自発描画は，描かれた絵をもとに，全体の構成のバランス，歪みや傾きの有無等の観点から評価することとなる．VPTAの下位検査項目では，時計の文字盤，人の顔を描くことが要求される．損傷側によって現れる構成障害の特徴には違いがあり，左半球損傷患者では，傾いて描くことはないものの，大まかに描き，細部を欠く，単純化傾向が認められる．一方，右半球損傷患者では，細部から少しずつ描き進めていく傾向（piecemeal approach）や描かれた絵が傾いた状態となる現象が認められる[12]．また，USN症状によって左側が描き忘れたままとなることもある（図1）．

構成能力の評価の際には，課題の遂行状況を観察することで，課題に対する分析能力や計画性の側面も評価できる．また，構成障害に対する検査に加えて，症状出現の背景要因の有無を把握するために，知的機能の評価としてMMSEや改訂長谷川式簡易知能評価スケール（Hasegawa dementia rating scale-revised；HDS-R）を，USNの評価としてBITを実施する．これらの検査に含まれる模写や描画課題の結果においても，構成障害が明らかとなる場合がある．その際には，模写や描画の課題以外の成績から知的機能の低下およびUSN症状の有無を判断することとなる．

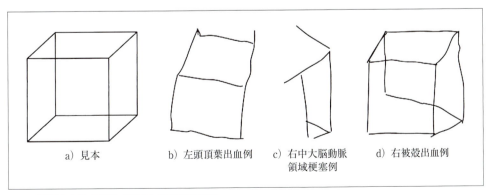

図1　透視立方体の模写で認めた構成障害の例

（石合, 2012）[8]

主な症候の評価法とリハビリテーション・対応の基本

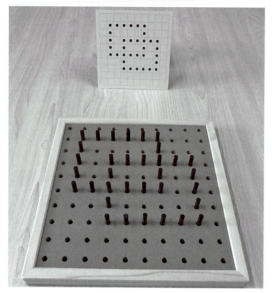

図2　ペグ差し構成課題
ペグ棒を立てるために次の項目を患者に確認してもらう．①2つの長方形が重複していること．②それぞれが，縦5本横6本のペグ棒で構成されていること．③（左上から始めるのであれば）左上のペグ棒は，ボードの左から2番目，上から2番目であること．これが終わってから，ペグ棒を立てる作業を開始してもらう．

(2) リハビリテーション

構成障害そのものが日常生活動作に困難をもたらす可能性は低いと考えられる．むしろ，構成障害をもたらすUSN等の背景要因に対するアプローチが必要と考える．

構成課題を訓練として取り組むのであれば，10～20ピース程度のジグソーパズルやペグ差し構成課題を用いることができる．パズルであれば，最初に，四隅の1つを構成するピースを手渡し，その次からは，前のピースにつながるものを1つずつ渡していく．患者には，渡されたピースの形状や印刷された絵に着目してもらい，置く場所を決めてもらう．これで構成が可能となれば，最後の数ピースだけは，患者自身で組み合わせるように方法を変更する．構成能力の向上に合わせて，手渡しするピースの数を徐々に減らしていき，最終的には，はじめから患者自身で組み合わせを行ってもらう．

ペグ差し構成課題では，見本で提示されたものが，長方形等幾何学図形であれば，言語化し，全体としての形態を把握してもらう．そして，一辺に並んでいるペグ棒の数を確認してもらう．最後に，ペグボード内でのペグ棒の位置関係を確認したうえで，ペグ差しを始めてもらう（図2）．単一の図形の図案から開始し，構成が可能な患者に対しては，独立した複数図形の図案や重複図形の図案へ難度を上げていく．

（太田久晶，石合純夫）

★文献

1) Heilman KM et al：Neglect and related disorders. In：Clinical Neuropsychology, 3rd ed, Heilman KM, Valenstein E (eds), Oxford University Press, New York, 1993, pp279-336.
2) Mesulam MM：Attention networks, confusional states and neglect syndromes. In：Principles of behavioral and Cognitive Neurology, 2nd ed, Mesulam MM (ed), Oxford University Press, New York, 2000, pp174-256.
3) Bowen A et al：Reasons for variability in the reported rate of occurrence of unilateral spatial neglect after stroke. *Stroke* **30**：1196-1202, 1999.
4) Kerkhoff G：Spatial hemineglect in humans. *Prog Neurobiol* **63**：1-27, 2001.
5) Jehkonen M et al：Visual neglect as a predictor of functional outcome one year after stroke. *Acta Neurol Scand* **101**：195-201, 2000.
6) Barrett AM et al：Cognitive rehabilitation interventions for neglect and related disorders：moving from bench to bedside in stroke patients. *J Cogn Neurosci* **18**：1223-1236, 2006.
7) BIT日本版作製委員会（代表 石合純夫）：BIT行動性無視検査日本版，新興医学出版，1999.
8) 石合純夫：無視症候群・外界と身体の処理に関わる空間性障害．高次脳機能障害学，第2版．医歯薬出版，2012, pp151-192.
9) 長山洋史・他：日常生活上での半側無視評価法Catherine Bergego Scaleの信頼性，妥当性の検討．総合リハ **39**：373-380, 2011.
10) Winstein CJ et al：Guidelines for adult stroke rehabilitation and recovery：A guideline for healthcare professionals from the American Heart Association/American Stroke Association. *Stroke* **47**：e98-e169, 2016.
11) Rossetti Y et al：Prism adaptation to a rightward optical deviation rehabilitates left hemispatial neglect. *Nature* **395**：166-169, 1998.
12) Frassinetti F et al：Long-lasting amelioration of visuospatial neglect by prism adaptation. *Brain* **125**：608-623, 2002.
13) Barrett AM et al：Prism adaptation for spatial neglect after stroke：translational practice gaps. *Nat Rev Neurol* **8**：567-577, 2012.

14) Yang NY et al : Rehabilitation interventions for unilateral neglect after stroke : A systematic review from 1997 through 2012. *Front Hum Neurosci* **7** : 187, 2013.
15) Rode G et al : Prism adaptation improves representational neglect. *Neuropsychologia* **39** : 1250-1254, 2001.
16) Jacquin-Courtois S et al : Wheel-chair driving improvement following visuo-manual prism adaptation. *Cortex* **44** : 90-96, 2008.
17) Rabuffetti M et al : Long-lasting amelioration of walking trajectory in neglect after prismatic adaptation. *Front Hum Neurosci* **7** : 382, 2013.
18) Weinberg J et al : Visual scanning training effect on reading-related tasks in acquired right brain damage. *Arch Phys Med Rehabil* **58** : 479-486, 1977.
19) Pizzamiglio L et al : Cognitive rehabilitation of the hemineglect disorder in chronic patients with unilateral right brain damage. *J Clin Exp Neuropsychol* **14** : 901-923, 1992.
20) Antonucci G et al : Effectiveness of neglect rehabilitation in a randomized group study. *J Clin Exp Neuropsychol* **17** : 383-389, 1995.
21) Robertson IH et al : Spatiomotor cueing in unilateral left neglect : three case studies of its therapeutic effects. *J Neurol Neurosurg Psychiatry* **55** : 799-805, 1992.
22) Gainotti G et al : Left hand movements and right hemisphere activation in unilateral spatial neglect : a test of the interhemispheric imbalance hypothesis. *Neuropsychologia* **40** : 1350-1355, 2002.
23) Pizzamiglio L et al : Effect of optokinetic stimulation in patients with visual neglect. *Cortex* **26** : 535-540, 1990.
24) Kerkhoff G et al : Repetitive optokinetic stimulation induces lasting recovery from visual neglect. *Restor Neurol Neurosci* **24** : 357-369, 2006.
25) Fong KN et al : The effect of voluntary trunk rotation and half-field eye-patching for patients with unilateral neglect in stroke : a randomized controlled trial. *Clin Rehabil* **21** : 729-741, 2007.
26) Beis JM et al : Eye patching in unilateral spatial neglect : efficacy of two methods. *Arch Phys Med Rehabil* **80** : 71-76, 1999.
27) Ianes P et al : Stimulating visual exploration of the neglected space in the early stage of stroke by hemifield eye-patching : a randomized controlled trial in patients with right brain damage. *Eur J Phys Rehabil Med* **48** : 189-196, 2012.
28) Kim BR et al : Effect of high- and low-frequency repetitive transcranial magnetic stimulation on visuospatial neglect in patients with acute stroke : a double-blind, sham-controlled trial. *Arch Phys Med Rehabil* **94** : 803-807, 2013.
29) Yi YG et al : The effect of transcranial direct current stimulation on neglect syndrome in stroke patients. *Ann Rehabil Med* **40** : 223-229, 2016.
30) Nyffeler T et al : One session of repeated parietal theta burst stimulation trains induces long-lasting improvement of visual neglect. *Stroke* **40** : 2791-2796, 2009.
31) Laplane D, Degos JD : Motor neglect. *J Neurol Neurosurg Psychiatry* **46** : 152-158, 1983.
32) Siekierka-Kleiser EM et al : Quantitative assessment of recovery from motor hemineglect in acute stroke patients. *Cerebrovasc Dis* **21** : 307-314, 2006.
33) Migliaccio R et al : Damage to the medial motor system in stroke patients with motor neglect. *Front Hum Neurosci* **8** : 408, 2014.
34) Valenstein, E, Heilman KM : Unilateral hypokinesia and motor extinction. *Neurology* **31** : 445-448, 1981.
35) Fiorelli M et al : PET studies of cortical diaschisis in patients with motor hemi-neglect. *J Neurol Sci* **104** : 135-142, 1991.
36) Kleist K : Gehirnpathologie, Barth, Leipzig, 1934.
37) Damasio A et al : Disorder of complex visual processing. In : Clinical Neuropsychology, 3rd ed, Heilman KM, Valenstein E (eds), Oxford University Press, New York, 1993, pp332-372.
38) 平林 一・他：構成障害．高次脳機能障害のすべて．神経内科 **68**(Suppl 5)：471-476, 2008.

主な症候の評価法とリハビリテーション・対応の基本

失認のリハビリテーション──視覚，聴覚

はじめに

　失認とは，ある感覚を介して対象物を認知することができないが，それ以外の他の感覚様式を介すればその対象物を認識できる状態である[1]．視覚，聴覚，触覚等の感覚についてそれぞれ視覚性失認，聴覚性失認，触覚性失認が存在すると考えられている．この場合，視力，聴力，触覚等の一次的な感覚の低下，意識障害，知能の低下，注意障害，失語症による呼称障害等では説明できないことが条件となる．しかし，一次感覚の低下等が全くないことが条件ではなく，低下があってもそれでは説明できないほど認識の障害がはっきりしている場合には，失認があると解釈する．

　失認には，視覚性失認，聴覚性失認，触覚性失認，相貌失認，街並失認等が存在するが，本項では視覚性失認，相貌失認，聴覚性失認について述べる．

視覚性失認

視覚性失認と分類

　視覚性失認とは，視覚的に呈示された物体を同定できないが，視覚以外の感覚を介すれば物体を同定できる状態である．Lissauer[2]は視覚性失認を「統覚型（知覚型）」と「連合型」の2つに分類した．どちらの型でも要素的な知覚や形態の知覚が保たれているが，統覚型（知覚型）ではそれらの情報をひとまとまりのイメージとして把握することに障害がある状態と考えられている．一方，連合型は視覚的な情報をイメージとして把握することは可能であるが，それを過去に蓄えられている経験と結びつけられないため，その物体が何であるか認知できない状態と考えられている．

　Lissauer[2]の考えにならって視覚性失認を統覚型（知覚型）と連合型に分類する方法として，対象物を模写させる方法がある．視力，視野，明るさ，色，奥行き等について正常，あるいは正常に近い能力を有しているにもかかわらず，模写ができなければ統覚型（知覚型）視覚性失認と考えられ，模写が可能であれば連合型失認と考える．しかし，模写は正確にできるものの，各部分をばらばらに写し取っていくだけで，対象全体の把握が正常とはいえないような症例のほうが多いことが明らかとなり，このようなタイプを連合型とは区別して「統合型」と分類する考えもある[2]．詳細は本書の〈症候編〉視覚性失認の項目（p33～）を参考にされたい．

どのような患者に視覚性失認を疑うか

　視力が保たれており，対象を見ているのにもかかわらず，見せられた対象（物品）の名前を答えられない場合に視覚性失認を疑う．視覚性失認を有する患者は，たとえば「缶切り」を見て「鍵」と形態的に似たものと誤って答えたり，「缶切りじゃないかな…」等と自信がなさそうに答えることがある．また対象となる物品の形を細かい部分に分けて供述する傾向がある．たとえば，「聴診器」を「長いコードの先に丸いものがついている…」等と答えることがある．ほかにも「光っていてよく見えないなあ…」，「触らせてもらえれば，わかるんですけどね…」等の発言をすることもある．実際に触らせるとすぐに正答できることが多い．

視覚性失認の診察

　視覚性失認の診断の進め方をフローチャートに示した（図1）．まず，物品呼称の検査を行う．視覚性失認の患者は物品の名前が答えられず前述のような誤答をすることがある．物品を呈示して名称を言えない場合，失語症との鑑別が必要である．

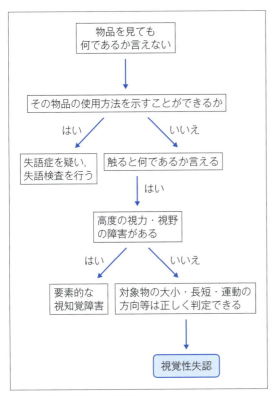

図1　視覚性失認の診断の進め方

失語症では，呈示された物品の名称を答えられなくても物品が同定できているので，その物品の使用方法を示すことができる．しかし視覚性失認では，物品を見てもそれが何であるか同定できないため，その物品の使用方法を示すことができない．

視覚性失認では視覚以外の感覚を介せばその物品の名称を答えられる．すなわち物品が出す音や，その物品の手触り等があれば名称を言うことができる．そこで，第1段階で正答できなかった場合にはその物品を手で触らせて，再度その物品の名称を問う．失語症患者では，触ったからといって急に正答できるようになることはない．

一般に視覚性失認患者は，実際の物品よりも物品が描かれた線画で呼称検査を行うと誤りを生じやすい．そのため，実際の物品を呈示した物品呼称課題の他に，物品の描かれた絵を見せて呼称させると障害が明らかになりやすい．

また，高度の視力・視野の障害が存在する場合にも「見てわからない物品を実際に触るとわかる」ことがある．そのため視力・視野等，要素的な視知覚障害の有無を調べる必要がある．

他に，参考となる診察・検査として，「カテゴリー検査」，「ジェスチャー検査」がある．視覚性失認の患者は物品の名前が言えないだけでなく，その物品が何であるかわからない．そのため呈示された物品がどのカテゴリーに属しているかを問うても答えられない．例を示すと，「栓抜き」を呈示し，机の上に並べた「ボタン，栓，スプーン，100円玉」の中から最も関係の深い物品（同じカテゴリーの物品）を選択させようとしても，「栓」を選び出すことができない．また視覚性失認患者では，その物品が何であるかわからないため，物品を見せてもその使い方をジェスチャーで示すことができない．一方，失語症患者では物品の名前が言えなくても，その物品と同じカテゴリーの物品を選び出すことができる．また失語症患者では物品の名前が言えなくてもその物品の使い方を示すことができる．

上記の診察の結果，視覚性失認と判断した場合には「絵の模写」を施行する（図2）．視覚性失認患者のうち模写に失敗すれば統覚型の視覚性失認であり，模写が可能であれば連合型失認と分類する．模写は正確にできるが，線画の全体を把握できず，長時間かけて各部分をばらばらに写すタイプを連合型とは区別して「統合型」と分類する考えもある[3]．図2の症例は，模写に要する時間は健常者と変わらず，スムーズに模写できた．しかし，模写したあとにその物品が何であるか問うと(1)は「てんとう虫」，(2)は「かぼちゃ，かな？」，(3)は「栓抜き」，(4)は「ムカデ」と答え，正しく模写できていても物品が何であるかわからなかった．本例は連合型視覚性失認と診断された．

視覚性失認の評価

視覚性失認を評価する標準的なバッテリー検査は少ない．

(1) 標準高次視知覚検査（VPTA）

標準高次視知覚検査（Visual Perception Test for Agnosia；VPTA）[4]は日本失語症学会により標準化された検査である．表1のように視知覚の基本機能，物体・画像認知，相貌認知，色彩認知，

主な症候の評価法とリハビリテーション・対応の基本

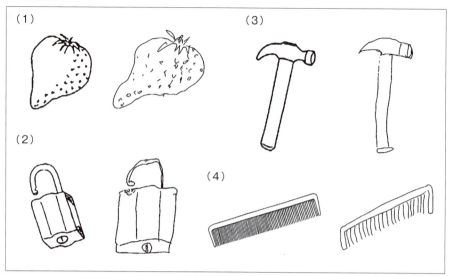

図2　連合型視覚性失認患者の模写（自験例）
いずれも左が見本，右が模写．

表1　標準高次視知覚検査

機能	検査項目	機能		検査項目
1. 視知覚の基本機能	1) 視知覚体験の変化 2) 線分の長さの弁別 3) 数の目測 4) 形の弁別 5) 線分の傾き 6) 錯綜図 7) 図形の模写	3. 相貌認知	熟知相貌	17) 有名人の命名 18) 有名人の指示 19) 家族の顔
			未知相貌	20) 異同弁別 21) 同時照合 22) 表情の叙述 23) 性別の判断 24) 老若の判断
2. 物体・画像認知	8) 絵の呼称 9) 絵の分類 10) 物品の呼称 11) 使用法の説明 12) 物品の写生 13) 使用法による指示 14) 触覚による呼称 15) 聴覚呼称 16) 状況図	4. 色彩認知		25) 色名呼称 26) 色相の照合 27) 色相の分類 28) 色名による指示 29) 言語―視覚課題 30) 言語―言語課題 31) 色鉛筆の選択
		5. シンボル認知		32) 記号の認知 33) 文字の認知（音読） 34) 模写 35) なぞり読み 36) 文字の照合
		6. 視空間認知と操作		項目省略
		7. 地誌的見当識		項目省略

（日本高次脳機能障害学会 Brain Function Test 委員会，2003）[4]

シンボル認知，視空間認知と操作，地誌的見当識の項目からなり，視覚機能全般を広範囲にカバーしているため，スクリーニングに適している．しかし，いずれも1項目あたりの課題数が十分とはいえないため，障害が疑われる場合には，その部分についてさらに掘り下げて詳しく評価する必要がある．この検査のうち「1. 視知覚の基本機能」「2. 物体・画像認知」の項目を両方行うことで，視覚性失認の診断の助けとなる．

(2) BORB

BORB（Birmingham Object Recognition Battery）[5]は全14項目の下位検査からなる高次視覚検査である．下位検査は，「図の模写」「線分の長さの弁別」「円の大きさの弁別」「線分の傾きの弁別」「円の間隙の弁別」「重なり合う文字，図形，線画の同定」「異なる2方向から見た線画の同定」「記憶を頼りに描画する課題」「実在/非実在の判断」「同カテゴリーの物品のマッチング」「関連する物品のマッチング」「線画の呼称」からなる．これらの課題数は豊富で，さまざまな難易度の課題が含まれている点で優れている．また，各課題について，健常者・左大脳損傷患者・右大脳損傷患者に施行した際の平均点・標準偏差が記載されている．しかし，全項目を施行するには長時間を要する．

視覚性失認の自然経過

Adler（1944, 1950）が報告した古典的な視覚性失認患者がいる．一酸化炭素中毒の患者で，およそ40年後にSparrらによって，その患者の経過が発表された[6]．約40年後の再検査時においても，視力や視野は保たれていた．ありふれた物品やその線画なら同定することができるようになっていたものの，その同定の方法は，絵の一部だけがわかってそこから全体を推定するといったものであった．しかし，二次元図形，たとえば6角形のコピー等には障害を残していた．MRIでは両側後頭葉にT2強調画像で高信号域が認められた．

Kertesz[7]は，自動車事故で外傷性脳損傷を受けた視覚性失認患者について10年以上経っても有意な改善はなく視覚性失認が続いていたと報告している．

視覚性失認のリハビリテーション

Zihl[8]は統合型視覚性失認と思われる2例の患者に対して，視覚的探索の訓練と，誤りなし学習訓練を実施し，訓練刺激以外の対象にも般化する効果を認めた．2例はそれぞれ発症後15週と，22カ月の視覚性失認患者であった．

彼の施行した訓練を以下に紹介する．訓練を開始する前に，まずこの視覚性失認患者2例に対して，眼球運動による走査の訓練を行った．その結果，2例とも有効な眼球運動による代償を獲得したが，その時点では物品の視覚的な同定や認識が改善することはなかった．次に2例のうち色の認知に重度な障害を有する1例に対して，色について集中的な練習を行い，色の区別の改善が得られたあと，物品同定の本訓練に入った．

訓練では，まず患者に物品の写真を呈示して，時間の制限を設けずに物品の全体を点検させた．そして見つけた特徴をすべて述べるように指示した．次に，見つけた特徴の中からその物品に最も特有と思われるものを選び，選択の結果をチェックし，最後に物品を同定するように指示した．このチェック過程には「誤りなし学習訓練」の手法を用いた．「誤りなし学習訓練」とは患者に誤りや試行錯誤をさせず，正しい反応を呈示して定着させる手法である．「視覚対象の特徴を選ぶこと」「選んだ特徴を正しい同定に役立つかどうかという観点からチェックすること」「その同定の結果が正しいか，部分的に正しいか，誤っているかという点に関してフィードバックを用いてただちに吟味すること」の3点を集中的に教示した，と記載されている．

この訓練では毎日45分間を2～4セット施行し，それぞれ15～20個の物品の写真を呈示した．合計の施行回数は，患者1では1,440～1,630回であり，患者2では2,040～3,860回にものぼった．この訓練を繰り返し行った結果，訓練で用いた物品での成績が向上しただけでなく，他種の物品へも何らかの般化がみられたという．ただし，この段階では文字や見慣れた顔の同定には改善がみられなかっ

主な症候の評価法とリハビリテーション・対応の基本

た．

稲垣ら[9]は低酸素脳症後に知覚型視覚性失認と意味記憶障害を呈した患者1例に対して，このZihlの訓練方法を参考にしたリハビリテーション（以下リハ）を施行し，報告している．彼らの訓練では，段階1として「視覚弁別探索訓練」を13日間施行したあと，段階2「彩色画マッチング訓練」を15日間，段階3「誤りなし学習訓練」を7日間施行した．この段階3の「誤りなし学習訓練」では，まず実施者が患者に物品を手渡し「これはコップです．声に出してコップと言ってください」と指示したあと，「そのコップは何に使いますか？」と質問し，正しい答えが得られなければ，実施者が使用方法を述べた．次に，「そのコップの色や特徴をできるだけ多く言ってください」と伝えて物品の特徴を挙げさせたあと，「それは何でしたか？」と再度物品名を問う，という訓練であった．

これらの訓練の結果，訓練に用いた物品の視覚同定の成績は向上し，訓練を終えたあとの41日間（フォローアップ期）でも一部で効果が維持されたが，訓練に用いなかった物品の視覚同定は改善せず，般化はみられなかった，と報告している．Zihlの統合型視覚性失認の症例とは異なり，稲垣らの症例は知覚型視覚性失認であったため形態の認識が障害されていた点で訓練効果が般化しなかった可能性や，意味記憶障害を合併していた点が般化の妨げになった可能性が考察されている．

相貌失認

相貌失認とは

相貌失認とは，病前からよく知っている人の顔を見ても，誰だかわからなくなる状態をいう．しかし声を聞くと誰だかわかる．顔貌の認知を司る特異な処理中枢が存在し，それが障害されたものが相貌失認であると解釈されている．2枚の写真に写っている人物の異同弁別ができなくなるタイプの相貌失認もある．

どのような場合に相貌失認を疑うか

日常診療の場面では，そばにいる家族や医療スタッフを相貌のみで同定できなくなる．一見すると同定できているようでも，声や髪型や服装等から人物を判別していることがあるので注意が必要である．

相貌失認の診察

家族や著名人の顔写真等を呈示して名前を答えられるかどうか検査する．服装・髪型等から人物を同定できないように顔だけを切り抜いて呈示するとよい．De Renziらは，相貌失認を統覚型と連合型の2つのタイプに分類できると述べている[10]．この考えによれば，統覚型相貌失認ではその人物が同定できないばかりでなく，性別や老若の区別もできず，表情の判定も不可能であり，連合型の相貌失認では，異同弁別，老若，男女等の区別は正しく判断できるが，その人物が誰なのかはわからない．

検査バッテリーには，標準高次視知覚検査の下位項目「3. 相貌認知」の課題がある（VPTA 熟知相貌検査第2版）[11]．この下位検査には「熟知相貌の認知」，「未知相貌の異同弁別」，「未知相貌の同時照合」，「表情の叙述」，「性別・老若の判断」の各検査がある．

相貌失認のリハビリテーション

リハや特別な訓練によって相貌失認の中核症状が改善したという報告はない．前述のZihlの報告[8]では，訓練によって物体の視覚認知の成績が向上した統合型視覚性失認の患者2例について，相貌認知の訓練を試みている．訓練方法としては，熟知相貌の顔写真を用いて，物体認識の訓練方法と同様に，顔の特徴を正しく選び，顔を識別する訓練を施行した．3週間の訓練の結果，年齢や性別，表情等を区別する成績は改善したものの，その顔が誰かという認識は向上しなかった．つまり髪型等で人を区別することができるようになっただけで，髪を隠して顔だけを呈示しても似ている人物の同定は改善しなかった．

表2 聴覚性失認の定義

	皮質性聴覚障害 （皮質聾）	純粋語聾	環境音失認 （狭義の聴覚性失認）	純粋語聾と 環境音失認の合併
		←———— 広義の聴覚性失認 ————→		
純音聴力	障害	保持	保持	保持
環境音認知	障害	保持	障害	障害
語音弁別	障害	障害	保持	障害

　これらの結果から，現時点で相貌失認に対するリハの目的は，中核症状の改善を期待するものではなく，代償手段を獲得するという目的で施行するほうが現実的であるといえる．相貌失認の患者の指導においては，顔のみならず髪型も含めて頭部全体，体型，服装等の視覚情報や，声等の聴覚情報を総動員して人物を同定するように勧める．

聴覚性失認

聴覚性失認と分類[12]

　「聴覚性失認」の定義は，広義に用いる場合と狭義に用いる場合で異なる．広義に「聴覚性失認」という場合には，純音聴力の低下を伴わないが言語音や非言語音（環境音）の認知が障害されている状態をさす（表2）．一方，狭義の聴覚性失認は，言葉の聞き取りには問題ないが，非言語音（環境音）の認知が選択的に障害された状態をさし，「環境音失認」ともいう．「純粋語聾」では，純音聴力や環境音の認知が保たれているにもかかわらず，話し言葉の理解だけが障害されており，患者は「言葉がすべて外国語のように聞こえる」等と訴えることが多い．失語症でも聴覚理解の障害を呈するので鑑別が必要であるが，失語症では自発話や読解・書字も障害されるのに対して，純粋語聾では内言語は障害されない．狭義の聴覚性失認は「環境音失認」ともよばれ，純音聴力も話し言葉の理解も保たれているが，非言語的な環境音を聞かせても，それが何の音なのか認知できない．診断方法としては録音した動物の鳴き声，楽器の音，電車の走行音やパトカーのサイレン等を聞かせて，それが何の音かを質問する．

聴覚性失認の評価

純音聴力検査：オージオグラムを用いて各周波数における聴力レベル（dB）を調べる．
語音弁別検査：日本聴覚医学会による語音聴覚検査法の中の，語音弁別検査を用いてもよい．これは濁音を含む約50個の単音をヘッドホンから聴覚呈示し，聞こえた音を回答用紙に記入する検査である[13]．
環境音テスト：杉下・加我による環境音テストがある．これは動物の鳴き声，楽器の音等を聞かせて，何の音かを判断させる検査である．回答方法には口頭で答える方法と4枚の絵の中から選択する方法がある．

聴覚性失認のリハビリテーション

　聴覚性失認に対するリハの報告は少なく，失認の症状に直接的にアプローチするような有効な訓練法は報告されていない．しかし，話し手の口形や表情，ジェスチャー等をヒントにすると聴覚情報の認知が向上することが報告されている[14]．
　水野ら[15]は両側半球の脳出血により広義の聴覚性失認を呈した1例の語聾に対して読唇術を取り入れたリハを施行した結果，2カ月後には音声と読唇術を用いて家族とコミュニケーションがとれるようになったと報告している．また，青木ら[16]は両側視床出血により，言語音と環境音に対する認知が低下した広義の聴覚性失認例に対するリハを報告している．この症例は急性期には，皮質聾の状態であったが発症2カ月後から一部の言語音の認知が可能となり聴覚性失認の状態に変化した

主な症候の評価法とリハビリテーション・対応の基本

と記載されている．本例に対する言語聴覚訓練では聞き取りやすい音源の探索・評価を行うとともに，環境音・言語音でのヒアリング訓練，身振りや口唇の動き，絵カードのマッチング等の視覚を代償手段としたコミュニケーション訓練を実施したところ，発症5カ月後には単語の弁別能力がかなり改善している．

おわりに

今回取り上げた視覚性失認，相貌失認，聴覚性失認等の失認は比較的稀な症候であり，患者数が少ないうえ，それぞれの患者によって症状の差異が大きい．そのため複数の患者を対象とした体系的なリハが試みられていないのが現状である．個々の患者において障害された能力と保たれている能力を明らかにして，個別のアプローチを試行してみることが望ましい．

（小野内健司，武田克彦）

★文献

1) 武田克彦：ベッドサイドの神経心理学．改訂2版，中外医学社，2009, p119.
2) Lissauer H：Ein Fall von Seelenblindhheit nebst einem Beitrage zur Theorie derselben. *Arch Psychiatr Nervenkr* **21**：222-270, 1890. 波多野和夫，浜中淑彦：精神盲の1症例とその理論的考察．精神医学 **24**：93-106, 319-325, 433-444, 1982.
3) Humphreys GW, Riddoch J：To see but not to see：a case of visual agnosia. Lawrence Erlbaum Associates, 1987. 河内十郎, 能智正博：見えているのに見えない？ある視覚失認症者の世界．新曜社，1992.
4) 日本高次脳機能障害学会 Brain Function Test 委員会：標準高次視知覚検査．改訂第1版，新興医学出版社，2003.
5) Riddoch JM, Hunmphreys GW：BORB：Birmingham object recognition battery, Lawrence Erlbaum, Hove, 1993.
6) Sparr SA et al：A historic case of visual agnosia revisited after 40 years. *Brain* **114**：789-800, 1991.
7) Kertesz A：Visual agnosia：The dual deficit of perception and recognition. *Cortex* **15**：403-419, 1979.
8) Zihl J：Rehabilitation of visual disorders after brain injury. Taylor & Fracis Ltd, 2000. 平山和美：脳損傷による視覚障害のリハビリテーション．医学書院，2004, pp158-177.
9) 稲垣侑士・他：意味記憶障害を伴った知覚型視覚性失認例に対するリハビリテーションの効果．高次脳機能研 **31**：8-18, 2011.
10) De Renzi E et al：Apperceptive and associative forms of prosopagnosia. *Cortex* **27**：213-221, 1991.
11) 日本高次脳機能障害学会 Brain Function Test 委員会，VPTA・既知相貌検査部分改訂小委員会：VPTA-FFTver.2 標準高次視知覚検査 熟知相貌検査第2版．新興医学出版社，2015.
12) 武田克彦：ベッドサイドの神経心理学．改訂2版，中外医学社，2009, p137.
13) 日本聴覚医学会検査基準委員会：語音聴覚検査法．日本聴覚医学会，2003.
14) 進藤美津子・他：両側側頭葉損傷による小児の聴覚失認の発達経過．音声言語医 **33**：303-316, 1992.
15) 水野勝弘・他：両側半球の脳出血により聴覚失認を呈した一例に対するリハビリテーションの経験．リハ医 **39**(11)：730-734, 2002.
16) 青木昌弘・他：両側視床出血により聴覚失認となった症例のリハビリテーション．*Jpn J Rehabil Med* **48**：666-670, 2011.

主な症候の評価法とリハビリテーション・対応の基本

失語症のリハビリテーション

はじめに

　失語症のリハビリテーションでは音韻，語彙・意味，統語の知識および構音動作に関する訓練が中心になるが，それらの言語機能がコミュニケーション活動の拡大に結びつけられていなければならない．したがって失語症に対する介入は言語機能訓練とともに活動・参加への支援が行われる．言語機能訓練は検査成績に基づいて言語障害の性質を見極め，その言語障害の回復を目指す．一方で活動・参加のレベルでは失語症者が望む活動のために必要となる能力と社会環境について精査し，実地あるいは模擬的な訓練を行う[1]．さらに社会的アプローチも考慮に入れる必要がある．失語症はコミュニケーションに障害をきたし，社会参加が阻害される．そこで失語症者を取り巻く社会環境の側にアプローチし，参加を促し，健康的な自己意識を維持させる．この目的で会話のパートナーを対象とした訓練が広く行われ，コミュニケーションを生じさせる遊びや仕事等の生活活動の場面でのコミュニケーション活動を自然に促進する[2]．

言語モダリティ別成績に基づく言語訓練の組み立て方

　通常の言語課題は「話す，聴く，読む，書く」の言語モダリティ別に分類される．失語症では言語モダリティ間に成績差がみられ，保たれた言語モダリティと損なわれた言語モダリティとを組み合わせることによって，損なわれた言語モダリティの反応を改善しようと言語訓練を計画する．一般的に言語モダリティの間で難易度をみると，多くの患者では言語理解（聴覚的理解，読解），発話，書字の順に難しくなる．言語理解が前提となって発話へ，さらに書字へという順で行う．課題語，文の複雑さも，重症度，訓練の進行によって変わっ

てくる．漢字・仮名の成績差も考慮に入れ，組み合わせを考えることができる[3]．以上のような各言語モダリティを組み合わせて行う訓練は"総合的訓練"とよばれ，課題に用いる言語刺激のレベルによって"単語レベルの総合的訓練"，"短文レベルの総合的訓練"と表現される．言語訓練を開始して一定期間は，各患者の重症度に応じて総合的訓練を行い，言語機能の全般的促進を行うことが望ましい．

　総合的訓練によって全般的な言語機能の促進を行ったあとでは，各患者に固有の障害が明らかになってくる．次の段階では各患者のモダリティ別障害パターンからことばの表出に結びつく一定のルートを仮定し，そのルートを習得させる訓練を計画する．音韻，語彙・意味，文字および統語の知識あるいはその相互を結びつける知識の障害が明らかになってくる．意味知識に主な障害がある場合，音韻的な訓練である復唱を用いたのでは発話に結びつかない．このようなときには漢字を用いて意味系路を活用することを考える．以下にこれら言語知識別の訓練法について述べる[4]．

語彙・意味の訓練（表1）

　ことばを操作する能力の障害，具体的には「聴く」「読む」「話す」「書く」の能力低下が生じるほとんどの失語症患者に対して，呼称を含む語彙の理解，発話，書字の語彙訓練が必要である．また，復唱や音読は可能であるが意味理解が困難で，表出面で意味性錯語，意味性錯読，意味性錯書を示す意味処理障害症例に対して意味表象を活性化させる．呼称訓練の一部としての意味訓練は，単語と絵のマッチング課題がよく用いられている．訓練の刺激語は聴覚的あるいは文字で提示する．単語と絵のマッチング課題では，聴覚的または文字で入力し，ポインティングするまでに音韻・意味の各過

主な症候の評価法とリハビリテーション・対応の基本

表1 語彙・意味の訓練課題

課題名	方法
意味理解	仮名単語を漢字に直す，復唱，書取，音読が可能な単語の絵で聴覚的指示や口頭説明，描画等を行う．ポインティング課題では，①名称を言われた絵または実物，②用途や機能について述べたもの（書くときに使うもの），③質問の答えに該当する項目（台所にあるもの），④述べられた文によく合う項目（忙しい人）等を指差す．
質問に対する「はい，いいえ」応答・内容の正誤判定	目の前にないものや抽象語でも材料にできる．「はい，いいえ」で発話産生できない場合はそれを示すカードの指差しや頷きや首振りで返答する．
odd one out 課題	3つ以上の単語か絵を呈示し，同じ意味カテゴリーに含まれない1つの単語か絵を選ぶ．
絵や単語のカテゴリー分類	1回に与えられる項目の数，分類されるカテゴリー間の類似性（野菜と果物，野菜と乗り物）が難易度に影響する．
絵と単語の組み合わせの正誤判断	目標語と意味的に類似した単語を用いることで困難な課題を作ることができる．
関連語のマッチング	上位・下位，属性等意味的関連性を変化させることができる．
類義語の生成	関連語を自ら述べる．対象者の意味野の広がりがわかる．
定義文と単語のマッチング	単語の概念的特性により難易度が相違する．
絵の特徴の叙述に関する正誤判断	概念の機能や属性に関する知識を確認できる．
単語間の意味的類似性判断	意味カテゴリーや抽象度等単語の特性により成績が相違する．
語の連想	自由連想では，与えた単語と関連した単語，たとえば動物や野菜の種類等を言わせる．反意語では「暑い―寒い」，関連語は「机―椅子」等を課題とする．
文の完成	①「一杯の（コーヒー）」，「（封筒）に切手を貼る」等，句や文の空白を埋める．②「今日，健二は（　）を買った」のように挿入する単語を限定しにくい文は目標語を引き出す効果が薄い．③「（　）を押す」，「（　）をください」のような名詞の挿入，④「本を（　）」，「車を（　）」のように動詞を挿入する課題がある．
与えられた単語を用いた作文	「几帳面とは？」「株主とは？」等，単語を定義づける課題や，文頭・文末の語を与えて作文をさせる．
自発話	絵の呼称，物品の機能の説明，絵の情景の説明，動作の説明をさせる．

程を活性化させることができる．意味的に関連した複数の単語を区別する意味素性を活性化することが語彙処理成績の改善に結びつく．語彙処理を行う前提として意味表象を活性化する目的のために単語と対象物を対応づける．失語症例によくみられる失名辞は単語の音韻形式が想起できない障害であるが，安定的な呼称促通のためには目標語について聴覚的理解，漢字読解，仮名読解，漢字音読，仮名音読，復唱等の意味表象と音韻表象の両者を活性化させる手続きがとられる[5-7]．

音韻の訓練（表2）

音韻処理の障害は伝導失語例にみられ，語彙表象は意味システムで正常に活性化し，修正行為は良好なフィードバック能力を反映している．音韻操作訓練（モーラ分解・抽出・分節化），仮名文字訓練が行われる．復唱は発話を促進する．文字と組み合わせて使用することもある．非語を用いることにより語彙知識によらない刺激を使用できる．仮名音読では復唱的に音を提示することで音読を促進できる．文字により音の配列・選択機能につ

表2 音韻課題

課題	方法
音韻意識課題	モーラ分解・抽出課題：単語のモーラ数を把握し，仮名文字と結びつける． 音節の分節化課題：単語の語頭・語末の音節を仮名文字から選択する．選択肢には音韻的・視覚的特徴の類似した文字を用いる． 押韻判断課題：2語の最終音節が同一かどうかを問う． 合成課題：「花」に「時計」を加えて「花時計」とするように複数の構成要素を合成する． 削除課題：「しまうま」から最後の「ま」を取って「しまう」という語にするように単語から特定の音を削除する． 反転・逆転課題：「すいか」を「かいす」とするように，音の配列順を逆にする． 置換課題：「テント」→「テンキ」→「エンキ」→「エノキ」のように単語の語頭・語中・語尾等1文字を変えて，別の単語を作る．
押韻判定	1対の単語の語尾音が同一か否かを判断する．この課題では仮名文字を用いず，また表出を必要としない．表出の誤りを回避し，音韻表象のみとらえることができる．刺激には絵画，聴覚，漢字文字を用いる．
音韻操作課題	短文までの意味処理および仮名音読可能な症例に対して音韻表象の保持と再活性化を促すために仮名文字を用いた表象の操作を行う．①50音表・絵カード・目標語音と②目標語音数の白紙カードを提示し，③目標語音を50音表から選択し，④絵の呼称を行う[9]．
複合的障害に対する音韻的訓練	復唱：モーラ数を系統的に変化させ，非語によって音韻情報のみに基づいた訓練を行う．仮名音読では復唱的音読，すなわち文字単語を与えながら同時に聴覚的に読み方を与え，その後音読する方法も行う．また訓練素材は1文字から単語に進める．漢字の仮名ふりを実施するうえではモーラ数，心像性，親密度，頻度の要因によって難易度が異なる．同音異義語は読みの一貫性が低く，正しい読みを想起することが困難である．
音韻障害重度例への介入	仮名文字が実用レベルでなく，モーラ分解・抽出が困難である．したがって幅広い入力モダリティによる音韻治療が必要である．単語の音節構造，特に第1音節に注目させ，①目標語を絵で提示し，②音節数に応じた数字カードを選択してもらい，③語頭音節の文字カードを選択し，④呼称する[10]．
代償訓練	①文字・音変換過程を活用する．文字をコンピュータに打ち込んで，コンピュータの辞書機能を活用し，語頭音を生成する． ②ジェスチャーを加えることで発話を改善．動詞の表出に結びつきやすい．

いてフィードバックを与える．1文字から単語，復唱と斉唱，さらに復唱的音読と段階的に音韻情報を与えていくことができる．漢字の仮名ふりの成績には訓練語のモーラ数，心像性，親密度，頻度，読みの一貫性が関係する[8]．

構音動作の訓練（表3）

視覚刺激，体性感覚刺激を用いて構音運動を促通する．失構音・発語失行はBroca失語の構音面の障害として出現することが多い．構音訓練と失語面の訓練を併せて行う．発語失行の構音訓練は音の想起が行われていることが前提となる．構音目標となる単語の仮名書称や漢字の仮名ふり，文水準では情景画の書字説明や作文等を活用する．口唇の開閉を視覚的・聴覚的にフィードバックすることは舌の動きのフィードバックよりも容易である．訓練に用いる材料は単音から開始し，単語または2，3音節の繰り返し語や文を用いる．自由会話では課題訓練時の視覚的にフィードバックされた情報を想起しながら発話してもらう．患者が誤った構音に気づかないとき，治療者は患者の構音を復唱してみせ，繰り返して発話するように求め，自己修正を促す．自習用として構音や構音動作を録画する．また口腔顔面の動作訓練を行う．構音器官の運動訓練を自習用に編集する[11]．

読字・書字の訓練（表4，5）

文字知識，すなわち読字および書字の訓練では

主な症候の評価法とリハビリテーション・対応の基本

表3 構音動作訓練

訓練手順	方法
発話活動の開始	発声，舌の突出，舌，口唇，下顎の大まかな運動を行う．
発声	治療士と一緒に/ah/と言う．咳から長く呼気を続ける．ため息から発声に進む．ハミングする．歌詞を与えて完結して，発話に移行する．構音運動として，母音を発声するための開口と舌の構えを行う．口唇の運動として口唇閉鎖，閉鎖音と母音と組み合わせて発話．舌の運動として la-la-la でメロディーを口ずさむ．笑う，しかめ面，巻き舌等口の体操．
自動的反応	10まで数える，曜日や月の名を暗唱する，等の表現，「おはよう」，「ありがとう」等日常的表現，童謡，テレビの宣伝文句等．
音素の産生	構音困難な音を明らかにする．①統合刺激法．大きな鏡の前に治療者と患者が並んで座り，模倣する．②調音点を教える．舌や口唇のあるべき位置を教える．音素を作る際の構音器官の位置を示した横断面図．仮名文字を併用．③構音訓練の順序は構音様式をもとにした難易の階層に従う．鼻子音・無摩擦継続音→破裂音，摩擦音，破擦音．視覚的な手掛かりのある音→構音点がみえにくいもの．④発話の単位．音素を単独で始め，短いものから長いものへ，という順にする．会話で句をだんだん長くしていく．自発的に発話する．
メロディック・イントネーション・セラピー（MIT）[12]	重度の Broca 失語症患者でも歌を歌えることは多い．MIT はこの現象を利用して，言おうとする句や文を一定の音楽的パターンにのせて歌うように話すものである．

表4 読字の訓練法

障害のレベル	訓練法
純粋失読	運動覚促通法（文字をなぞってから音読する）が用いられる．単語全体読みを促す方法として単語を 500 ms という短時間提示し，その単語を強制判断させる[14]．漢字1文字と漢字熟語の対連合学習を行う[15]．
表層失読 ①視覚入力辞書の障害	視覚的単語表象を明確にする．絵・文字マッチングや短文を単語で区切る課題．①文字・音変換の増強を行う．このためにキーワード法（熟語をキーワードとし，漢字1文字と対連合学習（路と道路）を行う．②文字単語を短時間提示し，音読．
表層失読 ②意味へのアクセス障害	①聴覚的な意味理解の訓練：絵と単語・文のマッチング，言われた文字を選ぶ，新聞記事や長文の要約，質問に答える．②意味がわからない単語と類義語を呈示し，同義語を選択．③正しい文とその文の中の単語を他の単語に入れ替えた文を呈示し，正誤判断．④わからない単語に仮名をつけたものを国語辞典で調べる．
深層失読，音韻失読	①意味知識の改善のために絵・文字マッチングを行う．②文字・音変換の訓練として語頭音の表出により単語の正しい発音を導く．またキーワード法で仮名文字と音との対応を図る．音韻出力辞書へのアクセス障害に対しては，文字・音変換を増強する．音韻的エラーを防止するために語頭音を与え，復唱後に音読させる等．

失語性失読・失書の症候学が発展しており，障害レベル別に訓練課題を示した[13]．

仮名文字訓練（キーワード法）（表6）

Broca 失語では構音，仮名文字，音韻抽出の3つの能力の間に密接な関係がある．これらを考慮した仮名文字訓練プログラムが開発されている[16]．

文レベルの訓練（表7）

患者の文理解困難が統語解析の障害によるのか，意味の理解障害かを評価する．失文法や錯文法を示す文法障害に対しても，障害の機序に沿った訓練方法を選択することが望ましい．意味理解障害のために助詞の運用や理解を誤るならば，意味理解障害に対する訓練が優先されるし，喚語能力の

表5　書字の訓練法

訓練対象	方法
表層失書	音・文字対応の訓練：この機能を最大限活用．キーワード法． 書字の知的解決：辞書の活用．不規則語，同音異義語を正確に教える． 穴埋め後模写訓練：仮名，漢字部首の配列後模写． 模写・再生訓練：模写を反復後再生する． 表層性失書の治療・文字表出辞書：絵・文字マッチング（不規則語・同音異義語）類義語判断．
深層失書	①意味知識の治療：意味性錯書に対し意味カテゴリー内での弁別特徴に注目させる． ②音・文字対応の訓練：キーワード法． ③モダリティ間促進：漢字・仮名音読，復唱→漢字書取・書称． ④単語レベルの書字訓練． ⑤漢字・仮名単語の書字：写字→（復唱的）音読→書取→書称．
純粋失書	単語の長さの効果，文字の認知と配列の誤り，脱落，置換，転置等が生じる． 治療：自己修正能力を高める．単語の冒頭部よりも末尾に誤る．音読して文字を確認する．音節数の長い単語の誤りを修正する．

表6　仮名キーワード法

訓練の段階	方法
①単語の構音	①構音ができたりできなかったりする音と常に正しく構音できる音を組み合わせた2～3モーラ単語の練習をする． ②常に構音できない音の訓練を行う． ③口形や構音方法の図示・解説． ④仮名文字の提示．
②キーワードの書字	清音が語頭につく単語で，患者にとって身近な2～3単語をキーワードとする．キーワードを，仮名文字で書けるように練習する．
③モーラの分解	①キーワードで練習した後，②それ以外の単語についても行う．a. モーラの数だけおはじきを置かせる．丸印を書かせる．b. 頭の中で単語をモーラに分解し，そのモーラ数を示す．
④音韻抽出練習	単語をモーラに分解し，個々の単位と聴覚印象・構音動作と結びつける． ①部分的復唱：最初のモーラの音のみを復唱させる． ②単語の中の指定された音の位置の選択． ③指定された音で始まる単語の選択．
⑤音と仮名文字との対応	個々の音と個々の仮名文字を結びつける．仮名文字カードからキーワードの語頭音を選び，書く．その後，仮名文字の書取．
⑥応用練習	仮名文字カードを提示し，それらの音でできるキーワード以外の単語を治療者が言い，書き取らせる．その単語のモーラを分解する．語頭音に対応する仮名文字を選び，書く．第2モーラ，第3モーラについても行う．次に，仮名文字カードを提示せずに行う．
⑦合成練習	治療者がキーワードをモーラごとに区切って言って聞かせ，患者に単語として言わせる．次に，キーワード以外の単語についても行う．キーワード以外の単語について，仮名文字で書いて提示し，音読および読解をさせる．
⑧仮名文字の実用化練習	漢字の仮名ふり，および仮名を読んで漢字を書く練習を行う．その後，文の書取や作文練習を行う．

主な症候の評価法とリハビリテーション・対応の基本

表7　文レベルの訓練法

課題	方法
文レベルの課題	①動作絵・情景画・四コマ漫画等の説明や，刺激絵を正しく説明している文を選択，②助詞の選択・補完，③文型の変換，④語または文節の並び替え等．二文節文から始め，徐々に複雑な文型を学習する．名詞を入れる，動詞を入れて文を完成させる． 質問に答える：①文を与えて，質問する（男の子達がサッカーをしている，男の子達は何をしているか），②日常よく使う質問（年齢，住所，気分），③文章を聞いた後で質問，④一般的な質問（現在の首相，家への道順）． 与えられた単語を用いた作文：①整序問題，単語を正しい順序に並べる（荒天となった，雷の，雨や），②単語の定義，③文頭，文末の語を与えて作文（父は〜，なぜ〜，〜渡す）． 内容を言う：①物語，②ラジオ・テレビ番組． 自発的に話す，会話：①絵の呼称，②物品の機能を説明，③絵の情景を説明，④動作の説明（情景画や実際の動作），⑤特定の話題を設定した会話，⑥自由会話．
構文の訓練[20]	個々の構文を獲得させるのではなく，構文の処理力を段階的に再確立することを目的とする． ①治療の出発点と目標点の決定：既述した失語症構文検査で判定されたレベルが出発点となる ②治療プログラムの作成と実施：課題文は構文の理解力および産生力の階層にしたがって段階的に導入する． ③課題文は文構造と弁別的に理解，産生すべき名詞と動詞の数を変数として作成する． モダリティについては〔聴理解→復唱→発話〕の系を確立する．聴理解課題では，文を聞き，該当する絵を選択させる．絵のポインティングの前か後に文を復唱させる．復唱は文を音響的に保持する力を確立するために，文を遅延模倣し，発話を導くために行う． 音声系の課題だけでは聴理解や発話の確立が困難な場合は，〔読解→聴理解〕や〔文字による文構成・音読→発話〕を行う．最終的には音声系の確立をできるだけ図る． 構造が同じ文への般化や実際に使用する場面への般化を図る．
マッピングセラピー	動詞を中心に構成される主題関係（動作主，対象等の項構造）の同定と統語構造へのマッピングを増強する方法 理解訓練：文を聞き→動詞を同定→主語を同定→主語の意味役割を絵の中で選択 ・文を視覚提示［お父さんがお母さんを呼んでいる］ 設問形式（WH疑問文）で動作，動作主，対象等を同定「どうしていますか」，「誰が呼んでいますか」，「誰を呼んでいますか」[21]． ・6種類の文型の理解・発話反復 a. 動作主が，b. 動作主が＋道具で，c. 動作主が＋対象を，d. 動作主が＋対象を＋道具で，e. 動作主が＋場所・着点に，f. 動作主が＋対象を＋場所・着点に[22]．

問題が大きいのであれば喚語訓練が主たる訓練となる．いずれにせよ，文水準の発話や書字が可能で，コミュニケーションの実用性が確保されていることが前提となる．一般に発話と書字，聴覚的理解と読解が平行して障害されることが多いため，自己修正しやすい文字言語で訓練を行うとよい．文章完成の穴埋め問題や作文を通して訓練することが可能である[17-19]．

コミュニケーションの確保・拡大 (表8)

言語機能の改善をねらう言語訓練を行う一方，周囲の人々といかにコミュニケーションを取るか，その質を向上させるかが問題となる．そのために可能なコミュニケーション手段と注意事項を周囲の人々に知らせる．

①失語症者とのコミュニケーションの取り方の原則を，リハビリテーションスタッフや家族に周知徹底させる．

②各失語症者における理解力および表出力のレベルとその代償法を具体的に指導する．重度の理解力障害の例でも，家族と患者の間にノートを介在させ，質問を漢字単語で書いて音声とともに呈示し，○をつけさせることを続けることは多くの場合有効である．ノートの中にコミュニケーションの記録が貯まっていくことも，後に表出の手掛かりとなることもある．

表8　失語症者のコミュニケーションの有効性増進法（PACE）

PACEの4原則	方法
①新しい情報の交換	送り手として失語症者の目標は，治療者がまだ知らない伝達内容を治療者に伝える．送り手が日常物品の絵を受け手に見えないように持ち，その物品の名称を治療者に伝える．伝達内容のレベルは①物品，②行為，③物語の3段階．
②コミュニケーション手段の自由な選択	不完全な言語でも他の伝達手段を組み合わせて用いることにより新しい情報の伝達に成功することができる．治療者は自然な場面で失語症者が使うことができる伝達手段と方略とをあらかじめ調べておき，患者にこれらの選択肢をすべて示し，どの手段を選択したらよいかを指導する．通常，発話，書字，会話での自然なジェスチャー，パントマイム，描画，絵や文字や室内の物品のポインティング，等がある．特定のコミュニケーション手段の能力を最大限に伸ばすだけではなく，いくつかの手段を組み合わせる．
③会話における対等な役割分担	治療者と患者が交代で絵カードの山から1枚ずつ伝達内容を引いていく．訓練の中で，伝達の送り手と受け手の双方を練習することができる．治療者が送り手の役割を果たす際に，患者に対してコミュニケーションのモデルを自ら提示する．治療者は受け手として，患者が伝達内容を理解できたかどうかを確認しなければならない．理解できたかどうかを絵カードや文字カードを提示して確認することができる．
④コミュニケーションの充足性に基づいたフィードバック	患者が伝達内容のコミュニケーションに成功したことに対して治療者の自然なフィードバックが与えられる．通常言語的に確認する．患者の伝達内容の送信が不明確な場合，治療者は患者のコミュニケーション行動を繰り返したり，真似したりしてフィードバックし，その後で治療者の質問を肯定・否定することができる．

　音声表出が困難な場合，絵をカテゴリー別に貼ったコミュニケーションノートを用意し，要求を失語症者に指示させる．

　絵を描く，ジェスチャーの訓練，書字の訓練は発語の代償手段として時に有効で，実用化するためにそれを用いたコミュニケーション体験を，家族，スタッフ等と訓練する．

（種村　純）

★文献

1) Hinckley J : Selecting, Combining and Bundling Different Therapy Approaches, In : Aphasia Rehabilitation Clinical Challenges, Coppens P, Patterson J (Eds), Jones & Bartlett Learning, New York, 2016, pp331-392.
2) Simmons-Mackie N et al : Communication partner training in aphasia : A systematic review. Arch Phys Med Rehabil **91** : 1818-1837, 2010.
3) 種村　純：言語モダリティ間相互作用に関する臨床神経心理学的研究．失語症の言語機能回復の検討，風間書房，1995.
4) Shewan CM, Bandur DL : Treatment of Aphasia, A Language Oriented Approach, Taylor & Francis, London, 1986.
5) 後藤圭乃，種村　純：語彙・意味の訓練(1)(2)．言語聴覚療法臨床マニュアル（小寺富子監，平野哲雄・他編），改訂第2版，協同医書，2004, pp210-213.
6) Nickels L : Semantics and therapy in aphasics. In : Semantic processing : Theory and practice, W Best, K Bryan and J Maxim (Eds), Whurr, London, 2000, pp108-124.
7) Raymer AM, Rothi LJG : Cognitive Approaches to Impairements of Word Comprehension and Production, In : Language Intervention Strategies in Adult Aphasia, Chapy R (Ed), 4th ed, Williams&Wilkins, London, 2001, pp524-549.
8) 勝木由紀子，種村　純：音韻の訓練(1)(2)．言語聴覚療法臨床マニュアル（小寺富子監，平野哲雄・他編），改訂第2版，協同医書，2004, pp206-209.
9) 吉村貴子・他：伝導失語の錯語減少への訓練について．神経心理 **16** : 135-144, 2000.
10) Robson J : Phonological naming therapy in jargon aphasia : positive but paradoxical effects. J int Neuropsychol Soc **4**(6) : 675-686, 1998.
11) Darley F L et al : Motor Speech Disorders, W.B.Saunders, Philadelphia, 1975.（柴田貞雄訳：運動性構音障害，医歯薬出版，1982）
12) 関　啓子，杉下守弘：メロディックイントネーション療法によって改善の見られたBroca失語の一例．脳と神経 **35** : 1031-1037, 1983.
13) 田中彰子，種村　純：失読・失書の治療(1)(2)．言語聴覚療法臨床マニュアル（小寺富子監修，平野哲雄・他編），改訂第2版，2004, pp218-221.

14) 吉野眞理子・他：純粋失読のリハビリテーション，単語全体読み促進を目ざした訓練とMOR法による検討．失語症研 **19**：136-145, 1999.
15) 伊澤幸洋・他：漢字の失読症状に対する訓練法，訓練法，漢字一文字に対して熟語をキーワードとして用いる方法．音声言語医 **40**：217-226, 1999.
16) 物井寿子：失語症の読み書き障害の訓練－仮名書字訓練を中心に－．神経心理 **6**：33-40, 1990.
17) 石坂郁代：よくわかる失語症と高次脳機能障害（鹿島晴雄，種村 純編）．永井書店，2003, pp203-210.
18) Swinburn K：The aphasia therapy file, Byng S et al eds.Psychology Press, East Sussex, 1999, pp151-158.
19) 藤岡真砂美，種村 純：統語の訓練 (1) (2)．言語聴覚療法臨床マニュアル（小寺富子監修，平野哲雄・他編），改訂第2版，2004, pp214-217.
20) 藤田郁代：失語症構文処理障害に対する治療計画．失語症研 **16**(3)：214-220, 1996.
21) 滝沢 透：失文法患者に対する動詞の訓練．失語症研 **20**(3)：202-210, 2000.
22) 土橋三枝子：シリーズ言語臨床事例集 第4巻 失語症（竹内愛子・他編），学苑社，2002, pp25-47.
23) Davis, Wilcox：Promoting Aphasic's Communication Effectiveness, PACE, 1985.

column

覚醒下手術

　覚醒下手術とは，手術の途中で患者をめざめさせ，脳を直に電気刺激することによって病巣周囲の脳機能を調べる手法である．電気刺激による高次脳機能マッピングは，1935年にJefferson が角回の刺激による失語症状を初めて記載したのに始まる[1]．その後，Penfieldらがてんかんを中心とした多数例にこの手法を適用し，広く知られるようになった[2]．この方法の原理は，ある部位の神経活動を電気刺激で一時的に変容させ，その部位の機能を知るというものである．たとえば，一次運動野/感覚野を刺激すれば運動/感覚が誘発され，言語野であれば言語活動が障害される．

　現在，電気刺激による脳機能マッピングは，個々人における機能野を同定する最も信頼し得る方法のひとつとして臨床的に使われている．覚醒下手術と留置硬膜下電極を用いる方法があり，覚醒下手術の主な対象は脳腫瘍である．マッピングする機能としては，言語が代表的で，運動・感覚マッピングも覚醒下で行うことがある．この手法が安全に行えるようになった結果，以前は術後の機能障害のため切除不能と考えられていた領域でも，真に重要な部分のみを温存して，それ以外は切除できるようになった．わが国でも2012年に覚醒下手術ガイドラインが作成され，より多くの施設で行われるようになっている[3]．ただし，覚醒下手術は綿密な計画のもとに脳外科医，麻酔科医，神経内科医，言語聴覚士，看護師等がチームとして行う必要がある．さらに，術中に覚醒し，課題を行うという患者にとっては負担の大きい手法であるため，適用となる患者を厳選し，十分な説明や事前のシミュレーションをすることが不可欠である．

　これまで覚醒下手術による言語機能マッピングで明らかになったこととして，"言語野"の個人差と言語にかかわる神経束についての知見が挙げられる．局所脳損傷や機能的MRI等の手法では，言語野はある程度の広がりをもった領域として同定され，各人に共通のものとして認識されてきた．それと異なり，皮質電気刺激による"言語野"は一個人においてはごく狭い範囲に限局し，個人間での部位のばらつきが非常に大きい[4]．したがって，たとえば解剖学的にはBroca野とされる部位でも，電気刺激によるマッピングでそのごく一部のみが言語にかかわっていることがわかれば，それ以外の部位は切除可能となる．また，腫瘍の切除をしながら皮質下マッピングを行い，その結果を術前にMRI tractographyで描出した神経束と対応させることにより，言語に関連する神経束を同定できる．このように覚醒下手術は，ヒトの高次脳機能の神経基盤を知るうえでも有用な手法と考えられるが，術後の機能障害を最小限にするという臨床的意義を認識し，その適用を十分に検討してから行うべきものと思われる．

（鈴木匡子）

★ 文献

1) Jefferson G : Jacksonian epilepsy : A background and postscript. *Postgrad Med J* **11** : 150-162, 1935.
2) Penfield W, Jasper H : Epilepsy and the functional anatomy of the human brain. Little Brown, Boston, 1954.
3) Guidelines Committee of the Japan Awake Surgery Conference : The Guidelines for Awake Craniotomy. *Neurol Med Chir* (Tokyo) **52** : 119-141, 2012.
4) Sanai N et al : Functional outcome after language mapping for glioma resection. *N Engl J Med* **358** : 18-27, 2008.

主な症候の評価法とリハビリテーション・対応の基本

読み書きのリハビリテーション

はじめに

　文字言語の使用は音声言語以上に個人差が大きい．仕事や学業において高度な文章を読んだり書いたりしている人もいれば，文字はあまり読まない，自分の名前程度しか書かないという人もいる．リハビリテーション（以下リハ）においては病前の文字習慣を把握することが必須である．また近年，日本語話者においても発達性ディスレクシアの出現率が8％との報告[1]もあり，発症前に読み書きに何らかの困難がなかったかどうかも確認しておきたい．さらに，発症後の生活でどの程度読み書きが必要なのかによってプログラムは変わってくる．必要な情報を収集して，ニーズも踏まえ適切なプログラムを提供したい．図1に評価とリハの概略図を示す．

失読失書の評価

　文字言語の障害が疑われたら，まず標準失語症検査（Standard Language Test of Aphasia；SLTA）やWAB失語症検査等の総合的な失語症検査にて，言語機能全般の低下の有無，音声言語と文字言語の差，両者の関連，文字言語のおおよその重症度，音読と書字，書取と書称（ものの名称を書く）の差等を把握する．そのうえで，重度低下例を除いて，音読や読解，書字それぞれの詳細な検討に進む．失語症語彙検査，SALA失語症検査には，文字での語彙判断検査（提示された文字列が単語か非単語か問う），単語の属性（頻度，親密度，心像性，文字数）を統制した名詞と動詞の音読と読解，書字課題が含まれている．

　失語症に伴う読みと書字に関しては，表層失読・失書，音韻失読・失書，深層失読・失書という認知神経心理学的分類も知られている．表層失

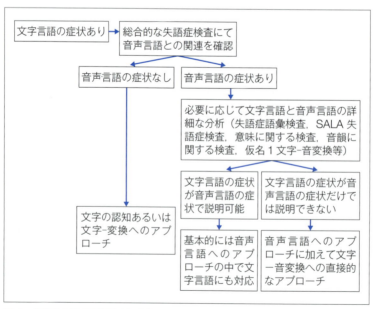

図1　失読と失書の評価とリハビリテーションの概略図

読は，規則語や文字－音変換の規則に当てはめて読めば正解となる非語の音読は可能だが，不規則語の音読が困難になるタイプである．規則語とは，一つの読み方しかない文字のみで構成されている語（ひらがなやカタカナ語，銀貨等の漢字語等）や，いくつかある読みの中でもっとも頻度の高い読み方の文字だけで構成されている語（歌手，等）のことである．これ以外の語は不規則語ということになる．もっとも不規則性が高いのは熟字訓ともよばれる語で，紫陽花や案山子，海老等が該当する．

表層失読では，文字列を語彙として処理したり，意味処理したりすることが困難なために，文字—音の変換規則に基づく処理のみが行われると解釈されることが多い．不規則語を規則的に読んでしまう規則化錯読あるいはLARCエラーという誤り方（紫陽花を「しようか」，案山子を「あんざんし」等）が特徴的である．表層失書は表層失読を裏返したような症状で，たとえば新聞を「親文」と書くような誤り方が特徴的である．これに対して音韻失読は，単語であれば規則語も不規則語も読めるが，非語の音読が困難になるタイプである．非語を実在する語に誤る語彙化錯読（「かぬら」を「カメラ」，「きうこひ」を「ひこうき」等）が特徴的な誤り方である．音韻性失書では実在語は書けるが非語の書取に困難を示す．

深層失読は，音韻失読と同様に非語の音読が困難で，さらに実在する単語の読みにも障害を示すタイプである．意味的に似た単語に読み誤る意味性錯読（犬を「ねこ」，人参を「だいこん」等）や形態的に類似した語に誤る視覚性錯読（瓜を「つめ」，天井を「てんどん」等）が特徴的である．深層失書では意味性錯書が出現する．また，具象性の高い単語あるいは品詞の方が読みやすい，書きやすいといった単語や品詞による違いがみられる．

失語症に伴う文字言語の障害は音声言語の症状と関連するので，必要に応じて，意味（語義）理解，音韻の能力についても検査する．仮名1文字の音読と書取りにて，仮名1文字－音変換について確認することも重要である．仮名1文字の音読については，文字の連続的な提示と1文字ずつ間をあけての提示で成績が異なる症例がいることも示されている[2]．

読みのリハビリテーション

（1）純粋失読

純粋失読例では，1文字の認知や文字表象を確実にするため，運動覚や触覚を活用するなぞり読みが活用されている．わが国では仮名において効果があったとする知見は多い．漢字については，比較的画数の少ない配当学年の低い漢字で効果があったとする研究[3]，むしろ形態的に複雑で低頻度・低親密度の漢字でなぞり読みがなぞり読みを伴わない音読に比べて成績がよかったという報告[4]等がある．なぞり読みが発症当初は有効ではなかったが，音を提示しながら他動的になぞりを繰り返したところ徐々に可能になったという例[3]もあり，1文字の読みに困難のある例では，なぞり読みは試みられるべき方法と考えられる．

1文字の文字－音変換がある程度可能な純粋失読例では，逐字読みがみられる．この段階へのアプローチとして，単語を全体として処理できるようにする取り組みが行われている．代表的な方法がフラッシュカード方式といわれる，ごく短時間の提示で単語の音読を促すものである．吉野ら[5]は，ごく軽度の失算，呼称障害等を伴う20代の男性に対して，ひらがなで書かれた単語を用いて，全体をとらえるようにして，できるだけ早く音読することを求める方法で発症約3カ月後から訓練を行った．その結果，2～3文字語は音読所要時間が短縮し非訓練語にも般化，4～5文字語では訓練語のみ改善した．2～3文字語の所要時間の短縮は1文字－音変換の速度が上がったためとも考えられ，この方法が単語全体読みを促進したかどうかは必ずしも明確ではない．また，日本語話者における本法の適用と限界についてもわかっていない．しかし，実用性を考えれば逐字読みがある程度可能になったら単語の音読練習に移行することは必要であろう．

単語の音読と読解については，両者に乖離はないとする立場と，乖離を認めたとする報告がある．後者においては，音読に比べて読解が保たれるのは，右半球における読字，特に意味処理機能によ

主な症候の評価法とリハビリテーション・対応の基本

るとする説が有力である[6]．森岡ら[3]は，漢字単語の読みにおいて心像性効果が認められた純粋失読例を報告し，意味系経路[7]の活用を検討する必要性を述べている．

純粋失読例の文章の音読訓練に関して，わが国での報告はほとんどない．吉野ら[5]は，Multiple Oral Reading法を前述の例に適用した．同じ文章を何度も繰り返して音読し，所要時間の短縮を図る方法である．発症約5カ月半時に100文字程度の文章から開始し，徐々に難度を上げた．その結果，発症から14カ月頃まで音読所要時間が徐々に短縮した．約4カ月ごとに実施した読書力診断検査の成績も，発症から15カ月時点まで改善した．

（2）失語症に伴う読みの障害
①音声言語の改善と文字言語の改善

失語症に伴う読みの障害では，音読と読解の双方へのアプローチが必要となる．文字言語は音声言語の症状を反映するので，音声言語へのアプローチが文字言語の改善につながる．たとえば，意味理解の改善は聴覚的理解とともに，読解，音読，書字にも改善をもたらす．音韻の想起や配列の訓練は，音韻性錯語とともに音韻性錯読を減少させる．

安積ら[8]は，失語例における漢字音読と呼称について，一方の改善に伴って他方が改善したと報告し，両者の関連性について言及している．また唐澤ら[9]は，実在語の音読は可能だが非語音読，特に非同音非語（「おでと」「テナス」のように音読しても非語となるもの）の音読が困難で，音韻障害を示した音韻失読例に対して，文字を活用しない課題を実施し音読の改善を図った．課題は，モーラ抽出・結合，非語の拍結合の2種の音韻操作課題であった．彼らは他にも系列動作の課題を行っているので断定はできないが，音韻操作課題の改善と音読の改善が同時にみられていることから，少なくともこの方法が有用である可能性は示唆される．

②文字－音変換へのアプローチ

音声言語の症状に比べて文字言語の症状が重い場合，文字言語特有の症状が併存している可能性がある．その場合，文字－音変換に直接アプローチする必要があるかどうかを検討する．この処理へのアプローチとしては，いわゆるキーワード法がよく知られている．これは，仮名1文字と音との対応関係の改善に漢字をキーワードとして利用する方法である．柏木ら[10]の方法では，仮名1文字に対して1つの漢字をキーワードとして選ぶ．そしてたとえば，「き」という仮名文字を見たら，キーワードの漢字「切手」を書けるように練習し，キーワード「切手」を音読する．その後語頭音のみを抽出して言えるようにし，徐々にキーワードを想起せずに「き」の音読を可能にするという方法である（図2）．漢字の音読が可能で，ニーズや意欲を含め新たな方法の学習が可能な例に活用できる．

漢字の音読についても伊澤ら[11]がキーワードを活用する方法を報告している．彼らは，仮名は良好で漢字の失読失書を呈した失語例に，漢字の音読みの改善を目的に2種の方法を行いその効果を比較した．目標漢字を含む熟語をキーワードとして対連合学習する方法と，漢字一文字と読み仮名との対応の直接再学習である．その結果，後者の方法では効果が得られなかったが，前者では有意な効果を認め，訓練終了後も効果が維持された．また，今井ら[12]は，意味理解障害がないにもかかわらず漢字単語で意味性錯読が出現した症例に対して，漢字の音読みと訓読みをできるだけたくさん書くという方法で文字と意味を切り離して漢字

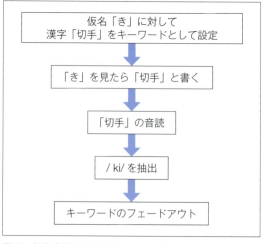

図2　仮名音読におけるキーワード法

を音に変換する過程を活性化する方法で意味性錯読の減少に成功している．

また，純粋失読に有効とされるなぞり読みが，失語例にも効果があったとする報告もある．福永ら[13]は，複数の失語症例において，視覚呈示のみより，視覚と閉眼での他動的ななぞりを併用したほうが成績がよかったと報告している．佐藤ら[14]は，重度の流暢性失語例において書字運動による有意な音韻促進効果が確認されたと報告し，この結果について，文字に関する運動覚性記憶（運筆）から直接音韻に至る経路の存在を示唆すると述べている．失語例におけるなぞり読みの効果には，日本語話者が幼少時から，繰り返し書いて覚えるという方法を多用していることが何らか影響している可能性も考えられる．

書きのリハビリテーション

書字障害はさまざまな要因によって出現するが，失読失書，純粋失書，失語に伴う失書では，文字形態の正しい想起が困難となる．失語症に伴う失書は音声言語の症状を反映する．語想起の障害は書称に影響し，意味に障害があれば，漢字で「親友」を「新夕」と書くような類音性錯書が出現する可能性がある．音韻性錯語のみられる症例では多くの場合仮名の音韻性錯書が出現する．したがって，失語症における書字障害については，音声言語の症状との対応をみる必要がある．ただし，失語症における書字の回復には日常生活を上回る外的な文字言語刺激が必要な可能性が指摘されており[15]，書字については必要に応じて意識的積極的に介入することが求められる．書字を発話の代償手段として用いる失語症者も少なくない．たとえ正確に書字できなくても，単語の一部でも書ければ相手の推測につながる．したがって，実用性に鑑みて症例によっては，必ずしも完全正答を目指さなくてもよいかもしれない．

文や文章レベルの書字能力の改善には言語以外の要因，たとえば考えをまとめる，文章の構成を考えるといった能力の改善も必要である．

文字形態の想起困難に対しては通常，写字を反復して練習することから開始し自発的な文字形態の想起につなげる．重度の書字障害例で発症前に書字習慣がほとんどなくても，その後の生活において署名が必要となることはあるので，自分の氏名は自力で書けるようになることを目指すとよい．発症後も使用するであろう単語を課題に設定することはモチベーションにもつながる．

仮名書字のリハについては，キーワード法の有用性を示す報告がある．柏木ら[10]は，4例の失語症例に対してキーワード法を用いた仮名書字練習を行った．仮名1文字に対応する1〜3文字からなる漢字単語をキーワードとして選定し，聴いた音に対応するキーワードを想起して漢字で書字したのち，漢字の上に語頭音を仮名で書くという，対連合学習の方法である．練習期間はそれぞれ6カ月から14カ月で，到達レベルには症例によって差があったが4例とも不十分ながら文の書字が可能となった．鈴木[16]は，漢字1文字で表記する単音節語をキーワードとし，さらにそのキーワードを想起しやすくするために，当該漢字を含む複合語や一部，句や文（「蚊」に対して「蚊取り線香」，「実」に対して「実がなる」等）を意味的なヒントとして設定した．その結果，比較的重度の失語症4例で良好な改善がみられたことを報告している．また小嶋ら[17]は，漢字の障害が軽度で仮名に重度の障害を呈した失書例において2種の訓練法の効果を比較した．1つは写字，もう1つは仮名1文字を同一の音で始まる漢字1文字と対連合学習させるキーワード法である．その結果，写字の効果は訓練期間のみであったのに対して，キーワード法では高い効果が得られ，訓練終了後も自己産生cueとして定着し，実用化する可能性が示唆されたとしている．

いずれにしても書字の訓練方法に関するエビデンスのある報告はまだ多くはない．なお，ここに記載した以外の書字の症状へのアプローチは他書[18,19]を参照されたい．

おわりに

読み書きのリハの効果については，音声言語と同様，機能面だけでなく実用面からの評価が求められる．訓練が非訓練語に般化しにくいとの報告

主な症候の評価法とリハビリテーション・対応の基本

も多く，訓練語の選択は重要である．難度の調整とともに，発症後の生活を踏まえて，より必要な課題を選択する必要がある．また，十分な回復が期待できない場合やリハの過程において，電子辞書やメールの予測機能等の代償手段の活用も考慮すべきである．さらに近年，コンピューターや携帯電話等の普及に伴い，タイピングの障害が注目されている．日常的にキーボードの入力を行っていた例については特に，書字とともにタイピングについても必要に応じて対応が求められる．

〔春原則子〕

★文献

1) Uno Akira et al：Relationship between Reading/Writing Skills and Cognitive Abilities among Japanese Primary-School Children：Normal Readers versus Poor Readers (dyslexics). *Reading and Writing* **22**：755-789, 2009.
2) 松田 実・他：Phonological Alexia 仮名無意味綴り音読障害の機序．神心理 **9**：172-180, 1993.
3) 森岡悦子・他：純粋失読における改善経路の検討―運動覚性記憶を用いる読みと心像性を手がかりとする読みについて．高次脳機能研 **33**(4)：395-404, 2013.
4) 福永真哉・他：一純粋失読例における漢字・仮名の乖離の検討―漢字・仮名一文字の音読となぞり読みの比較から．高次脳機能研 **30**：96-101, 2010.
5) 吉野眞理子・他：純粋失読のリハビリテーション：単語全体読み促進を目ざしたフラッシュカード訓練と MOR 法による検討．失語症研 **19**：136-145, 1999.
6) 岩田 誠：純粋失読症候群の神経心理学的側面．神研の進歩 **21**：930-940, 1977.
7) 河村 満，溝渕 淳：純粋失読の回復過程―発現機序からの考察．失語症研 **16**：153-162, 1996.
8) 安積園子・他：呼称と漢字音読の過程――失語症者の訓練経過．失語症研 **1**：171-182, 1981.
9) 唐澤健太・他：音韻失読例の訓練経過―文字を使用しない音韻操作課題，順序情報処理課題の効果．高次脳機能研 **35**：242-249, 2015.
10) 柏木あさ子，柏木敏宏：失語症患者の仮名の訓練について―漢字を利用した試み．音声言語医 **19**：193-202, 1978.
11) 伊澤幸洋・他：漢字の失読症状に対する訓練法：漢字一文字に対して熟語をキーワードとして用いる方法．音声言語医 **40**：217-226, 1999.
12) 今井眞紀・他：障害内容別の失語症訓練方針 9．読字．よくわかる失語症セラピーと認知リハビリテーション（鹿島晴雄・他編），永井書店，2008，pp276-286.
13) 福永真哉・他：失語症者における仮名なぞり読みの効果．総合リハ **26**：371-376, 1998.
14) 佐藤幸子・他：失語症における仮名 1 文字の音読訓練―書字運動による音読促進効果に関する検討．言語聴覚研 **3**：23-30, 2006.
15) 近藤郁江・他：失語症状の回復経過―2 年 3 カ月の治療中断を含む 6 年間の経過の検討．高次脳機能研 **35**：332-337, 2015.
16) 鈴木 勉：失語症の仮名書字訓練導入の適応と訓練方法．失語症研 **16**：246-249, 1996.
17) 小嶋知幸・他：純粋失書例における仮名書字訓練―シングルケース・スタディによる訓練法の比較．失語症研 **11**(3)：172-179, 1991.
18) 佐藤睦子：障害内容別の失語症訓練方針 10．書字．よくわかる失語症セラピーと認知リハビリテーション（鹿島晴雄・他編），永井書店，2008，pp287-294.
19) 田中晴美：読み書き障害のリハビリテーション．脳血管障害と神経心理学（平山惠造，田川皓一編），第 2 版，医学書院，2013，pp514-519.

主な症候の評価法とリハビリテーション・対応の基本

失行のリハビリテーション

はじめに

　評価とアプローチは表裏一体である．的を射た介入には，的確な評価という裏付けが必須である．失行症を呈する対象者は失語症を有し指示理解が困難なことも少なくない．それだけに，失行症のリハビリテーション（以下リハ）においては観察できたことや聴取できた情報から障害メカニズムを考えることが重要である．

　障害メカニズムを仮説としてもつことは，実施する介入に直結する．「この仮説に基づいて考えたこの訓練を実施すれば，こう改善するはずである」と考えて介入した結果，予想通り改善したのであれば仮説が正しい可能性が高まるし，残念ながら予想と異なる結果となったのであれば，仮説が誤っていたのか，介入が誤っていたのかを考察できる．何かが誤っていたのであれば間違った点を考え直せばよい．仮説をもとに訓練することは，目の前の失行症を呈する対象者はもちろん，その次に出合う失行症例のリハのヒントにつながるはずである．

　本項では「的確な評価は的を射た介入を産む」と考え，評価を中心に失行症のリハについて述べる．

失行症の評価

（1）失行症であることの確認

　まず，一見すると失行症だが実は異なる可能性のある障害を除外する．そのためには失行症の定義に立ち戻るのが手っ取り早い．ポイントは3つある．①その行為を行う意図や目的が把握されていること，②行為や動作を実現できるだけの運動・感覚機能が保たれていること，③①と②が明らかにもかかわらず動作や行為がうまくできないことである．この3点を評価することは，失行症のようにみえる行為障害が実は異なる原因で生じている場合との鑑別も可能にする．

①行為の意図や目的は把握されているか

　日常生活場面であれば，食事なら食事，歯磨きなら歯磨き等，その状況を理解し，今，ここですべきことがわかっていること，検査場面であれば，今，検査されている状況であることがわかっていることを確認する．

　この評価の中心は観察である．対象者によっては「こうしたいのにできない」「勝手に手がしてしまう」等，意図や目的はわかっているのにできない状況を表現してくれる場合もあるが，多くの場合「わかっていますか？」と口頭で聞いても正しい答えは得られない．場面に応じた行動をしているかどうかを観察する．

　失行症との鑑別のポイントは，意識障害や全般的注意障害，全般的認知機能低下，加えて，聴力や視力等の基本的な機能の低下によるものでないことの確認である．また，情動・意欲，疲労度が行為や動作への取り組みに影響する可能性も考慮する．これらに問題があれば，まずはその点を評価し介入する必要がある．

②行為を実現できる運動・感覚機能は保存されているか

　要素的な運動機能，体性感覚の障害を確認するため，麻痺・失調・不随意運動，体性感覚の鈍麻等の有無を評価する．これらの評価はいわゆる神経学的検査により可能である．

　これらの障害の評価の目的は，失行症である可能性の見極めである．たとえば，非麻痺側と比較すると軽度の片麻痺があることは明らかであったとしても，筋力も充分で上肢や手指の分離も良好であれば，「敬礼」ができない理由は軽度片麻痺のためではないと評価できる．

③他の高次脳機能障害では説明できない障害か

　たとえば，失語症で指示が理解できないことや，

主な症候の評価法とリハビリテーション・対応の基本

失認症のために使用すべき物品が認知できないことが行為に影響している可能性もある．あるいは注意障害や遂行機能障害があり，複雑な道具の系列的使用が困難になっている場合もあるかもしれない．半側空間無視や運動無視が影響することもある．

他の高次脳機能障害で説明できる行為障害である可能性があれば，まずはその障害に対する評価・アプローチが必要である．

(2) スクリーニング検査バッテリー

失行症の患者は生活場面では検査場面ほど障害を呈さないといわれている．評価の結果，検査場面でしか現れない失行症であることが結論できるのであれば，それ以上の評価や介入は不要である．リハの必要はない．

経験的には，比較的早期の脳血管障害患者では，失行症を呈する患者で病棟生活での道具使用の誤りが観察されることは少なくない．また生活期で慣れた環境では失行的な障害は観察されなくなっていても，「久しぶりに行ったすき焼き店で何からはじめてどう食べるのかわからなくなった」「バスに乗るときに焦ってしまってどうステップを上がるかわからなくなった」等，普段と違う場面や緊張を強いられる場面で不意に失行症状が現れることを見聞きすることもある．これらのことから，失行症が生活に影響しない障害とは言い切れない印象をもっている．

一般的には生活場面と検査場面を組み合せ，どんな場面でどんな支障があるのか，観察と既存のスクリーニング検査で障害のあたりをつけ，その後必要に応じてディープ検査を行う．

対象者やその家族の了承が得られ，かつ，個人情報の管理が確実にできることが前提であるが，失行症の評価においては動画での記録を勧めたい．動画は，後で見返すことが可能であり，複数人の眼で客観的に障害や利点を確認することができる．また，動画の記録があれば，アプローチ前後の比較が可能であること，さらに，訓練への応用や，対象者や家族等に説明する場合にも活用できる可能性がある．

ここではわが国でよく使用され，かつ，比較的わかりやすい2つのスクリーニング検査を紹介する．

①標準高次動作性検査 (SPTA)[1]

検査項目は構成課題も含めて大項目が13，それぞれに1〜6の小項目がある．たとえば，大項目の「上肢(片手)慣習的動作」の中に小項目として，「敬礼」「おいでおいで」「チョキ」の3つがそれぞれ右手，左手に対して設定されている．それぞれの小項目は，物品が必要ない動作は口頭命令と模倣，あるいは模倣のみ，物品が必要なものは「物品なし，動作命令」「物品なし，模倣」「物品あり，使用命令(物品名を告げずに『これを使ってください』と指示)」「物品あり，動作命令(具体的に『○○をしてください』と指示)」「物品あり，模倣」等，異なる指示方法が設定されている．被験者の反応は表1に示した9つのいずれに当たるかを記録する．

スクリーニング検査としてはかなりの分量であるが，わが国で唯一標準化された検査であること，考え得る高次動作性機能を自動詞的/他動詞的/構成的の3つに分類し，さらに物品数や使用する身体部位，意味性，反復性等吟味し試作を経て作られた網羅的な項目から構成されていることは，この検査の強みである．

② WAB 失語症検査の「行為」[2]

20個の動作について，左右それぞれの手について評価し，口頭命令のみでできたときに3点，模倣でできたら2点，実際の使用でできたら1点，できなければ0点と点数化する．

道具や物品を使用する動作は8つで，項目数も少なく，検査を手順通り行うと口頭命令でできた時点で満点となりスクリーニングとしてはかなり短時間で実施が可能である．しかし，対象者の誤りが指示によって異なるのかどうかを評価したい場合には，口頭命令指示のみではなく，模倣や実際の使用も観察する必要がある．

観察された誤り方の分類や採点は設定されていないが，上記の標準高次動作性検査と同様に，誤り方についても観察しておくと障害メカニズムのあたりをつける際に役立つ情報となる．

表1 誤反応分類

正反応	N	normal response	正常な反応
錯行為	PP	parapraxis	狭義の錯行為や明らかに他の行為と理解される行為へのおきかえ
無定型反応	AM	amorphous	何をしているのかわからない反応，部分的行為も含む
保続	PS	perseveration	前の課題の動作が次の課題を行うとき課題内容と関係なく繰り返される
無反応	NR	no response	何も反応しない
拙劣	CL	clumsy	拙劣ではあるが課題の行為ができる
修正行為	CA	Coduite d'approche	目的とする行為に対し試行錯誤が認められる
開始の遅延	ID	initiatory delay	動作が始めるまでに，ためらいが見られ，遅れる
その他	O	others	上記に含まれない誤反応：BPO（body part as object），verbalization，USN等

（日本失語症学会高次動作性検査法作成小委員会）[1]

（3）評価のヒントとなる視点

失行症においてはLiepmannの古典的失行の分類についてさえも議論がある[3,4]．失行症の分類やそれぞれの定義，内容，想定するメカニズムは諸家により異なるため，分類だけを追究していては目の前の対象者に役立つ評価にはなりにくい．一方で，ある程度メカニズムについての仮説をもって評価すると症候を理解しやすい場合がある．

リハにおける評価の目的は2つある．1つは生活の中で支障があることの原因を絞り込むこと，もう1つはその支障を解消するヒントを見つけることである．以下にヒントとなる視点を紹介する．

①認知心理学的なモデル

端的な言い方をすれば，ボックスと矢印で考える考え方である．失行症についてはHeilmanらの考え方が有名である[5-7]．ここでは初期の複雑でない行為発現のモデルを示す（図1）[7]．このモデルの特徴は，聴覚（言語指示）・視覚（ジェスチャーを見せる）・視覚（道具を見せる）の3つの入力を考えている点，最終的な運動出力の前に，意味的な処理として入力された情報を理解すること，次に出力するための意味的処理の2つを仮定した点である．

認知心理学的な視点からリハを考えることはシンプルである．評価は，それぞれのボックスそのものの障害か，あるいは，それを連絡する矢印の部分の障害かがわかるよう，検査項目を考える．介入においても同様で，ボックスそのものの機能を改善するか，副次的あるいは迂回路的な矢印を作り出力に達する方法を考える．

Heilmanらが提唱している検査バッテリーには，Florida Apraxia Screening Test-Revised（FAST-R）がある[5]．これは言語指示からジェスチャーあるいはパントマイムで表出される30の動作を検査する．しかしこの検査はスクリーニングであり，これだけではHeilmanらのモデルの「聴覚性/言語性入力」から出力までのラインしか評価できない．実際にはFAST-Rでスクリーニングし，加えて動作の理解，産出，動作の意味理解等の評価，産出された動作の誤り方の観察等の評価を必要とする．評価内容の詳細は文献5，6を参照されたい．

河村と望月はこの概念をベースに，行為記憶が行為概念系と行為産出系からなるとしたモデルを考案している[7,8]．これらの認知心理学的なモデルは，臨床で出会う患者を評価するときのヒントとなる．

現時点では「これぞ」という唯一の失行症モデルは存在しないが，今後は臨床で出会う対象者を基底にしたモデルや事例を多数アウトプットし議論することで，より真実に近い，臨床で活用し得るモデルができあがる可能性がある．

主な症候の評価法とリハビリテーション・対応の基本

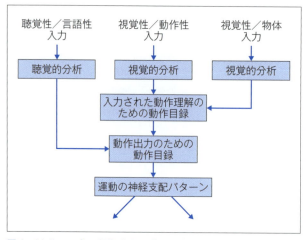

図1　Heilmanらの行為発現のダイアグラム
(Rothi et al, 1997, 文献5を筆者が意訳)

②行為内容と神経生理学的知見から考えること

河村[9]は総説で，Lipmannの古典的失行の考えに基づきながら，行為の内容と頭頂葉・前頭葉の機能から臨床的な症候を理解する視点を示している．その中ではこれまで失行症の範疇ではとらえられていない視覚性運動失調等の行為障害も扱い，高次運動機能障害を行為内容に即して，表2のように行為障害を分類し，それぞれの障害の内容と従来の症候名，責任病巣を記している．

脳に関する知見はイメージングの進歩に加え，リハの分野でも片麻痺等の身体障害に対するアプローチとして脳機能と機械を融合させたBrain Machine Interface (BMI) の開発も進んでいる[10]．失行症のリハにおいても，これらの視点は必ず役に立つはずである．今後は，たくさんの神経生理学的な知見や脳科学の研究から失行症のメカニズムが明らかとなり，画期的な評価や介入が開発されることが期待される．

③観察できる運動・動作から考えること

山鳥は道具の使用障害についての総説の中で，「使用は運動である．運動を含む過程を認知障害（失認）あるいは記憶障害（意味記憶）あるいは身振り素振りなど，概念の水準だけで捉えることに筆者は疑問を持つ．使用行為は一部はイメージ化可能でも，その本質は操作という過程そのものにあり，具体的な動きとともに展開してゆくものである．」と述べている[11]．

表2　行為とその障害

1. 手をのばし，つかむ
2. 身振り
3. まねる
4. 使う
5. 組み立てる
6. まとう
7. 書く
8. 話す

(河村, 2004)[9]

認知心理学的なモデルをひとつの仮説として評価・介入する可能性を前述したが，眼前の対象者の見えない認知過程を仮定するのではなく，実際に自分の眼で観察できる運動・動作から考えることもまたひとつの視点である．

たとえば，道具使用は，目的に沿った意図・意思からその目的に合った効果を発現するまでの過程である（図2）．発端となる意図や意思は眼に見えないが，実際に対象者がする運動，つまり，道具に手を伸ばし，道具を把握し，それを対象に当て，そこで道具を操作する運動は観察できる．

このすべての過程が障害される場合もあるが，特定の過程だけが障害される場合もある．筆者は道具固有の把握を実現することだけが障害されたと考えられた左頭頂葉皮質下出血例[12]や，道具を当てる対象を想起できなかったと考えられる左側頭葉病変例[13]を経験している．

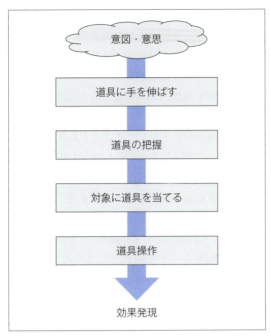

図2　道具使用過程

単に失行性の道具使用障害がある，という評価だけでは効果的な介入につながらない．道具を使う過程のどこに障害があり，何は問題がないのかがわかってこそ，介入することができる．

道具使用障害を呈した事例に写真を用いて動作手順を並び替える練習をして効果があったという報告がある[14]．だからといって，道具が使えない人には手順の練習だ，と安直に訓練だけをまねしても改善は得られない．写真の並べ替え訓練が効果的であったのは，系列動作の誤りを呈しているという分析があったからこそのはずである．症候名を冠すれば同じ「道具使用障害」であっても，道具を当てる対象を想起できない症例に，写真を手順通りに並べ替える訓練をしたとしても訓練効果は得られない．

何が，どう障害されているのかわかって初めて効果的な介入が展開できる．対象者の行為・動作を観察することが重要である．

④正しくできる場面の分析

有効な訓練につなげるためには，誤り方の分析に加え，正しくできるときの分析も必要である．失行症の患者はすべての動作ができないわけではない．同じ動作でもすんなりできることもあれば，どうやってもできないこともあるため，正しくできる場面の法則性を見出すのは容易ではない．しかし，もしそれを見出すことができれば，アプローチするうえで大きな利点を得たことになる．

筆者は前述した道具把握のみに障害を呈した自験例[12]において，80種類以上の道具について繰り返し把握だけを観察させてもらった経験がある．その中で日常的に使用する箸やペンは，本人の「しっくり持てない感じ」は比較的早期に消失した．一方で本人が普段あまり使うことのないレードルや生け花用の鋏は何度繰り返しても把握に試行錯誤を要した．このことから，この症例については使用頻度が高い道具と，そうでない道具では障害に差があること，繰り返し練習することが改善の糸口になることが示唆された．

中川ら[15]は，左中大脳動脈領域の広汎な損傷で重度の右片麻痺，失語症，失行症を呈し，日常生活は全介助を要した症例でも，頭や鼻を掻くことや，新聞をめくる・たたむことができたことを観察している．また，斜面から転がり落ちるボールを疑似道具でキャッチすることを実験的に施行し，優位半球機能がほぼ全廃していても道具の合目的操作が可能であることを見出している．

正しくできる場面を分析するためには内容(content)と文脈(context)の2つの視点が必要であろう．前者はその動作や道具そのもの，後者は周囲の環境や状況等である．失行症を呈する対象者は同じ動作でもできることとできないことがあり，浮動性があることが特徴ともいえる．問題なく行為・動作ができたときの文脈の把握は介入のヒントにつながる．

失行症の基本的なリハプログラムの組み方

失行症のリハにおいては，まず，その人が日常生活で困っている動作をよく観察することからスタートする．スタートを切ったら，できることは何か，グッドポイントは何かを発見することにシフトし，生活を改善する介入を組み立てる．

リハは，①誤り方の分析で得た「苦手なこと」

主な症候の評価法とリハビリテーション・対応の基本

を練習する（障害された機能の改善），②「苦手なこと」を有用な手段を用いて代償・補填する（代償的アプローチ），③人的な支援も含めた環境を整える，の3つの組み合わせといえる．特に②は，模倣の有用性や，繰り返し練習の改善等の学習効果の見極めが重要である．

例として，発症から1カ月後に回復期病棟で4カ月間の訓練後，高齢者住宅での単身生活を開始した自験例を提示する[16,17]．

症例：60代右利き男性．大卒，会社員，単身生活者．

当初，病棟や訓練の場面で，歯ブラシを適切に歯に当てられないこと，洗濯の際，スプーンで粉末洗剤がうまくすくえないこと等が観察された．検査では，他者が行う動作を正誤判断する課題は可能で，自身が行う道具使用場面の動画についても「これ変だね」と指摘することも確認できた．しかし正しい動きを見せても模倣することはできず，動作を修正することはできなかった．

そこで，直接手を取り正しい歯磨きの動きを誘導し，徐々に誘導を減らして自分で行うことを繰り返した結果，5日間で正しく歯ブラシを歯にあて磨けるようになった．このことから，症例は，どう使うかわかっているのに対象に対して道具をうまく方向付けて動かせないが，正しい運動を繰り返すと再学習できることが利点と考えられた．

訓練では退院後の生活を想定し，洗濯や食器洗い等，約15種類の動作訓練を実施した．また，キーパーソンとなる弟とケアマネージャーに道具使用について，どう使うかはわかっているのだがうまく動かせない状態であること，何度も使用し慣れた道具であれば比較的うまく使用できること，退院後新しい環境で初めて使用する道具は使用時に困惑する可能性があること，最初は手を取って正しい動きを介助する必要があるが，徐々に一人でできることが増えると予測されることを伝えた．単身生活の開始時には短時間で頻回のヘルパー利用とケアマネージャーの定期的な評価を調整し，退院となった．

失行症を呈する対象者の場合，多くは失語症も併存するため，失行症に対する介入だけで生活の問題が解決することはない．また片麻痺等，これまでなかった物理的な困難もあり，何気なく行っていた動作も意図的に行うことも少なくない．脳血管障害等，脳に損傷を与える原因疾患により，基本的な体力が低下していることもある．

リハにおいては，失行症そのものに対するアプローチとともに，もっている行為能力を十分発揮できる状態にすることも大事なことである．関節可動域制限や筋力低下，体性感覚の問題等があれば，効果器としての身体をうまく動かすことはできない．また耐久性がなくすぐ疲れてしまうのであれば，繰り返し練習することは難しい．心配事があったり，緊張した状態であったりしたのでは何をやってもうまくいかない．行為を支える機能を保障する介入も忘れてはならない．

リハアプローチとその効果

現時点で失行症を呈する人の生活の問題を正確に把握し，解決する方法を見出し，改善する技術の提供までには至っていない．2015年の脳卒中ガイドライン[18]では，失行症に対しては，目標とする動作そのものの訓練や障害の代償方法を習得する訓練が勧められているが，研究報告としては小規模で，エビデンスの高い報告はない．

もちろん，規模を大きくしてエビデンスを検証できればそれが良いとは思うが，失行症においてはメカニズムの解明も十分とはいえず，障害名やスクリーニング検査だけを頼りに対象者を集めても，同質の障害を呈する対象者である保障はない．マススタディの結果が真と判断できるか，現時点では疑問といわざるをえない．

失行症に対する訓練の考え方として失行症そのものを改善すること，ADL等日々の生活に必要な動作の障害を改善することの2つの視点がある．もちろん両者が改善することが一番ではあるが現時点では前者の改善は難しそうである．

van Heugtenら[19]は行為を開始（initiation）・実行（execution）・統制（control）の3相に分け，それぞれ，開始に問題があれば指示（instruction），

実行に問題があれば援助（assistance），統制に問題があればフィードバック（feedback）を与える訓練を48名の失行症患者に実施し，分析のできた33名の結果から失行症そのものは持続しているがADLは改善したことを示した．

Goldenbergら[20]は，6名の失行症例に対し，コーヒーメーカーを使ってコーヒーを煎れる等，複数の手順のある4つのADL課題について，道具の構造から機能を探究させるexploration trainingと，課題そのものを直接練習する直接的訓練direct trainingの2つの訓練方法の効果を比較した．その結果，直接訓練に効果があったことから，失行症のリハは本当に必要な活動に絞って訓練を実施する必要性を示唆した．

最近，鈴木ら[21]は，シングルケースではあるが，記憶障害の訓練に用いられる誤りなし学習errorless learningが失行症例の動作獲得においても効果がある可能性を報告している．

鎌倉[22]は，失行症の治療的訓練に関する報告をレビューし，失行症を有する患者に訓練を行うことは十分意味があるとしながらも，その成果が汎化する可能性は小さいため，患者にとって真に必要な活動に絞って指導を行うことが必要であると述べている．

まずは，地道に一例一例の詳細な検討，特に系統的にエビデンスを検証できる手段を組み入れたシングルケーススタディーを積み重ねる必要があると考える．

おわりに

人間の行為は無数にある．たとえば道具使用を考えただけでも，パソコンやスマートフォン，電子レンジやリモートコントローラー，電子機器のスイッチ操作等，Liepmannが失行症を定義した時代には想像もしていなかったであろう道具使用動作がいくらでも出現している．さらに，対象者の症状には浮動性があり，同じ動作ができることもあればできないこともある．

無数にある行為・動作の中からほんの数個だけ，しかも限られた場面だけを見て，障害の核心に迫るというのは不可能に近い．だからといって，すべてを網羅すればわかるとも限らない．やはり，何か参照する軸を決めたうえで試行錯誤するしかない．その軸が仮説にあたる．

リハの使命は生活を改善することである．失行症をよく観察し，分析し，分析に基づいた適切な目標と環境を設定することができるよう，一層の努力が必要である．

（早川裕子）

★文献

1) 日本失語症学会高次動作性検査法作成小委員会（編）：標準高次動作性検査（SPTA）失行症を中心として，新興医学出版，1999.
2) WAB失語症検査（日本語版）作製委員会（編）：WAB失語症検査（日本語版），医学書院，1986.
3) 板東充秋：失行におけるLiepmannの3類型は有用である．神経内科 83(6)：464-469, 2015.
4) 小早川睦貴：失行におけるLiepmannの3類型は有用でない．神経内科 83(6)：470-474, 2015.
5) Rothi LJG et al：Limb praxis assessment. Apraxia The neuropsychology of action (Rothi LJG, Heilman KM Eds), Psychology Press, Hove, 1997, pp61-73.
6) Heilman KM, Rothi LJG：Apraxia. Clinical Neuropsychology (Heilman KM, Valenstein E eds), 4th, Oxford University Press, New York, 2003, pp215-235.
7) Rothi LJG et al：A cognitive neuropsychological model of limb praxis and apraxia. Apraxia The neuropsychology of action (Rothi LJG, Heilman KM Eds), Psychology Press, Hove, 1997, pp29-49.
8) 河村 満，望月 聡：頭頂連合野と行為記憶．失行の機序についての考察．Brain Medical 7：267-276, 1995.
9) 河村 満：古典的失行（Leipmann）の新しい考え方．神経進歩 48(4)：637-647, 2004.
10) 里宇明元：BMIが拓くリハビリテーションの新たな可能性．認知リハ 15：1-8, 2010.
11) 山鳥 重：観念失行―使用失行―のメカニズム．神経進歩 38(4)：540-544, 1994.
12) 早川裕子・他：道具把握のみに障害を呈した道具使用失行の1例．Brain and Nerve 67(3)：311-316, 2015.
13) Hayakawa Y et al：Apraxia of single tool use. Eur Neurol 43(2)：76-81, 2000.
14) 窪田正大・他：失語症を合併した観念失行患者のリハビリテーション―主に視覚刺激を利用した認知訓練を行い改善がみられた1症例．総合リハ 30(12)：1407-1411, 2005.
15) 中川賀嗣・他：使用失行の発現機序について．神経心理学 20(4)：241-253, 2004.
16) 羽田史子・他：動画を用いた気づきの促しと繰り返しの練習で動作を獲得した失行症の一例．高次脳機能研 35(1)：32, 2015.
17) 早川裕子，羽田史子：失行症に対するアプローチ．MB Med Reha 192：57-62, 2016.

18) 日本脳卒中学会　脳卒中ガイドライン委員会（編）：脳卒中ガイドライン2015，共和企画，2015．
19) van Heugten CM et al：Outcome of strategy training in stroke patients with apraxia；a phase Ⅱ study. *Clini Rehabil* **12**(4)：294-303, 1998.
20) Goldenberg G et al：Assessment and therapy of complex activities of daily living in apraxia. *Neuropsychol Rehabil* **11**(2)：147-169, 2001.
21) 鈴木彰太・他：失行を中心に多彩な認知機能障害を呈した脳梗塞症例に対するリハビリテーション．脳卒中 **39**(4)：292-298, 2017．
22) 鎌倉矩子：運動／動作の高次障害．高次脳機能障害の作業療法（鎌倉矩子・他編），三輪書店，2010, pp311-357．

主な症候の評価法とリハビリテーション・対応の基本

記憶障害のリハビリテーション

はじめに

　記憶障害のリハビリテーション（以下リハ）は，近年の認知リハの発展により，その方法論と効果が広く認識され支持されている．記憶障害は，わが国の高次脳機能障害患者の実態調査によると，通院患者のうち42.5％に認められる症状とされる[1]．海外の報告では，脳卒中後発症3カ月以内では23〜55％に，発症1年以内でも11〜31％の人に記憶障害が残存していたとされ，頭部外傷（traumatic brain injury；TBI）においては，1年以内では25％に何らかの記憶障害を認めたとしている[2,3]．また平均28年の超長期間のTBIにおける後方視的調査では，重症な患者ほどTBIに関連した記憶障害，感情障害等の高次脳機能障害が残存し，就労困難を呈するとされている[4]．

　近年のリハを取り巻く環境の中では，急性期，回復期，維持期という変遷の中で，患者の状態は変化する．よって，正確な病態の把握と記憶障害の評価が，適切な目標設定につながり，患者の日常生活動作や生活の質の向上につながる．近年では，アルツハイマー病等の進行性の病態に関しても，適切なリハにより一定の効果を示すことがわかっている[5]．また急性期においては，その病態を患者や家族にフィードバックすることが，近年重要であるといわれている．よって早期からの適切なリハプログラムは，記憶や認知システムを効果的に刺激し，かつ患者の転帰に影響する．本項では，記憶障害のリハについて解説する．

記憶障害に対するリハの枠組みと理論

　記憶障害の回復過程については，原疾患，損傷部位，年齢，その他の高次脳機能障害との関係性から十分にわかっていない点が多い．脳卒中後の麻痺の経時的改善についての論文では，損傷領域周囲の可塑性の向上，損傷部位の相同部位の賦活化，脳内ネットワークの再構築等が重要であるとされている[6]．おそらく，高次脳機能障害の改善においても同様の機序で回復するものと推測されるが，記憶障害の場合は，病態として損傷領域と連絡している領域やネットワークがより複雑なため検証が十分でないと考えられる．

　記憶障害に対するリハにおいて重要な点は，損傷された脳組織と損傷神経回路に対する直接的な刺激による「機能再建（神経回路再統合）」と，リハにより代償的な能力を獲得することで生じる「機能的再組織化」である（図1）．脳自体に直接働きかけるリハにより，患者自身の能力を最大限に引き出す．そのうえで，元々の能力まで引き出せなかった部分について，機能代償により補うことで生活上の支障を解消するという考えである．

　また，自分自身の記憶の能力やそれを調整する要因に関する内省的知識とされる「メタ記憶」も記憶障害のリハにとって重要な要素である[7]．こ

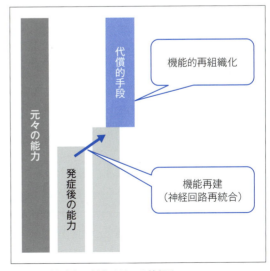

図1　記憶障害に対するリハの枠組み

主な症候の評価法とリハビリテーション・対応の基本

表1 Cicerone らによる記憶障害に対するリハのエビデンスと推奨レベル

Intervention	Level of Recommendation
頭部外傷後中等度記憶障害に対しては，内的ストラテジー（視覚的イメージ）や外的記憶代償（ノート，携帯）を含んだ訓練が有用である．	Practice Standard
頭部外傷・脳卒中後重度記憶障害患者に対しては，生活機能で直接使用する外在的代償の活用が有用である．	Practice Guideline
頭部外傷後の重度の記憶障害患者では，誤りをさせない学習法が有用である（新しい訓練への移行は制限し，全体的な記憶にかかわる問題による負担を減らす）．	Practice Option
集団訓練は，頭部外傷後の記憶障害に対して，再生・再構築を目的として有用である．	Practice Option

（Cicerone et al, 2011, 文献13を参考に作成）

表2 軽度から中等度のアルツハイマー病に対する記憶障害リハ

二元的認知サポートを用いた残存している顕在記憶への刺激
　意味記憶
　自伝的記憶（個人の意味記憶と特殊な出来事）
　エピソード記憶

障害されていない潜在記憶を用いた領域特異的知識の学習
　間隔伸張法
　手がかり消去法
　誤りをさせない学習法
　手続き記憶

補助サポートを通しての記憶障害への対処
　電子機器を用いない記憶補助具
　電子機器を用いた記憶補助具

（De Vreese et al, 2001, 文献5を改変）

れは，「メタ認知（自己洞察）」の中の重要な構成部分のひとつであるが，自身の状況を正しく理解できることは，記憶障害のリハを円滑に進めるうえで必要なことである．これは，いわゆる「気づき（awareness）」とも大きくかかわる．

加えて，近年では未来における記憶としての展望記憶の概念が注目されている．これは自身の行動に関する予定であり，日常生活における約束事やスケジュールに関連する．PET（positron emission tomography）による研究では，展望記憶では前頭前野，前部帯状回，海馬傍回に加えて前頭極（BA10）に有意な血流の増加が認められたとしている[8]．展望記憶に着目したリハにおいては，Fish らは過去の記憶を利用した再教育訓練，問題解決型訓練，外的補助具が重要であるとしている[9]．つまり改善には，実行すべき行為を思い出すための手がかり（cue）が大きく関与するということである．また展望記憶の予後は純粋な記憶の評価のみならずウィスコンシンカード分類検査や Trail Making Test-B が関係し，重度記憶障害患者では，同時に遂行機能評価も予後因子として重要であるとされている[10,11]．

記憶障害に対するリハのエビデンス

Spreij らは，記憶障害に対するリハは主に機能の回復と再教育での「記憶の改善」と代償的ストラテジー習得と環境調整での「記憶の代償」であるとしている[12]．これらを達成するため，前者に対しては脳可塑性に基づいた回復につながるリハが，後者においては新たな知識の再学習や新たなスキルの確立を目標とするリハが重要となる．

Cicerone らは2003〜2008年に報告された高次脳機能障害に関する論文を検証し，推奨度を3段階に分けて明示し，記憶障害に対しては表1に示す内容が推奨されるとしている[13]．これらの推奨から記憶障害に対するリハにおいては，内的ストラテジーの確立，外的補助具の使用の習得が重要であることがわかる．

一方，De Vreese らは，アルツハイマー病を対象とした記憶障害リハに関して，薬物療法が治療の前提であることに言及しながら，適切なリハは患者の ADL の向上のみならず，介助者の負担を軽減すると述べている[5]．その中で表2に示した方法論を呈している．前述の通り記憶障害に対するリハの基盤は，進行性の病態においても同様である．特に，これらの病態に対しては，残存している機能を正しく把握することが重要となってくる．

das Nair らは，脳卒中後記憶障害を呈した患者

表3 記憶障害に対する主な検査法

〈記憶障害の検査〉
リバーミード行動記憶検査(RBMT)
ウエクスラー記憶検査改訂版(WMS-R)
三宅式記銘力検査
標準言語性対連合学習検査(S-PA)
Rey 聴覚言語性学習検査(RAVLT)
Rey-Osterrieth 複雑図形検査
〈その他の認知機能検査〉
　ウエクスラー成人知能検査第3版(WAIS-Ⅲ)
　慶応版ウィスコンシンカード分類検査(KWCST)
　日本版BADS遂行機能障害症候群の行動評価(BADS)
　Trail Making Test(TMT)

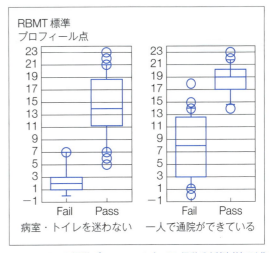

図2　RBMT標準プロフィール点での行動分析例（箱ひげ図）

(原，2015)[18]

におけるランダム化比較試験を行ったリハの効果に関するレビューを報告している[14,15]．代償手段の獲得と教育・指導を含むプログラムで包括的な認知リハ，コンピュータを用いた記憶訓練，イメージングによる記憶術，外的補助具を用いた訓練を，2週から最大10週行った結果として，短期的な主観的評価の有意な改善があったと報告している．これは，問題や困難における対処法の習得による影響が強いと言及されている．一方で，長期的な主観的評価・客観的評価・感情面・日常生活動作や生活の質に関して，有意差はなかったとしている．しかしながら，日々の臨床から，患者個々の病態，障害像や社会的背景は異なっている．よって本結果は，症例数や介入リハの多様性の観点から，今後も十分検討する余地があり，より一層の研究が望まれる．

記憶障害の評価

表3に記憶障害の評価とその他記憶障害に関連する認知機能検査について列挙した．急性期病院では，病態や入院期間の関係で簡易的な検査に留まることが多いが，病状が落ち着き次第，今後のリハ計画の立案，重症度の把握，退院後の経時的経過観察のためには，詳細な評価が重要となる．特にリバーミード行動記憶検査(Rivermead Behavioural Memory Test；RBMT)とウエクスラー記憶検査改訂版(Wechsler Memory Scale-Revised；WMS-R)は評価上必須の項目である．

RBMTはWilsonらによって開発され，日本版は綿森らにより標準化された[16,17]．日常生活に酷似した状況下における記憶検査を実施できる検査法である．これらの検査項目には，人物の顔を覚える，日常生活での約束事や用件を覚える等展望記憶の検出にも有用である．また検査時間が30分であること，同一難易度の平行検査からなる点で，経時的変化の測定にも適している．RBMTと行動評価から7点以上であると病棟内の自室やトイレ，訓練室への道順を間違えることなく行え，9点以下では日常生活上の行動に指示や監視を要し，15点前後から1人での通院が可能，17点以上から計画的な買い物が可能といわれており，日常生活動作(ADL)自立度の客観的評価にも使用できる[18]（図2）．しかしながら，得点が20点台に達している場合には天井効果を認めることもあり，このような症例では，検査で反映されない記憶障害の問題が後述する質問表により浮き彫りになることもある[19]．

WMS-RはRBMTとは異なり，記憶の各側面を評価できる総合的検査である．言語記憶，視覚性記憶，注意・集中力，遅延再生といった記憶のさまざまな側面を測定でき，下位項目検査の結果から記憶障害の主症状の検出に有用である．しかしながら展望記憶や手続き記憶の要素はなく，RBMTとの併用が望ましい．

標準言語性対連合学習検査(Standard Verbal

主な症候の評価法とリハビリテーション・対応の基本

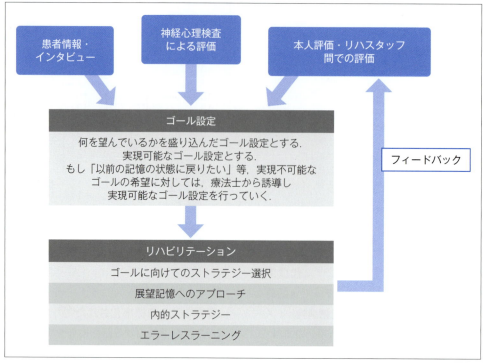

図3　記憶障害患者に対するリハ計画

（Wilson, 2013, 文献22を参考に作成）

Paired-Associate Learning Test；S-PA）は2014年に刊行された新たな言語性記憶を把握するための検査である．三宅式記銘力検査においては，現代では使用頻度の減った単語も使用されていることから新たな言語性記憶の作成が求められていた．10分程度の時間で評価でき，スクリーニングに有用な検査である．

　日常生活で生じる記憶障害を評価するために，質問紙法である日常記憶チェックリスト（Everyday Memory Checklist；EMC）を使用することも有用といえる[20]．このEMCの利点は，患者本人と介護者の両者が評価を行えることである．本評価の有効性の検討では，患者が自己の障害について，過小評価している結果が得られている．つまり，介護者と患者間において，記憶障害に附随したADLの障害に関し認識の乖離が生じる可能性があり，結果を適切にフィードバックすることで，患者本人への自分の記憶の状態への気づき（awareness）につながる可能性がある．

　近年の研究では，交通外傷を含む高次脳機能障害者の復職に際して，1年後の就労は就労群においてウエクスラー成人知能検査（Wechsler Adult Intelligence Scale Ⅲ；WAIS-Ⅲ）の「処理速度」，RBMT，TMT（Trail Making Test）-A, Bの点数が有意に高かったとされており，社会復帰に向けた経時的変化を観察する目的で，「その他の認知機能検査」に示した検査の実施も推奨される[21]．

記憶障害に対するリハビリテーション手法の実際

(1) 目標設定

　高次脳機能障害に対するリハプログラムは，合併症の治療を行いながら，医師の指示で短期と長期のゴール設定をし，リハ実施計画を立案することである．2013年の記憶障害に対するリハアプローチに関するレビューにて，Wilsonは，記憶障害患者を社会復帰につなげるために図3の計画が重要になるとしている[22]．特にゴールの設定では，患者背景や神経心理検査を考慮しながら，実現可能なゴールを抽出する必要がある．またリハを円

滑に進めるために，①本人の記憶障害レベルに適合した内容，②達成可能な目標に向けたスモールステップアップの設定，③達成度は患者にわかりやすい形でフィードバックすることが重要であるとしている．

(2) 記憶障害患者に用いる学習方法の原則
①内的ストラテジー

内的ストラテジーとは，健常者でも利用している記憶術の方法のことを指す（表4）．高次脳機能障害患者においては，易疲労性・発動性の低下・感情面等さまざまな要因で生じていることを考慮しなければならない．そのため，これらの内的ストラテジーをいかに習得するか，リハにより指導・介入することが重要となる．das Nair らの72人のTBI・脳卒中を対象に行ったコントロール群との比較によると，内的ストラテジー習得のために指導を行った群は，指導のない群と比較して有意に使用頻度が向上したとしている[23]．O'Neil-Pirozzi らはTBI患者を対象とした内的ストラテジーの効果について，コントロール群との比較にて言語的関連づけ（カテゴリー化や分類），言語的合成・連鎖・イメージ（聴覚や視覚）等を使用して，有意な記憶障害の向上を認め，その改善は軽症から中等度の人では大きかったとしている[24]．特に間隔伸張法 (spaced retrieval；SR 法) や言語的ストラテジーのPQRST法は，使いやすく汎用されることが多い．

②間隔伸張法 (SR 法)・PQRST 法

間隔伸張法 (SR 法) は，覚えてもらいたい事項や行動を，時間間隔を延長しながら，最終的に長期間にわたって情報の保持と想起を習得する記憶の訓練方法である[25]．図4に示すようなステップを用いて，ニーズの設定やスクリーニングを行っていく．右には，実際の導入に際してのスクリーニングを示した．推奨される間隔は，15秒の間隔から開始し，倍数的に間隔を延長していく．後述の通り，達成可能なエラーレスラーニングとなる学習が推奨される．ある一定の間隔まで達したときに，正解にたどり着けない場合は，倍数的間隔から，少し間隔を短くして対応する．表5にSR

表4　内的ストラテジーのリスト

内的ストラテジー	具体的手法
視覚的ストラテジー	視覚イメージ法 (Visual imagery) ペグ法 (Peg-type mnemonics)
言語的ストラテジー	PQRST 法 脚韻法 (Rhymes) 手がかり消去法 (Vanishing cues method)
間隔伸張法 (Spaced retrieval；SR法)	30秒後の再生により開始し，徐々に再生の時間間隔を延長する．

法の理論的要素を示した．認知症患者や失語症にも有用とされ，療法士に限らず，多くの医療者が利用できる手法である．記憶障害患者において比較的保たれているとされる「手続き記憶」を用いることで患者自身が訓練方法を覚えていなくても繰り返し練習することで改善が期待できる．また「言語」のみならず，「動作」を一緒に組み込んで学習できる．記憶障害が重度の場合，導入ができないためスクリーニングを行う必要がある．

PQRST法は，まとまった内容を記憶するときに，情報を整理して取り込むための方法である．構造化と処理により行うことで，記憶に残存しやすくする．この各々の段階の頭文字をとって名付けられた（表6）．

③エラーレスラーニング (errorless learning；EL)

前述のSR法においても重要性が指摘されているように，記憶障害患者に対するリハにおいては，誤りを排除した刺激を与えることで，効果的な学習成績を上げる「誤りをさせない学習法」が知られている．失敗経験をなるべくしないよう学習したほうが，試行錯誤を通して学習するよりも習得が早い．Wilson らは，記憶障害患者を対象に行った単語学習において，EL のほうが，errorful learning に比して有意に学習効果が高かったとしている[26]．またJang らは，血管性認知症による記憶障害に対し，ELを取り入れたSR法により，認知症評価尺度の改善が認められたとしている[27]．認知症を対象としたレビューにおいても，ELによる介入は，活動性の向上と日常生活における自立度の改善が期待でき，患者のモチベーションにつながるとしている[28]．

主な症候の評価法とリハビリテーション・対応の基本

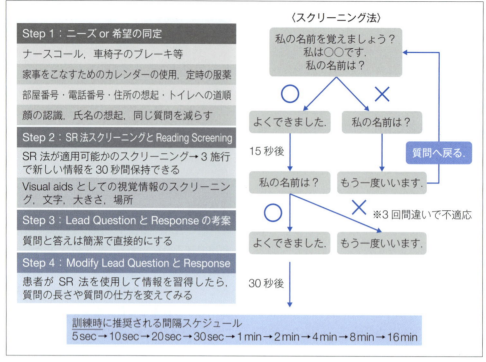

図4　間隔伸張法（SR法）
左はSR法の導入に際しての手順を示す．右はスクリーニング法の例を示した．

表5　間隔伸張法（SR法）の理論的構成

Classical Conditioning	lead questionと反応との間で，古典的条件付けが形成される．自然的な強化が，成功経験の増加により与えられ，間隔を延ばす実施により，正の強化positive reinforcementにつながる（例：Pavlovの犬）．
Priming	課題実行前に記憶における特徴的表出もしくは関連づけの活性化を伴う記憶の無意識的形態． 記憶の自動的活性化，記憶の下塗り効果，記憶検査の反復施行によるスコアの上昇．
The Spacing Effect	短い間隔で繰り返し連続的（or 連続で固めて），想起することに比して，より延ばされた間隔で想起するほうが，情報の学習・想起には効果がある．
Errorless learning	errorless learningは，長期間の記憶保持の増加の可能性と実践における反応を見いだす検索過程と同様に誤りの蓄積による正しい反応の学習をサポートする．最小限の誤りは，正しい情報を学ぶ機会を増やし，患者の能力の向上と自尊心につながる．

（Benigas et al, 2016. 文献25を参考に作成）

またELを達成するために，①目標とする課題を細分化し，ステップやユニットを明確化する，②課題を行う前に，十分なモデルを提供する，③患者に推測を避けるようにさせる，④誤りは即座に訂正する，⑤助言は慎重に減らしていくことが，重要であるとされている[29]．

④環境調整

記憶障害が重度で，他の認知障害を合併している場合等には，患者を取り巻く環境（病室，病棟，自宅等）に手を加えて，学習すべき情報をより認識しやすくする工夫を行う．環境調整の必要な患者には，以下の点が重要となる．①学習しやすい

表6　PQRST法

P : Preview	学習使用と思う文書において，その主な意図を知るためにざっと目を通す．
Q : Question	ざっと読んだ内容から出てきたキーワードが答えになるようないくつかの質問事項を作成する．
R : Read	再度，注意深く文章を読み直す．加えて，作成した質問の答えを記述する．
S : State	しっかりと読み終えたら，重要な見解（質問事項とその答え）を中心に，文章をまとめなおしてみる．
T : Test	文章が記憶されているかどうかの再確認を行う．

表7　外的補助具のリスト

携帯電話，スマートフォン
メモリーノート，システム手帳，ファイル
メモ帳，ポストイット
タイマー，アラーム時計，目覚まし時計
カレンダー
内服チェックノート

環境の整備，②スケジュール管理しやすい環境の整備，③行うべき内容の情報の管理，④ベッド周囲の引き出しへのラベル，⑤道順の指示，病室のマーク，⑥担当コメディカルの固定．この手法は，記憶の残存機能を効果的に刺激して，学習を促進することになり，実生活に則した実践的訓練につながる．また，環境調整は，患者へのストレスや混乱の軽減の効果もあり感情のコントロールにもつながる．

(3) 記憶補助具の習得と活用
①外的補助具

主な外的補助具について，表7に列挙した．近年では，後述するように電子媒体を用いた外的補助具の使用の機会が増加しており，これらの効果に関する報告も認められている．Schererは，外的補助具の習得のカギとして①自己洞察，②やる気，③過去の使用経験，④現在の認知力，⑤感情，⑥家族や学校仕事場等の正しいサポートとしている[30]．

②メモリーノート

メモリーノートは，患者のニーズや重症度等に応じて，カレンダー，現病歴の情報，リハ目標，スケジュール，to-doリスト等を組み合わせたものであり，定型化されたものがいくつか市販されている．メモリーノートの活用に求められる認知機能は，遂行機能，作動記憶，展望記憶といわれており，周到な訓練を必要とする．この習得には段階的なアプローチを必要とし，参照・構成・記入という段階的な訓練が求められる[31]．参照・構成とは，メモリーノートの内容や機能を理解したうえで選択的に情報を参照し，構成することである．記入とは，患者に入力された情報がメモリーノートに記入することが必要かどうかを判断し，必要な情報を所定の箇所に記入する能力である．そのため，記憶障害の患者に対しては，メモリーノートの習得のために，他のストラテジー（戦略）を併用し実践することが多い．過去の報告によると，Ownsworthらは，脳損傷後の記憶障害患者に対して，単なる日記の記入方法の指導と内的ストラテジーとして自己教示法を併用した場合を比較して，後者のほうが日記の使用頻度と，記憶にかかわる問題が減少したとしている[32]．

③認知補助テクノロジー（ATC）

電子媒体を用いた外的補助具は，さまざまな機器が挙げられるが，最近では携帯電話やスマートフォンに，その機能が集約されている．これらのデバイスは認知補助テクノロジー（assistive technology for cognition；ATC）として積極的に活用するのが重要と考える（表8）[33]．

Lanninらは，42人のTBI患者を中心とした電話機能のないWindowsもしくはMacintoshのATCの使用方法訓練とOT併用の効果について検証し，8週間にわたるATCにELを併用し，通常のリハを行った群と比較を行った[34]．これによると，RBMTの有意な改善は認めなかったが，忘れと日常生活上の失敗の頻度が減少したとしている．De JoodeらのATCを使用した高次脳機能障害に対するリハのレビューによると25件の研究において，記憶障害については有意なサポートデバイスであったとし，後向き・前向きどちらの記憶のサポートにも有用であるとしている[35]．加えて古典的なペンと紙のメモでは，同等の効果が

主な症候の評価法とリハビリテーション・対応の基本

表8 ATCの効果

Alerting	内的環境・外的環境から表出した刺激への注意を引き出す.
Reminding	行動への弾みになる事柄について，1点の正確でかつ時間依存的な内容を思い出すように働く.
Micro-prompting	即時的に表出した課題を通して，使用者を導く詳細で段階的な促進が図れる．そしてフィードバックに使用できる.
Storing and Displaying	エピソード記憶の貯蓄と表出に使用できる.
Distraction・Emotion regulation	不安等の感情的側面に対して，使用者の気をそらす.
記憶自体への効果	①簡略化，②組織化・計画化，③時間管理，④柔軟性，⑤判断力・問題解決
場所	GPS機能・自分用のマップ・個々の環境調整
介護者への負担の軽減	
カメラ機能	記録・貯蓄・想起

あったしている.

　記憶障害の発症以前に何らかのATCを使用していた場合は，潜在的な記憶のもとで，代償手段として獲得しやすいかもしれない．しかしながら，そうでない場合はメモリーノートやカレンダー等の紙媒体の使用が望ましいかもしれない.

(4) 記憶障害患者に対する心理的サポート

　また記憶障害のリハにおいては，患者自身の感情のコントロールも重要事項である．記憶障害の特性として，その他の認知機能障害を伴わない，軽度の記憶障害患者も少なくない．よって回復過程の中で，記憶障害を指摘されずに社会参加に至るケースもみられる．また復職をして初めて他者から障害を指摘されることもある．記憶障害の診断とリハを適切に行い，かつ患者の心理的サポートを行うことで，患者本人のストレスや混乱を解消することができる[22]．またこれらのサポートには，本人のみならず，家族や職場との連携も必須である.

　これらの感情のコントロールには，先に示したATCが有用との報告もある[36]．介助者が患者に対し定期的なテキストメッセージを送ることで不安や頭痛の軽減につながったとの報告もある．そのためメールの送受信方法の確立は，患者の在宅復帰に際しては重要であるかもしれない.

おわりに

　記憶障害に対するリハについて解説した．記憶障害のリハの理論的枠組みは，過去のEBMから確立されつつあるが，いまだに症例数が少ない報告が多く，確固たるエビデンスレベルを確保するに到達していない．また電子機器や新たな技術革新によりさらなるリハ介入手段が期待できる．今後のさらなる研究が望まれる.

（原　貴敏）

★ 文献

1) 東京都高次脳機能障害者実態調査検討委員会：高次脳機能障害者実態調査報告書，2008.
2) Nair RD, Lincoln NB：Cognitive rehabilitation for memory deficits following stroke. *Cochrane Database Syst Rev* **18**(3)：2007.
3) Cappa SF et al：Cognitive Rehabilitaion. in：European Handbook. Neuralogical Management, 2nd ed, Gilhus NA et al (eds), Wiley-Blackwell, New Jersey, 2011, pp545-567.
4) Brown AW et al：A survey of very-long-term outcomes after traumatic brain injury among members of a population-based incident cohort. *J Neurotrauma* **28**(2)：167-176, 2011.
5) De Vreese LP et al：Memory rehabilitation in Alzheimer's disease：a review of progress. *Int J Geriatr Psychiatry* **16**(8)：794-809, 2001.
6) Grefkes C, Ward NS：Cortical reorganization after stroke：how much and how functional? *Neuroscientist* **20**(1)：56-70, 2014.

7) Flavell JH, Wellman HM："Metamemory". In：Perspectives on the Development of Memory and Cognition, Kail RV, Hagen JW (eds), Hillsdale, NJ, Lawrence Erlbaum Associate, 1977, pp3-33.
8) Burgess PW et al：Brain regions involved in prospective memory as determined by positron emission tomography. *Neuropsychologia* **39**(6)：545-555, 2001.
9) Fish J et al：The assessment and rehabilitation of prospective memory problems in people with neurological disorders：a review. *Neuropsychol Rehabil* **20**(2)：161-179, 2010.
10) Groot YC et al：Prospective memory functioning in people with and without brain injury. *J Int Neuropsychol Soc* **8**(5)：645-654, 2002.
11) Ute AK et al：Disentangling executive functions and memory processes in event-based prospective remembering after brain damage：A neuropsychological study. *Int J Psychol* **38**(4)：229-235, 2003.
12) Spreij LA et al：Novel insights into the rehabilitation of memory post acquired brain injury：a systematic review. *Front Hum Neurosci* **8**：993, 2014.
13) Cicerone KD et al：Evidence-based cognitive rehabilitation：updated review of the literature from 2003 through 2008. *Arch Phys Med Rehabil* **92**(4)：519-530, 2011.
14) das Nair R et al：Cognitive rehabilitation for memory deficits after stroke. *Cochrane Database Syst Rev* **1**：9, 2016.
15) das Nair R et al：Cognitive Rehabilitation for Memory Deficits After Stroke：An Updated Review. *Stroke* **48**(2)：e28-e29, 2017.
16) Wilson B et al：The development and validation of a test battery for detecting and monitoring everyday memory problems. *J Clin Exp Neuropsychol* **11**(6)：855-870, 1989.
17) 綿森淑子・他：日本版RBMTリバーミード行動記憶検査，千葉テストセンター，2002.
18) 原 寛美監：高次脳機能障害ポケットマニュアル，第3版，医歯薬出版，2015.
19) Björkdahl A et al：A randomized study of computerized working memory training and effects on functioning in everyday life for patients with brain injury. *Brain Inj* **27**(13-14)：1658-1665, 2013.
20) 数井裕光・他：日本語版日常記憶チェックリストの有用性の検討．*Brain Nerve* **55**：317-325, 2003.
21) 浦上裕子, 山本正浩：高次脳機能障害の就労にむけたリハビリテーション—発症から1年後の介入について．高次脳機能研 **35**(1)：9-17, 2015.
22) Wilson BA：Memory deficits. *Handb Clin Neurol* **110**：357-363, 2013.
23) das Nair R, Lincoln NB：Evaluation of rehabilitation of memory in neurological disabilities (ReMiND)：a randomized controlled trial. *Clin Rehabil* **26**(10)：894-903, 2012.
24) O'Neil-Pirozzi TM et al：A controlled treatment study of internal memory strategies (I-MEMS) following traumatic brain injury. *J Head Trauma Rehabil* **25**(1)：43-51, 2010.
25) Benigas J et al：Spaced Retrieval Step by Step：An Evidence-Based Memory Intervention, Health Professions Press, 2016.
26) Wilson BA et al：Errorless learning in the rehabilitation of memory impaired people. *Neuropsychol Rehabil* **4**(3)：307-326, 1994.
27) Jang JS et al：Effects of spaced retrieval training with errorless learning in the rehabilitation of patients with dementia. *J Phys Ther Sci* **27**(9)：2735-2738, 2015.
28) de Werd MM et al：Errorless learning of everyday tasks in people with dementia. *Clin Interv Aging* **8**：1177-1190, 2013.
29) Sohlberg MM et al：Instructional techniques in cognitive rehabilitation：a preliminary report. *Semin Speech Lang* **26**(4)：268-279, 2005.
30) Scherer MJ：Assessing the benefits of using assistive technologies and other supports for thinking, remembering and learning. *Disabil Rehabil* **27**(13)：731-739, 2005.
31) 西村 武：重度高次脳機能障害者のメモ訓練の一例—メモ形式・訓練方法の改良と訓練効果について．職業リハ **16**：52-59, 2003.
32) Ownsworth TL, Mcfarland K：Memory remediation in long-term acquired brain injury：two approaches in diary training. *Brain Inj* **13**(8)：605-626, 1999.
33) Gillespie A et al：Cognitive function and assistive technology for cognition：a systematic review. *J Int Neuropsychol Soc* **18**(1)：1-19, 2012.
34) Lannin N et al：A randomized controlled trial of the effectiveness of handheld computers for improving everyday memory functioning in patients with memory impairments after acquired brain injury. *Clin Rehabil* **28**(5)：470-481, 2014.
35) De Joode EA et al：Effectiveness of an electronic cognitive aid in patients with acquired brain injury：a multicentre randomised parallel-group study. *Neuropsychol Rehabil* **23**(1)：133-156, 2013.
36) Suffoletto B et al：Mobile phone text messaging to assess symptoms after mild traumatic brain injury and provide self-care support：a pilot study. *J Head Trauma Rehabil* **28**(4)：302-312, 2013.

主な症候の評価法とリハビリテーション・対応の基本

遂行機能障害のリハビリテーション

はじめに

　遂行機能（executive function）は「目標の意図・設定→目標を達成する計画の立案→実行手順の組み立て→行動の実行→行動した結果の評価→行動の修正・効率化」といった一連の行動（思考）過程の総称である[1]．遂行機能は目標（目的）指向的な活動，柔軟な活動，先を見越した活動，計画的な活動，そして新規な場面や変化する状況に適応した活動に欠かせない[2]．

　遂行機能障害（dysexecutive syndrome/executive dysfunction）は前頭葉（前頭前野背外側部）の損傷で生じやすいが，前頭葉と神経連絡のある他の脳領域やそれらの連絡路の損傷でも現れる（例：大脳基底核部の病変，多発脳梗塞や萎縮等大脳皮質や皮質下のびまん性の病変）[3]．

遂行機能障害に関連する概念や仮説

　前頭葉は他の脳領域と相互に密接に神経連絡し，それらの機能を調整し統合する．前頭葉機能の中核は「制御」にある[4]（図1）．環境との適応関係の構築には，他の脳領域の機能への制御が欠かせない．遂行機能障害のリハビリテーション（以下リハ）には，制御の特徴を考慮した治療介入の策定や工夫が求められる．制御やその障害に関連する主な概念や仮説に次のものがある．

(1) 随伴発射（corollary discharge）

　Teuber[5]が提唱した概念で，随意的行動の神経生理学的機序は「効果器への神経インパルス→中枢性受容器への同時（随伴）的な発射→行動結果の変化を検出する受容器の事前調整」の過程からなるとした．これによって行動の内的表象の確立と行動の予測が可能になり，行動が環境の直接的

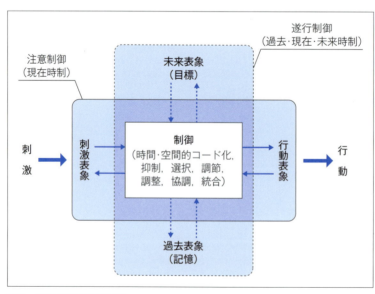

図1　遂行制御と注意制御

（坂爪・他，2001）[4]

な影響から独立できる．これが障害されると意志的な随意的行動が低下する．

（2）自己調整（self-regulation）
Luria[6]は前頭葉損傷で行動の意識・意図的自己調整が障害されるが，原始的・反射的な行動は保存・増強されるとした．自己調整が障害されると，自己行動への意図性や批判的態度が喪失される．

（3）意図的制御と自動的制御（controlled processing and automatic processing）
Shiffrinら[7]は情報処理の制御に伴う意識性から，意識的で努力感を伴う意図的制御と，非意識的で努力感を伴わない自動的制御を区別した．前者は新規な課題の解決や新しい状況での行動への制御，後者は反射的な行動や習慣化した行動への制御に関与する．経験によって意図的制御から自動的制御に移行する．意図的制御は前頭葉に特徴的である．

（4）監督的注意システム（supervisory attentional system）
Shallice[8]は認知・行動過程は二種のレベルで制御されるとした．routine control は過剰に学習された環境からの随伴性よる制御で，学習された図式が習慣的に賦活される．supervisory attentional system は意図的・方略的な制御であり，計画や予期しない誤りの修正，新規・未学習の反応，習慣的反応・図式の抑制に必要になる．監督的注意システムが障害されると，低次の習慣的な図式が増幅して出現し，適応的な反応を開始する能力が低下する．

（5）目標無視（goal neglect）
Duncan[9]は行動は特定の目標で制御されるとした．目標は行動の潜在的貯蔵から関連する行動を喚起し，目標と手段の分析過程を通して現状と目標の違いを検出（行動結果を評価）する．前頭葉損傷後には目標の無視が生じ，目標に基づく行動の制御が喪失される．その結果，目標指向的な行動の構造が崩壊して，行動の目的的な性格が失われ受動的になる．

（6）環境依存症候群（environmental dependency syndrome）
Lhermitte[10]は前頭葉の調節・抑制機能が喪失されると，頭頂葉機能系がそれらの介在なしに賦活し，環境刺激に直接的に反応するとした．その結果，行動の柔軟性と適応性が喪失され，環境の顕著な特性に対して直接的に行動しがちになる．さらに感情鈍麻や社会規則への無関心や自己批判の欠如を伴いやすい．

（7）ソマティック・マーカー仮説（somatic marker hypothesis）
Damasioら[11]は眼窩前頭皮質が社会的事態での行動の選択過程に関連するとした．社会的行動には環境の認知的表象とソマティック・マーカーの賦活が必要で，「頭頂皮質からの環境（感覚）系情報と辺縁皮質からの自律（内臓）系情報の統合→眼窩前頭皮質で外的・内的情報が合流→環境事象の表象に情動・動機づけ的意味や暗示的な意味を付与」する過程を提唱した．前頭葉眼窩部の損傷で自律系過程の適切な反応喚起が低下し，将来の結果に対する感受性が喪失され，環境依存的になる．

（8）遂行形式と遂行制御
坂爪[12,13]は機能を遂行内容と遂行形式に分けた．前者は言語・認知等機能の種類で，後者は機能の使い方である．遂行形式は速度・強度・持続度・正確度から把握できる．機能の制御の仕方から，遂行形式を最大限の仕方で使う最大形式，抑制した仕方で使う最小形式，そしていつもの習慣的な仕方で使う自然（習慣）形式に分けている．最大・最小形式による機能の実行は制御の意図性が高く，主観的には強い意識性と努力感を伴う．対して，自然形式では制御の意図性が低く，意識性が弱く非努力的で自動的に実行される．制御の障害は機能を実行する遂行形式の変調として現れる．脳損傷後には概して，意図性や努力感の低い自然形式での機能の実行が優勢になりやすく，行動は

主な症候の評価法とリハビリテーション・対応の基本

マイペースで自己中心的で周囲に合わなくなる.

さらに, 坂爪[4,13]は制御を注意制御と遂行制御に区別した (図1). 前者は現前の刺激や行動を制御する現在時制の制御で, 後者は過去を参照し将来の目標を設定して現前の刺激や行動を制御する過去・現在・未来時制を織り込んだ制御である. 遂行制御は前頭葉に特徴的な制御で目標指向的な行動に欠かせない. 遂行制御が障害されると, 現前の状況に基づく行動は可能だが, 過去の経験や将来の目標を参照して行動できない. 場当たり的な行動が多く, 社会的な行動が苦手になる[14].

遂行機能障害の症候

制御の障害は認知・記憶・思考・感情・欲動等に影響する. それらへの制御が変調するために, 症候は多彩であったり微妙であったりする[13,15] (図2). 遂行機能障害の症候は主に認知や思考を含む行動過程への制御の障害として現れる. 前述のように, 遂行機能は「目標設定→計画立案→手順の組み立て→行動→結果の評価→修正・効率化」の一連の過程からなる. 症候はこれらの過程に対応して出現する.

(1) 目標の意図と保持 (行動の方向性) の症候

目標には行動 (思考) を方向づける役割がある. 目標の意図と保持が障害されれば, 目標を明確に設定して必要な時期まで意識的 (あるいは非意識的) に保持できない. 行動は目標への方向性や一貫性を失う. 周囲に影響されやすく, 将来を見通せず, 行動にまとまりや継続性がなくなる. 短期の目標への意図と保持が障害された場合, 現前の状況に左右された場当たり的な行動が多くなる. 長期の目標への意図と保持が障害された場合, 目標を見据えて準備する行動や目標の達成に関連した行動が失われる. 臨床的には, 面接や課題の解決の様子から, 行動の方向性と一貫性の有無に注意して観察する.

(2) 行動の計画と実行 (行動の段取り) の症候

目標を達成するには順序立てて行動しなければならない. 行動の計画と実行が障害されると, 目標は理解していても, それを実現するための方法や手順等をあらかじめ適切に組み立てられない. また, 組み立てた方法や手順に従って実際に行動

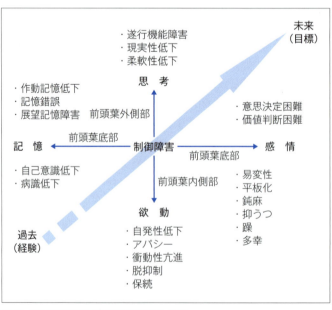

図2　前頭葉損傷後の制御機能障害と症状

(坂爪, 2006)[15]

できない．思いつきの単純な行動になりやすい．行動が定型的で単調になる．行動の段取りや手際が悪い．順序立てて行動できない．行動に発展性がない．子どもっぽい未熟な行動が多い．具体的な行動に移れない．臨床的には，面接や課題の解決の様子から，行動の計画性の有無や段取りの良し悪しに注意して観察する．

(3) 行動の評価と修正・効率化（行動の適正化と柔軟性）の症候

行動には何らかの結果が伴う．適応的に行動するには，行動の結果を評価して行動を調整しなければならない．行動の評価と修正・効率化が障害されると，これらが難しくなる．行動した結果を適切に評価できない．評価に基づいて行動を改善できない．柔軟性のない定型的な行動が多い．行動の誤りを修正できない．行動に無駄が多い．行動の能率が悪い．失敗を生かせない．自己中心的な行動が多い．臨床的には，面接や課題の解決の様子から，行動の自己修正の有無や自分の言動に対する態度に注意して観察する．

(4) 行動の水準と症候

遂行機能障害の症候は場面や状況で現れやすさが異なる．新規の場面や未知の状況で出現しやすいが，旧規の場面や既知の状況では目立たない．前者は主に社会生活の場面や状況，後者は日常生活のそれらに相当する．臨床的には，遂行機能障害は診察室や検査室よりも病棟生活で出現しやすい．場面や状況による遂行機能障害の症候の乖離は，行動の新規度や学習度の違い，行動する手掛かりの有無，行動への制御の負荷の差による．行動には「反射的行動→習慣的行動→日常的行動→社会的行動」の水準がある．遂行機能障害は高い制御性が必要な社会的行動の水準で最も現れやすい．過剰に学習された旧規の反射的・習慣的行動は制御性が低く自動的に実行されるため，遂行機能障害の影響は目立たない．対して，社会生活での行動は学習が不十分で新規であるために高い制御性が必要な場合が多く，遂行機能障害の影響が現れやすい．学習がある程度成立した，なじみのある日常的な行動はそれらの中位に位置する．

(5) 遂行機能障害「者」の心理と行動

遂行機能障害では変化する環境に適宜に対応するのが難しい．適応的に行動できないのは一種の"陰性症候"といえる．その一方で，"陽性症候"とみなせる不適応行動や問題行動，あるいは社会的行動障害を示す場合も多い[14]．環境と適応的な関係を構築できないと遂行機能障害のある「者」として心理的に不安定になる．状況がわからなければ困惑・不安，思うように行動できなければ欲求不満，うまく行動できなければ落ち込み・抑うつ等の負の心理・感情反応が生起する[13,14,16]．加えて実生活上では，障害への代償・補償作用が働いて絶えず緊張するために，強い疲労が持続・蓄積しがちである[15,17]．"陽性症候"的な行動はそれらの過緊張で不安定な心理状態からの逃避・回避行動であることが多い．それらの発生機序への理解と対応が欠かせない．

遂行機能障害の評価法

遂行機能は一連の行動過程の総称であり，注意・認知・記憶等の高次脳機能が関係する．そのために単一の評価法で遂行機能障害を確認するのは難しい．また，遂行機能障害は臨床的な場面よりも，日常・社会場面で現れやすい．遂行機能障害の症候や特徴を理解した丹念な観察が評価の基本になる．

遂行機能障害の評価では遂行機能に関連する前頭葉機能の評価法を組み合わせて実施することが多い．それらは抑制・流暢性・概念形成と転換等を評価の対象にしているが，基本的には認知や概念や思考等への制御の状態をみている．評価課題の成績以外に，課題に取り組む態度，課題の解決の仕方や工夫の様子，解決の誤りへの気づきと修正，そして家族への聴きとり等，総合的な判断が重要になる．

よく利用される評価法に次のものがある．

①ウィスコンシンカード分類検査（Wisconsin Card Sorting Test）

目的：概念の形成と転換（概念の制御）．

主な症候の評価法とリハビリテーション・対応の基本

課題：形・色・数の異なる図柄のカードを分類する．

評価：分類の達成カテゴリー数と保続等の誤り．

②ヴィゴツキー・カテゴリー検査（Vygotsky Category Test）

目的：収斂性と発散性の思考（思考の制御）．

課題：色・形・大きさ・高さの異なる積木を分類する．

評価：分類概念の構成方法や保続等の誤り．

③ストループ・テスト（Stroop Test）

目的：認知的葛藤（習慣的認知技能）の抑制（認知の制御）．

課題：読み方（意味）とは異なる色のついた色名単語から色を呼称する（例：青色の「赤」の文字を「アオ」と呼称）．

評価：読みの所要時間や誤答数．

④流暢性テスト（Fluency Test）

目的：発散性の思考（思考の制御）．

課題：語の列挙課題（Word Fluency Test）は「頭文字」で始まる単語（例：「し」で始まる単語）や「カテゴリー」に属する単語（例：動物）をできるだけたくさん述べる．アイデアの列挙課題（Idea Fluency Test）は「用途」等をたくさん述べる（例：空き缶の使い方）．図の列挙課題（Design Fluency Test）はあらかじめ描いた4つ（2×2）の点あるいは9つ（3×3）の点を結びできるだけたくさんの図形を描出する．課題によって制限時間は異なる．

評価：想起した語数や描出した図形数．

⑤TMT（Trail Making Test）

目的：注意の転換（注意の制御）．

課題：Part Aでは紙上に不規則に配置された1～25までの数字を順番に結ぶ（例：1→2→3→4→5）．Part Bでは不規則に配置された25個の数字とかな（アルファベット）を交互に結ぶ（例：1→あ→2→い→3→う→4→え→5）．

評価：所要時間と誤り．

⑥迷路学習テスト（Maze Learning Test）

目的：洞察や見通しと実行の手順（思考と実行の制御）．

課題：紙に描かれた迷路をスタートからゴールまで鉛筆でたどる．

評価：所要時間と誤り数．

⑦ハノイの塔課題（Tower of Hanoi Puzzle）

目的：思考の計画性と実行の手順（思考と実行の制御）．

課題：3本の垂直棒と大きさの異なる5枚の円盤からなる．初期状態では左端の棒に円盤が大から小の順で積み重ねられている．円盤を最少手順で右端の棒に移動して初期状態を再現する．円盤の移動は「1回に1枚だけ．大きい円盤が常に下になるようにする．棒以外のところに円盤を置いてはいけない」という規則がある．必要に応じて円盤の枚数を増減する．

評価：円盤の移動回数．

⑧ティンカートイ・テスト（Tinkertoy Test）

目的：流動性・発散性の思考（思考の制御）．

課題：大きさ・形・色の異なる50ピースの部品をできるだけたくさん使って好きなものを作る．

評価：使用ピース数，命名，可動性，三次元性，自立性，自己修正の有無．

⑨BADS（Behavioral Assessment of the Dysexecutive Syndrome）

目的：遂行機能障害症候群の総合的な評価．

課題：規則変換カード検査，行為計画検査，鍵探し検査，時間判断検査，動物園地図検査，修正6要素検査，質問紙による遂行機能障害の評価からなる．

評価：各課題の達成度，所要時間，合計点．

⑩FAB（Frontal Assessment Battery）

目的：前頭葉機能障害のスクリーニング．

課題：類似性（概念化），語の流暢性（心の柔軟性），運動系列（運動プログラミング），葛藤指示（干渉刺激に対する敏感さ），Go/No-Go課題（抑制コントロール），把握行動（環境に対する被影響性）の検査課題からなる．

評価：各課題の達成度と合計点．

基本的なリハプログラムの組み方

（1）リハプログラムの枠組み

遂行機能は実生活の活動に欠かせない．そのために遂行機能障害では，狭義の認知リハだけでなく，全人間的な視点からリハプログラムを考えな

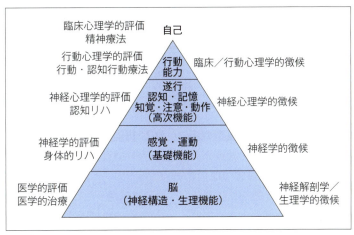

図3 評価・治療と徴候の階層性

ければならない．全人間的な視点とは，次の人間の階層性を理解することである．ある階層の障害は他の階層にも影響し，それぞれの階層で特有の症候（苦悩）が生じる[13,18]（図3）．人間存在の階層性への視点に基づく包括的なリハプログラムが望まれる．

神経構造・生理機能：人間の機能・能力・行動には脳という物理的な構造や血流等の生理機能が基盤にある．脳の神経構造や生理機能の問題は医学的に評価・治療介入される．

基礎機能：脳の基礎機能は感覚・運動である．基礎機能の問題は神経学的に評価・治療介入される（例：身体的リハ）．

高次機能：脳には感覚・運動の基礎機能を基盤にして言語・認知・記憶・遂行等の高次機能がある．脳の高次機能の問題は神経心理学的に評価・治療介入される（例：認知リハ）．

能力・行動：さまざまな高次脳機能が協調・統合して実生活上の多くの能力や行動を達成している．能力や行動の問題は主に行動心理学的に評価・治療介入される（例：行動療法，認知行動療法）．

自己：人間には個性や自己といった独自性や価値性がある．自己に生じた問題は主に臨床心理学的に評価・治療介入される（例：精神療法）．

(2) 治療介入の型

治療介入にはいくつかの型がある[13,19,20]．適した治療介入を実施しなければならない．

機能改善型治療介入：リハの治療介入の基本になる．障害された機能を反復使用して，関係する神経回路を刺激・賦活することで障害機能を回復・改善する．

能力代償型治療介入：能力はいくつかの機能からなる．障害機能と健常機能とを組み合わせ，さらに両者を統合的に組織化して必要な能力を代償する．

能力補填型治療介入：障害機能の改善や能力の代償が困難なとき，外的な補助手段（道具）を活用して不十分な能力を補う．

行動変容型治療介入：行動は学習機序に基づいて経験で変わる．「行動に先行する刺激→行動の生起→行動に後続する刺激（強化刺激）」の関係を操作して，適応行動を増やしたり，不適応行動や問題行動を減らしたりする．

心理安定型治療介入：障害があると環境との関係が不全になり，負の心理・感情反応（不安・欲求不満・抑うつ）が生起する．過緊張で不安定になり苦悩する．そのような心理状態の機序を理解して，適切な安定化（予防・解消）を心がける．

環境調整型治療介入：障害の状態に合わせて生活環境を暮らしやすく整える．生活活動に必要な情報をわかりやすく工夫して環境内に配置する（情報の構造化）．

関係者支持型治療介入：障害の理解の不足や誤っ

主な症候の評価法とリハビリテーション・対応の基本

た対応は共に生活する関係者（家族）との関係を悪化させる．障害の理解と対応の仕方のわかりやすい説明や，関係者が抱える苦悩の解消が大切になる．

遂行機能障害の治療介入

遂行機能障害への機能改善型や能力代償型の治療介入を基本にまとめておく．他の型の治療介入は他書[21]を参照されたい．遂行機能障害では「目標意図→計画立案→実行手順→行動→結果評価→修正・効率化」の一連の行動過程の制御に問題がある．治療介入のポイントはそれらの過程への制御の顕在（意識）化にある．

(1) 行動目標の顕在化

行動する目標を細分化して制御性を高める治療介入．

Goal Management Training：問題解決のアルゴリズムを獲得する．「現在の出来事と関連する目標を評価→関連目標を選択→下位の目標に細分→目標と下位目標の学習と保持を援助→目標と行動結果の自己監視を教育」を段階的に実施する[22]．

問題解決法：複雑で多段階からなる課題や問題を対応しやすいように下位目標に置き直して各段階で検討する．下位目標に対して「問題への指向→問題の定義と公式化→代理の生成→意思の決定→解決の検証」を実施する[23,24]．

(2) 行動予測の顕在化

実行すべき行動をあらかじめ明瞭に予測して制御性を高める治療介入．

自己行動の予測：患者自身が期待する行動の予測と実際の行動の評価を実施する[25]．

(3) 行動結果の顕在化

行動結果の事前予測と実際の行動結果とを比較して制御性を高める治療介入．

Prediction paradigm：行動結果の予測と実際の行動結果とを比較する[26]．

External cueing procedure：自発性低下に対して具体的な行動を記したカードを提示する[27]．

Formal self-monitoring and reinstatement procedure：自己監視に外的フィードバックを提供して，さらに誤りを評価する[26]．

Program of prompt and reward：不適切な行動への自己監視を増大して制御を強化する[28]．

(4) 行動手順・過程の顕在化

行動に言語を介在させて制御性を高める治療介入．

自己教示法：これからなすべき行動をあらかじめ言語化（叙述）して行動への意識を明瞭にする[29-31]．行動する手順を逐次に言語化する手続きや，外言的な行動制御（明瞭に声を出して叙述する）から始めて，徐々に内言的な行動制御（声を出さないで叙述する）へ段階的に移行する手続き等がある．

(5) 行動結果の評価の顕在化

行動の結果を吟味して制御性を高める治療介入．

行動結果の客観化：記録（ビデオ撮影）した行動を客観的に観察し検討してフィードバックを提供し，問題への気づきや日常・社会生活の影響への理解を促す[32]．

(6) 行動形式の顕在化

行動を実行する速度・強度・持続度に負荷をかけて制御性を高める治療介入．

遂行形式への負荷：課題解決や行動に際して，最大限の仕方（最大形式）や抑制しながら最小限の仕方（最小形式）で実行してもらい制御への意識性を高める[12,14]．

EBMを意識したリハアプローチ

(1) 評価と治療介入の複合化

評価の妥当性と客観性をできるだけ担保する必要がある．遂行機能障害は一連の行動過程の障害であり，単一の評価法で遂行機能障害を評価するのは難しい．また単一の治療介入だけでは行動過程全般の回復は制限されやすい．

このような点を補うために，いくつかの評価法を組み合わせて評価バッテリーを構成したり，い

くつかの治療介入を組み合わせて治療介入パッケージを構成したりすることも必要になる[33-35]．

(2) 効果の検証

治療介入の効果を検証するには，障害の種類と重症度の類似した対象者を集めて，治療介入を実施する群と実施しない対照群とに分けて比較する伝統的な実験計画法が必要になる．しかし，倫理的な問題や対象者の等質性の保証の難しさ等から，そのような群間比較による検証は現実には実施できない場合が多い．

臨床的には単一症例実験計画法が利用しやすい．いくつかの型があるが，ABA 型や ABAB 型計画法がよく用いられる．評価期 (A) と治療介入期 (B) を繰り返す計画法で，治療介入前のベースラインの評価期 (A)，治療介入期 (B)，治療介入の撤回と再評価期 (A)，治療介入の再実施期 (B) を設定する．各 A 期の評価を比較して効果を確認する．

他にも，多重ベースライン型，基準移動型，交替操作型等の計画法がある[36,37]．適した計画法を利用する．

おわりに

一般に，病院内でのリハや病棟生活は変化が少なく，一日の活動もパターン化している．そのような生活環境での行動の多くは自動化しており，遂行機能はあまり必要ない．遂行機能は未経験の状況での行動や未学習の課題解決に欠かせない．障害された機能の反復した練習がリハの基本になるが，リハ課題が既知化するにつれて，遂行機能への負荷は軽くなる．このような特徴を踏まえて，遂行機能障害のリハでは課題を適宜に変更して，遂行機能に適切に負荷をかけ続ける工夫が大切になる．

(坂爪一幸)

★ 文献

1) Lezak MD et al : Neuropsychological Assessment. 5th ed, Oxford University Press, New York, 2012.
2) Diamond A : Executive functions. Annu Rev Psychol **64**：135-168, 2013.
3) Folden D : Frontal lobe function. In : Clinical Neuropsychology. Parsons MW, Hammeke TA (eds), 3rd ed, American Psychological Association, Washington DC, 2014, pp 498-524.
4) 坂爪一幸・他：遂行機能障害の認知リハからみた遂行，注意，および記憶の関係．認知リハビリテーション 2001 (認知リハビリテーション研究会編)，新興医学出版社，2001, pp81-88.
5) Teuber HL : The riddle of frontal lobe function in man. In : The Frontal Granular Cortex and Behavior, Warren JM, Akert K (eds), McGraw-Hill, New York, 1964, pp410-444.
6) Luria AR : Higher Cortical Functions in Man, Basic Books, New York, 1966.
7) Shiffrin RM, Schneider W : Controlled and automatic human information processing : II. Perceptual learning, automatic attending and a general theory. Psychological Review **84**(2)：127-190, 1977.
8) Shallice T : Neurological impairment of cognitive processes. Br Med Bull **37**(2)：187-192, 1981.
9) Duncan J : Disorganisation of behaviour after frontal lobe damage. Cognitive Neuropsychology **3**(3)：271-290, 1986.
10) Lhermitte F : Human autonomy and the frontal lobes. Part II : patient behavior in complex and social situations ; the "environmental dependency syndrome". Ann Neurol **19**(4)：335-343, 1986.
11) Damasio AR et al : Somatic markers and the guidance of behavior ; theory and preliminary testing. In : Frontal Lobe Function and Dysfunction, Levin HS, et al (eds), Oxford University Press, New York, 1991, pp217-229.
12) 坂爪一幸：機能遂行速度の制御の障害と脳損傷側の関連—effortful 条件と non-effortful 条件における遂行速度の比較．神心理 **9**(4)：230-239, 1993.
13) 坂爪一幸：高次脳機能の障害心理学—神経心理学的症状とリハビリテーション・アプローチ，学文社，2007.
14) 坂爪一幸：前頭葉損傷に起因する社会的行動障害への対応．臨床リハ **26**(3)：274-280, 2017.
15) 坂爪一幸：高次脳機能障害について—若年から成人まで．高次脳機能障害のリハビリテーション—社会復帰支援ケーススタディ (本田哲三，坂爪一幸・他編)，真興交易 (株) 医書出版部，2006, pp14-40.
16) 坂爪一幸：遂行機能障害，記憶障害の認知リハビリテーションにおける学習理論の役割—馴化型・予測型・制御型学習の困難を例として．認知リハ **3**(2)：2-13, 1998.
17) 坂爪一幸：脳卒中後の疲労．脳卒中最前線—急性期の診断からリハビリテーションまで (福井國彦，藤田 勉・他編)，第 4 版，医歯薬出版，2009, pp337-339.
18) 坂爪一幸：心理評価—心理評価の意味と実施にあたっての注意．総合リハ **34**(1)：55-62, 2006.
19) 坂爪一幸：認知リハビリテーション．リハビリテーション患者の心理とケア (渡辺俊之，本田哲三編)，医学書院，2000, pp236-249.
20) 坂爪一幸：各障害の診断とリハビリテーション—概要．高次脳機能障害のリハビリテーション—実践的アプローチ (本田哲三編)，第 3 版，医学書院，2016, pp35-41.
21) 坂爪一幸：各障害の診断とリハビリテーション—遂行機能障害・アパシー．高次脳機能障害のリハビリテーション—実践的アプローチ (本田哲三編)，第 3 版，医学書院，2016, pp144-168.

主な症候の評価法とリハビリテーション・対応の基本

22) Levin B et al : Rehabilitation of executive functioning : An experimental-clinical validation of Goal Management Training. *J Int Neuropsychol Soc* **6**(3) : 299-312, 2000.
23) Cramon DY von et al : Problem-solving deficits in brain injured patients ; a therapeutic approach. *Neuropsychol Rehabil* **1**(1) : 45-64, 1991.
24) D'Zurilla TJ, Goldfried MR : Problem solving and behavior modification. *J Abnorm Psychol* **78** : 107-126, 1971.
25) Cramon DY von, Matthes-von Cramon G : Back to work with a chronic dysexecutive syndrome ? (a case report). *Neuropsychol Rehabil* **4** : 399-417, 1994.
26) Cicerone KD, Giacino JT : Remediation of executive function deficits after traumatic brain injury. *NeuroRehabil* **2**(3) : 12-22, 1992.
27) Sohlberg MM et al : Efficacy of an external cuing system in an individual with severe frontal lobe damage. *Cognitive Rehabilitation* **6**(4) : 36-41, 1988.
28) Alderman N et al : Improvement of self-monitoring skills, reduction of behaviour disturbance and the dysexecutive syndrome : Comparison of response cost and a new programme of selfmonitoring training. *Neuropsychol Rehabil* **5**(3) : 193-221, 1995.
29) Luria AR, Homskaya ED : Disturbance in the regulative role of speech with frontal lobe lesions. In : The Frontal Granular Cortex and Behavior Warren JM, Akert K (eds), McGraw Hill, New York, 1964, pp353-371.
30) Meichenbaum DH, Goodman J : Training impulsive children to talk to themselves ; a means of developing self-control. *J Abnorm Psychol* **77**(2) : 115-126, 1971.
31) Cicerone KD, Wood JC : Planning disorder after closed head injury : a case study. *Arch Phys Med Rehabil* **68**(2) : 111-115, 1987.
32) Cicerone KD, Tanenbaum LN : Disturbance of social cognition after traumatic orbitofrontal brain injury. *Arch Clin Neuropsychol* **12**(2) : 173-188, 1997.
33) 本田哲三, 坂爪一幸：遂行機能障害のリハビリテーション. 失語症研 **18**(2)：146-153, 1998.
34) 坂爪一幸・他：遂行機能障害に対する認知的リハの試み—改善例の検討. 認知リハ **3**(2)：94-99, 1998.
35) 坂爪一幸・他：遂行機能障害の認知リハビリテーションの効果と脳損傷部位の検討. 認知リハビリテーション2002(認知リハビリテーション研究会編), 新興医学出版社, 2003, pp132-138.
36) Barlow DH, Hersen M : Single Case Experimental Designs ; Strategies for studying behavior change, 2nd ed, Pergamon Books, New York, 1984 (高木俊一郎, 佐久間 徹 (監訳)：1事例の実験デザイン, 二瓶社, 1988).
37) 岩本隆茂, 川俣甲子夫：シングル・ケース研究法, 勁草書房, 1990.

主な症候の評価法とリハビリテーション・対応の基本

情動と意欲の障害への対応
──うつ，アパシーを含む

はじめに

　高次脳機能障害における情動障害は，記憶障害・注意障害・遂行機能障害と並んで，社会的行動障害として診断基準の主要症状である．その内訳としては，①意欲・発動性の低下，②情動コントロールの障害，③対人関係の障害，④依存的行動，⑤固執の各項目が記載されている[1]．本項では，意欲・発動性の障害を中心に，情動障害の診断基準と標準的訓練プログラムを要約し，その評価法，リハビリテーション（以下リハ）の基本について概説する．

高次脳機能障害と社会的行動障害の疫学・症状・原因疾患

（1）高次脳機能障害

　わが国における「高次脳機能障害」の基礎資料である高次脳機能障害支援モデル事業[2]では，424例（18歳～65歳未満：平均32.7歳）が収集され，原因疾患は，外傷性脳損傷（traumatic brain injury；TBI）76.2％，次いで脳血管障害（cerebrovascular disease；CVD）17.0％，低酸素脳症2.8％であった．TBIは40歳未満の若年者が72.4％で，50歳以上ではCVDの比率が最も高かった．主要症状は，記憶障害（88％），注意障害（71％），遂行機能障害（71％）の順であるが，社会的行動障害も64％と高率に認められている．3症状を合併する率が70％，2症状を合併する率が12％あり，複数症状を呈することが一般的である．社会的行動障害では，対人技能拙劣，依存性・退行，意欲・発動性低下，固執性，感情コントロール低下は50％前後にみられ，欲求コントロール低下が約30％，抑うつが約20％に認められた．これらの社会的行動障害を1つ以上示す率が81％と高率であり，病識欠如も約60％に認められ，複数の症状を合併すると重症度が高いことが示されている．

　慢性期を主体とする平成20年東京都調査[3]では，896人（男性60.8％，平均64.2歳）を抽出し，原因疾患はCVDが81.6％，TBIが11.0％であり，若年者（29歳以下）ではTBIが，30歳以上ではCVDが多かった．高次脳機能障害の内訳では，行動と感情の障害が44.5％と最も多く，次いで記憶障害42.5％，注意障害40.5％，失語症40.4％と報告されている．さらに，行動と感情の障害の内容として，意欲の障害20.4％，抑うつ状態18.0％，不安16.1％が上位を占めている．

（2）社会的行動障害

　診断基準における社会的行動障害では，表1の症状と具体的な症状が記載されている．対象者でこれらの症状が認められる場合，社会的行動障害の存在を疑って，必要な神経心理検査等を選択し，その有無・重症度評価を行っていく．臨床症状の判定にあたっては，神経心理検査の結果と過去の結果も含めた画像診断（形態診断としてMRIやCT検査，機能診断として，SPECTないしPET検査）等を参考にして，多角的に行うことが必要である．

評価方法

（1）問題行動の抽出・評価

　まず社会的行動障害のうち対象者の生活や訓練場面で問題となる行動は何であり，いかなる誘因で生じるのかを家族や関係者からの情報を参考にして，観察・記録・分析する．次に問題行動を含む適切な評価方法を選択し，神経心理学的検査や課題を用いた検査により重症度評価を行う．高次脳機能障害では，患者自身では病識の欠如や低下を示すことも多く，認知機能障害や他の前頭葉症状（遂行機能障害等）を合併する場合もしばしば

主な症候の評価法とリハビリテーション・対応の基本

表1　社会的行動障害の項目と具体的症状

項目	具体的症状
意欲・発動性の低下	・自発的な活動が乏しく，運動障害は軽度以下だが，一日中ベッドから離れない等の無為な生活を送る．
情動コントロールの障害	・いらいらした気分が過剰な感情的反応や攻撃的行動にエスカレートし，コントロールすることができない． ・自己の障害を認めず訓練を頑固に拒否する． ・突然興奮して大声で怒鳴り散らす． ・看護者に対する暴力や性的行為等の反社会的行為．
対人関係の障害	・社会的スキルの低下（相手を思いやることができない，よい人間関係がつくれない）を示す． ・具体的には，急な話題転換，過度に親密で脱抑制的な発言および接近行動，相手の発言の復唱，文字面に従った思考，皮肉・諷刺・抽象的な指示対象の認知が困難，さまざまな話題を生み出すことの困難等．
依存的行動	・人格機能が低下し退行を示す． ・発動性の低下を合併することが多く結果的に依存的な生活を送る．
固執	・遂行機能障害の結果として，新たな問題には対応できない． ・認知ないし行動の転換障害により，従前の行動が再び出現（保続）し，固着する． ・1つのことにこだわって他のことができない．

みられるため，認知機能や前頭葉機能全般のスクリーニングも必要である．また普段は意欲低下（アパシー）を主体とする患者が，突然興奮しだしたりする場合もあり，その契機となる原因を把握する．

これまで社会的行動障害について特化した評価方法は少なかったが，近年，信頼性・妥当性について検討された評価方法が増えつつある．表2に現在わが国で使用可能な社会的行動障害とそれを含む前頭葉機能検査法をまとめた．

(2) 前頭葉機能検査

① Frontal Assessment Battery（FAB）

Dubois ら[4]により前頭葉機能のスクリーニング検査として作成され，類似性，語の流暢性，運動系列，葛藤指示，Go/No-Go，把握行動の6下位項目からなり，10分程度で実施可能である．

②日本語版前頭葉性行動質問表（Frontal Behavioral Inventory；FBI）

Kertesz らが主に前頭側頭型認知症の認知行動障害を検出するために開発した質問紙法による検査法であり，松井ら[5]により日本語版が作成されている．アパシー，保続，衝動性等を含む24項目の臨床徴候に関する質問に，それぞれ4段階で回答する臨床的客観的測度である．

③前頭葉機能に関する行動評価尺度（Frontal Systems Behavior Scale；FrSBe）

Grace らにより開発された頭部外傷患者を対象とする前頭葉障害による社会的行動変化についての評価法である．吉住ら[6]により日本語版が作成され，標準化，再現性，妥当性も確認されている．この検査は，患者自身と家族に病前と現在の双方を評価してもらう質問紙法であり，アパシー・脱抑制・遂行機能障害の各項目について得点化が可能である．また自己評価と観察者評価の差をみることで病識の欠如の有無を検討できる．

④脳外傷の認知－行動障害尺度（TBI-31）[7]

31項目の認知および行動に関する質問から構成されている．各5段階の評価で健常群との比較から標準偏差を算出し，健忘性，易疲労性・意欲の低下，対人場面での状況判断力の低下，固執性，情動コントロールの低下，現実対応力の低下，課題遂行の低下の各項目についてのプロフィールが判定可能である．

⑤ Arnadottir OT-ADL 神経行動学的評価（A-ONE）[8]

観察評価法で ADL の自立度と神経行動学的尺度でその阻害原因に焦点を当てた評価を行う．実施には認定講習会受講が必要である．

表2 社会的行動障害の評価尺度

対象	目的	評価尺度の名称	評価方法	特徴
前頭葉機能	スクリーニング	Frontal Assessment Battery (FAB)	客観的	認知症における前頭葉機能スクリーニング検査として汎用
	総合評価	日本語版前頭葉性行動質問表 (FBI)	客観的	アパシーを含む24項目の臨床的徴候に関する質問紙法
	総合評価	前頭葉機能に関する行動評価尺度 (FrSBe)	主観的/客観的	頭部外傷者を対象とし自己評価と他者評価
	総合評価	脳外傷者の認知-行動障害尺度 (TBI-31)	客観的	頭部外傷患者の認知-行動障害
	ADL評価	Arnadottir OT-ADL神経行動学的評価 (A-ONE)	客観的	作業療法の立場からのADLおよび神経行動学的評価
意欲・アパシー	スクリーニング	やる気スコア (Apathy Scale 邦訳版)	主観的	アパシーのスクリーニング，失語症患者や高度認知症は対象外
	スクリーニング	意欲の指標 (Vitality Index)	客観的	施設入所者等での意欲/日常生活
	スクリーニング	脳卒中情動障害スケール (JSS-E)	主観的	脳卒中患者を対象に意欲に関して重み付けされた重症度スケール
	総合評価	Apathy Evaluation Scale (AES) 日本語版	客観的	介護者によるアパシーに関する客観的評価
	総合評価	標準意欲評価法 (CAS)	主観的/客観的	自覚的，他覚的，行動観察的な多方面からの総合的評価
うつ状態	スクリーニング	Zung's Self Depression Scale (SDS)	主観的	内因性うつの質問紙法
	スクリーニング	Beck Depression Inventory (BDI)	主観的	内因性うつの質問紙法
	スクリーニング	脳卒中うつスケール (JSS-D)	客観的	脳卒中患者を対象に重み付けされた重症度スケール
	総合評価	Hamilton Assessment M-D (HAM-D)	客観的	医師面接による内因性うつに関する総合評価
退行	総合評価	Vineland-II適応行動尺度	客観的	発達障害や知的障害等を対象として，適応行動の水準をみる
	総合評価	S-M社会生活能力検査	客観的	小児〜中学生レベルの社会成熟度をみる．退行にも適応あり
脱抑制	課題評価	アイオワギャンブリング課題	客観的	課題テストによる前頭葉下面機能障害の検出に優れる

(3) 意欲・発動性の低下

①アパシー

意欲・発動性の低下に関しては，近年アパシーの概念が普及し，高次脳機能障害においてもその重要性が認識されてきている[9-12]．アパシーの診断基準としては，Robertら[13,14]により報告された国際的な診断基準が用いられ，以前の機能レベルと比較して自発性低下の喪失・低下がみられ，その変化が確認できること，行動・認知・情動の3領域のうち2つ以上の領域で1つ以上の自発的ないし反応的症候が4週間以上にわたり存在することとされる．

アパシーのスクリーニングを下記に示す．

a) Apathy Scale（邦訳版「やる気スコア」）[15]

Sterksteinらが提唱．脳卒中やリハ対象患者を中心に軽症から中等症のアパシーの評価に汎用されている．

b) 意欲の指標（Vitality Index）[16]

鳥羽らにより開発．施設入所者等介護を必要とする対象者で使用しやすい．この評価法は，介護

者による ADL5 項目の行動面での評価で簡便に行える．

c) 脳卒中情動障害スケール（JSS-E）[17]

日本脳卒中学会で作成され，重み付けされたスケールであり，意欲，不安・焦燥，脱抑制行動等 8 項目に関する客観的評価を行う．うつスケールと同時に施行可能である脳卒中感情障害（うつ・情動障害）スケール（JSS-DE）も作成されている．

d) Apathy Evaluation Scale〔介護者評価の日本語版（AES-I-J）〕[18]

Marin が作成，葛西らにより発表されており，客観的評価法として信頼性・妥当性の検討がなされているが，カットオフ値についてさらなる検討が必要である．

e) 標準意欲評価法（Clinical Assessment for Spontaneity；CAS）[19]

日本高次脳機能障害学会により作成された広義の「自発性の障害」を対象とする検査．面接による意欲評価スケール（17 項目），質問紙による意欲評価スケール（33 項目），日常生活行動の意欲評価スケール（16 項目），自由時間の日常行動観察（5～14 日以上），臨床的総合評価（5 段階評価）の 5 つのサブスケールから構成され，自覚的，他覚的，行動観察的な多方面からの総合的な評価となっている．この検査法は，信頼性・妥当性も検証されており，最近の報告では，下位項目は相関を認めず，意欲の客観的評価と主観的評価の独立性が指摘されている[20]．

② うつ状態

うつ状態は，CVD 後や TBI 後のよく知られた症状であり，スクリーニング目的の質問紙法としては，Zung の Self-Depression Scale（SDS）[21]や Beck うつ病調査票（Beck Depression Inventory；BDI）[22]等が使用され，総合的には Hamilton Rating Scale for Depression（HAM-D）[23]によって評価されることが多い．これらのスケールで高次脳機能患者のうつ状態を評価する際には，内因性うつ病とは異なり，評価点のみでなく臨床的に患者を評価することが重要である．スケールの高値が，高次脳機能障害の症候に対する過剰反応を意味する場合もあり得る．またアパシーや統合失調症様の症状，思考過程の障害，認知機能不全は，うつ状態との鑑別を要する．

a) SDS

うつ症状の自己評価尺度であり，20 項目の質問に 4 段階で回答し，10 分以内で検査可能なスクリーニング検査である．50 点以上を軽度のうつ状態と判定する．

b) BDI

自記式質問紙で 32 項目の質問からなり，21 点以上ではうつ状態として専門家の治療が勧められる．10 分以内の短時間で実施可能である．

c) 脳卒中うつスケール（JSS-D）[17]

日本脳卒中学会により作成された重み付けされた重症度スケールであり，罪責感・絶望感・悲観的考え・自殺念慮や精神運動抑制または思考停止を含む 7 項目より構成される．

d) HAM-D

うつ病の重症度を評価するための尺度であり，オリジナルの 17 項目に追加の 4 項目を加えた 21 項目版が世界的にも広く用いられている．医師による問診により過去 7 日間の症状について各項目が 0～4 点の点数で評価され，観察項目も含んで総合点が 5 点以上ではうつ病が疑われ，以降軽症，中等症，重症，最重症と分類される．面接時間は約 40 分程度を要する．

（4）情動コントロールの障害・対人関係の障害・依存的行動および固執

① 情動コントロール・対人関係の障害

適切な社会行動を行うためには，他者の意図や情動を読み取り，文脈を把握する能力（社会認知能力）が必要とされる．高次脳機能障害においては，自分の言動を相手がどう思うかを理解できない心的推測の障害と衝動コントロールの障害の 2 つが複合的に関与しているとされる[24]．

具体的には表 1 に示すような症状が，しばしば認められる．このうち情動コントロールの障害および対人関係の障害については，それに特化した評価尺度は検索の範囲ではみられなかったが，前述した前頭葉機能検査のうち，FBI は，前頭葉機能障害の兆候を網羅しており，局在性前頭葉損傷

患者を含めた検討もなされ，情動コントロールや対人関係障害の評価が可能である．また，TBI-31は，情動コントロール，対人場面での状況判断力，固執性の項目を含んだ評価が可能であり，対象・目的によりこの2つのスケールのどちらかを使用するとよい．

②脱抑制

脱抑制は，外的刺激に対して何らかの反応を行うときに，衝動や感情を適切に方向づけたり，コントロールできない状態である．責任病巣としては，前頭葉眼窩面が重視されている．この評価法として，前述のFBI，TBI-31も使用可能であるが，FrSBeは，下位項目に脱抑制の項目を含み，病識の欠如を検討できる点が優れている．脱抑制に特化した検査法としては，アイオワ・ギャンブリング課題（IGT）[25]が代表的である．この課題は，4つのデッキ（2つは有利だが報酬は小さい，2つは不利で大きな報酬が得られることもあるが罰金も大きく，合計としてマイナスとなる）から自由にカードを選択し，報酬と罰金を合計していく．前頭葉下面・眼窩部の機能評価に適している．

③依存的行動

脳損傷後に人格機能が低下し，退行を示す．この場合にはアパシーを同時に呈していることが多く依存的な生活を送る．診断基準ガイドラインで紹介されているS-M社会生活能力検査[26]は，乳幼児から13歳までの児童を対象とし，社会生活に必要な能力の発達程度（社会成熟度）を130項目の日常生活時状況から，身辺自立，移動，作業，意思交換，集団生活，自己制御の6領域に分類し全人格的発達像をみる検査法である．またVineland-Ⅱ適応行動尺度[27]は，0〜92歳の対象者の適応範囲で，発達障害や知的障害等を対象として，適応行動の水準をみる検査法である．対象者の様子をよく知っている保護者や介護者に対して半構造面接で実施される．適応行動を測定する「コミュニケーション」，「日常生活スキル」，「社会性」，「運動スキル」の4領域と不適応行動を測定する「不適応行動」領域から構成されており，支援の必要な行動を客観的にとらえることができる．いずれも小児から学童の患者ないしは退行を示す患者が対象となる．

リハビリテーション訓練プログラム

（1）リハビリテーションの過程と基本的考え方

訓練プログラムは，発症・受傷からの相対的な期間と目標によって，医学的プログラムと生活訓練プログラム，職能訓練プログラムの3つに分類される．

①医学的プログラム

医学的プログラムには，個々の認知障害の対処をめざす他に，心理カウンセリング，薬物治療，外科的治療等も含まれる．一方，生活訓練・職能訓練プログラムでは，日常生活や職業で必要と考えられる技能を獲得することに主眼が置かれる．多職種により連携したリハを提供していくことや，障害の程度にあった訓練の目標（短期間である程度実現が可能な具体的な目標）を設定することが重要なポイントである．

具体的な対応として，①静かな，多すぎる人に囲まれない，疲れない等の環境調整を図り，②行動療法的対応（何が問題で，どう対処するか本人と一緒に考える）をとる．この際に，正の強化（誉める，励ます，注意を引く等）を用い，不適切な行動をとった場合には，中断や休止等の対応をとる．また反応報酬として行動に対価を与え，行動を抑制できれば対価は高いまま特定の品物と交換ができる方法もある．大声を発する場合には，飽和による回避行動の治療として数分間大声を出し続けることを放置することも選択肢の1つである．

②生活訓練プログラム

生活訓練プログラムでは，対象者の日常生活能力や社会活動能力を高め，日々の生活の安定とより積極的な社会参加が図れることを目的とする．特に訓練を通じて，障害に対する認識を高め，その代償手段を獲得することが大きな課題となり，家族への働きかけも含めた環境調整が重要である．プログラムでは，課題の把握，訓練計画作成，訓練の実施，評価を行う．実際には，①生活リズムの確立，②生活管理能力の向上，③社会生活能力の向上，④対人技能の向上，⑤障害の自己認識・

主な症候の評価法とリハビリテーション・対応の基本

現実検討，⑥必要とする支援の明確化，⑦家族支援に配慮して実施する．

(2) 慢性期のポイント

情動コントロールの障害では感情制御の重要性理解や自己省察の促進等を実生活場面に即した集団ロールプレイにて実践する取り組みが功を奏している[28]．橋本[29]は，高次脳機能障害に対する通所リハビリテーションプログラムの実際を紹介し，プロセス志向型のリハの継続性と家族への対応(悩みの共感)の必要性を指摘している．

アパシーや脱抑制に対して認知行動療法を適用する際に，患者の機能や気づき(内省)が期待できる場合は認知と行動の両者への働きかけを行う．諸機能が全般的に低下している場合は，環境調整を行い，誘発刺激を避け，心地よい帰結を本人が得るように行動を中心に介入することが主体となる．

以上，基本的考え方と注意点を述べたが，誌面の関係で各症状への対応や具体的事項については成書を参考とされたい[30-32]．

(岡田和悟，山口修平)

★ 文献

1) 国立障害者リハビリテーションセンター：高次脳機能障害者支援の手引き(改訂第2版)，厚生労働省社会・援護局障害保健福祉部，平成20年11月．
2) 中島八十一：高次脳機能障害支援モデル事業について．高次脳機能研 **26**：263-273, 2006.
3) 東京都高次脳機能障害者実態調査検討委員会：高次脳機能障害実態調査報告書．平成20年3月．
4) Dubois B et al：The FAB：A Frontal assessment battery at bedside. *Neurology* **55**：1621-1626, 2000.
5) 松井三枝・他：日本語版前頭葉性行動質問表 Frontal Behavioral Inventory (FBI) の作成．高次脳機能研 **28**：373-382, 2008.
6) 吉住美保・他：前頭葉機能に関する行動評価尺度 Frontal Systems Behavior Scale 日本語版の標準化と信頼性，妥当性の検討．精神医学 **49**：137-142, 2007.
7) 大橋正洋，久保義郎：脳外傷の認知─行動障害尺度 (TBI-30) の作成─生活場面の観察．総合リハ **35**：921-928, 2007.
8) 松原麻子・他：Arnadottir OT-ADL 神経行動学的評価 (A-ONE) の紹介．OTジャーナル **46**：403-409, 2012.
9) Marin RS：Apathy：A neuropsychiatric syndrome. *J Neuropsychiatry Clin Neurosci* **3**：243-254, 1991.
10) 小林祥泰：脳血管障害におけるアパシー(意欲障害)．脳疾患によるアパシーの臨床 (改訂版) (小林祥泰編)，新興医学出版，2016，pp71-78.
11) 岡田和悟，山口修平：アパシーと認知症．*Brain and Nerve* **68**：767-778, 2016.
12) 上田敬太：頭部外傷後の社会行動障害．高次脳機能研 **35**：283-290, 2015.
13) Robert PH et al：Proposed diagnostic criteria for apathy in Alzheimer's disease and other neuropsychiatric disorders. *Eur Psychiatry* **24**：98-104, 2009.
14) 山口修平：脳卒中後アパシー．神経疾患最新の治療 2015-2017 (小林祥泰・他編)，南江堂，2015，pp120-122.
15) 岡田和悟・他：やる気スコアを用いた脳卒中後の意欲低下の評価．脳卒中 **20**：318-323, 1998.
16) Toba K et al：Vitality Index as a useful tool to assess elderly with dementia. *Geriatrics & Gerontology International* **2**：23-29, 2002.
17) 日本脳卒中学会 Stroke Scale 委員会：日本脳卒中学会・脳卒中感情障害 (うつ・情動障害) スケール．脳卒中 **25**：206-214, 2003.
18) 葛西真理・他：Apathy Evaluation Scale 介護者評価の日本語版 (AES-I-J) 作成．日老医誌 **51**：445-452, 2014.
19) 加藤元一郎：注意・意欲評価法作製小委員会：標準注意検査法 (CAT) と標準意欲評価法 (CAS) の開発とその経過．高次脳機能研 (旧 失語症研究) **26**：310-319, 2006.
20) 種村純・他：標準注意検査法・標準意欲評価法 CATS の臨床的意義．注意と意欲の神経機構 (日本高次脳機能障害学会教育・研修委員会編)，新興医学出版社，2014，pp27-48.
21) Zung WWK：A self-rating depression Scale. *Arch General Psychiatry* **12**：63-70, 1965.
22) Beck AT et al：An inventory for measuring depression". *Arch Gen Psychiatry* **4**：561-571, 1961.
23) Hamilton M：A rating scale for depression. *J Neurol Neurosurg Psychiatry* **23**：56-62, 1960.
24) 三村將：前頭葉の臨床心理学．高次脳機能研 **36**：163-169, 2016.
25) Bechara A et al：Insensitivity to future consequences following damage to human prefrontal cortex. *Cognition* **50**：7-15, 1994.
26) 上野一彦，名越斉子，旭出学園教育研究所：S-M 社会生活能力検査，第3版，日本文化科学社，2016.
27) 辻井政次，村上隆 (監)；Vineland-II 適応行動尺度．日本文化科学社，2014.
28) Cicerone KD et al：Evidence-based cognitive rehabilitation：updated review of the literature from 2003 through 2008. *Arch Phys Med Rehabil* **92**：519-530, 2011.
29) 橋本圭司：若年脳外傷者への包括的リハビリテーションの実践．高次脳機能障害のリハビリテーション；実践的アプローチ (本田哲三編)，第3版，医学書院，2016，pp275-283.
30) 船山道隆：各障害の診断とリハビリテーション：行動と感情の障害．高次脳機能障害のリハビリテーション；実践的アプローチ (本田哲三編)，第3版，医学書院，2016，pp116-126.
31) 先崎章：アパシーの薬物療法，リハビリテーション，脳損傷後の発動性低下，disorders od diminished motivation (発動性減少) に対して．注意と意欲の神経機構 (日本高次脳機能学会教育・研修委員会編)，新興医学出版，2014，pp237-262.
32) 坂爪一幸：前頭葉損傷に対する社会的行動障害への対応．臨床リハ **26**：274-280, 2017.

主な症候の評価法とリハビリテーション・対応の基本

病識の低下への対応

はじめに

　II章「病識の低下」(p93〜)において述べたように，病識の低下をもたらす主な責任病巣は，左右の頭頂葉および前頭葉である．右頭頂葉損傷では，左半側空間無視，左半側身体失認等の要素的な障害に対する無視，無関心がみられやすく，左頭頂葉損傷では，感覚性失語にみる自己の障害に対する無感知が表出することがある．一方，前頭葉損傷では，自己の障害の全体像を自覚することが困難となる self-awareness の障害が顕著となる例があり，リハビリテーション（以下リハ）を進めるうえで難渋する．

　本項では，臨床上問題となりやすい前頭葉の損傷に起因する病識の低下への対応について，文献的な考察とともに筆者の経験を述べる．

評価

　病識の低下は，他の行動障害（脱抑制，衝動性，易刺激性，幼稚性，人格変容，自己中心的等）と同じく，社会復帰に際し大きな阻害要因となる[1,2]．そこで，病識の問題を適切に評価することが重要となってくるが，わが国において，脳卒中や脳外傷を対象に汎用されている評価法はない．以下に，筆者が使用している病識評価の検査尺度を紹介する．

(1) 患者に関する能力評価尺度（Patient Competency Rating Scale；PCRS）[3]

　30項目からなる患者の能力（ADL，認知，対人関係，情緒）に関する質問表（表1）である．それぞれの質問に対し患者自身および家族（あるいは患者をよく知る人）が，できない（1点），大変難しい（2点），できるが難しい（3点），比較的簡単にできる（4点），簡単にできる（5点）の5段階で評価し，その数値の差から患者の障害認識の指標としている[4]．Leathem らは，30項目の質問表を脳外傷患者53人と健常者131人に行い，家族等の第三者の評価との差を比較した．その結果，ADL，認知，対人関係，情緒の各項目の中で，対人関係にかかわる行動や情緒・感情のコントロールに対し，患者は自己の能力を過大評価しやすいことを報告した[5]．しかし，このような自己評価の内容は，身体面に比べ認知面の問題のほうが自覚しにくいことは脳損傷をきたす他の疾患でも同様である[6]．

(2) 神経行動学的機能評価表（Neurobehavioral Functioning Inventory；NFI）[7,8]

　脳外傷者の障害像をとらえるために開発された行動評価法で，①うつ症状，②体性感覚，③注意/集中力，④コミュニケーション，⑤怒り，⑥運動の6つの下位項目から成る．本調査表は，PCRS同様に，患者および家族に質問し，その差を患者の障害に対する認識としてとらえている．筆者らが脳外傷者に施行した結果[8]からも，そのギャップは明らかであり，そのギャップを減少させていくことが機能的予後を改善させることにつながると考えている．

(3) 日本語版 SAI-J（The Schedule for Assessment of Insight）

　David らが統合失調症者の病識を評価するために開発した半構造化面接によって行われる尺度[9]で，日本語版は，酒井らがその信頼性，妥当性を確認している[10]．本尺度は，「治療と服薬の必要性」，「自己の疾病についての意識」，「精神症状についての意識」で構成されている．

主な症候の評価法とリハビリテーション・対応の基本

表1 患者に関する能力評価尺度（PCRS）

1. 自分の食事を用意することにどの程度問題がありますか．
2. 着替えをすることにどの程度問題がありますか．
3. 歯磨きや化粧等の動作にどの程度問題がありますか．
4. 食後の皿洗いにどの程度問題がありますか．
5. 洗濯をすることにどの程度問題がありますか．
6. 家計の管理をすることにどの程度問題がありますか．
7. 時間の約束を守ることにどの程度問題がありますか．
8. グループの中で会話を始めることにどの程度問題がありますか．
9. 疲れていたり飽きたりしても仕事を続けることはできますか．
10. 昨日の夕食の内容を思い出すことはできますか．
11. よく会う人の名前を思い出すことはできますか．
12. 毎日の自分の予定を覚えることはできますか．
13. 自分がしなければならないことを覚えることはできますか．
14. もし車の運転をしなければならないとしたら，どの程度問題がありますか．
15. 混乱したときに誰かの助けを借りることはできますか．
16. 予想してない変化に適応することはできますか．
17. 自分がよく知っている人と議論することはできますか．
18. 他の人の批判を受け入れることはできますか．
19. 泣いたり叫んだりすることをコントロールできますか．
20. 友人といるときに，適切に振舞うことはできますか．
21. 他の人へのやさしい気持ちを表現できますか．
22. 集団行動に参加することはできますか．
23. 自分の行いや言動が他人に及ぼす影響を理解できますか．
24. 毎日の計画を立てるのにどの程度問題がありますか．
25. 新しい指示を理解することに，どの程度問題がありますか．
26. 自分の毎日の役割を果たすことはできますか．
27. 何か困ったことが起きたとき，自分の感情をコントロールできますか．
28. 自分の気持ちを沈ませないでいることはできますか．
29. 自分の気分が毎日の行動に影響しないようにすることはできますか．
30. 笑うことをコントロールすることはできますか．

病識の低下への対応

(1) 前提

self-awarenessの障害は前頭前野が主な責任病巣と考えられている．したがって，このような例では前頭前野の障害で表れる他の高次脳機能障害が高頻度で合併している．すなわち，注意障害，遂行機能障害，ワーキングメモリーの容量の低下，思考能力の低下，さらに他の社会的行動障害（脱抑制，衝動性，易刺激性，幼稚性，人格変容，自己中心的等）等である．したがって，病識の低下へのアプローチはこうした障害をも視野に入れたリハが求められる．

一方，一概に病識といっても，どのような障害に対する病識がないのかという点も重要な視点である．向谷地は，精神障害者が積極的に社会参加に至る道筋を5つのステージに分類しているが[11]，筆者はこのステージ分類を参考に，脳外傷者の急性期から社会参加にいたる病識に関する道筋を表2にまとめた．急性期のすべてに無関心な時期，次いで身体面の問題に気づく時期，次いで認知面の問題に気づき，それに葛藤し，ともすると行動障害として現れる時期，そして情緒面の問題に気づく時期，最後に自己の全体像を認知する時期である．これらのステージは互いに重複しながらも，着実に各ステージを踏んでいく．各ステージごとに，対応方法を柔軟に変えていく．

(2) 病識の階層性

自己への気づき（self awareness）の内容をCrossonらは，3つに分類している．①自己の機能障害，能力障害に関する知識としての自覚（in-

表2　急性期を脱したあとの病識の変化

ステージ1	身体面および認知・精神面の障害にまったく関心が及ばず，目の前の状況にただ反応する時期. (例:「何も変わっていない」と発言)
ステージ2	身体面の障害に気づき，現状が以前と変わっていることに苛立ちや焦燥感を感じる時期. (例:「手が動かない，歩けない」と発言するのみ)
ステージ3	身体面のみならず，知能，記憶の障害に気づき，さまざまな行動障害がみられる時期. (例:「記憶ができない，言葉が話せない」と発言)
ステージ4	さらに，情緒面の障害に気づき，どうしていいかわからず葛藤する時期. (例:「ついつい大声をあげてしまう，どうしたらいいのか」と発言)
ステージ5	すべての障害を理解し，それを補う努力のなか，社会参加が達成できる時期. (例:「苦手なことがたくさんある，でもできることから始めよう」と発言)

tellectual awareness)，②現在，それらの障害が自分に存在しているという自覚(emergent awareness)，そして，③その障害が表面化しないようにあらかじめ補おうとする自覚(anticipatory awareness)である．これらのawarenessは，①から③へと重層的に組織化され，単に自己の障害を自覚するintellectual awarenessのみでは問題は解決しないことを述べている[12]．すなわち，①「くも膜下出血になり，私は，記憶が苦手だと言われている．」とする知識のみのレベル，②「私は，いつも，記憶障害によって，生活上で困っている．」とする生活の中での問題に気づくレベル，③「記憶障害に対し，メモやスケジュール帳を使おう．」と代償方法がとれるレベルに分けることができる．リハでは，③のレベルまで自覚を高め，行動に移せることを目標にする．

(3) 軽度例に対する対応[13]

①教示

疾患と症状について，口頭や紙面，パンフレット等を利用して説明を繰り返す．病歴の説明，画像所見に基づく高次脳機能障害の説明も有効である．疾病後の症状について，家族の感じ方と本人の感じ方の相違を比較することもよい．たとえば外傷後に，本人は「少し自分は怒りっぽくなった」と感じているが，家族は「本人はかなり怒りっぽくなった」と感じていることの理解を促す．

②体験学習・自己モニタリング

体験を通して自己の障害についての気づきを促す．心理テストでの成績の低下や家事動作，実際の作業等を通して「ミス」に気づいてもらう．そしてどのような能力に障害があるのかを，第三者とともに話し合う機会をもつ．注意が持続しないのか，気が散りやすいのか，疲労しやすいのか，計画が立てられないのか，操作手順がわからないのか，ワーキングメモリーの容量が少ないのか，等の分析をし，対応方法を一緒に考える．こうした作業を繰り返す中で弱点が浮き彫りになっていくが，ここで特に大切な指導は，逆に強み(strength)を明確にすることである．強みを活かした指導によって成功体験を重ねさせることが自信につながり，自己効力感を生む．

③ metacognitive strategy training

体験学習を通して，自己の障害(不得意な点)への気づきが生まれると，それに対する対処法を自ら構築する練習を行う．たとえば夕食を作る場面では，自分には何ができるのか，何ができないのかをまず，予測する練習をする．これらを列記し，次いで，できないことに対しどのような方法があるのかをさらに列記する．自分でできない場合には助言を求めるのか，用意することが簡易な食品を選ぶのか．そして実際に夕食を準備し，事前の予測と照合する．反省は次回に活かす．本訓練は遂行機能障害を補う技術を身につけ，自己の管理能力が向上するとする信頼性の高い研究報告[14,15]がある．

④グループ療法

グループは社会参加の第一歩であり，社会性を育む有効な場になり得る．心理療法を集団で行う意義の1つは，同じ障害で悩む障害者同士の経験

の共有，相互理解にある[16]．筆者らは，社会性の低下した外来の脳外傷者に対し小グループを形成し，各種の訓練プログラムを試みた[17,18]．その内容は，週2回，それぞれ3時間で認知リハ，運動療法，レクリエーション等を含んでいる．数カ月のプログラムの中で，患者の社会性は種々の評価尺度で向上し，さらに就労等の方向性が具体的となったが，その効果の1つは，小グループが互いの仲間意識・連帯感を深めるとともに，双方の障害を認識し，自己の障害をも認知する機会を与えたのだと考えている．外部から誤りを指摘するのではなく，環境調整された小社会の中で自ら「気づかせる」という視点である．

(4) 重度例に対する対応

重度例に「気づき」を促すことは簡単ではない．その場合，病識の改善に焦点をあてず，むしろ日常生活や作業活動においてできることを少しづつ増やし（適応行動），成功体験を重ねることを目標とする．

①行動変容療法

重度例の場合，適応行動を効果的に学習するためには，何が適応行動で，何が不適応行動（易怒性）であるかについて治療者がメッセージを送る必要がある．a：適応行動を数多くみられるように，逆に，b：不適応行動が減少するように，強化していく．すなわち，「作業ができるように工程表をみるようにした」「約束をするときはメモをとるようにした」「自分の感情を抑えるためにタイムアウトを頻回にとった」等の適応行動に対し，「ほめる」「楽しい環境を提供する」「やりがいを感じさせる」等の正の強化因子を提供する．一方，イライラ，暴言等の不適応行動に対しては無視程度の対応にとどめ，不適応行動に変わる適応行動がみられるのを待ち，みられたときに機を逃さず強化する．患者を取り囲むスタッフは，以上の配慮がさまざまなリハ訓練場面や病棟生活，家庭生活の中で行われるように，チームワークを図る必要がある．

以上の取り組みの中で，患者は家族やグループ等の小集団のなかで役割を担い，周囲が認めることで責任感が育まれ，自ずと自己の能力低下について「気づき」が生まれる．

②環境調整

成功体験を重ねるためには，誤りにくい環境の設定が必須である．Diller[19]はリハにおける患者の環境を，a：Physical（物理的環境），b：Interpersonal（人間関係），c：Social（社会環境）の3つに分類し，患者の能力障害の大部分はこうした環境で決定されるとした．すなわち，同じ機能障害をもつ2人の患者でも，環境が違うと，その活動性は大きく異なる．物理的環境とは，混乱を避け，高度な判断を要さないような，構造化といわれる整理された環境を指している．するべきことをスケジュール表にして行動を視覚化することは，時間的構造化である．疾患の急性期は，特に，聴覚・視覚入力の制限を行う場合もある．周囲の雑音が騒音に感じ，イライラ感や不安感を抱く患者もいる．能力低下から以前と比べ作業がこなせなくなった例では，質と量を調整した作業内容の工夫も，成功体験を得られるような配慮として必要である．一方，人間関係は患者の心理面に大きな影響を与える．周囲の人間の障害への無理解が患者の不信感や疎外感，あるいは敵対心すら抱かせることがある．

以上のように，脳損傷によって失った生きがいや自己効力感を取り戻す環境調整が求められる．急性期，回復期は医療スタッフ，以後は地域の福祉スタッフあるいは学校や就労先のスタッフが，患者の障害を周知し，支持的に対応する必要がある．重度例として述べた行動変容療法の環境調整の考え方は，軽度例に対しても考慮する．

（渡邉 修）

★ 文献

1) Whyte J, Rosenthal M : In : Rehabilitation Medicine-Principles and Practice, 2nd ed, Delisa JA et al (eds), J.B. Lippincott, Philadelphia, 1993. pp848-849.
2) Ezrachi O et al : Predicting employment in traumatic brain injury following neuropsychological rehabilitation. *Journal of Head Trauma Rehabilitation* **6**(3) : 71-84, 1991.
3) Prigatano GP, Fordyce DJ : Cognitive dysfunction and psychosocial adjustment after brain injury. In : Neuropsychological rehabilitation after brain injury, Prigatano GP et al (eds), Johns Hopkins University Press, Baltimore, MD, 1986, pp96-118.
4) Prigatano GP et al : Initial disturbances of consciousness and resultant impaired awareness in Spanish patients with traumatic brain injury. *J Head Trauma Rehabil* **13**(5) : 29-38, 1998.
5) Leathem JM et al : Self- and informant-ratings on the patient competency rating scale in patients with traumatic brain injury. *J Clin Exp Neuropsychol* **20**(5) : 694-705, 1998.
6) Anderson SW, Tranel D : Awareness of disease states following cerebral infarction, dementia, and head trauma : standardized assessment. *Clin Neuropsychol* **3** : 327-339, 1989.
7) Kreutzer JS et al : Validation of a Neurobehavioral Functional Inventory for adults with traumatic brain injury. *Arch Phys Med Rehabil* **77** : 116-124, 1996.
8) 渡邉 修：Neurobehavioral Functioning Inventory (NFI) —神経行動学的機能調査票の紹介．臨床リハ **9**(1)：59-61, 2000.
9) David A et al : The Assessment Insight in Psychosis. *British Journal Psychiatry* **161** : 599-602, 1992.
10) 酒井佳永・他：病識評価尺度 (The Schedule for Assessment of Insight) 日本語版 (SAI-J) の信頼性と妥当性の検討．臨精医 **29**(2)：177-183, 2000.
11) 向谷地悦子：そのまんまがいいみたい．べてるの家の非援助論（浦河べてるの家著）, 2003, 医学書院, pp162-169.
12) Crosson B et al : Awareness and compensation in post-acute head injury rehabilitation. *Journal of Head Trauma Rehabilitation* **4**(3) : 46-54, 1989.
13) Sohlberg MM, Mateer CA : The Assessment and Management of Unawareness. Cognitive rehabilitation an integrative neuropsychological approach, The Guilford Press. New York, 2001, pp269-305.
14) Goverover Y et al : Treatment to improve self-awareness in persons with acquired brain injury. *Brain Inj* **21** : 913-923, 2007.
15) Cheng SK, Man DW : Management of impaired self-awareness in persons with traumatic brain injury. *Brain Inj* **20** : 621-628, 2006.
16) Sohlberg MM, Mateer CA : Management of Depression and Anxiety. In : Cognitive Rehabilitation : An integrative Neuropsychological Approach, The Guilford Press, New York London, 2001, pp371-399.
17) 渡邉 修・他：脳外傷者に対する通院リハビリテーションプログラムの試み．総合リハ **31**：669-675, 2003.
18) 渡邉 修・他：いわゆる高次脳機能障害者に対する地域リハビリテーションの試み．認知神経科学 **7**：59-64, 2005.
19) Diller L : Neuropsychological rehabilitation. In : Neuropsychological Rehabilitation, Meier M et al (ed) : New York, The Guilford Press, 1987, pp3-17.

column

PTSD

　PTSD（心的外傷後ストレス障害）とは，戦闘，性的暴力，自然災害のような破局的出来事やその他の極度のストレッサーによる反応として生じ，複雑でしばしば慢性化し，患者を弱らせる精神障害である[1]．1980年に初めて米国精神医学会の「診断と統計のマニュアル第3版（DSM-Ⅲ）」に登場し，現在はDSM-V[2]の基準を診断に用いるのが一般的である．またWHOによるICD-10にも診断基準が掲載されている．DSM-Vの診断基準では，6歳未満と6歳以上で別々の基準が設けられている．また原因となる心的外傷体験について「実際にまたは危うく死ぬ，重症を負う，性的暴力を受ける出来事」と具体的に記述され，直接体験以外にも直に目撃，近親者や親しい友人に起こった心的外傷的出来事の伝聞，職業上他者の心的外傷的出来事に繰り返し強く曝露される場合も含めている．心的外傷的出来事の後に起こる症状は次の4つの基準にまとめられている．①再体験：反復的，不随意的，および侵入的で苦痛な記憶，出来事が再び起こっていると感じる，悪夢として何度も見る，フラッシュバック等，②回避：出来事についての苦痛な記憶，思考，または感情の回避，あるいはそれに結びつくもの（人，場所，会話，行動，物，状況）の回避，③認知と気分の陰性の変化：出来事の重要な側面の想起不能（解離性健忘），自分自身や他者，世界に対する持続的で過剰に否定的な信念や予想，出来事の原因や結果についての持続的でゆがんだ認識，持続的な陰性の感情状態，重要な活動への関心または参加の著しい減退等，④覚醒亢進：人や物に対する言語的または身体的な攻撃性，無謀なまたは自己破壊的な行動，集中困難，睡眠障害等．詳細は成書を参照されたい．6歳以下の子どもでは，症状を言葉で訴えることが難しいので，遊びや行動，生活の変化の中から判断できるよう別途診断基準が設けられている．これら代表的な症状が1カ月以上持続した場合にPTSDと診断される．

　治療は心の傷の回復と，苦しい症状を軽減することが基本となる．心の傷の回復を助ける目的で，持続エクスポージャー療法，認知処理療法，眼球運動脱感作療法等がある．また本人を苦しめる不眠・不安・抑うつ等の症状を軽減するために，薬物療法が行われる．

　戦闘や災害等を原因として受傷した頭部外傷にPTSDが合併することがある．イラク戦争後の米兵や退役軍人に対する調査でも明らかとなっている．一方で，わが国の高次脳機能障害診断基準では対象は，ICD-10のF04，F06，F07となっており，F43に該当するPTSDは対象とならない．頭部外傷等による高次脳機能障害にPTSDの合併が考えられる場合は，PTSDの専門家の診断を受け，精神医学的治療とその後の対応が必要となる．

〈深津玲子〉

★文献

1) EdnaB. Foa et al（著），飛鳥井望（監訳）：PTSD治療ガイドライン，第2版，金剛出版，2013.

2) American Psychiatric Association（原著），日本精神神経学会（日本語版用語監修），髙橋三郎，大野裕（監訳）：DSM-5 精神疾患の診断・統計マニュアル，医学書院，2014.

高次脳機能障害に関するTOPICS

高次能機能障害に対する薬物療法

はじめに

　高次脳機能障害の薬物療法は前頭葉の神経伝達物質系を介した研究があるだけで，前頭葉神経伝達物質が認知機能に影響するということが指摘されてきている．特にセロトニン系とドーパミン系が認知機能に影響することはよく知られている．しかし，このセロトニンの効果は情動や痛みに対する効果，覚醒状態等によるともいわれる．ドーパミン系は行動の運動的，辺縁系的，認知的側面にかかわる大脳皮質からの情報をコーディネートし統合する役割を果たしており，前頭葉に最も広く分布し，具体的には運動と認知の表出，モチベーション，運動の準備・開始，スピード，より高度な機能を統合する機能，ワーキングメモリーとの関連が強い．ドーパミン系が関与する線条体は適切な行動戦略を選択するための鍵となる構造であるといわれる．他に中枢性作用を持つβブロッカーは，舞台に上がる前の音楽家の不安を軽減したり，試験を受ける学生の不安を軽減したりして，短期間の成績を改善する等の効果があることが指摘されている．抑制系のGABA，興奮性のグルタミン酸，ヒスタミン，アスパラギン酸が認知機能に影響することもわかっている．このように，神経伝達物質は賦活機能，記憶，注意の転換，認知機能の速度調節に影響することが推測できる．

　認知機能の回復に薬物的アプローチがあると効果的で，かつリハビリテーションと組み合わせれば有効であると思われる．

解剖

(1) アセチルコリン系

　アセチルコリン系が認知機能と関係があることはよく知られている．マイネルト核，無名質のようなマイネルト基底核が皮質アセチルコリンの神経支配である[1]．Mesulamは，中隔核と対角帯のコリン作動性細胞群が海馬，帯状回，視床下核に投射，マイネルト基底核のコリン系ニューロンは皮質にびまん性に投射し，入力は網様体賦活系，帯状回，眼窩前頭葉皮質からとした[2]．コリン系は左半球優位であるといわれている[3]．

(2) ドーパミン系

　黒質，腹側被蓋野が中心で，黒質線条体系，中脳辺縁系，中脳皮質系の3つの上行性システムが存在する[4]．黒質線条体経路は黒質網様部から線条体に投射し，行動や思考の制御にかかわるフィードバック・ループを形成する．中脳辺縁系経路は，黒質内側部と腹側被蓋野から海馬と側坐核に投射し，行動選択や衝動性に重要な役割をもち報酬行動に関係する．中脳皮質経路は腹側被蓋野から大脳皮質に投射し，認知機能にかかわる．ドーパミン系はパーキンソン病よりも認知症を伴うパーキンソン病で変性が強い．節後D1受容体の密度が認知機能障害と相関するといわれる[5]．ドーパミンアゴニストが経路機能を亢進させると衝動性制御障害につながる．ワーキングメモリー課題遂行中は前頭前野でドーパミン分泌が増加する．中脳ドーパミン神経細胞は動機付けに関するグループと，ワーキングメモリーを担うグループが存在する．

(3) ノルエピネフィリン系

　脳幹の青斑核が起源である．青斑核のノルエピネフィリン活性に影響を与える薬剤は前頭前野の機能にも影響を与える[6]．たとえばノルエピネフィリン系のclonidineと抗アセチルコリンエステラーゼ薬のphysostigmineが他の単剤よりも高齢サルの記憶を改善したという報告がある[7]．

　1つの神経伝達系の効果が認知機能に影響を与えるのではなく，脳の広範な領域や，特殊な部位

高次脳機能障害に関する TOPICS

で複数の神経伝達物質が相互作用で影響することが示唆される[8]．

認知機能への影響

(1) 記憶

記憶には，動作性記憶と陳述記憶がある[9]．動作性記憶は基底核の神経回路で意識しない運動習慣に関与，陳述記憶は前脳神経回路が関与し，エピソード記憶と意味性記憶に分類され，さらにエピソード記憶は意識記憶と無意識記憶に分類される．多くの研究は意識記憶，いわゆるワーキングメモリーで行われている．エピソード記憶障害は内側側頭葉，間脳病変で，意味性記憶障害は皮質後部病変で生じる．アセチルコリンはすべての記憶障害に関与し，カテコールアミンは動作性記憶とワーキングメモリーに関与する．

①アセチルコリン系

前脳のコリン系は記憶の容量と記憶の形成に関与する[10]．抗コリン薬は初期の記憶形成を障害するが，一度記憶が形成されると，抗コリン薬は影響しないのでアルツハイマー病の薬物療法に応用される[11]．

②ドーパミン系

ドーパミンは記憶野とよばれる皮質に影響する[12]．前頭皮質からのドーパミンの枯渇は遅延反応型のタスクで測定したときの認知機能障害をきたし，選択性 D1 受容体拮抗薬あるいは非選択性 D1 拮抗薬のサルの前頭前野への注入は遅延反応の障害をきたす[13]．サルでは，ドーパミンはワーキングメモリーの能力と関係し[14]，最近では，意味性記憶ネットワークと視空間性キューがドーパミン刺激で調整されていることがわかってきた[15]．

③ノルエピネフィリン系

コルサコフ症候群の前向性記憶は clonidine とノルエピネフィリン前駆物質で強調される[16]．clonidine は記憶機能を強め，視空間遅延再生を改善する[17]．

(2) 注意

①アセチルコリン系

抗コリン薬の scopolamine は事象関連電位の P300（注意の指標）の延長をきたす[17]．抗コリン薬は，覚醒度の検査で障害をきたし，コリン薬は逆に改善効果をもたらす．これらは，ムスカリン受容体が関与している[18]．

②ノルエピネフィリン系

青斑核が覚醒と注意の程度に関係している[20]．前頭前野への上行性ノルアドレナリン経路は注意の転換を調整する．前頭前野の障害で青斑核の発火率が抑制され，注意の変換の随意的なコントロールができなくなる．パーキンソン病では，ノルエピネフィリンの代謝は注意と覚醒度に影響する[21]．

③ドーパミン系

腹側被蓋野と黒質のドーパミンが注意と脳内報酬系に関係する[22]．パーキンソン病の注意機能の研究では，皮質のノルエピネフィリンに加えて前脳のドーパミンが注意の転換に関与することが指摘されている[23]．Levodopa はこの障害を改善する[24]．ドーパミンと注意との関連については議論もある．

(3) 認知機能過程の速度

加齢や加齢に伴う疾患では，たとえば記憶障害，聴覚理解の低下，計算・計画・ワーキングメモリー等の認知機能の低下がみられる[25]．これらに薬理学的治療の効果が期待できる．

①ドーパミン系

ドーパミンは認知過程の速度に重要である．パーキンソン病や精神緩慢（bradyphrenia）の患者で臨床データがある．加齢とともにドーパミン活性は低下し，加齢に伴う思考の柔軟性，適応能力，ワーキングメモリー，実行機能，注意の低下をもたらす[21,26]．パーキンソン病や進行性核上性麻痺では前頭葉障害による症状や精神的な操作や思考の遅延をきたす．両者とも髄液中のカテコールアミン代謝物質の濃度と関連している．ドーパミンが認知速度の遅延，正常の記憶走査との関係がいわれ，ドーパミン受容体の過刺激が神経認知回路の機能障害をきたす[27]．

②ノルエピネフィリン系

temporal discrimination がノルエピネフィリン再取り込み抑制薬で改善する[28]．

③アセチルコリン薬

パーキンソン病患者を対象とした錯綜図を用いた研究では，ドーパミン系が精神緩慢（brady-phrenia）にはあまり関係なく，アセチルコリン系が関与することが指摘されている[29]．両者が関係するという考えもある．

神経心理症候への薬物療法

(1) 実行認知機能

実行機能は，計画，開始，モニタリング，非ルーチン性・goal-directed behavior（明示的な目的・目標を設定して行っている行動）を含む認知機能に関係し，実行機能障害は各種疾患で生じる．非定型精神薬はドーパミンを増やすとされ，haloperidol等の抗ドーパミン性向精神薬は実行機能へ抑制的に働く[30]．risperidoneとclozapineは言語流暢性，数唱テスト，Trail Making Test Part Bの実行機能検査を改善する[31,32]．しかし，統合失調症を対象としたclozapineの長期投与では実行機能に改善がみられなかった[33]．levodopaのようなドーパミン性薬剤は，パーキンソン病の実行機能を改善し，視空間操作能力，語の列挙，Wisconsin Card sorting test, self-ordered pointing task, abstract figures with particular colorsのマッチング等の成績の改善をもたらす[34,35]．しかし，ドーパミンレセプターの過剰刺激は前頭葉—尾状核のループの脱神経を生じ，この神経認知回路の機能障害をきたす[36]．

clonidineのようなノルエピネフィリンアゴニストは低用量でノルエピネフィリン系の細胞の発火や細胞からのノルエピネフィリンの分泌を抑え，実行機能を改善する．

アルツハイマー病に対してはいくつかの薬物が出てきている．アルツハイマー病はマイネルト核や内側側頭葉のコリン系領域のコリン系ニューロンの喪失と関係するが，複数の神経伝達系が関与している．抗コリンエステラーゼ抑制薬のtacrineはADAS-cogで4点以上の改善があったが，副作用が強かった[37]．donepezilはADAS-cogで4点以上の効果がなかった[38]．しかし，rivastigmine 6-12 mgでは効果があった[39]．

(2) 会話と言語機能

①会話の開始と流暢性

会話のネットワークの一部として，補足運動野・前帯状回・中脳水道周囲の灰白質があり，その一部がドーパミンによって調節されている．前帯状回は会話の開始と発声の随意的コントロールに関係している．中脳水道周囲の灰白質の電気刺激で種特異的な発声が生じる．両側の帯状回の病変では無言になる．脳血流の研究では声を出さずに数を数えるinner speechでも声を出して数を数えるautomatic speech productionでも両側の補足運動野の脳血流が劇的に増加することがわかっている．補足運動野の障害では臨床的に超皮質性運動失語（一過性の無言を伴う）をきたす[40]．構音に対する島の働きも指摘されている[41]．

②言語機能

a) ドーパミン系

ドーパミンと言語機能をみるうえで，参考になるのがパーキンソン病の言語機能である．パーキンソン病は流暢性，発語器官の運動機能障害，喚語困難，文法障害を示すことがある．たとえば，文の構成が単純になったり，ためらいやpauseの頻度や時間が増えたりする．言語の聴覚的理解については，文法的理解の軽度から中等度の障害をきたす[42,43]．パーキンソン病の理解の障害は，記憶に関連した点ではカテコールアミンが関係している[44]．

b) アセチルコリン系

アルツハイマー病の言語障害では，進行すれば失語症をきたすが，それまでにも喚語困難，失名辞の報告[45]がある．

c) ノルエピネフィリン系

言語とノルエピネフィリンとの関係は，失語症を対象にimipramine, d-amphetamine, propranolを投与して言語機能が改善したという報告がある[46]．

(3) 失語症

薬理学的治療だけでは失語症の改善は少ないと考える．

失語症の薬物療法を歴史的にみると，言語に対

高次脳機能障害に関するTOPICS

する薬物療法は昔からあるが，最も古い報告のひとつにcashew nutがある．その後，文献的には1950年頃，Linnらはamytalで流暢性や注意が改善したと報告している．その後imipramine, caffeine, glutamic acid等で言語機能の改善の報告がされてきた．Bensonが非流暢性失語患者に対するamphetamineの効果を報告し，その結果は，発症早期（2～3カ月）の症例の言語性・非言語性検査の両方に有効であった．1988年，Albertらが62歳の超皮質性運動失語症例にbromocriptineを投与した報告では，bromocriptine投与後，発語の開始とためらい，流暢性の障害が改善したが，投与中止後また元に戻っている[47]．その後，bromocriptineで流暢性が改善したという報告がなされ，同時期，筆者らもL-Dopaを5人の失語症患者に投与し，3例で改善がみられたことを報告した[46]．

（4）失語症に対する薬物療法の具体的報告[46,49]

①ドーパミン系

慢性期Broca失語症者に，ドーパミンアゴニストであるbromocriptineとコントロール薬（nilvadipine）を各4週間投与し，bromocriptineの投与後，Boston Naming Test（BNT）の呼称数，語の列挙が有意に増加したが，コントロール薬では有意な増加はなかった．保続の減少と呼称の成績の改善に関係があった．

②アセチルコリン系

Wernicke失語患者を対象にし，aniracetam 300 mgとコントロール薬（nilvadipine）を投与した．Aniracetam投与後，BNTの呼称数，カテゴリーによる語の列挙数が有意に増加した．重症例では変化はなく，軽症例で呼称の改善がみられた．保続の減少の程度と呼称の改善がよく相関していた．

非流暢性失語症に対するdonepezilの薬剤の効果をみるために，慢性期非流暢性失語症を対象に検討した．BNTの成績と語頭音ヒントによる語列挙は投与後有意に増加した．カテゴリーによる語列挙では，donepezilの投与によって成績の変化に有意差はなかった．保続数はdonepezil投与後有意に減少した．

この結果によって，コリン系の薬剤によって非流暢性失語症であっても，呼称障害が改善され，保続数が減少することがわかった．これは失語症患者の保続が，呼称障害と語の列挙の障害に関係している可能性を示唆し，保続の減少が呼称や語の列挙の改善につながる可能性を示唆した．

③セロトニン系

慢性期失語症患者にSSRIとコントロール薬の各4週間投与した結果，SSRI投与後，BNTの改善がみられ，「気分」の改善，保続の減少がみられた症例では呼称能力の改善が強くみられた．軽症例で有意な効果がみられ，流暢性失語・非流暢性失語間には有意差はなく，病変が前頭葉に及んでいない症例では，及んでいる症例に比しSSRIの効果が有意に高くみられた．

④ノルエピネフィリン系

中枢性作用をもつβブロッカーは，不安をもつ音楽家や試験を受ける学生の短期間の成績を改善する等の効果がある．失語症患者では言語機能を評価する検査場面よりも日常生活場面での言語機能のほうが良好なことが多く，それは失語症患者の一部は不安が言語機能に反映していると考えられている．

筆者らは失語症群と，健康成人を若年群（25～37歳），中年群（42～61歳），高齢群（65～80歳）の3群に分けて薬剤の効果を検討した．薬剤はβ拮抗薬であるpropranolol 10 mgを検査90分前に1回投与し，BNT，語の列挙（語頭音，動物名）の検査を施行した．結果は，若年群と高齢者群では投与前後でBNT，語の列挙には有意差はなかった．中年群では，語列挙でpropranolol投与時有意な効果がみられたが，BNTでは有意差はなかった．しかし，失語症群では，いずれの検査でもpropranolol投与時に有意な効果がみられた．

次にpropranololは流暢性失語にも非流暢性失語にも効果があるか，呼称だけでなく聴覚理解に効果があるかどうか，自律神経機能への影響はどうか等の問題点を解決するために，慢性期失語症患者を対象に，propranolol 10 mgを投与し言語機能，心拍数，ムードの変化を検討した．その結

果，Wernicke群で投与時聴覚理解とBNTが有意に改善，Broca群ではBNTの得点のみが有意に増加した．心拍数は両群で投与時有意に低下した．その他の項目には有意な変化はなかった．propranololの効果はWernicke失語症，Broca失語症両群でみられた．これはpropranololが失語症患者のphysical feelingを改善させることで，言語機能を改善させた可能性を示唆した[49]．

⑤ GABA系

これまでの失語症に対するpiracetamの治療効果の報告として，自発話の改善やwritten languageの改善，言語機能検査でのスコアの改善等が挙げられている．失語症に効果があったのは，学習や記憶を増加させることと一致しているといわれている．失語症者のPETを用いた研究では，piracetam投与で両側の傍シルビウス裂領域，特に左横側頭回，左下前頭回三角部，左上側頭回後方部の血流量が増加することが報告され，これと失語症状の改善が関係あるという指摘がされている[50]．

(5) 半側空間無視

半側空間無視の機序は不明であるが，有力なメカニズム説に注意障害説がある．ドーパミンの上行性投射路の障害で持続する対側の無視が生じることが報告されている．ラットとサルのドーパミン系投射路が持続する無視に関係する報告がある[51]．また，ドーパミンの刺激薬で無視が改善したという報告がある[51,52]．Fleetらは右広範な梗塞例2例にbromocriptineを用いた検討を行い，投与中，線分2等分テスト，線分抹消検査，選択的文字抹消検査で改善がみられた[53]．Grujicらの報告では右半球障害連続例にbromocriptineを投与して視覚探索に効果があった[54]．

武田らは右半球脳梗塞患者4例にTRHを投与して，線分2等分テストで改善の傾向がみられ，模写の成績は有意に改善がみられたと報告している[55]．

筆者らは，脳血管障害による時計描画テストで異常のある例に，GABA系に影響するvalproic acidを投与して改善することを報告し，GABA系が視空間認知障害に関係すると推測した[56]．

おわりに

文献的には神経化学系と神経認知学とは幅広い関係が推測される．たとえばコリン系は前頭眼窩面と側頭葉に関連した認知機能と関係し，カテコールアミンは線条体や前頭前野の認知機能のネットワークに関係，ドーパミン系は行動の開始や発声の開始・維持のような行動・言語の流暢性に関連した過程に関係する．さらにコリン系は言語性記憶に関係し，ドーパミンとコリンの相互作用はシルビウス周囲，前側頭葉/島領域に局在した機能の過程を調節していることも推測できる．

ただ，認知機能障害に薬物療法だけで効果があるかというと，そのデータは乏しく，従来のリハビリテーションの補助療法になり得る可能性がある．今後，薬物療法だけで，認知障害に効果があるかどうかは，データの集積が必要である．

（田中 裕）

★ 文献

1) Mesulam MM : Central cholinergic pathways : neuroanatomy and some behavioral implications. In : Neurotransmitters and Cortical Functions, Avoli M et al (eds), Plenum Press, New York, 1988, pp237-260.
2) Mesulam MM : Structure and function of cholinergic pathways in cerebral cortex, limbic system, basal ganglia, and thalamus of the human brain. In Psychopharmacology : The Fourth Generation of Progress, Bloom FE, Kupfer DJ (eds), Raven Press, New York, 1995, pp135-146.
3) Amaducci L et al : Cholin acetyltransferase (CUT) activity differs in right and left temporal lobes. *Neurology* **31** : 799-805, 1981.
4) Goldman-Rakic P : Circuitry of primate prefrontal cortex and regulation of behavior by representational memory. In : Higher Cortical Function, Handbook of Physiology, Mountcastle V, Plum F (eds). Bethesda, MD : American Physiological Society, 1987, pp373-417.
5) 太田晃一：ドパミンと認知機能．神経内科 **85** : 471-476, 2016.
6) Foote S, Morrison J : Extrathalamic modulation of cortical function. *Annu Rev Neurosci* **10** : 67-95, 1987.

7) Terry AV Jr et al : Effects of concomitant cholinergic and adrenergic stimulation on learning and memory performance by young and aged monkeys. *Cereb Cortex* **3** : 304-312, 1993.
8) D'Esposito M, Albert ML : Pharmacology of memory. In : Memoire et Vieillissement, Maloine Editeur, Paris, 1991, pp247-252.
9) Cermak LS : Models of memory loss in Korsakoff and alcoholic patients. In : Neuropsychology and Alcoholism, Parsons OA et al (eds), Guilford Press, New York, 1987, pp207-226.
10) Drachmann DA : Memory and cognitive function in man. Does the cholinergic system have a specific role ? *Neurology* **27** : 783-790, 1977.
11) Bartus RT et al : Cholinergic psychopharmacology : an integration of human and animal research on memory. In : Psychopharmacology : The Third Generation of Progress, HY Meltzer (ed), Raven Press, New York, 1987, pp219-232.
12) Williams GV, Goldman-Rakic PS : Modulation of memory fields by dopamine D1 receptors in prefrontal cortex. *Nature* **376** : 572-575, 1995.
13) Brozoski T et al : Cognitive deficit caused by regional depletion of dopamine in prefrontal cortex of rhesus monkey. *Science* **205** : 929-932, 1979.
14) Watanabe M et al : Increase of extracellular dopamine in the primate prefrontal cortex during a working memory task. *J Neurophysiol* **78** : 2795-2798, 1997.
15) Kischka U et al : Dopaminergic modulation of semantic network activation. *Neuropsychologia* **34** : 1107-1113, 1996.
16) McEntee WJ et al : Neurochemical pathology in Korsakoff psychosis : implications for other cognitive disorders. *Neurology* **34** : 648-652, 1984.
17) Cai JX et al : Reserpine impairs spatial working memory performance in monkeys : reversal by alpha-2 adrenergic agonist clonidine. *Brain Res* **614** : 191-196, 1993.
18) Callaway E et al : Cholinergic activity and constraints on information processing. *Biol Psych* **33** : 1-22, 1992.
19) Rusted JM, Warburton DM : Cognitive models and cholinergic drugs. *Neuropsychobiology* **21** : 31-36, 1989.
20) Foote S, Morrison J : Extrathalamic modulation of cortical function. *Annu Rev Neurosci* **10** : 67-95, 1987.
21) Stern Y et al : Reaction time and vigilance in Parkinson's disease. Possible role of altered norepinephine metabolism. *Arch Neurol* **41** : 1086-1089, 1984.
22) Le Moal M, Simon H : Mesocorticolimbic dopaminergic network : functional and regulatory roles. *Physiol Rev* **71** : 155-234, 1991.
23) Cools A et al : Manifestations of switching disorders in animals and man with dopamine deficits in A10 and/or A9 circuits. In : Mental Dysfunction in Parkinson's Disease, Wolters E, Scheltens P (eds), ICG, 1995, pp49-68.
24) Downes J et al : Alternating fluency in Parkinson's disease : an evaluation of the attentional control theory of cognitive impairment. *Brain* **116** : 887-901, 1993.
25) Cellera J et al eds : Adult Information Processing : Limits on Loss, Academy Press, New York, 1993.
26) Wilson RS et al : High speed memory scanning in parkinsonism. *Cortex* **16** : 67-72, 1980.
27) Poewe W et al : High speed memory scanning in Parkinson's disease : adverse effects of levodopa. *Ann Neurol* **29** : 670-673, 1991.
28) Rammsayer TH et al : Effects of noradrenergic activity on temporal information processing in humans. *Q J Exp Psychol* B**54** : 247-258, 2001.
29) Pillon B et al : Cognitive "slowing" in Parkinson's disease fails to respond to levodopa treatment : the 15 objects test. *Neurology* **39** : 762-768, 1989.
30) Friedman JI et al : Pharmacologic strategies for augmenting cognitive performance in schizophrenia. *Biol Psychiatry* **45** : 1-16, 1999.
31) McGurk SR : The effects of clozapine on cognitive functioning in schizophrenia. *J Clin Psychiatry* **60** (supple12) : 24-29, 1999.
32) McGurk S et al : The effect of risperidone vs haloperidol in treatment-resistant schizophrenia : the Trail making Test. *CNS Spectrums* **2** : 60-64, 1997.
33) Buchanan RW et al : The comparative efficacy and long-term effect of clozapine treatment on neuropsychological test performance. *Biol Psychiatry* **36** : 717-725, 1994.
34) Murphy BL et al : Increased dopamine turnover in the prefrontal cortex impairs spatial working memory performance in rats and monkeys. *Proc Natl Acad Sci USA* **93** : 1325-1329, 1986.
35) Gotham AM et al : "Frontal" cognitive functions in patients with Parkinson's disease "on" and "off" levodopa. *Brain* **111** : 299-321, 1988.
36) Lange KW et al : L-dopa withdrawal in Parkinson's disease selectively impairs cognitive performance in tests sensitive to frontal lobe dysfunction. *Psychopharmacology* **107** : 394-404, 1992.
37) Davis KL et al : A double-blind, placebo-controlled multicenter study of tacrine for Alzheimer's disease. *N Engl J Med* **327** : 1253-1259, 1992.
38) Rogers SL et al : A 24-week double-blind, placebo-controlled trial of donepezil in patients with Alzheimer's disease. *Neurology* **50** : 136-145, 1998.
39) Rösler M et al : Efficacy and safety of rivastigmine in patients with Alzheimer's disease : international randomized controlled trial. *BMJ* **318** : 633-638, 1999.
40) Rosenberg PB : Dopaminergic systems and speech fluency. *J Fluency Disord* **5** : 255-267, 1980.
41) Dronkers NF : A new brain region for coordinating speech articulation. *Nature* **384** (6605) : 159-161, 1996.
42) Le Moal M, Simon H : Mesocorticolimbic dopaminergic network : functional and regulatory roles. *Physiol Rev* **71** : 155-234, 1991.
43) Lieberman P et al : Speech production, syntax comprehension, and cognitive deficits in Parkinson's disease. *Brain Lang* **43** : 169-189, 1992.
44) McNamara P et al : Grammaticality judgments and sentence comprehension in Parkinson's disease : a comparison with Broca's aphasia. *J Neurosci* **86** : 151-166, 1996.
45) Cummings JL et al : Aphasia in dementia of the Alzheimer type. *Neurology* **35**(3) : 394-397, 1985.
46) Tanaka Y, Bachman L : Pharmacotherapy of aphasia. In Neurobehavior of language and cognition. Studies of normal aging and brain damage, Conner LT, Obler LK (eds), Kluwer Academic Publishers, Boston-Dordrecht-London, 2000, pp159-176.
47) Albert ML et al : Pharmacotherapy for aphasia. *Neurology* **38** : 877-879, 1988.

48) Tanaka Y et al : Effect of increasing cholinergic activity on naming in aphasia. *Lancet* **350** : 116-117, 1997.
49) Tanaka Y et al : Aphasia, Anxiety, and Beta-Adrenergic Antagonists. 39th Annual Meeting of International Neuropsychological Society, 2011.
50) Enderby P et al : Effect of piracetam on recovery and rehabilitation after stroke : A double-blind, placebo-controlled study. *Clin Neuropharmacol* **17** : 320-331, 1994.
51) Pycock CJ : Turning behavior in animals. *Neuroscience* **5** : 461-513, 1980.
52) Valenstein E et al : Apomorphine-induced turning after recovery from neglect induced by cortical lesions. *Neurology* **30** : 358, 1980.
53) Fleet WS et al : Dopamine agonist therapy for neglect in humans. *Neurology* **37** : 1765-1770, 1987.
54) Grujic Z et al : Dopamine agonists reorient visual exploration away from the neglected hemispace. *Neurology* **51** : 1395-1398, 1998.
55) 武田克彦・他：半側空間無視の薬物療法の試み．臨神経 **24** : 1323, 1984.
56) Kato Y et al : GABAergic therapy for manipulospatial dysfunction in vascular dementia. 34th Annual International Neuropsychological Society Meeting, 2006.

高次脳機能障害に関するTOPICS

小児の高次脳機能障害

小児の後天性脳損傷の原因と高次脳機能障害の特徴

小児の後天性脳損傷を生じる原因は，急性脳症，低酸素性脳症，脳外傷，脳血管障害，脳腫瘍等であり，特に急性脳症と脳外傷が多い．高次脳機能障害の症状からみると，これらの中で脳外傷と脳血管障害は小児と成人で基本的に大きな違いは少ないが，急性脳症は小児に特有な疾患であり，それに類似した低酸素性脳症も小児と成人では大きく異なっている．脳腫瘍例の受診が最近増加しているが，症例により症状は異なっている．小児の高次脳機能障害に関する報告は少ないので，当院のデータを中心に述べてみたい．

(1) 急性脳症
①全体像

小児期（16歳未満とする）に急性脳症を発症し当院で入院リハビリテーション（以下リハ）を行った103例の実態を示す[1]．

発症年齢は平均3歳0カ月で，発症に関係する因子はインフルエンザ罹患36例，ヒトヘルペスウイルス6（HHV-6）罹患7例等である．後遺症は知的障害92例，高次脳機能障害80例，てんかん71例等である．てんかんの発症時期は，急性脳症発症後平均3.3カ月であり，発作のコントロールが得られない例が多い．

②高次脳機能障害

高次脳機能障害では注意障害，視覚認知障害等がみられる（図1）．注意障害の症状は集中できない，多動で落ち着かない，思いつくとすぐ行動してしまう，忘れ物が多い等である．

急性脳症後に生じる視覚認知障害は見逃されていることが多く，対応にコツがいる．視覚認知障害がみられた43例（Ⅰ群）とみられない60例（Ⅱ群）を比較する[2]．平均発症年齢はⅠ群3歳5カ月・Ⅱ群2歳8カ月，意識障害の持続は平均Ⅰ群10.8日・Ⅱ群7.7日である．頭部MRIの異常はⅠ群で後頭部が，Ⅱ群で前頭部が多く，脳血流の低下はⅠ群で後頭部が，Ⅱ群で前頭部が多い（図2）．Ⅰ群の43例において，当院受診前に視覚認知障害の存在に気づかれていた例は4例であり，対応が開始されていた例は1例に過ぎない．視覚認知障害があることは当院での問診と本人の観察を通し

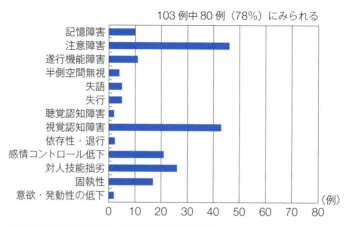

図1　急性脳症後遺症としての高次脳機能障害

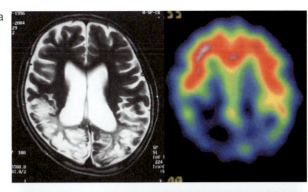
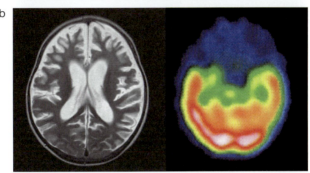

図2 急性脳症後遺症例の頭部MRI, T2強調画像（左）と脳血流SPECT（右）
a：視覚認知障害がある例では後頭部に異常が認められる．
b：視覚認知障害がない例では前頭部に異常が認められる．

て気づかれることが多いが，具体的な症状は眼の前にある物が探せない，見てそれを理解するのに時間がかかる等である（表）．

　視覚認知障害の評価は，日常生活や訓練場面等での観察，フロスティッグ視知覚発達検査やWISC（Wechsler Intelligence Scale for Children）知能検査等の神経心理学的検査により行う．特にWISC-Ⅳ知能検査は知覚推理指標の下位検査である「視覚認知と視覚的体系化」「視覚－運動の協応」「視覚刺激の中で全体を部分に分解し，空間構想に対象を位置づける能力」等を評価する．さらに処理速度指標の下位検査からは「視覚認知」「視覚と運動の協応」「視覚的探索能力」「視覚弁別」等が評価される．視覚認知障害への対応方法は，まず視力・視野・視覚検査を行い矯正できるものは矯正したうえで，見えやすい工夫，視覚への注意の向上，視覚探索訓練，他の感覚による代償，環境の調整等を行う．個別の評価を通して個別の対応方法を検討し，それを本人，家族，学校関係者が共有し，生活の中で実際に用いていくことがポイントである．

(2) 低酸素脳症
①全体像

　小児期に低酸素脳症を発症し当院で入院リハを行った35例の実態を示す[3,4]．

　発症年齢は平均5歳8カ月で，原因は溺水12例，窒息6例，心疾患10例等であり，原因により年齢分布に特徴がある（図3）．風呂での溺水が最も多く，幼児期を中心に広い年齢層にみられる．窒息はさまざまな状況で生じており，いずれも2歳未満での発症である．心疾患に伴うものは，先天性心疾患6例（心臓カテーテル検査中や周術期の心停止等），不整脈2例，心筋症による心停止2例（13歳・14歳時発症例）である．呼吸器疾患では，RSウィルス感染時の呼吸不全1例，悪性細網肉腫治療中の肺出血1例である．

　後遺症は，身体障害28例，知的障害30例，高

高次脳機能障害に関するTOPICS

表 小児の視覚認知障害

症状	・眼の前にある物が探せない ・読むのが難しい ・漢字を書くのが難しい ・見てそれを理解するのに時間がかかる ・段差がわかりにくい ・見落とす ・見てわからないが触るとわかる ・同時に2つの物を見るのが難しい
評価方法	・日常生活，学校生活，訓練場面での観察 ・フロスティッグ視知覚発達検査 ・ベンダーゲシュタルトテスト ・WISC-Ⅳ知能検査の下位項目 ・Benton視覚記銘検査
対応方法	・視覚失認障害についての理解を深める ・視力，視野，視覚の検査をして，矯正する ・視覚的に見えやすい工夫をする 　よく見える場所に教材を置く 　提示物の大きさや配色を工夫する 　一度に見る物を減らす 　拡大読書器，眼鏡，拡大鏡を導入する ・視覚への注意を高める 　全般的な注意覚醒度を向上させる 　指で追ったり，マーカーで印をつけたり，行をわかりやすく示しながら読む ・視覚探索を促進させる 　視覚探索が促進されるような工夫 　ペグボードの構成課題，積木模様の構成課題，迷路課題，読み課題を行う 　動くものを眼で追う訓練をする ・他の感覚による代償の工夫をする 　ボディーイメージを向上させる 　聴覚，触覚，反射神経を向上させる 　視覚と運動，聴覚と運動等協応性を向上させる ・環境を調整する 　要所に鈴輪等をつける 　同じものを，同じ位置で，同じように使用する

		0歳	1	2	3	4	5	6	7	8	9	10	11	12	13	14	15
溺水 12例			● ◎		●	● ◎	●	● ◎		◎				●	●		
窒息 6例		● ●	●● ●●														
心疾患 10例	CHD 6	●●●			●			● ●	●								
	CHD以外 4							●		◎				●	●		
呼吸器疾患 2例						◎	◎										
心停止 3例							◎					●					●
その他 2例			●												◎		

後遺症：●重度，◎軽度，CHD：先天性心疾患

図3 低酸素脳症の年齢別原因

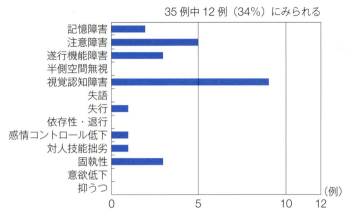

図4　低酸素脳症後遺症としての高次脳機能障害

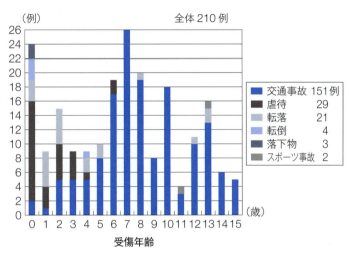

図5　脳外傷の年齢別原因

次脳機能障害12例等である．身体障害では四肢麻痺が多い．

②**高次脳機能障害**

高次脳機能障害は12例にみられる．高次脳機能障害は一般に知的障害がないか軽度の例で問題になる．対象12例のうち8例は知的に正常か軽度障害の例であるが，中等度・重度障害の4例においても他覚的に視覚認知障害・注意障害等が認められる(図4)．

(3) 脳外傷

①**全体像**

当院で入院リハを行った小児期受傷の脳外傷例210例の実態を示す[5]．

受傷年齢は平均6歳9カ月で，受傷原因では交通事故が151例と大多数を占めるが，虐待による脳外傷が乳幼児期に29例いることを忘れてはならない(図5)．脳損傷の型はびまん性脳損傷，挫傷，急性硬膜下血腫の順に多い．

後遺症は高次脳機能障害165例が最も多く，次いで身体障害109例，知的障害100例と続く．身体障害では片麻痺と四肢麻痺が多く，視野・視力障害も少なくない．

②**高次脳機能障害**

高次脳機能障害では注意障害，記憶障害，感情コントロール低下，遂行機能障害が多い[6](図6)．

高次脳機能障害に関する TOPICS

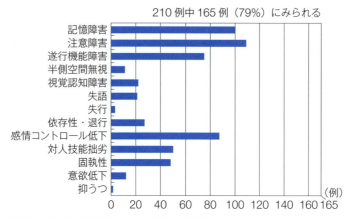

図6 脳外傷後遺症としての高次脳機能障害

			0歳	1	2	3	4	5	6	7	8	9	10	11	12	13	14	15
脳出血 43例	脳血管異常 32	AVM 29				◎		◎				◎◎●●	◎●●	◎	◎◎◎	◎◎		◎◎ ●
		頭蓋内血管腫 3	●										◎			○		
	全身性疾患 1	白血病 1					◎											
	不明 10				◎	◎◎			●		○	◎◎	◎●			●		
脳梗塞 28例	脳外傷 7		◎		◎◎				●	◎●								◎
	脳血管異常 7	もやもや病 4				◎●			●						○			
		内頸動脈閉塞症 3									◎	◎				◎		
	周術期 7	心疾患周術期 4	●		◎				◎●									
		脳腫瘍周術期 2						●				●						
		シャント周術期 1					◎											
	不明 7				◎	◎				◎			◎		◎	◎		

後遺症：○障害なし，◎軽〜中等度，●重度，AVM：脳動静脈奇形

図7 脳血管障害の年齢別発症原因

(4) 脳血管障害

①全体像

当院で入院リハを行った小児期発症の脳血管障害例71例（脳出血43例，脳梗塞28例）の実態を示す[7]．

年齢別発症原因を図7に示す．一般に小児脳出血の原因は頭蓋内血管異常が多く（脳動静脈奇形，動脈瘤，海綿状奇形），医原性（凝固能低下，血小板減少，全身性悪性疾患）がそれに次ぐと報告[8]されている．小児脳梗塞の原因は動脈疾患が多く，心疾患，全身性疾患，頭頸部疾患等もあると報告されている[8]．当院のデータでは，脳出血では学童期発症の脳動静脈奇形破裂が大半を占めている．脳梗塞では脳外傷に伴う場合，脳血管異常，周術期が1/3ずつである．脳出血に比べ，脳梗塞のほうが損傷部位が広く障害がやや重度である．

後遺症は身体障害64例と高次脳機能障害57例が多く，身体障害では片麻痺が多い．

②高次脳機能障害

高次脳機能障害は脳出血では注意障害，記憶障害，遂行機能障害，失語の順に多く，脳梗塞では注意障害，失語，視覚認知障害の順に多い（図8,9）．高次脳機能障害は脳出血でも脳梗塞でも高頻

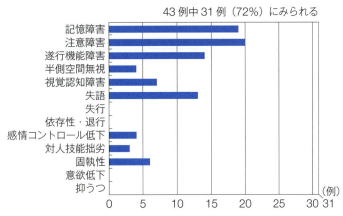

図8 脳出血後遺症としての高次脳機能障害

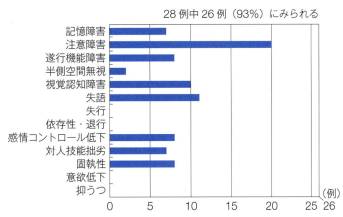

図9 脳梗塞後遺症としての高次脳機能障害

度にみられるが，脳梗塞群で有意に多くみられる視覚認知障害は，後頭葉，頭頂葉の損傷が関与している．また脳梗塞群ではもやもや病で代表されるように慢性的で反復性の脳虚血の影響が加わる等も関与していると思われる．

(5) 脳腫瘍

脳腫瘍は小児の後天性脳損傷の中で重要な位置を占めるが，原疾患に対する治療が最優先で神経障害に対する検討は少ない．近年，脳腫瘍の治療が進歩し神経障害への対応にも目が向けられるようになってきた．小児期発症の悪性新生物で最も多いのは白血病で，脳腫瘍はそれに次いでおり約20％を占める．小児の脳腫瘍の発生率は1万人に1人程度で，星状細胞腫，髄芽腫，胚細胞腫，頭蓋咽頭腫，上衣腫の順に多い[9]．

①全体像

当院で入院リハを行った小児期発症の脳腫瘍例30例の実態を示す[10]．発症年齢は平均5歳1カ月で，当院初診後に4例が死亡している．

腫瘍分類では星状細胞腫4例，上衣腫4例等がある．発生部位は小脳7例が最も多く，前頭葉・脳室内・松果体・視床下部・下垂体各3例等が続く．後遺症で最も多いのは高次脳機能障害24例である．身体障害は19例にみられ片麻痺と失調が多い．また視野・視力障害が少なくない．知的障害は16例に，てんかんは13例にみられる．

②高次脳機能障害

高次脳機能障害は腫瘍の発生部位により内訳が異なるが，全体では注意障害，記憶障害，遂行機能障害が多い（図10）．

高次脳機能障害に関する TOPICS

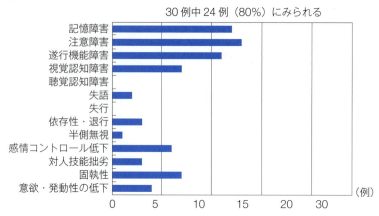

図 10　脳腫瘍後遺症としての高次脳機能障害

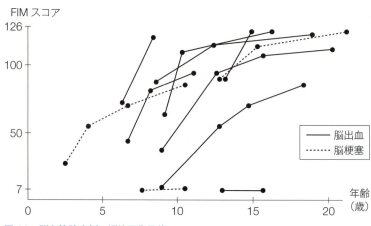

図 11　脳血管障害例の機能回復予後

小児の高次脳機能障害への対応

(1) 小児の機能回復予後

　小児の脳には可塑性があるため，成人に比べて機能回復が良い．脳血管障害例の機能を機能的自立度評価法(Functional Independence Measure；FIM)[11]で評価してみると，最重度障害例を除くすべての例で長期間にわたり機能回復が認められる(図 11)．この機能回復は必ずしも高次脳機能障害の回復を表している訳ではないが，成人に比べて小児の機能回復が良好であるということを前提に対応していくことは重要である．

(2) 評価と目標設定のコツ

　高次脳機能障害への対応は，評価に基づいた目標設定から始まるので，正しい評価が重要である．

小児では検査バッテリーが限られているうえ，検査に協力が得られにくいため評価が困難である．したがって家庭生活や学校生活で何に困っているかという情報が評価の大きなポイントになる．覚えられない・忘れ物が多い（記憶障害），授業中に席を立ってしまう・すぐに飽きてしまう（注意障害），次に何をしたらよいか自分で判断できない・翌日の時間割を準備できない（遂行機能障害），すぐにキレる・暴言が多い（感情コントロール不良）等，症状を聴取することで問題点を整頓する．そのうえで最小限の検査を行う．小児で実施できる神経心理学的検査は多くないが，WISC-Ⅳ知能検査，K-ABCⅡ，DN-CAS 認知評価システムのいずれかを最低限行う．

　評価結果に基づいて目標を設定するが，目標は短期目標（3～6 カ月先）と長期目標（せいぜい 1～

2年先）に分けて設定するとよい．小児では症状が変化していくこと，学級や学校が変わることによる環境の変化が加わることから，長期目標といっても将来成人になったときの目標ではない．

(3) 対応するときのコツ

設定した目標を達成するための対応の基盤は日常の家庭生活と学校生活である．脳損傷を受けた小児は疲れやすい（神経疲労）ので適当なところで休ませることが大切である．支援のキーパーソンは家族，特に母親である．しかし家族も子どもが障害をもってしまったことへの自責の念・悲嘆の感情をもち，子ども同様に不安定な状態にあることが多いので，リハスタッフや教師が適切な見守りをすることが望ましい．

小児の高次脳機能障害に対するリハは，感覚統合療法等の神経発達的アプローチが有効で，低年齢では感覚運動遊びを取り入れたアプローチを行い，学童期には学習面に重きをおいたアプローチを行う．日常生活動作能力を向上させることや，本人とかかわる人との連携を充実させることも必要である．

平成17年に発令された発達障害者支援法では「脳外傷や脳血管障害の後遺症としての高次脳機能障害は発達障害の1つとして法の対象とする」と明記されている．すなわち後天性の高次脳機能障害の症状である注意障害は，発達障害の中の注意欠如・多動性障害の症状とほぼ同様であり，高次脳機能障害の症状である固執性・対人技能拙劣・感情コントロール不良は発達障害の中の自閉症スペクトラム障害の症状に類似している等，高次脳機能障害と発達障害の症状と対応には多くの共通点がある．発達障害児にみられるこれらの症状は疾患によりほぼ一定しているが，高次脳機能障害の場合は子どもにより1人ひとり症状が異なり，またその症状も時間の経過とともに変化していくので，対応がより難しい．

軽度知的障害，自閉症スペクトラム障害，注意欠如・多動性障害等，いわゆる通常学級の中にいて支援が必要な小児は全国に約100万人いるが，後天性脳損傷による高次脳機能障害をもつ小児は全国に約7万人いるにすぎない[12]．したがって発達障害児の中に高次脳機能障害児を入れてそのまま一緒に教育していくだけでは，高次脳機能障害児への支援は不十分である．特別支援教育のなかにある「個別教育計画」を作成し，それに基づいた手厚い教育支援が必要である[13]．

〈栗原まな〉

★文献

1) 栗原まな・他：急性脳症後遺症の検討．脳と発達 **43**：285-290, 2011.
2) 栗原まな・他：急性脳症罹患後に生じた視覚認知障害の検討．脳と発達 **45**：299-303, 2013.
3) 栗原まな・他：小児低酸素性脳症後遺症の長期予後．脳と発達 **46**：265-269, 2014.
4) 栗原まな：小児の低酸素性脳症—高次脳機能障害のリハビリテーション・回復の可能性．*Jpn Rehabil Med* **53**：311-315, 2016.
5) 栗原まな，荒木 尚編著：小児頭部外傷—急性期からリハビリテーションまで．医歯薬出版，2013, pp1-139.
6) 栗原まな，小萩沢利孝：小児脳外傷後の高次脳機能障害への取り組み．神経外傷 **33**：152-158, 2010.
7) 栗原まな・他：小児脳血管障害の長期予後．脳と発達 **47**：37-42, 2015.
8) Ganesan V：Outcome and rehabilitation after childhood stroke. *Handb Clin Neurol* **112**：1079-1083, 2013.
9) 脳腫瘍全国統計委員会：脳腫瘍全国集計調査報告 –REPORT OF BRAIN TUMOR REGISTRY OF JAPAN (1984-2000), 12th Edition. *Neurol Med Chir* **49** (Suppl)：S1-96, 2009.
10) 栗原まな：脳腫瘍の子どもに生じる高次脳機能障害．小児看護 **39**：1615-1619, 2016.
11) 千野直一監訳：FIM 医学的リハビリテーションのための統一データセット利用の手引き，第3版，慶応義塾大学リハビリテーション科，1999.
12) 栗原まな：小児高次脳機能障害の実態調査．小児科診療 **73**：1622-1627, 2010.
13) 栗原まな：教育機関との連携づくりと復学支援–小児期の高次脳機能障害リハビリテーション．臨床リハ **24**：885-892, 2015.

column

成人期発達障害

　高次脳機能障害の診療において，病巣の大きさ，位置が似通っているにもかかわらず，患者によって症状が大きく異なる場合がある．損傷部位と障害の性状の間にどの程度の対応関係が存在するかという古くからの問いには，まだ決定的な回答は得られていない．症状の違いは病巣の局在の微妙な違いによるものなのか，それとも背景にある個人間の脳機能の組織化の違いの現れなのか，その両方なのか，曖昧なままである．では，神経機能画像研究は脳機能局在の個人差の問題をどう扱ってきただろうか．これまで，fMRI や PET を使用した研究は，グループスタディーで行われることがほとんどであった．典型的には 10〜20 人程度の被験者で計測を行い，形状も大きさも異なる 1 人ひとりの被験者の脳を標準脳に変形させることによって共通の座標系を設定し，そのうえで統計処理を行う手法で行われてきた．つまり，従来型の研究は，個人の脳の形態が「標準化」できるという前提にもとづいて行われ，また，標準化された脳における機能区分のばらつきについては研究対象とはしてこなかった．しかし最近になり，個体レベルにおける脳機能局在についての研究が増えてきた．たとえば最近の Gordon らの研究では，同じ被験者から繰り返し長時間にわたって測定を行い大量のデータを得て，機能結合性を元に脳の機能区分を描出した．結果は，個人内で描出される機能地図には良好な再現性があるのだが，個人間では機能地図に明らかな相違があり，グループ平均とも大きく異なるというものであった[1]．脳の機能局在には無視できない個体差があることは神経科学の領域でも避けては通れない事実として認識されつつある．

　筆者はこれまで高次脳機能障害の診療をしていて，高次脳機能障害の方にみられる認知機能の低下は，明らかな知的障害が疑われる場合以外には，もっぱら後天的に加わった損傷の帰結と考えていた．しかし成人期発達障害の診療を経験してから，脳損傷後にみられる機能低下がすべて損傷に起因するものとは限らないということを意識するようになった．発達障害の基本形は，自閉症スペクトラム障害（ASD），注意欠如・多動性障害（ADHD），学習障害（LD）の 3 つである．そのそれぞれが包含する症状の幅は広い．ASD，ADHD，LD はしばしば並存するし，症状の程度はさまざまで，いずれの群においても選択的な認知機能の低下が明瞭にみられる場合がある．たとえば ADHD の方において，高次脳機能障害に匹敵するような注意障害やワーキングメモリーの成績不良がみられることがある．しかし，高次脳機能障害とは異なり，成人期発達障害の方では脳画像検査で明らかな異常が検出されないことが多い．つまり，発達障害の方には，神経心理学的な異常はみられるのに，明らかな「病巣」がみられない場合が多いのである．また，発達障害はスペクトラムという概念の元にとらえられている．定型発達と発達障害には連続性があるということである．前述の脳の組織化の個体差を考えれば，定型発達とされる方の中にも認知機能にばらつきがみられるのは当然のように思われる．そして，発達障害レベルの認知機能の偏りがあっても，自他ともに正しく認識されていない人は潜在的に多く存在する．そのような方に後天的な脳損傷が加わった場合，事態は複雑である．脳損傷の後にみられる症状が高次脳機能障害なのか，発達障害なのか，区別するのは決して容易ではない．

　以上を考えると，高次脳機能障害における脳損傷の影響を正しく理解するためには，生育歴を聴取するなどして病前の認知機能を推定することが重要であり，いわゆる「病巣」のない方において，どの程度認知機能にばらつきが生じ得るかを知っておくことが有益と思われる．近年，成人発達障害において知覚や注意の問題が顕著にみられることは一般の方々にも周知されてきており，それらについて，当事者によって鋭い考察がなされている．成人期発達障害の方には「病巣」はない場合

が多いのだが，それでも彼らの抱える問題に取り組むにあたって，これまで神経心理学が築き上げてきた枠組みは有益である．成人期発達障害の有病率の高さを思うと，神経心理学の対象は今後，大きく広がると思う．高次脳機能障害の専門家にもぜひこの分野の診療に加わっていただきたいと思う．

〔丹治和世〕

★ 文 献

1) Gordon et al：Precision functional mapping of individual human brains. *Neuron* **95**(4)：791-807, 2017.

高次脳機能障害に関するTOPICS

自動車運転再開支援

はじめに——運転再開支援の重要性

　平成28年版運転免許統計によるとわが国の運転免許保有者数は約8,200万人[1]であり、現在もわずかではあるが増加を続けている。このうち65歳以上の高齢者は20％を超えており、今後もこの比率は高まるとみられる。高齢者は加齢に伴い脳卒中や認知症等「自動車の運転に支障を及ぼすおそれがある病気」[2]（以下、運転に支障のある一定の病気）に罹患している場合も少なくない。この対策として警察庁は平成26年6月、道路交通法を改正し、免許の取得・更新時に運転に支障のある一定の病気に関する質問票の提出を義務づけた。その結果、今まで医療機関に相談なく免許の更新を行っていたとみられる既往歴をもつ者が、主治医に診断書を依頼することも急性期病院を中心に増加している。

　日本では人口の約5割が三大都市圏に集中しているが、その都市圏でも郊外に住む者は車が生活に重要であり、地方では車がないと生活が成りたたない場合も多い。公共の交通安全を最優先とすれば、運転に少しでも支障がある対象者に対しては運転を控えるよう助言するという考え方もあるが、運転を中断した場合の健康への影響についてのシステマティックレビュー[3]では、うつ病に罹患するリスクが2倍以上になることを含め、運転中断によりさまざまな健康への悪影響が生じることも指摘されている。それゆえ、医療従事者として対象者が住み慣れた地域で生き生きとした生活を送ることが可能になるよう支援するには、自動車の運転を含む地域での移動について一定の指導ができることは重要である。

運転再開支援の基礎知識

（1）運転とは何か

　自動車の運転は認知・予測・判断・操作の繰り返しといわれている。これをもう少し詳しくみると、交通環境から必要な情報を取捨選択し取り込む能力、取り込んだ情報を評価する能力、評価結果から起こり得る事態を予測する能力、それらの情報から最適な行動を決定する能力、許容される速さで正確に必要な操作を行う能力等に分けられる。これらの能力は広義の認知機能のさまざまな領域を複合的に活用する作業であり、その能力を適切に評価することは容易ではない。

　複雑な作業過程を理解する方法のひとつにモデルの活用が挙げられるが、ここでは一例としてBurkardtによる運転行動モデルを挙げる（図）[4]。このモデルは古典的であるが、判断の過程を意識化されたものと無意識に行われるものに分けており、運転経験による違い等を説明しやすい。たとえば教習所で行われる技能教習のうち「カーブや曲がり角の通行」では、カーブの進入時までに適切な速度に減速することを習うが、初心者は一定の速度まで減速することを意識して行う必要がある（図上部での意識上に上った大きなループ）。一方、一度学習が成立すると特段のことがなければ意識化されることなく適切な速度に減速できる（自動化された決定を通る小さなループ）。しかし、居眠り運転等で覚醒レベルが低下するとループ下にある感覚情報からの刺激の処理（カーブの認知）が不適切になり、減速行動が十分行われず危険となり得る。

　運転という作業が大きなループの中で行われる比率が高ければ、その運転は相応に緊張感や疲労を伴うものであろうし、あまりに小さなループの比率が高いと、運転は単なる監視作業に近くなり

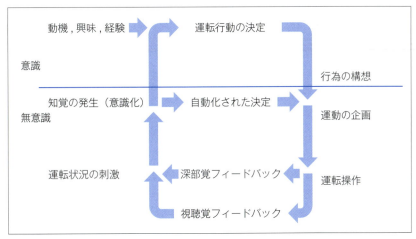

図　Burkardtの運転行動モデル

(蓮花・他，2012．文献4を元に作成)

居眠り運転等覚度に影響するであろう．現在急速に開発が進められている安全運転支援システムを持つ自動車は，このループの一端にかかわるものであり，単にアシスト運転の導入を推進すればよいというものではなく，使う人間側の意識や使い方が大きく影響すると考えられる．

(2) 関係法令と再開支援の手続き
①道路交通法

昭和35年に施行された道路交通法では病名等による欠格事由が明確化され，その欠格事由に該当しない肢体不自由者等への運転の道が開かれた．平成14年には一部の病気を除いて病名による絶対的欠格事由でなく，個々の症状で判断する相対的欠格事由となったため，免許の取得および更新の可能性はさらに広がった．以前より免許の取得および更新時に運転に支障のある一定の病気に罹患しているかどうかの質問票（以下，質問票）の記入が求められてはいたが，特に罰則規定等はなかった．

しかし，疾患を隠して運転した者の重大事故をきっかけとして平成24年6月に道路交通法が改正され，免許の取得および更新時に質問票の提出が義務付けられた[5]．この質問票に虚偽記載があると1年以下の懲役もしくは30万円以下の罰金に処せられるが，最近は虚偽記載に留まらず，医師の診断書を偽造する者まで出てきている[6]．

この改正により免許更新時に医師の診断書を必要とする者が増えたため，医療従事者が対象者の運転について取り扱う必要性が高まった．また，医師による任意通報制度が規定され，運転に支障のある一定の病気等をもつ者を診察し，かつその者が自動車等を運転すると著しい危険が生じる恐れがあると考えられた場合，公安委員会に通報しても守秘義務に抵触しないように法整備がなされた．

②運転に支障のある一定の病気

運転に支障のある一定の病気の具体的な疾患名や症状として，統合失調症，てんかん，再発性の失神，無自覚性の低血糖症，そううつ病，重度の眠気の症状を呈する睡眠障害，認知症等が挙げられている．それに加えて自動車等の安全な運転に必要な認知，予測，判断又は操作のいずれかに係る能力を欠くこととなるおそれがある症状を呈する病気も免許の拒否，または保留を行うものとしている．この病気は具体的に疾患名が多く挙げられているわけではないが，一例として脳卒中（脳梗塞，脳出血，くも膜下出血等）や頭部外傷後遺症等が挙げられている．

③運転適性相談

各都道府県の免許試験場には身体的および医学的相談の窓口となる運転適性相談室等が設置されている．一般的には身体・運動機能の適性検査は警察職員が実施し，医学的適性検査は主治医や指定医の診断書を提出させることによって実施され

高次脳機能障害に関する TOPICS

る．身体・運動機能（視機能を含む）については簡単な検査の他，心理的適性検査やドライビングシミュレータによる模擬運転検査も含まれる場合がある．

中途障害や認知機能が低下し運転適性に支障が生じた場合は適性相談を受審するよう広報されているが，罰則がないため適性相談を受審せずに運転を再開・継続してもそのこと自体では処罰されることはない．ただし，自動車等の運転者には道路交通法第70条の安全運転義務（違反点数2点）がある他，第66条により過労運転等の禁止（過労，病気，薬物の影響その他の理由により，正常な運転ができない恐れがある状態で車両等を運転してはならない：違反点数25点）があるため，自身の運転適性に問題があると自覚したうえで自動車等を運転するとこれらに問われる可能性もある．それゆえ，医療従事者は対象者および公共の安全を守るため，症状に応じて適切に適性相談の受審を指導する必要がある．

症状による運転への影響

(1) 注意障害

注意・集中は認知機能の基礎となり，その他の機能すべてに影響を与えるため最も重要である．自動車の運転行動を注意機能のレベルで考えると，まず覚度または焦点的注意および持続性注意が一定のレベルに保たれている必要がある．次に，選択的注意のレベルで低下があると，ラジオ等の運転に関係のない刺激に注意を向けてしまい，道路上の危険を見逃す可能性もある．また，渋滞等の混雑した場面で，重要な対象物に注意を向けられない結果，見落としが増える．次に，運転は常に周囲に気を配る必要がある作業であり，交代性注意がスムーズでなければ，予想外の事態に素早く対応することは困難であろう．さらに，注意を分割して適切に振り分けることが必要である．自動車の運転に必要な情報は視覚が9割といわれており，注意を複数の事象に「分割する」というよりは，視野全体を「狭く深く」見ることと「広く浅く」見ることを連続的かつ適切にその配分量を変える能力が要求されると思われる．

また，注意の分類のひとつとして，意思により注意を特定の対象に向ける「トップダウン制御」と，そのときの刺激により，意思を介さず自動的に注意を向ける「ボトムアップ制御」がある．自動車の運転では，交差点や横断歩道等，ある程度危険を生ずる対象物が出てくる可能性が高い箇所は指定教習所等での教育および過去の経験で知識となっているため，予測できる場面ではトップダウンで処理されているといえる．一方，慣れない道路等で予想外に発生する歩行者の飛び出し等の事象はボトムアップで処理されているといえる．自動車運転は複合的な作業であり，これらの制御と注意のレベルが複雑に絡み合った活動であるため，実際の交通場面でどういった行動（安全確認や減速）をとるか，またその自覚があったか等の確認も重要である．実車評価では，注意障害と関連して「一点凝視で交差点周囲の状況や標識に気づかない」，「クランクやS字等狭路で脱輪する」，「妙にのろのろ走り周囲の流れについていけない」，「安全確認が極端に少なく指導しても改善しない」，等の問題行動がみられる．

(2) 視知覚障害（半盲，半側空間無視等）

視力や視野は免許の種類により一定の基準が設けられている[7]．わが国では単眼視が運転パフォーマンスに影響するという報告[8]や，緑内障患者が飛び出し等の回避行動に遅れが認められることが指摘されている[9]．同名半盲の場合は安全運転に必要な視野が保たれていないと考えるのが妥当であり，そのことを踏まえた指導が望まれる．同名半盲および同名四半盲に関する研究では実車評価が低成績であることが報告されているが[10,11]，頸部等の運動で代償することにより安全と判断される例もある[12]．わが国でも右同名半盲で両眼視野の合計角度が100度の者が事故なく運転していたという報告[13]があるが，これは稀な例と考えられる．

半側空間無視は神経心理学的検査や日常生活で問題が認められるレベルでは危険であり，欧米でも運転は許可されない．また，検査上は問題がないと思われる例でも実車では危険な例が存在するという報告がある[14]．

(3) 失語症

失語症は口頭指示にまったく従えないほどの重症例を除くと適性検査には合格可能である．実際の運転においても道路標識等の視覚的理解に問題がなければ，直接的に運転適性への影響はないと考えられる．しかし，注意機能への影響を考慮することや，運転者の義務（交通事故時の警察官への報告等：道路交通法第72条）を果たせるよう一定の指導が必要である．また，読解能力が大きく障害されている場合は，学科試験の合格が困難であり，新規取得では難易度が高まる．

(4) 記憶障害

記憶障害が軽度であれば適性検査に合格可能であり，実際の運転についても大きな問題は生じないと考えられる．しかし，中等度の障害があり行き先を忘れることや自宅の位置がわからない場合は単独での運転適性がないと考えられる．軽度であっても失語症と同様に運転者の義務を果たせるよう一定の指導が必要である．

(5) 情動障害，病識の低下，社会性の障害

運転という作業は，優先関係の理解のうえで譲ったり譲られたりという判断の繰り返しであり，一種のノンバーバルなコミュニケーション活動でもある．それゆえ，情動が不安定である場合や攻撃性が高い場合は，他車との関係が不適切になり交通事故の可能性が高まる．また，病識が低下していると運転に関する自己評価と実際の自身の能力に乖離を生じ，自覚がないままに危険性がある運転行動をとってしまうこともある．大塚[15]は事故多発運転者の特性として自己中心性，攻撃性が高く，自己抑止性，協調性が低いことを挙げている．

これらは頭部外傷やくも膜下出血の後遺症等でもよくみられる特徴でもあり，実生活でこのような特徴が認められる場合，自動車の運転でも同様の行動をとる可能性が極めて高いと考えられる．

運転適性評価の実際

運転適性評価は，まず医師により運転免許の拒否または保留の事由に該当するかどうかが判断される．次に運転免許の適性検査に合格できる程度の機能があるかどうかを，作業療法士等の医療技術職が身体機能（運動および感覚機能）および認知機能・神経心理学的検査等を用いて行う．さらに，可能であればドライビングシミュレータ（DS）等の機器や実車による評価を行う．各評価結果をもとに医学的な立場から「運転を控えるべきか否か」について総合的な判断を行う．以下にその概要を示す．

(1) 情報収集

現病歴，既往歴，発作歴，合併症，服用している薬剤等運転への影響が予想される情報を得る．また，発症前の運転歴，運転目的と頻度，違反や事故歴等の情報も習慣化された運転行動や運転態度を推測するのに必要な情報である．また，今後行いたい運転行動が自家用車で週末のみなのか，通勤で使用するのか，旅客輸送を行うのか等，本人の希望する将来の運転状況等も聴取する．

(2) 視機能および身体機能の評価

視力および視野を確認する．疾患によっては追視，サッケード等，眼球運動や奥行き知覚も適切か確認する．立位および座位バランス，関節可動域，筋力，動作の協調性およびスピード，感覚障害（疼痛含む）の評価を実際の運転操作に近い形で行う．評価はまず重要な操作（ハンドル，ペダル，シフト，サイドブレーキ等）を行い次に補器類の操作（ウインカー，ワイパー，ホーン等）を行う．

(3) 神経心理学的検査を用いた評価

運転適性を予測する複数の神経心理学的検査が報告されている．脳卒中についての国内研究ではTrail Making Test-A/B（TMT-AおよびB），Kohs立方体テスト（Kohs Block-Design Test；KBDT），標準注意検査法（Clinical Test for Attention；CAT），遂行機能障害症候群の行動評価（Behavioural Assessment of the Dysexecutive Syndrome；BADS），ウエクスラー成人知能検査改訂版（Wechsler Adult Intelligence Scale-Revised；WAIS-R），Mini Mental State Examination (MMSE), Rey-Osterrieth 複雑図形検査 (ROCF) 等の検査が実車評価による運転可群・不可群間で有意差が認められたと報告されている[16-19]．このうち TMT-A についてはカットオフ値も報告されている．また，運転に特化した検査で多施設共同研究が行われた検査として脳卒中ドライバーのスクリーニング評価（Stroke Driver's Screening Asseisment-Japanese version；日本版 SDSA）の有効性が報告されている[20]．

疾患にもよるものの，これらの検査を複数組み合わせることによりおおむね 80% 前後の予測精度があると考えられるが，あくまで判断の根拠の一部として用いるべきである[21]．

(4) ドライビングシミュレータを用いた評価

近年医療現場で運転適性評価用に用いられるドライビングシミュレータ（DS）が急速に普及している．これには，基本操作課題（画面上に出てくる信号やカーブがあるコースに対し，アクセル，ブレーキ，ハンドル等での操作により，迅速かつ円滑に行えるかどうかを年齢平均値と比較して判定する）を行うタイプ（運転適性検査器や簡易型シミュレータともよばれる）のものや，それに加えてシナリオ課題〔実車運転に近い，他車や歩行者が現れる仮想環境上のコースを走り，不安全行動の頻度（衝突や急ブレーキの回数等）で評価する〕が行えるタイプ等が発売されている．

DS を用いた評価は，安全に評価できる，同一の環境で繰り返し行えるため時系列で比較しやすい，訓練課題として用いやすく特定の課題では効果があるとされている，等の利点があるが，DS 酔いが発生することや実車の運転適性や事故経験と DS 成績との関連はいまだ明らかでない等の課題もあるため，この特徴を理解したうえでの運用が求められる．

(5) 実車評価と指導

まず，静止した車両で運転席への乗降と運転姿勢，運転に関する機器の操作および後方確認等，必要な動作について評価を行う．身体障害の影響で運転操作が困難とみられる場合は，免許に限定が付く可能性があるため免許センターの適性相談室に相談する．限定が付く場合はその限定に応じた運転補助装置（旋回装置，手動運転装置や左アクセルペダル等）等の適用と指導を行う．

医療機関が指定自動車教習所に依頼して実車による評価を行う例は増加している．実車評価は教習指導員の同乗により評価を行うが，作業療法士等も同乗し障害の運転への影響について教習指導員とともに検討することもある．可能であれば家族の同乗も指導には有効である．実車評価は場内走行のみ行う場合と路上（一般道）走行まで行う場合があるが，場内走行は高い安全性が確保できる，課題を構造化しやすく繰り返し評価や指導を行える等の特徴があり，一方の路上走行は最も実際に近い評価法であること等，それぞれの特性を理解して用いることが必要である．

おわりに──運転適性判断

自動車等の運転は障害の有無にかかわらず，交通事故が発生する可能性を含む作業である．危険な運転行動を実行するかどうかは対象者の判断であり，それには適切なハザード知覚（その危険性自体の見積り）や，リスク知覚（その危険を冒すことによるデメリットの見積り）をもっているかどうか等の評価が欠かせない．これらは経験や教育・指導で変容するものであり，その観点からも神経心理学的検査や DS および実車評価の結果について，対象者の自己評価を確認したうえで指導を行うことが重要である．

運転適性判断に「確実」は存在せず，対象者が一定の期間事故なく過ごせるかどうかが最も重要である．われわれ支援者は医師をはじめとした多職種による複合的な視点で判断し，フォローアップを繰り返すことでその精度を高める取り組みが必要である．それゆえある時点での適性判断を絶対とするものでなく，対象者の変化を期待し，評価・指導を継続性のあるものにすることも重要である．

〈藤田佳男，三村　將〉

★ 文献

1) 警察庁交通局運転免許課：平成 28 年版運転免許統計. 2017：https://www.npa.go.jp/toukei/menkyo/index.htm（2017 年 8 月 28 日閲覧）
2) 法務省：「自動車の運転に支障を及ぼすおそれがある病気」について. 2015：http://www.moj.go.jp/content/000107459.pdf（2017 年 8 月 28 日閲覧）
3) Chihuri S et al：Driving Cessation and Health Outcomes in Older Adults. *J Am Geriatr Soc* **64**（2）：332-341, 2016.
4) 蓮花一己, 向井希宏：交通心理学, 放送大学教育振興会, 2012, p31.
5) 埼玉県警察：改正道路交通法の施行：http://www.police.pref.saitama.lg.jp/f0010/kotsu/doukouho260601.html（2017 年 8 月 28 日閲覧）
6) 産経ニュース：「買物で車がどうしても必要だった…」免許更新で診断書偽造容疑の 70 歳を書類送検 脳梗塞後遺症で左半身不自由も運転, 2017 年 1 月 13 日：http://www.sankei.com/affairs/news/170113/afr1701130008-n1.html（2017 年 8 月 28 日閲覧）
7) 電子政府の総合窓口：道路交通法施行規則第 23 条：http://law.e-gov.go.jp/htmldata/S35/S35F03101000060.html（2017 年 8 月 28 日閲覧）
8) 蒲山順吉・他：単眼視が自動車運転パフォーマンスにおよぼす影響について. 日職災医会誌 **58**（3）：116-119, 2010.
9) 佐藤健治：視野障害を伴う眼疾患（緑内障）における運転への影響の定量的把握に関する研究. タカタ財団助成研究論文集 2014 年度版 **2**：1-28, 2014.
10) Parker WT et al：Self-reported driving difficulty by persons with hemianopia and quadrantanopia. *Curr Eye Res* **36**（3）：270-277, 2011.
11) Elgin J et al：Evaluation of on-road driving in people with hemianopia and quadrantanopia. *Am J Occup Ther* **64**（2）：268-278, 2010.
12) Wood JM et al：Hemianopic and quadrantanopic field loss, eye and head movements, and driving. *Invest Ophthalmol Vis Sci* **52**（3）：1220-1225, 2011.
13) 小泉健一・他：視野障害の自動車運転に及ぼす影響. 日職災医会誌 **49**（2）：181-185, 2001.
14) 外川 佑・他：USN 症例の自動車運転評価における注意点 回復期以降 BIT で運転場面の危険を検出できなかった症例の経験. *Jpn J Rehabil Med* **51**（Suppl）：S438, 2014.
15) 大塚博保：事故発生からみた自動車運転者の特性に関する精神医学的研究（2）事故多発者における不安全行動誘発因の検索. 久留米医会誌 **49**（12）：1706-1714, 1986.
16) 加藤貴志・他：脳損傷者の実車運転技能に関連する神経心理学的検査について—システマティックレビューとメタ分析. 総合リハ **44**：1087-1095, 2016.
17) 山田恭平・他：脳血管障害者における神経心理学的検査と実車評価との関連性. 高次脳機能研 **33**：270-275, 2013.
18) 外川 佑・他：自動車運転再開プログラムにおける神経心理学的検査判断基準についての検討. 総合リハ **41**：373-378, 2013.
19) 小倉由紀：千葉県千葉リハビリテーションセンターの取り組み. 高次脳機能障害者の自動車運転再開とリハビリテーション 1（蜂須賀研二編）, 金芳堂, 2014, pp61-67.
20) 加藤貴志：SDSA 脳卒中ドライバーのスクリーニング評価 日本版使用の実際. *Mod Physician* **37**：107-110, 2017.
21) 日本作業療法士協会編：運転に関する作業療法士の基本的考え方（2017 年研修会テキスト）, 2017, p9.

高次脳機能障害に関するTOPICS

高次脳機能障害者への就労支援

はじめに

　高次脳機能障害者の大多数が就労年齢に相当することが明らかとなり[1]，その支援対策の中でも「就労支援」は最も重要なテーマのひとつであることはいうまでもない[2]．

　一方，高次脳機能障害者の就労支援について，単一機関が生活から就労まで支援するには限界があり[3]，関係機関の役割分担や連携の重要性が報告されている．つまり，高次脳機能障害者の就労支援を行うためには，支援者1人ひとりの高いスキルを支えとして，地域の支援機関や社会資源を把握し，互いに連携して支援体制構築を図る必要がある．

　特に，医療機関は，高次脳機能障害の診断およびリハビリテーション（以下リハ）を行う重要な役割を担っている．言い換えれば，医療機関がかかわる時期は，就労支援のスタートを切る時期にあたり，この時期から就労までの連続的ケアの重要性や有効性が示されている[4,5]．

　そこで本項では，筆者らが医療機関で行っている高次脳機能障害者の就労支援をもとに，医療機関で行える就労支援に焦点を当て論じていく．

医療法人社団KNI北原国際病院における就労支援

　筆者の所属する医療法人社団KNIは，1995年に設立した．主に脳血管疾患を発症した患者を対象とし，「救急・手術からリハビリ・在宅まで一貫した医療の提供」を基本方針としている．当法人における就労支援は，急性期と外来における診療を担う北原国際病院にて，2006年にボランティア活動の「ボランティアサークルあしたば」（以下，あしたば）から開始し，2009年より，医療保険による外来リハの「Jトレ」を開始した[6]．その後，患者のニーズに柔軟に応えることを目指し，有限会社ソーシャルケアユニットにおける就労支援も開始し，自費サービスとして，患者の所属する会社や支援機関との連携が行えるようになり，医療機関における支援と自費サービスが支援の2本柱となっている[7]．

　双方あわせて年間，平均して30名前後の利用者がおり，利用目的は，大きく「復職支援」，「新規就労支援」，「就労継続支援」の3つに分かれている．外来による就労支援が中心だが，必要に応じて，急性期や回復期の入院患者への面談も実施している．

高次脳機能障害者の就労状況

(1) 就労支援のニーズと発症（受傷）前後の業務変化について

　東京都において2008年に実施された高次脳機能障害者の実態調査に関する報告[8]によると，高次脳機能障害者のうち，「今後，仕事を得たい」と考えている人は61.7%だったという．また，発症（受傷）前後で仕事内容や勤務先が全く変わっていない人は14.8%であり，64.9%の人が発症後に就労に関する何らかの変更を余儀なくされていたという．実際に，筆者が支援した患者の多くも，発症（受傷）前後で仕事内容や勤務時間等が変化している．

(2) 高次脳機能障害者が就労支援に求めること

　高次脳機能障害者が，就労に関する支援で特に必要と考えているものは，「職業能力の評価(48.9%)」，「障害を理解してもらうための支援(47.8%)」，「相談の窓口(36.6%)」，「訓練機関(35.1%)」，「具体的な職場の紹介(34.0%)」，「ジョブコーチ支援(32.8%)」[8]であった．

　また，2009年1月1日〜2016年4月30日まで

に「Jトレ」を受けた患者71名のうち，復職または福祉的就労を含む再就労を果たした患者で，回答が得られた31名を対象として実施した．当院における訓練に関する調査結果は次のとおりである．再就労に役立つ支援は，「1位：入院リハ」，「2位：入院中の面談」，「3位：Jトレ中の面談」，「4位：あしたば」，「5位：外来リハ」，「6位：評価・検査」，「7位：職場との連携」，「8位：就労後の面談」，「9位：サマリー」，「10位：Jトレ」との結果であった[9]．齊藤[9]によると，1～10位までの支援が再就労に役立った理由として，「後遺症や苦手なことについて理解が深まった」という内容が多く挙げられたという．つまり，患者自身が，「障害の理解が再就労に役立つ」と感じており，これらの支援を実施することにより，患者の自己理解の促進につながる可能性が示唆された．

（3）高次脳機能障害者の働き方の現状

家族会に所属している高次脳機能障害者（1,827名）を対象として実施された"働き方"に関する調査[10]によると，正社員28.4％，派遣・嘱託・パート60.5％であった．また，担当業務は多岐にわたるが，比較的多いものとして「PCデータ入力」，「清掃作業」，「事務（補助）」があった．

筆者が担当したケースについても，確かに「PCデータ入力」，「事務（補助）」等のデスクワークを担うことが多い．その一方で，職場の配慮を得ながら片麻痺や失語がありながらも教員として復帰し，授業をしているケース，記憶障害がありながらも新聞配達員として復帰したケース，保育園の補助スタッフとして新規就労し，清掃，洗濯等を担っているケース等，必ずしもデスクワークへの復帰とは限らないため，「高次脳機能障害者＝事務作業」という固定概念をもたず，1人ひとりの希望に基づき，働き方を考える必要がある．

医療機関における就労支援

次に，医療機関における就労支援について，(1)面談，(2)評価・訓練，(3)支援機関連携に分けて説明する．

（1）面談

就労支援を開始する際，たとえば，急性期あるいは回復期入院中に，医療機関スタッフと患者で実施する．家族が同席することもあるが，あくまでも患者との面談であることを意識する必要がある．

①「仕事について話し合える場所であること」について説明し，仕事について尋ねることについて同意を得る

患者は，「医療機関は，仕事について話す場所ではない」，「仕事は諦めるしかない」と考えていることがある．また，医療機関に勤めるスタッフにとっても，仕事に関する話題はどのように尋ねるとよいのか，悩むことがあるかもしれない．

患者から仕事に関する相談があった場合はもちろん，そのような話題にならなかった場合にも，たとえば「私たちは，○○さんの日常生活のことだけでなく，仕事についても共に考えたいと思っています」と説明をしたうえで，仕事に関するさまざまなことを尋ねてもよいかどうか確認し，同意を得る必要がある．また，話すときには，個室や他者と少し距離を置いた場所で，患者が安心して話せるよう，配慮が必要である．

②就労に関する意思確認

就労支援を開始する際の大前提は，「患者本人が就労を希望していること」である．就労支援を開始する際，家族の希望や，支援者の憶測で必要性を判断し，就労支援を開始してしまうことがあるが，このような場合，患者にとって目的が理解できず支援の継続が難しいことが多い．患者本人に働く意思がないとき，就労支援は成り立たない．

一方，発症（受傷）時に就労していた患者が，再び就労を希望することはごく自然なことであり，高次脳機能障害の重症度に左右されることなく，働くことについて希望や意思を表出する機会は保障されるべきである．むしろ，就労を目指すことは，その後のリハや生活するための動機付けとしても重要であると考える．

③仕事に関する希望について確認する

①で仕事について尋ねる許可を得て，②で「患者本人が就労を希望していること」が確認できた．次に，患者の意思として，復職，新規就労等，仕

高次脳機能障害に関するTOPICS

事に関する希望を確認する．選択肢として，「復職」，「新規就労」，「退職」，「転職」，「起業」等がある．

重要なことは，このいずれの選択肢を選んだ場合も，理由があるため，「そうなのですね」と同調しつつ，選択理由を掘り下げていく．具体的には，「働く目的」，「働くときに重視する点」，「職業歴（どのような仕事を，いつから，どこで，どのように）」等について聴取する．このような確認作業を通じ，仕事に関する価値観，判断基準等も確認できる．

④**患者が所属する会社に確認することについて整理する**

患者が復職を希望する場合，すぐに復職できない場合でも，休職を経て，復帰できる可能性がある．復職の希望がある場合は焦って辞めず，まずは会社に休職期間を確認するよう提案する．

次に重要なことは，何らかの工夫や調整をすることにより現職復帰が可能か確認すること，また，現職復帰でなくても患者が会社に復帰したいと希望する場合，業務内容を変更して就労することは可能かどうか確認することである．さらに，会社側から担当する可能性のある業務を聴取し，患者本人同席のうえで，本人・会社双方が納得できるよう調整を進める必要がある．

このように，患者のみならず，企業側の考えについても十分に聴取し，復帰後に働き続けられるよう勤務時間，業務内容，給与，企業側に協力を求めたい配慮事項等について話し合っておきたい．会社側は，復職の受け入れが初めてである場合もあり，仲間の突然の発症（受傷）によりショックを受け，復職に向けた不安や戸惑いを抱えていることが多い．

⑤**活用可能な制度や経済的保障について確認する（休職期間，傷病手当金，障害者手帳，障害年金等）**

これらの情報は，医療機関においては医療ソーシャルワーカーから説明されることが多く，患者や家族が安心して就労に向かうために重要な情報である．

特に，休職期間と傷病手当金受給期間は，復職までのスケジュールを検討するために重要な情報であり，入院中に確認したい．休職，傷病手当金等が利用できると，しばらくの休みと経済的保障が確保できる．職場の直属の上司，人事や総務担当者が把握しており，家族が説明を受けていることが多い．

障害者手帳については，非常にデリケートな話題であるが，患者にとって優遇があること，雇用主の法定雇用率を満たすことにもなる．メリット，デメリットを説明したうえで，取得するかどうか話し合う場合が多い．

障害年金の受給により経済面に関する精神的な安心感が得られ，「焦らなくなった」「目標とする収入をイメージしやすくなった」という声が聴かれている．障害者手帳や障害年金の申請に関し，リハスタッフが記載をサポートする場合がある．可能な限り具体的に，障害1つひとつの状況，生活や就労にどのような支障があるか，またどのような援助が必要か（環境調整含む）を記載し，適切な社会保障を受けられるように支援する必要がある．

⑥**勤務地と通勤手段を確認する**

勤務地と通勤手段を確認し，今後の通勤手段について相談する．通勤については会社側も気にする点であり，公共交通機関の混み具合，時差通勤により座っていける等，患者に合った安全な通勤のあり方を検討する．

⑦**診断書提出（提出時期，内容）と産業医面談**

復職時，診断書を提出する場合が多い．また，多くの企業が復職前に産業医面談を設け，産業医の判断を求める．そのため，復職の方針が固まった時点で，会社側へ，産業医面談の有無，診断書提出時期，診断書に記載する内容（復帰日時，担当業務，会社に配慮を求めたいこと）等を確認し，提出期限に間に合うよう主治医に診断書作成を依頼する必要がある．

⑧**家族の協力体制を確認するとともに支援の必要性を判断する**

就労支援において，家族の協力は重要である．たとえば，身支度の促し，最寄駅までの付き添い等，協力を求めることが多いのではないだろうか．家族の協力があって就労を果たしたケースが多い印象がある．

他方，家族支援も重要である．筆者が担当した患者が無職になった際，妻が，「無職である夫」を受け止められず，強く責めた時期があった．このとき，筆者は妻と交換ノートを行い，妻の気持ちの整理，夫に対する感情を表出することを共に行い，患者よりも，むしろ妻と話すことに時間をかけた．

患者が就労しようとするとき，家族は協力者である一方，状況により就労を阻害する可能性もはらみ，支援対象であることを忘れてはならない．また家族だけに協力を求めず，第三者の協力を得るという選択肢も持ち合わせる必要がある．

(2) 評価・訓練

就労支援に関する評価と訓練について，当院では，①神経心理学的検査と②作業場面評価を併用し，評価を実施している．①，②を併用することにより，就労場面における課題を具体的に検出し，患者にとっても理解しやすいフィードバックが可能となる．

①神経心理学的検査

就労支援において神経心理学的検査の果たす役割については，就労可能性の予測，病識獲得等の報告があるが，「強み」はどこか，また，その「強み」をどのように活かすことができるのか検討する際の"手がかり"としての役割が最も大きいと考えている．

当院において就労支援ケースの神経心理学的検査は主に言語聴覚士（ST）が担っており，検査実施後には，点数のみならず，「全体像」，「強み」，「弱みと補完方法」，「指示理解・記憶」，「所用時間・正確性」，「マルチタスクへの対応能力」，「対人技能」，「自己管理」の7つのポイントに整理し，解説している[11]．なお，当院において就労支援対象者に実施することの多い神経心理学的検査は，表1の通りである．

②作業場面評価

作業場面評価は，ワークサンプル幕張版を中心に用い，必要に応じて訓練課題を作成，あるいは患者に仕事で扱う資料等を院内に持ち込んでもらい実施している（表2）．

表2 当院において利用している作業課題

既製品	ワークサンプル幕張版　物品請求書作成 ワークサンプル幕張版　作業日報集計 ワークサンプル幕張版　数値チェック ワークサンプル幕張版　プラグ・タップ ワークサンプル幕張版　OAワーク（数値入力，文字入力，フォルダ整理，データ検索） やってみようパソコンデータ入力 認知機能バランサー
作成品	ピッキング ボールペン分解・組み立て 脳トレ 計算課題（3桁・4桁・5桁・3〜5桁ランダム） 書類分類作業（破損届け，決裁文書，出張申請書等の社内文書を仕分ける） 郵便物仕分け作業 名刺整理作業

表3 就労前に確認したい業務スケジュールと必要なADL・IADL

時間・スケジュール	必要なADL・IADL
6：00 起床・出発準備	更衣（スーツ/作業着/私服 等）・食事・服薬管理・整容・排泄
7：30 出発	出発（通勤経路/所要時間/支払い方法）
9：00 出社・始業	タイムカード打刻・更衣・排泄・（食事）・休憩をとる ※デスクの位置，トイレの位置の確認
12：00 昼食	食事・買い物・排泄・整容・服薬管理
13：00 業務開始	排泄・休憩をとる
17：00 退社・余暇	タイムカード打刻・更衣・排泄・（食事）
18：30 帰宅・余暇	食事・服薬管理・整容・更衣・入浴・排泄・テレビをみる
22：00 就寝	休息をとる

表1 当院において就労支援対象者に実施することの多い神経心理学的検査

知的側面	WAIS-Ⅲ
記憶面	WMS-R, RBMT
言語面	SLTA, 失語症構文検査
前頭葉機能面	仮名拾いテスト，リーディングスパンテスト, TMT, BADS, WCST, CAT
左半側空間無視	BIT

高次脳機能障害に関するTOPICS

表4 ADL・IADLに求められる質と量

ADL・IADL	職場
食事	・こぼさないよう食べる ・急いで食べる（時間的制約あり） ・社員食堂の場合，選ぶ，運ぶ等の準備
整容	・服を汚さないようにする ・急いで歯磨きする（時間的制約あり） ・立位で行う（物理的環境による）
更衣	・立位で行う（物理的環境による） ・急いで着替える（時間的制約あり）
排泄	・トイレまで安全に移動する（トイレまでの距離が長い） ・排泄動作を安全に行う（個室内が狭い） ・急いで用を足す（時間的制約あり）
移動	・安全に移動する（時間的制約，バリアあり） ※人ごみ，段差，傾斜，床材（カーペット）等のバリアに注意する
電話	・受け答えについて，対外的印象に配慮する ・聴取内容を確実に記録，伝達する

表5 連携することの多い就労支援機関

地域の就労支援機関に関する相談
・市区町村の障害者関連窓口（市役所の障害者福祉課等）

職業評価・職業訓練・ジョブコーチ支援に関する相談（復職，新規就労）
・地域障害者職業センター

生活相談・職業相談（復職，新規就労）
・障害者就業・生活支援センター

就労訓練・企業実習に関する相談（新規就労）
・就労移行支援事業所
　※復職の場合も，利用可能な場合がある．近くの就労移行支援事業所を確認する．

福祉的就労に関する相談（新規就労）
・就労継続支援A型事業所
・就労継続支援B型事業所

生活支援に関する相談（復職，新規就労）
・地域生活支援センター

就職活動に関する相談（新規就労）
・ハローワーク

職業訓練に関する相談（新規就労）
・障害者職業能力開発校
・国立職業リハビリテーションセンター

評価時には，「速度」，「正答率」，「問題解決能力（質問できるか，提出前に見直しを行えるか等）」，「作業時の工夫」等の視点で評価し，変化を追う．

患者に対しては，その都度，作業場面を通じたフィードバックを実施し，「強み」や「弱みと補完方法」を意識できるようかかわっている．

③ ADL・IADL

ADL・IADLに関する評価や訓練を行う際，「業務スケジュールと必要なADL・IADL」（表3）や，「ADL・IADLに求められる質と量」（表4）について患者に確認し，評価・訓練項目を検討したい．このように具体的な業務の話について説明してもらい，業務や必要な配慮事項等を想定する．

（3）支援機関連携

就労支援を医療機関において実施する場合，医療機関単体では支援できない場合がある．そこで，筆者らは表5の支援機関と連携することが多い．

支援機関1つひとつの機能説明は成書に譲るが，まずは，近隣地域にどのような支援機関があり，どのような機能を担うのか確認し，事業所主催の勉強会・見学会があれば参加して関係性構築を進めるとよい．

これらの支援機関と連携する際，注意したいことがいくつかある．

医療機関で働くスタッフは，情報提供先の多くが医療機関や医療職であることが多いが，就労支援機関には，医療職がいないことが多い．そこではじめは，個人名は明かさず情報の取扱いに十分に配慮したうえで，以下の点に留意し，互いに電話やメールでやりとりできる関係構築を図る必要がある．このことにより，今後も就労支援に困った際，相談する社会資源を獲得できる．

・患者が支援機関に行く前，あるいは書類を送る前に支援者から支援機関に一報を入れ，つながりをつくる．

・情報提供書の内容については，医学的な専門用語や検査結果の数値に偏らず，具体例を示しわかりやすい表現を心がける．

高次脳機能障害者の就労支援において重要なこと

前項で示したとおり，就労支援に関連して確認，説明，調整していくことは多岐にわたる．特に，以下の点について重視し，高次脳機能障害者の就

労支援にあたる支援者に心がけていただきたい．

（1）面談時のコミュニケーションに関する配慮

面談時には会話だけではなく，紙に文字や図を書きながら説明すること，ホワイトボードを用いること等を通じ，聴覚的な情報のみによる対話でなく，高次脳機能障害に配慮し視覚的情報を用いるとよい．患者との対話を円滑にするだけでなく，後々確認できる等のメリットがある．

（2）企業や支援機関との面談の際，患者本人が説明すること

企業や支援機関と面談する際には，つい支援者が状況説明をしがちだが，極力，患者本人が説明することをお勧めする．このことにより，企業や支援機関に患者の能力を示し，患者の状況の理解につなげることができる．事前に，患者が自分自身の状態について説明できるよう準備したい．

（3）企業や支援機関に提出する資料について，事前に患者に確認を求める

就労支援を進めるうえで，医療機関外へ提供する情報は極力本人にも確認してもらい情報提供の同意を得て，面談も本人同席のもと実施するようにしている．これは，本人の選択と判断により支援を進めるために重視しており，こうして本人がきちんと就労支援のプロセスを経験することは，障害認識促進につながるとともに，支援におけるトラブルを未然に防ぐことにもなる．

（4）就労経験者の声を共有すること

筆者らは，当事者同士が情報交換する機会を設けている．働いている当事者の経験にもとづく情報は非常に有益であり，すでに働いているケースにとっても，これから働こうとするケースにとっても役立つことが多い．①，②はその一部である．

①職場でどのような困難にぶつかるのか

高次脳機能障害は「目に見えない障害」といわれ，患者・家族だけではなく，共に働く同僚にも理解されにくい．職場に戻れば多かれ少なかれ，以下のような経験をすると聴くため，こうしたことを想定したうえで，就労しながら並行してサポートすることが重要である．

- 高次脳機能障害について知っている人が少なく，理解が得られにくい．
- 「どこも悪いようにみえないよ，よかったね」と励まされ，困り事，悩み事が相談しにくくなる．
- 「迷惑をかけないように」，「これまでの遅れを挽回するぞ」と自分自身にプレッシャーをかける．
- うまくできると思っていたことも，うまくいかないことを実感する（発症前の自分や，同僚と比較して落ち込む）．

②障害認識の重要性

障害認識をもつことには，少なくとも数カ月～数年を要し，医療機関でかかわっている期間の中では十分に促すことができない．特に，障害認識を促進させる目的は，できないことに焦点を当てて落ち込ませるのではなく，「苦手なこと」，「疲れ・不調のサイン」を確認したうえで，「対応策」を検討し，「問題解決能力」を身に着けてもらうことにつなげるためである．以下に実際に就労された方の声を示す．

- 上司からの指示が増えると頭に入りきらず忘れてしまうので，メモを徹底するようにしている（記憶障害／看護師として復職）．
- 通勤で疲れてしまい，仕事にならなかった．はじめは短時間勤務がよく，少しずつ時間を延長してもらっている（記憶障害・遂行機能障害／物流会社管理職とし復職）．
- 会議中に質問できず，積極性がないと言われたことがある．それも障害であることを支援者から伝えてもらい，会議での発言はしなくてもよいことになった（発動性低下・注意障害／経理職員として復職）．

（5）1人で行えるよう支援すること

これは，何の手立てもなく1人で行えるようにするということではない．

常に誰かに相談，確認するような環境下における就労は，自信を喪失させ，二次的にうつ病を発症することにつながりかねない．そこで，さまざ

高次脳機能障害に関する TOPICS

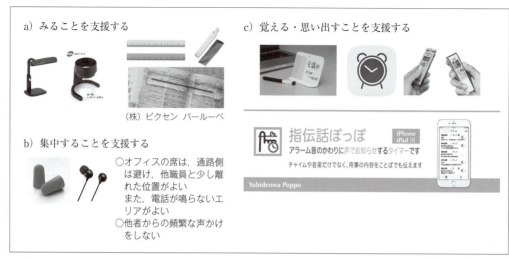

図　就労を可能にする"小道具"

まな工夫を凝らし，1人で行えるように支援することが重要である．図はその一例である．

(6) 支援機関や企業に対して配慮事項を伝えること

支援機関や企業に依頼することの一例は以下の通りである．事前に対象者と打ち合わせて，どのような配慮を依頼するのか確認し，具体的に伝えるとよい．

- 急がせず，ゆっくりと取り組めるようにする．
- 突発的な業務依頼を避け，事前準備を入念に行えるようにする．
- 一度に取り組むのは，1つのことだけにする．
- かかわる人物が増える場合は，かかわる人物への症状説明を行う．
- 指示の際には，会話に頼らず，文字を読むこと，書くことを併用する（視覚的情報を併用する）．
- 1時間に1回程度，休憩をとる（軽い体操，水を飲むことが有効）．
- 得意なこと，過去に経験のあることを活かせる業務を担当する．

おわりに

就労支援とは，単純に「仕事をすること」を支援するのではなく，生き方を真に選択する局面を共にすることである．また，医療機関は，高次脳機能障害者の就労支援のスタートを切る重要な場所である．

高次脳機能障害者にとって，不慣れな業務を担うことのハードルは高い．そのため，これまでに経験のあること，興味・関心の高いこと，得意なことがそのまま仕事になるような業務を担うこと，また，現場において支援することが理想的である．

現時点では，高次脳機能障害者に対する就労支援体制は十分とはいえないが，よりよい支援体制を構築するためにも，医療機関において就労支援を開始し，得た情報を地域へつなげていくことが重要である．

（峯尾　舞）

★ 文献

1) 東京都高次脳機能障害者実態調査検討委員会：高次脳機能障害者実態調査報告書，2008．
2) 丸石正治・他：高次脳機能障害者の重症度と就労率．リハ医学 **45**：113-119，2008．
3) 矢代美砂子：医療機関との連携による高次脳機能障害者の就労支援．MED REHABIL **119**：45-50，2010．
4) 長谷川真也，稲葉健太郎：医療から就労支援までの連続的ケアの有効性と疾患による特性．MED REHABIL **119**：12-16，2010．

5) 後藤祐之：医療と福祉との連携による高次脳機能障害者の職場復帰支援の実際. MED REHABIL **119**：37-43, 2010.
6) 廣瀬陽子：民間医療機関における就労支援―当院独自の就労支援活動を通して. MED REHABIL **119**：7-11, 2010.
7) 峯尾 舞：医療機関における高次脳機能障害者および難病患者に対する雇用に向けた支援. 作療ジャーナル **50**(5)：427-432, 2016.
8) 渡邉 修：東京都の高次脳機能障害者実態調査からみる就労支援のニーズ. MED REHABIL **119**：59-64, 2010.
9) 齊藤陽子：医療機関における就労支援　脳卒中患者を中心とした当事者へのアンケート調査に基づく復職や再就職に役立つ支援内容に関する研究. 日本職業リハビリテーション学 第44回 プログラム・抄録集, 2016, pp78-79.
10) 独立行政法人高齢・障害・求職者雇用支援機構障害者職業総合センター：高次脳機能障害者の働き方の現状と今後の支援のあり方に関する研究, 2014, pp104-107.
11) 小泉智枝・他：就労支援に繋がる神経心理学的検査実施に関する検討. 第15回日本言語聴覚学会プログラム・抄録集, 2014, p272.

column

高次脳機能障害に対する海外での取り組み

　先進諸国での高次脳機能障害への取り組みは1980年代以降に発展するが，それは当事者・家族の組織化，啓発活動に負うところが大きい．アメリカでは，1980年に数組の当事者家族と専門家が組織化に向けた話し合いを行い，アメリカ脳損傷協会 Brain Injury Association of America（当初は National Head Injury Foundation と呼称）[1]が発足している．オーストラリアでは1986年に全豪脳損傷協会（Brain Injury Australia）[2]が立ち上がり，また，イギリスでは1980年に当事者家族，ケアラー，専門職が参加したヘッドウェイ（Headway）[3]が福祉団体として登録されている．医療，リハビリテーション（以下リハ）の分野では，筆者が1990年代にアメリカ，イギリスの脳損傷リハ機関を訪問した際には，既に就労支援やデイサービスが系統的なプログラムで行われていた．しかしながらそれらは個々の機関の動きであり，最近の動向としては支援機関および支援者ネットワーク，自助団体との協働，当事者の発言，主張の機会の増加等が特徴としてみられる．

　日本における支援の発展は，2001年から5カ年実施された高次脳機能障害支援モデル事業によるところが大きい．その背景には，当事者・家族による日本脳外傷友の会（2000年結成）の発足前後における，関係専門職との協働，行政への働きかけがあった．その原動力のひとつは，1999年に当事者，家族，専門職がアメリカに出向いたことにある．アメリカ脳損傷協会が脳外傷法（Traumatic

Brain Injury Act, 1996年施行) の成立に貢献し，医療，リハ，生活支援の助成がなされた事実は，日本に当事者の全国組織を作るきっかけを与えた．その後，日本の当事者団体は脳損傷世界会議 (World Congress on Brain Injury) に2001年の第4回から第6回大会に続けて参加し，世界各国の医療，福祉等の専門職が高次脳機能障害の急性期からリハ，地域生活までの支援技術の開発をしていることを認識することになる．

国際脳損傷協会 (International Brain Injury Association)[4]は2年ごとに上記の世界会議を開催しているが，2017年第12回世界会議（アメリカ・ニューオリンズ）では約1,400名が参加，その参加者は主として専門職であるリハ科医，神経科医，精神科医，臨床心理士，言語聴覚士，作業療法士，理学療法士，ソーシャルワーカー，看護師等，多職種である．セッション分野は，疫学，急性期医療，リハ，工学的支援，生活等，多岐にわたっている．

職種別にみれば，後天性脳損傷に対するソーシャルワーカー国際ネットワーク (International Network for Social Workers in Acquired Brain Injury)[5]があり，イギリス，アイルランド，カナダ，オーストラリア，ニュージーランド，インド，スウェーデン等が情報交換を行っている．そして，それぞれの国の中でも支援者組織があり，たとえばイギリスでは脳損傷ソーシャルワーク・グループ (Brain Injury Social Work Group)[6]が作られ，情報交換，支援技術の向上が図られている．そして，障害の個別性，多様性を尊重した援助として，イギリスのヘッドウェイ東ロンドン (Headway East London)[7]では「地域サポートワーカー」，オーストラリア・クィーンズランド脳損傷協会〔Brain Injury Association of Queensland（現在，Synapse Inc. と呼称）〕[8]では「ライフスタイル・サポート・サービス」と称して，自立に向けた身の回りの援助や家事，地域とのつながりを訪問型で支援し成果をあげている．

これからの取り組みのキーワードとして「ピアサポート (peer support)」「ピア・ツー・ピア (peer to peer)」が挙げられる．これらは，各国の脳損傷団体の活動の重要な用語となってきており，障害の共通性，多様さ等を他者と共有することで力を高めている．「当事者が葛藤を力に変え，互いにそれを分かちもつこと」，このことは，専門職に求められる支援に必要な視点である．

（小川喜道）

★ 文 献

1) アメリカ脳損傷協会：http://www.biausa.org/
2) オーストラリア脳損傷協会：https://www.braininjuryaustralia.org.au/
3) イギリス・ヘッドウェイ：https://www.headway.org.uk/
4) 国際脳損傷協会：http://www.internationalbrain.org/
5) 脳損傷ネットワーク：http://www.braininjurynetwork.org/
6) イギリス脳損傷ソーシャルワーク・グループ：http://www.biswg.co.uk/
7) ヘッドウェイ・イースト・ロンドン：http://headwayeastlondon.org/
8) クィーンズランド脳損傷協会：http://synapse.org.au/

高次脳機能障害に関するTOPICS

高次脳機能障害を支える社会制度

はじめに

「高次脳機能障害のみを対象とした支援制度」というものはないが，必要な手続きを踏むことによって，既存の制度やサービスを利用することができる．一般に，病院を受診する（＝医療保険サービスを受ける）際には健康保険証を提示するが，それと同じことである．この医療保険制度は，支援に関する社会制度の中でも比較的よく知られており，たとえば入院や通院といった療養給付，高額療養費や傷病手当金等は，医療従事者でなくても身近な話題に上るのではなかろうか．

一方で，病院を出た後の生活にかかわる制度はどうであろうか．高齢化が進む中，介護保険制度についてはホームヘルプ，デイケア，デイサービス等の用語を日常的に見聞きするようになった．しかし，障害者手帳，障害福祉サービス，職業リハビリテーション，権利擁護，障害年金……となると，聞いたことはあるものの詳しくは知らない領域になるかもしれない．

そこで本項では，病院で医学的なリハビリテーションを一通り終えた後の生活にかかわる制度を中心に紹介する．高次脳機能障害と診断され，同障害によって日常生活や社会参加に困難があると

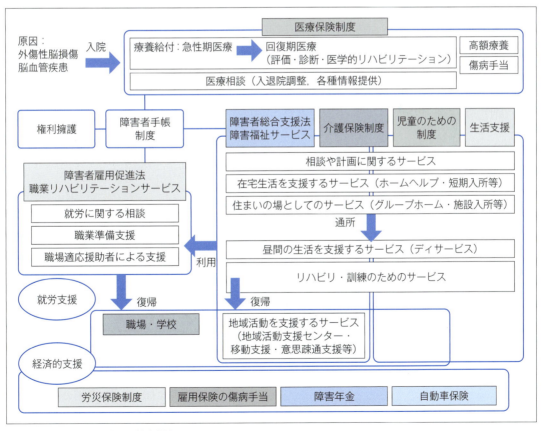

図　高次脳機能障害を支える社会制度

高次脳機能障害に関するTOPICS

判断されれば，精神障害者保健福祉手帳の申請対象となる．手帳を取得することで，各種サービスの対象となり，障害年金の申請や障害者雇用での求職の際にも手続きが円滑になる．また手帳を持たなくても，高次脳機能障害の状況と生活上の困難を具体的に記載した診断書があれば，障害者総合支援法に基づく障害福祉サービスを利用することができる．以下，高次脳機能障害を支える社会制度について，生活支援，就労支援，経済的支援に分けて整理する(図)．

生活支援

(1) 障害者手帳制度

障害者手帳を所持することで，各種税金や公共料金等の控除や減免，公営住宅入居の優遇，障害者法定雇用率適用等の対象になる．受けられるサービスの詳細は，手帳の種別や障害の等級，そして自治体による．なお，身体障害を併せもつ場合には，身体障害者手帳も申請することができる．

①精神障害者保健福祉手帳

高次脳機能障害と診断され，同障害によって日常生活や社会参加に困難があると判断されれば，精神障害者保健福祉手帳の申請対象となる．申請する際に，診断書の病名欄に疾病および関連保健問題の国際統計分類（国際疾病分類，ICD-10）の「精神および行動の障害」F04，F06，F07（表1）のいずれかのコード記載が必要となる．

診断書の作成については，「精神障害の診断又は治療に従事する医師によるものであり，これは，精神保健指定医を中心とし，精神科医を原則とするが，てんかんの患者について内科医等が主治医

となっている場合のように，他科の医師であっても，精神障害の診断又は治療に従事する医師は含まれる」[1]としている．重要なのは，高次脳機能障害の主要症状と日常生活への影響や困っている点について具体的に記載してあることである．診断書は初診日から6カ月以上を経てから作成し，作成日から3カ月以内に申請する．また，発病時期の欄について，高次脳機能障害の場合は，発症の原因となった疾患の発症日を記入する[2,3]．手帳用の診断書様式は，申請者が居住する市区町村の担当部署で受け取ることができる．または都道府県や指定都市等のウェブページからダウンロードすることもできる．

②身体障害者手帳

手足の麻痺や失語等があり，厚生労働省の定めた身体障害者程度等級表に該当する場合には，身体障害者手帳の対象となる．身体障害者手帳申請用の診断書・意見書の様式には複数の種類がある．たとえば麻痺があれば「肢体不自由」の様式を，失語があれば「聴覚・平衡機能，音声・言語又はそしゃく機能障害」の様式を用いる．指定様式は申請者が居住する市区町村の担当部署で受け取ることができる．または都道府県や指定都市等のウェブページからダウンロードすることもできる．それらの指定様式の作成に際し，身体障害者福祉法第15条第1項の規定による指定医師が記載する必要がある．指定医師については，様式同様に市区町村の担当部署に一覧がある．

③療育手帳

受傷（発症）が18歳未満で，自治体が指定する機関において知的障害と判定された場合に，療育手帳の申請対象となる．

(2) 障害者総合支援法に基づく障害福祉サービス

障害者総合支援法に基づく障害福祉サービスには，介護給付，訓練等給付，自立支援医療等がある．給付内容の詳細を表2に示す[4]．これらのサービスを利用する際には，障害者手帳の所持が原則であるが，手帳を所持していなくても，障害の状況と生活上の困難を記した診断書があれば申請が

表1 高次脳機能障害で精神障害者保健福祉手帳を申請する際に診断書の病名欄に記載するICDコード

ICDコード	分類表記
F04	器質性健忘症候群，アルコールその他の精神作用物質によらないもの
F06	脳の損傷および機能不全ならびに身体疾患によるその他の精神障害
F07	脳の疾患，損傷および機能不全による人格および行動の障害

(厚生労働省)[4]

表2 障害福祉サービスに係る自立支援給付の体系

介護給付	居宅介護（ホームヘルプ）	自宅で，入浴，排せつ，食事の介護等を行う
	重度訪問介護	重度の肢体不自由者又は重度の知的障害若しくは精神障害により行動上著しい困難を有する者で常に介護を必要とする人に，自宅で，入浴，排せつ，食事の介護，外出時における移動支援等を総合的に行う
	同行援護	視覚障害により，移動に著しい困難を有する人に，移動に必要な情報の提供（代筆・代読を含む），移動の援護等の外出支援を行う
	行動援護	自己判断能力が制限されている人が行動するときに，危険を回避するために必要な支援，外出支援を行う
	重度障害者等包括支援	介護の必要性がとても高い人に，居宅介護等複数のサービスを包括的に行う
	短期入所（ショートステイ）	自宅で介護する人が病気の場合等に，短期間，夜間も含め施設で，入浴，排せつ，食事の介護等を行う
	療養介護	医療と常時介護を必要とする人に，医療機関で機能訓練，療養上の管理，看護，介護及び日常生活の世話を行う
	生活介護	常に介護を必要とする人に，昼間，入浴，排せつ，食事の介護等を行うとともに，創作的活動又は生産活動の機会を提供する
	障害者支援施設での夜間ケア等（施設入所支援）	施設に入所する人に，夜間や休日，入浴，排せつ，食事の介護等を行う
訓練等給付	自立訓練（機能訓練・生活訓練）	自立した日常生活又は社会生活ができるよう，一定期間，身体機能又は生活能力の向上のために必要な訓練を行う
	就労移行支援	一般企業等への就労を希望する人に，一定期間，就労に必要な知識及び能力の向上のために必要な訓練を行う
	就労継続支援（A型＝雇用型，B型＝非雇用型）	一般企業等での就労が困難な人に，働く場を提供するとともに，知識及び能力の向上のために必要な訓練を行う
	共同生活援助（グループホーム）	主として夜間において，共同生活を行う住居で相談，入浴，排せつ又は食事の介護その他の必要な日常生活上の援助を行う

(厚生労働省)[4]

可能である．

高次脳機能障害に関しては，「生活訓練」で記憶の代償手段の獲得や生活リズムの確立を目指す，「就労移行支援」で実習や環境調整といった就労のための準備を整える等の利用例がある．就労移行支援については，「就労支援」の項に後述する．平成30年度からは「就労定着支援」と「自立生活援助」が加わった．

一方，自立支援医療（精神通院医療費の公費負担）は，事故や病気に伴う精神障害により，継続的に通院治療が必要な場合に対象となり，医療費の自己負担額が軽減される．自己負担は原則1割であり，所得に応じて上限額が設定されている．

(3) 介護保険制度

介護保険制度は，もともとは高齢者の介護を支える仕組みであり，65歳以上で支援や介護を必要とすると認められた者，あるいは40～64歳で脳血管疾患等の特定疾病により要支援・要介護状態になった者を対象とする．ホームヘルプや住宅改修，デイサービスや入所施設等を利用できる．介護保険のサービスは，障害福祉サービスより優先的に利用される．ただし，自立訓練や就労移行支援等，介護保険にないサービスについては，障害福祉サービスを利用することができる．

高次脳機能障害に関するTOPICS

表3　児童福祉法に基づく福祉サービス

通所サービス	児童発達支援	日常生活における基本的な動作の指導，知識技能の付与，集団生活への適応訓練，その他必要な支援を行う
	医療型児童発達支援	日常生活における基本的な動作の指導，知識技能の付与，集団生活への適応訓練，その他必要な支援及び治療を行う
	放課後等デイサービス	授業の終了後又は学校の休業日に，生活能力の向上のために必要な訓練，社会との交流の促進その他の必要な支援を行う
	保育所等訪問支援	保育所等を訪問し，障害のある児童に対して，集団生活への適応のための専門的な支援その他の必要な支援を行う
入所サービス	福祉型障害児入所施設	施設に入所する障害のある児童に対して，保護，日常生活の指導及び独立自活に必要な知識技能の付与を行う
	医療型障害児入所施設	施設に入所する障害のある児童に対して，保護，日常生活の指導及び独立自活に必要な知識技能の付与及び治療を行う

(厚生労働省)[4]

(4) 児童のための法・制度

①児童福祉法に基づく福祉サービス

18歳未満の場合は児童福祉法に基づく障害福祉サービスの対象となる(表3)．ただし，居宅支援サービス(居宅介護，同行援護，行動援護，短期入所等)については，18歳未満であっても，障害者総合支援法に基づいて実施される．

②発達障害者支援法

発達障害者支援法の対象には，脳機能の障害であってその症状が通常低年齢において発現するもののうち，ICD-10における「心理的発達の障害(F80-F89)」および「小児<児童>期及び青年期に通常発症する行動及び情緒の障害(F90-F98)」に含まれる障害が含まれ，てんかん等の中枢神経系の疾患，脳外傷や脳血管障害の後遺症が，上記の障害を伴うものである場合においても法の対象となる[5]．

(5) 権利擁護

高次脳機能障害に限らず，認知症，知的障害，精神障害等により，判断能力が不十分なために身体の安全や健康を守ることができない場合や，日常の金銭管理や福祉サービスの手続きに不安がある場合には，「日常生活自立支援事業」(旧地域福祉権利擁護事業)や「成年後見制度」を利用することができる．

「日常生活自立支援事業」は，本人との契約に基づいて，福祉サービスの利用援助や日常的な金銭等の管理に限定しているのに対して，「成年後見制度」は，不動産や預貯金等の財産管理や福祉施設の入退所等生活全般の支援(身上監護)に関する契約等の法律行為を援助するものである．2つの制度は類似しているが，前者は日常的な生活援助の範囲内での支援であるのに対し，後者は不動産売却や入所契約等日常生活の範囲を超えた事項を支援するものである．

就労支援

日常生活で明らかになる高次脳機能障害の症状は，新しいことが覚えられなくなる，作業中のミスが多発する，集中力がなくなる，すぐに怒る，動作が緩慢になる，並行作業ができない，臨機応変に対応できなくなる等であり，職業生活にも当然少なからず影響する．本人が1日も早く復職したいと希望する場合もあるが，受傷・発症前の仕事に適した状態まで回復していないことも少なくない．働くことについて可能な限り安定した長期的な展望で考えるならば，就労のための専門機関を利用することが推奨される．

(1) 障害者雇用促進法に基づくサービス

①就労に関する相談

就職や復職に問題が生じた場合は，市区町村の障害者就労支援センター，障害者就業・生活支援

センター，地域障害者職業センター，ハローワーク（公共職業安定所）等で相談することができる．

②職業準備支援
施設内での作業を通じて基本的な労働習慣を身につけ，職業の選択や就職した際の配慮事項を明らかにする．同時に，通勤して集団に参加するための基礎的な体力と能力の向上を図り，その後，実際の企業内での支援や，ハローワーク等の職業紹介に移行する．

③職場適応援助者（ジョブコーチ）による支援
障害者が職場に適応できるよう，障害者職業カウンセラーが策定した支援計画に基づきジョブコーチが職場に出向いて直接支援を行う．障害者が新たに就職するに際しての支援だけでなく，雇用後の職場適応支援も行う．加えて事業主や職場の従業員に対しても，障害者の職場適応に必要な助言を行い，必要に応じて職務の再設計や職場環境の改善を提案する．支援期間は，標準的には2〜4カ月で，1〜7カ月の範囲で個別に設定する．支援は永続的に実施するものではなく，ジョブコーチによる支援を通じて適切な支援方法を職場の上司や同僚に伝えることにより，事業所による支援体制の整備を促進し，障害者の職場定着を図ることを目的としている．

(2) 雇用保険法に基づく試行（トライアル）雇用
3カ月の試行雇用を通じて，企業と働く人の相互理解を深め，その後の常用雇用への移行や雇用のきっかけを作るための制度で，事業主に対して奨励金が支給される．企業はハローワークの紹介で対象者を雇い入れる．実際に働くことを通じて，企業が求める適性や能力・技術を把握することができる．

(3) 就労移行支援と就労継続支援
就労移行支援と就労継続支援は，表2に示した障害者総合支援法に基づく障害福祉サービスの中の訓練等給付に位置づけられる．

就労移行支援は，一般就労等を希望し，知識・能力の向上，実習，職場探し等を通じて，適性に合った職場への就労が見込まれる者を対象とする．標準的な利用期間は2年間で，前期・中期・後期に分けると，前期の半年で基礎体力の向上や集中力・持続力の習得訓練を施設内で行い，中期の半年で職場見学や一般企業での実習，後期の1年で，就職活動やトライアル雇用を行う．

一方，就労継続支援は，一般企業等での就職が困難な者が，就労の機会をもつとともに，生産活動を通じて知識と能力の向上のために必要な訓練等を行うことを目的とする．利用者が事業所と雇用契約を結び，原則として最低賃金を保障する「雇用型」と，契約を結ばない「非雇用型」がある．旧体系の授産施設や福祉工場等が移行している．

経済的支援

(1) 医療保険制度
①療養の給付
健康保険の被保険者や被扶養者が業務外の事由により病気やケガをしたときは，医療機関（病院・診療所）に保険証を提出し，一部負担金を支払うことで，診察・処置・投薬等の治療を受けることができる．また，医師の処方せんを受けた場合は，保険薬局で薬剤の調剤をしてもらうことができる．ただし，業務上の原因による病気やケガ，通勤途上に被った災害等が原因の病気やケガについては，健康保険給付は行われず，原則として後述の労災保険の適用となる．

②高額療養費
医療費の自己負担額が高額になった場合，一定の金額（自己負担限度額）を超えた分が，あとで払い戻される．70歳未満で，医療費が高額になることが事前にわかっている場合には，「限度額適用認定証」を提示する方法もある．

③傷病手当金
病気休業中に被保険者とその家族の生活を保障するために設けられた制度で，被保険者が病気やケガのために会社を休み，事業主から十分な報酬が受けられない場合に支給される．

(2) 労災保険制度
労働者が負傷した場合や障害が残った場合は，

高次脳機能障害に関するTOPICS

労災保険が適用され，医療機関での療養については，療養中の休業（補償）給付，後遺障害については障害（補償）が受けられる．症状固定後の医療費は，療養給付に代わって公的医療保険が適用されるが，後遺症状に動揺をきたしたり，後遺障害に付随する疾病が発症したりするおそれがあることから，必要に応じて「脳の器質性障害に係るアフターケア」を，指定された機関で受けることができる[6]．その他，傷病の治癒状況と障害の程度により，傷病（補償）年金や介護（補償）給付を受けられる場合がある．

（3）雇用保険の傷病手当

受給資格者が離職後，公共職業安定所に来所し，求職の申込みをした後に15日以上引き続いて疾病または負傷のために職業に就くことができない場合に，その疾病または負傷のために基本給付の支給を受けることができない日の生活の安定を図るために支給される．受給に当たっては，職業に就くことができない理由が止んだ後における最初の認定日までに居住地を管轄する公共職業安定所で傷病の認定を受けなければならない．なお傷病手当支給申請書は本人以外の代理人による提出または郵送によっても差し支えない．

（4）障害年金

障害年金には，障害基礎年金と障害厚生年金があり，前者は国民年金，後者は厚生あるいは共済年金加入者を対象とする．国民年金に加入している間に初診日のある傷病で，障害等級表（1級・2級）による障害の状態にある間は障害基礎年金が支給される．一方，厚生年金に加入している間に初診日のある傷病で障害基礎年金の1級または2級に該当する障害の状態になったときは，障害基礎年金に上乗せして障害厚生年金が支給される．

高次脳機能障害は，支給要件を満たしていれば，器質性の精神障害として障害年金の受給対象となり得る．障害年金の診断書についても，原則的には精神保健指定医または精神科を標榜する医師が記入することになっているが，てんかん，知的障害，発達障害，認知症，高次脳機能障害等，診療科が多岐に分かれている疾患については，小児科，脳神経外科，神経内科，リハビリテーション科，老年科等を専門とする医師が主治医かつ精神・神経障害の診断または治療に従事している場合は記入可能である[7]．

（5）自動車保険

①自動車損害賠償責任保険（自賠責保険）

自賠責保険は，傷害による損害（治療関係費，文書料，休業損害および慰謝料）および後遺障害（損害障害の程度に応じた逸失利益と慰謝料等）を補償する．後遺障害とは，自動車事故により受傷した傷害が治ったときに，身体に残された精神的または肉体的な毀損状態のことで，傷害と後遺障害との間に相当の因果関係が認められ，かつその存在が医学的に認められる症状をいい，支給要件を満たすものが対象となる．

②任意保険

自賠責保険の限度額を超過した部分について任意保険から賠償金が支払われる．補償内容は加入している保険による．

（6）その他の助成

市区町村が実施する重度心身障害者医療費助成制度，健康保険組合の付加給付，加入している生命保険による入院保障等によって医療費の自己負担を減額することができる．また，年間の医療費が一定額を超える場合には所得税が控除され，経済的事情によっては年金保険料の免除が認められる．

おわりに

高次脳機能障害は，原因となった傷病，年齢，損傷部位，重症度等が1人ひとり異なり，ニーズや状態像が多様である．「はじめに」でも書いたように，特定の障害だけを対象とした制度はないので，使えそうなモノやコトを生活に取り入れているのが現状である．各種の手続きは煩雑であり，本人と家族が治療と並行して行うのは困難なことが多い．支援は他職種から成るチームで多角的に行うが，情報伝達に関しては担当者が整理して伝える

ほうが混乱は少ない.

　個々の制度に関するより詳細な内容については，国立障害者リハビリテーションセンター高次脳機能障害・情報支援センターのサイト（http://www.rehab.go.jp/brain_fukyu/）を参照されたい.

（今橋久美子）

★ 文献

1) 厚生省保健医療局長通知：精神障害者保健福祉手帳制度実施要領について. 健医発第1132号 平成7年9月12日.
2) 厚生労働省社会・援護局障害保健福祉部精神・障害保健課長通知：精神障害者保健福祉手帳の診断書の記入に当たって留意すべき事項についての一部改正について. 障精発0303第1号 平成23年3月3日.
3) 中島八十一, 今橋久美子：福祉職・介護職のためのわかりやすい高次脳機能障害, 中央法規出版, 2016, pp42-45.
4) 厚生労働省：平成29年版厚生労働白書　資料編, 2017, p221, 226.
5) 文部科学事務次官・厚生労働事務次官通知：発達障害者支援法の施行について. 17文科初第16号 厚生労働省発障第0401008号　平成17年4月1日.
6) 厚生労働省・都道府県労働局・労働基準監督署：「アフターケア制度」のご案内.
7) 日本年金機構：精神の障害用の診断書　記入上の注意.

高次脳機能障害に関するTOPICS

患者家族会の取り組み

当事者家族会立ち上げの契機

　1993年10月，当時25歳だった筆者の息子が，千葉県船橋市内で電柱に激突する交通事故に遭遇した．運転者は即死．助手席の息子は意識不明で，船橋医療センターに運ばれた．

　脳幹出血，右脳挫傷，命はとりとめても，植物状態は免れないであろうとの診断であった．以来，自宅のある平塚から片道3時間の往復の日々が続いた．世の中の見方が一変し，青空さえも悲しみの色に見えた．夜半の帰宅車窓から見える家々の明かりも，金子みすゞの詩にあるように「弔い」の最中の明かりもあるのだろうと呆然と眺めることの多い日々だった．

　かろうじて命を取り留めたものの何の情報もないまま，10日目に転院させられた習志野市の病院は療養型病院で，6人部屋であった．退院の見込みのない高齢者ばかりで，25歳の若者が入院させられているのが，何とも場違いな気がして切なかった．

　50日目，意識を取り戻していることに，筆者自身が気がついた．ただちに神奈川リハビリテーションセンターへの転院の手配にかかり自費で寝台車を頼み，年末の審査で，大橋正洋先生の初診を受けることができた．翌年1月入院．途中，尿道狭窄の手術も受けたが順調に回復し，軽い右麻痺・体幹機能障害・構音障害はあるものの自力歩行可能となり退院した．

　退院時に「予後は良くないですよ」の一言を主治医の大橋先生からいただいたが，まさかその後社会復帰への道のりが7年もかかるとは，本人も筆者も予想していなかった．

　退院後は，ただちにライセンスのある「日本プロテニス協会」のテニスコーチに復帰するべく，息子は懸命の努力を重ねたが，職場復帰はかなわず，翌年退職せざるを得なかった．

　公共職業安定所に通っても職は見つからず，職業能力開発校受験を勧めたが，プライドの高い彼にとって，卒業しても適職がないと入校を拒んだ．

　友人たちも次第に遠のき，昼夜逆転の生活から社会的孤立に陥る一歩手前であったと思う．当事者同士の活動できる場がなく，家族間の情報交換の場が必要であることを痛感していた筆者は，退院2年後の神奈川リハビリテーションセンター受診のときに主治医の大橋先生に相談した．

　連邦政府による脳外傷法の成立等アメリカの情報を入手しておられた先生は待っていましたとばかりに「旗を揚げてください」と筆者を煽った．

　翌年9月，志を同じくする人を紹介したいというご連絡を受けて神奈川リハビリテーションセンターに駆け付けた．紹介されたのが「高次脳機能障害となった息子たちは今」という秀れた文を，神奈川県こども医療センターの機関誌「かたつむり」に寄稿していた大塚由美子氏であった．

　「高次脳機能障害」という言葉とその障害に悩む家族同士の初めての出会いであった．

　神奈川リハビリテーションセンターのスタッフもMSWを中心にOT，PT，ST，心理士，職能開発科，更生ホーム指導員等多岐にわたって，支援協力を約束してくださった．

　その夜のうちに，筆者が当事者家族会設立準備委員長になることを決意し，大塚氏が副委員長を引き受けた．

　1997年4月，一足早く名古屋市立総合リハビリテーションセンターで，臨床心理士の阿部順子先生やリハ科医師の万歳登茂子先生のご支援を受けて「脳外傷友の会・みずほ」が発足していた．

　早速訪問し，今後各地に同様の会を設立し，特色あるセカンドネームをつけて連携していくことを誓った．

同年10月，神奈川リハビリテーションセンターの体育館で，200余名の当事者・家族が集まり「脳外傷友の会ナナ」が設立された．ナナは神奈川リハビリテーションセンターのある厚木市七沢に由来するが，同時に七転び八起きの「七」でもある．

翌年2月横浜ラポールで，わが国初の「頭部外傷交流シンポジウム」が開催され，司会を務めた筆者は壇上から，「お帰りになったら皆さんの地方で脳外傷友の会を立ち上げてください」と呼びかけた．その声に応えて札幌で中野匡子氏を会長とする「脳外傷友の会・コロポックル」が設立された．

刺激になったアメリカ視察

1999年6月，前述した3団体と大阪に設立されていた「若者と家族の会」メンバーを加えた，4団体が職業リハビリテーション学会の大瀧憲一先生等のご同行・ご協力をいただきアメリカTBI事情視察団を結成し，ペンシルバニア，ヴァージニア，ウィスコンシン州の病院・大学・作業所，グループホーム等を訪問した．最も刺激を受けたのが，①早期リハ，②早期社会復帰支援，③街中の支援事業所，④小児の復学支援の充実，⑤グループホームの運営，⑥当事者の権利擁護，⑦患者・家族会の活発な連邦政府に対するロビー活動等であった．

帰国後は谷間の障害として福祉制度の枠外に置かれている脳損傷者の障害認定，社会復帰支援を充実させるために国への働きかけが喫緊の課題であることを痛感させられた．

日本脳外傷友の会設立とマスコミ

2000年2月に名古屋で行われたシンポジウムの折に3つの会の中で首都圏にある「ナナ」の会長である筆者が連合会会長となる合意を得て，4月1日付で「日本脳外傷友の会」を設立した．

当時豊橋在住の原口三郎氏が「脳外傷　僕の頭はどうなったの」(明石書店)を実名実録で執筆し，交通事故の後遺症に悩む若者たちの姿を世に訴えてくださった．中京テレビが，その一人尾山一樹さんの高次脳機能障害状況を生々しく報道した．

この本を100冊購入して交通事故問題を考える国会議員の会全員に送って支援策を訴えたが，何の反応もなかった．

マスコミは注目して，特に神奈川新聞では半面の大きな記事をたびたび掲載してくれ，読売新聞は医療ルネッサンス欄で，10回にわたる連載記事を掲載してくれている．

厚生省大臣官房障害福祉課に取材に行った神奈川新聞の記者が，厚生省でも関心をもった役人がいたと知らせてくれた．しかし，何度も面会のFAXを送ったが何の返答もなかった．後でわかったことだが，その役人は異動してしまっていたとのことであった．残念である．

同年5月，ようやく障害保健福祉部企画課課長補佐のN氏から，話を聞くという連絡があり，筆者と大塚氏，それに医療ルネサンスで熱心に記事を書いてくれている読売新聞の記者も同行して霞ヶ関に赴いた．20数階の巨大な建物である厚生省におばさんパワーで立ち向かうのは何とも心細い思いであったが，N補佐は，熱心に耳を傾けてくれた．

まず，全国に大勢いるはずのこの障害をもつ人々の実態調査をしてほしい．そのうえで支援策を考えてほしいと要望した．

「どうやったら，調査ができますかねえ」とN補佐が答えたが「それを考えるのがお役人の仕事でしょう」と筆者が切り返した．

その後，日本作業療法士協会の協力を得て，実態調査項目についての要望を出すために筆者も何度か，省内によばれた．調査が実施された結果「支援の必要な谷間の障害者が存在する」ことが実証され，概算予算が計上されたが財務省では却下されたと聞いている．

年末の復活折衝で，当時初代の厚生労働大臣に就任されていた坂口 力氏が医師であられた鶴の一声で，「その支援予算は必要だ」とモデル事業実施が実現できたと聞いている．

家族会の現状と課題

現在，当会に加盟する団体は長野県を除く全都道府県に広がり，脳外傷友の会を冠名とする正会

高次脳機能障害に関するTOPICS

員団体が20団体，高次脳機能障害名等の準会員団体が43団体で，合計63団体の連合体である．

この他，東京都では，30団体が加盟するTKK（東京高次脳機能障害協議会）が存在する．当会も成り立ちの経緯からご承知のように，交通事故の後遺症者を主とした支援策を要望したが，モデル事業が「高次脳機能障害支援」として始まり，診断基準・支援策が講じられた経緯から，現在では脳血管障害，脳炎，低酸素脳症，脳腫瘍，スポーツ外傷等，後天性脳機能障害を対象とした当事者・家族会となっている．

関連団体として，日本脳卒中友の会，全国失語症協議会，全国遷延性意識障害家族会連合会の脊髄基金等が存在するが，活動目標に共通のこともあり，違いもありで，ときに連携・共同行動をとりつつ前進してきた．今後もその方針には変わりがないであろう．

たとえば交通事故の被害者団体としては，全国遷延性意識障害家族会連合会の桑山雄次氏が最初に立ちあげた「若者と家族の会」とともに，前述した横浜でのわが国最初の「頭部外傷シンポジウム」を開催している．その後，自賠責保険における障害認定のあり方を改定する運動や運用益管掌の民間移行に反対する共同行動としての陳情やマスコミキャンペーンも行った．民主党政権下で行われた独立行政法人改革では，存続を危ぶまれた自動車事故対策機構（NASVA）の存続を願う議員陳情運動も行った．

また，自賠責保険運用益から，国の特別会計に貸し出した，現在では6,800億円にも上る資金の返還を求め自動車工業会や，自動車総連等と共に毎年財務省へ協働陳情し，早期返還により被害者の救済に当ててもらいたいと要望している．

脳卒中友の会や，失語症協議会とは長谷川 幹先生が立ち上げられた「脳損傷ケアリング・コミュニテイ学会」のメンバーとして，任意団体発足時から協働している．

脳卒中基本法制定を目指す活動や，高次脳機能障害支援普及事業における関連事業として失語症者支援事業も実施するようにという国立障害者リハビリテーションセンターへの要望にも協力してきた．

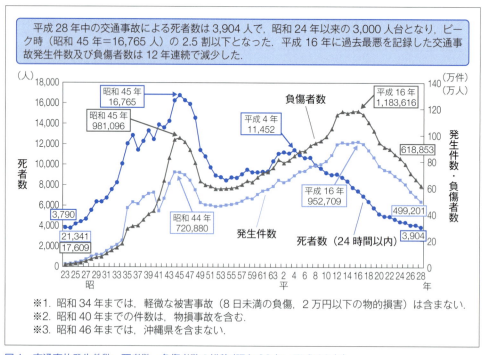

図1　交通事故発生件数・死者数・負傷者数の推移（昭和23年〜平成28年）

（国土交通省）

2017年の国土交通省の発表によると交通事故の発生件数は499,201件，うち死者数は3,904人であり，交通戦争とよばれた頃の1970年の死者数16,765人より大きく減少している（図1）．自動運転車の普及により，さらに死亡事故等は，減らせる可能性が高いのではないか．

それに比べて高齢者の転倒，転落事故，あるいは，成人病としての脳卒中，心臓病による脳動脈破裂，2人に1人といわれるがん等の発生率は高まっており，外傷性ではない高次脳機能障害者は今後増加するのではないだろうか．

発症原因による差別化ではなく，広く「脳損傷としての活動」が今後の大きな課題ではないかと，2016年高知で開催した全国大会の折，基調講演をお願いした社会福祉法人GLOWの北岡賢剛氏に指摘されたが，正論だと思う．

当会でも加盟団体の代表者によって行う「運営委員会」で名称の変更について議論してきたが，その都度否決されて合意を得られなかった事案である．

その理由は，日本損害保険協会からの自賠責保険運用益の被害者救済事業として，「リハビリテーション講習会」実施のための助成金を得ていることによる．

高次脳機能障害支援事業が毎年国立障害者リハビリテーションセンターを中心に行われてきたが，その予算は毎年1,000万円程度であり，年に2回の全国協議会・支援コーディネーター会議等の実施費用に過ぎず，全国で支援普及の研修会を実施したり，家族会や事業所を支援したりする予算にはなっていない．

損保協会の助成金は上限75万円で，2018年も全国で60回以上「リハビリテーション講習会」が実施される予定である．また，各支援機関への研究助成も行っているので，医療関係者にとって，支援研究の貴重な財源になっている．高次脳機能障害という言葉が今日かなり知られるようになった陰には，この助成金の果たした役割は大きかったし，今後も重要性は変わらない．

たとえば，小児の高次脳機能障害支援について

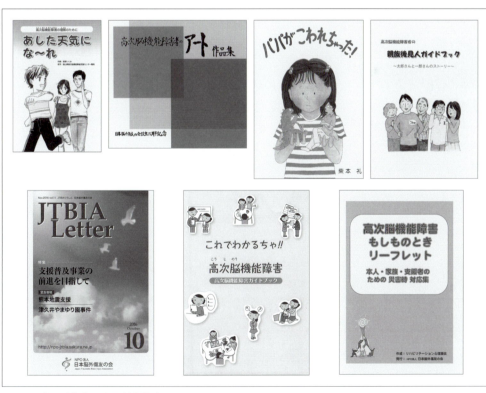

図2　日本脳外傷友の会関係広報誌

高次脳機能障害に関する TOPICS

は厚生労働省は全く手つかずの状態であるし，文部科学省でも，やっと病弱児としての支援リーフレットを作ったに過ぎない．

2016年富山県リハビリテーションセンターの野村先生を中心とする研究チームが「小児支援」の助成金を得て，2年間の研究成果を東京フォーラムで発表するという大デモンストレーションを行うことができたのもこの助成金のおかげである．

今までは，「交通事故被害者救済のために」という大義があっての助成金であったが，「脳損傷友の会」に名称を変えることで，助成が危ぶまれるのではないかという懸念が主な反対の理由であった．しかし，ダイバーシティ(多様な障害者への支援)が必要といわれる現在，損保協会も頭を柔らかくして，交通事故被害者だけを対象にしたリハビリテーション講習会を開催してほしいとは言っていない．障害者差別解消法も施行された現在である．

国も「我が事，丸ごと支援」というキャッチフレーズで，地域包括支援を謳っている．しかし財源を絞っているので，公的責任の転嫁ではないかと批判もされている．今，当会に求められる課題として，①介護保険優先利用で応益負担が増えること，②専門相談を担う事業所の人材育成ができないこと，③就労移行事業所の報酬単価は低く，就労者のフォローができないこと，④介護家族の高齢化が進み，介護者亡き後の問題が顕在化していること，⑤重度の当事者と高齢になった親が共に暮らせるシェアハウスや，グループホームが求められていること，⑥小児の復学，就学，進学についての支援が必要であること等がある．

「高次脳機能障害支援法」の制定を目指す運動が2016年発足した新理事会体制で計画中である．20年間運動を担ってきた後期高齢者の筆者は新世代にバトンを託したい．

(東川悦子)

認知リハビリテーション――症例報告

重度の注意・記憶・遂行機能障害を呈した外傷性脳損傷後のリハビリテーション――復職に至った一例

はじめに

近年，脳外傷に伴う高次脳機能障害に対するリハビリテーション（以下リハ）が注目されている．中でも注意・記憶・遂行機能障害は，びまん性軸索損傷を伴う外傷性脳損傷にしばしば随伴する高次脳機能障害である．注意・記憶・遂行機能障害を明確に区別することは，臨床的に必ずしも容易ではない．これらの障害は知的活動や学習能力の遂行を阻害し，社会復帰を難しくする．注意・記憶障害に対するリハの方法論で確立されたものは少なく[1,2]，個々の症候や重症度を的確に評価したうえでリハプログラムを検討することが重要となる．今回，外傷性脳損傷後に注意・記憶・遂行機能障害，脳梁離断症状を呈した症例に対して包括的リハを施行した結果，著明な改善を認め復職に至ったケースを経験したので，認知リハを中心とした包括的アプローチを紹介する．

症例

症例：20歳代前半，男性．
社会歴：高校卒業後，ガラス加工工場に勤務．両親，兄弟と5人暮らし．
現病歴：乗用車運転中，4トントラックと正面衝突した．当院搬送時のGlasgow Coma Scale（GCS）は3点で重度の意識障害を認めた．頭蓋内圧（intracranial pressure；ICP）センサーが挿入され，気胸，無気肺，肺炎を合併しICUにて管理された．頭部MRIにて脳梁，基底核，前頭葉，脳幹に病変を認め，脳梁損傷，脳内出血を伴った脳挫傷およびびまん性軸索損傷と診断した（図1）．発症10病日のベッドサイドリハ開始時は，GCSは9点とやや改善し，12病日に一般病棟へ転棟した．19病日に施行した脳血流SPECTでは，両側側頭葉

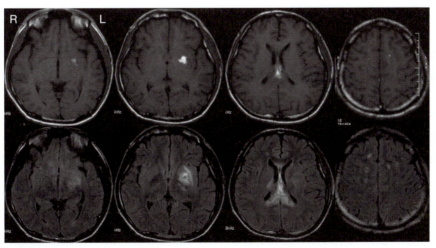

図1　頭部MRI
左被殻，右視床，脳梁膨大部，体部，膝部の一部，両側前頭葉の深白質，右側頭葉にT1強調画像，FLAIR画像で高信号変化を認める．

認知リハビリテーション—症例報告

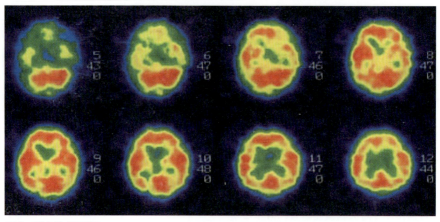

図2　脳血流 SPECT
両側側頭葉〜頭頂葉，前頭葉上部，大脳深部白質に軽度の血流低下がみられる．

〜頭頂葉，前頭葉上部に軽度の血流低下を認めた（図2）．53病日に回復期リハ病棟に転科となった．

経過およびリハアプローチ

転科時は開眼時間が少なく，意識状態が日によって変動した．右不全片麻痺を認め，ADLはほぼ全介助であった．発語はあるが著明な構音障害と小声のため意味不明で，質問に対して「はい」は言えるが「いいえ」が出ない状態であった．病棟では刺激を与える目的で離床を促し，ナースステーションで過ごす時間を多くした．意識状態の変動は徐々に改善し，食事は形態を串刺しやおにぎりにすることにより，自己摂取が徐々に可能となった．

作業療法（OT），理学療法（PT）では当初，座位・立位訓練，ファシリテーションを中心に施行した．発症2カ月後より歩行訓練を開始するも，意思疎通が困難な場合が多く，4カ月後まで介助，近位監視を要した．言語聴覚療法（ST）ではフリートークを中心に行い，発動性の向上を目指した．意識の改善に伴い，記銘力障害が明らかとなった．3カ月後に行った長谷川式簡易知能評価スケール（HDS-R）の即時再生は3点であったが，5分後再生は0点であり，見当識障害もみられた．また高校卒業時からの記憶がなく（逆行性健忘），仕事内容が全く思い出せない状態であった．さらに注意力の低下，易疲労性がみられ，疲労による構音

の停滞，一定の間隔で同じ質問を繰り返す行為，一過性の昼夜逆転現象がみられた．3カ月後より見当識・注意障害に対して，STにて日時，リハ訓練予定時間，面会者等の表を作成し，見当識・近時記憶の再認，表への記銘を試みた．OTでは注意障害に対して抹消課題，計算課題，パズル，照合課題を行った．4カ月目には，意識がクリアになるとともに発動性が徐々に向上し，ADLでは食事動作がほぼ自立した．WAIS-Rでは，VIQが80，PIQが50未満，TIQは58であった（表）．6桁の数の順唱が可能となったが，WMS-Rでは言語性・視覚性・一般的記憶が50前後と低下しており，標準注意検査法（SCAA）の視覚性抹消検査では作業スピードが遅く，見落としも多くみられた（表）．遂行機能障害症候群の行動評価（BADS）の動物園地図検査は課題が理解できなかった．

覚醒レベルの改善に伴い，左手のぎこちなさ（左手失行），左手失書，構成失行（右＞左）等の脳梁離断症状が明らかとなった．拮抗失行は認めなかったが，両手動作が拙劣であった．巧緻性，注意・記憶・遂行機能の改善を目的として，5カ月後よりOTで車のプラモデル作成を開始した．5カ月後に行った高次脳機能検査ではWAIS-R，WMS-Rの記憶項目，BADS，視覚性抹消検査のいずれも改善を認めた（表）．記憶障害は意味記憶に比べエピソード記憶の障害が顕著であり，近時

表　高次脳機能，上肢機能，ADL の経時的変化

		3～4カ月後	5カ月後	6カ月後	7～8カ月後
WAIS-R	PIQ	<50	62		72
	VIQ	80	96		103
	TIQ	58	79		92
WMS-R	言語性記憶	53	71	82	85
	視覚性記憶	<50	<50	<50	67
	一般的記憶	<50	55	66	75
	注意/集中力	107	82	105	106
	遅延再生	—	—	<50	55
BADS	規則変換 カード検査	①55秒　F0 ②59秒　F0	①30秒　F0 ②37秒　F1	①32秒　F0 ②34秒　F0	
	行為計画検査	0step.0/4	5step.4/4（ただし促しあり，187秒）	5step.4/4	
	動物園地図検査	0点（理解不能）	①1点 ②2点	①5点 ②8点	
CAT：視覚性抹消検査	'△'	6分39秒 34/57	2分18秒 55/57	1分09秒 57/57	
	'か'	6分09秒 106/114	4分25秒 98/114	3分40秒 105/114	
PASAT	1秒	15/60		36/60	
	2秒	12/60		13/60	
三宅式記銘力検査	有関係対語	不可	1-2-3	7-7-7	8-6-7
	無関係対語	不可	0-0-0	0-0-0	1-2-2
簡易上肢機能テスト	右	43	81		
	左	48	81		
FIM	運動項目	30	71	84	88
	認知項目	9	20	26	31

のエピソード記憶再認のアプローチを継続した．同月より万一の転倒に備えてヘッドギアを装着させたうえで病棟内を自由歩行可とし，試験外泊を開始した．

逆行性健忘に関しては，高校卒業後からの期間についてキューや誘導により，時系列がつながるよう試みた．反復することにより信頼性が上昇した．さらに外泊時の知人，同僚や上司との会話，職場訪問等の刺激により，事故前の記憶の正確性が向上した．近時記憶についても，大まかな再生が可能となった．6カ月目よりリハ訓練が40分間継続可能となった．近時記憶障害による話題の反復や，話が途中で脱線する等の不注意かつ脱抑制的な発話は6カ月後より徐々に減少した．同月より記憶障害に対する外的代償手段として，メモリーノートの活用を試みた．手帳にリハ訓練等の予定表を書き込んでもらい，自ら時間管理を行うよう促した．訓練前の声かけをやめることにより時間管理の自覚が芽生え，自ら進んで訓練に行くようになった．

6カ月後には右不全麻痺はほぼ回復し，左手失行はごく軽度となった．ADLも自立したため，自宅退院とした．退院前の高次脳機能検査ではWMS-Rの視覚性記憶指数が50未満と低下していたが，その他の記憶・遂行機能・注意検査バッテリーでは改善がみられた（表）．構音障害に関しては，拗音の誤り，半母音の脱落を認めるも，聞き取りに問題ないレベルまで改善した．6カ月後に行った職業適性検査では，加工工場で必要とされる運搬，加工，組み立て，手腕作業，造形，簡易事務関係についてはほぼ基準を満たしていた．本人にも復職への意欲がみられたため復職を視野に入れて，外来OT・STを継続した．

認知リハビリテーション―症例報告

OTでは構成的な要素の多い手工芸等の作業を中心に行った．作業手順の理解は初回で可能であったため，自宅での実施を開始した．連続作業時間は延長し，自宅においても30〜90分可能になった．8カ月後には通勤手段を確保するため，自宅にて自転車の練習を行ったが，問題なく乗れるようになった．自宅での役割分担として朝夕の犬の散歩，近所での買い物を行った．消費税の計算に戸惑う場面があったが，STでも訓練を行い徐々に慣れた．退院後のWAIS-R, WMS-Rではともに改善を認め，三宅式記銘力検査でも無関係対語で改善を認めた（表）．WAIS-RとWMS-Rの指数差が減少傾向を示し，記憶障害の改善が示唆された．PIQが72と比較的低かったが，8カ月後以降も動作面での改善がみられた．通勤および職業上必要な動作は習得できたと判断し，10カ月後より部分復職（1日4時間程度）を開始した．14カ月後に完全復職した．

考察

重症頭部外傷では，身体障害が軽度であっても，記憶障害や注意障害を含む高次脳機能面での障害，自発性低下，感情・行動異常のために職業復帰できないことが少なくない．特に入院時GCSが3点であれば死亡率は高く[3]，意識障害が遷延すれば機能予後，復職率は低下する[4,5]．本症例は1週間の昏睡期間を含め約2カ月の意識障害を認めたにもかかわらず，復職まで至った点で非常に良好な機能回復を示した1例といえる．受傷後3カ月後，6カ月後に施行したSPECTでは急性期の脳血流量と差を認めず，包括的リハアプローチが高次脳機能の改善に有効に作用したと推測させる．

本症例の記憶障害は，日常の事項に関する順行性健忘と徐々に縮小する逆向性健忘であった．意識障害，注意障害，遂行機能障害の回復に従い，意味記憶よりもエピソード記憶の，手続き記憶よりも陳述的記憶の障害が目立つようになったという点では，比較的典型的な閉鎖性頭部外傷例といえる[5]．本症例のように注意・記憶障害に前頭葉機能障害，脳梁離断症状等の付加要因があると，狭義の記憶リハ，注意リハでは対応が困難な場合が多く，これらの随伴する諸問題に対するアプローチも十分に確立されていないのが現状である．亜急性期は，直接的アプローチで機能自体を刺激・賦活していくことで，機能改善を試みた．記憶以外の機能が比較的改善し記憶障害像が浮き彫りにされた6カ月後より，外的代償手段としてメモリーノートの導入を試みたところ，自ら訓練スケジュール等を管理することができるようになった．今後勤務が本格化しさらなる時間管理が必要とされることを想定して，携帯電話のアラーム機能やスケジュール機能の使用を習得した．また当患者は年齢が若いことから，今後も若干の機能改善が見込まれるが，新しい仕事内容を覚える際には，残存した記憶機能を利用した内的ストラテジー（視覚的ストラテジー，言語的ストラテジー）[6]を試みたい．

以上，頭部外傷患者への包括的なリハアプローチを紹介した．本症例のように重複した高次脳機能障害を有する場合，個々の障害を的確に評価し，状況に応じた柔軟な訓練プログラムを選択し，施行することが重要である．記憶障害の場合，直接的アプローチから時期を見計らって間接的なアプローチを導入することが肝要である．

（青柳陽一郎）

★ 文献

1) 岡崎哲也：高次脳機能障害のリハビリテーションと職場復帰．脳卒中 35：138-142, 2013.
2) Cicerone KD et al：Evidence-based cognitive rehabilitation：updated review of the literature from 2003 through 2008. Arch Phys Med Rehabil 92 (4)：519-530, 2011.
3) 福田充宏・他：脳障害患者における多重ロジスティック回帰分析を用いた予後の予測．日集中医誌 9：29-33, 2002.
4) Asikainen I et al：Predicting late outcome for patients with traumatic brain injury referred to a rehabilitation programme：a study of 508 finnish patients 5 years or more after injury. Brain Injury 12：95-107, 1998.
5) Cifu DX et al：Acute predictors of successful return to work 1 year after traumatic brain injury：a multicenter analysis. Arch Phys Med Rehabil 78：125-131, 1997.
6) 原寬美：記憶障害のリハビリテーション．臨床リハ別冊 高次脳機能障害のリハビリテーション ver.2, 医歯薬出版，2004, pp206-210.

認知リハビリテーション—症例報告

視空間認知障害のリハビリテーション
——半側空間無視症例に対する自動車運転適性評価

はじめに

　現在のわが国では一部の都市圏を除いて自動車運転は社会生活に不可欠な技能となっている．視空間認知障害を含む高次脳機能障害者の自動車運転適性評価にあたり，何らかの症状が認められれば一律に症状の特性や程度にかかわりなく運転を禁ずる姿勢は現実的でない．

　症状が認められても運転再開は可能であるのか適切に評価し，可能であればより安全に運転するにはどうしたらよいかを提案する．また，その時点で運転再開が不適と判断されれば時間をおいて症状の改善を促進，確認する手段はないかを検討する必要がある．本項では右中大脳動脈動脈瘤の破裂によるくも膜下出血後に左半側空間無視を認め，自己判断で運転を再開して事故を起こした症例について述べる．残念ながら上述の流れに沿った対応を徹底できず悔やまれた症例であったが左半側空間無視は頻度が高い症状であり，また日常生活と社会生活に求められる能力の開きについても示唆を含むと考え報告する．

症例

症例：50歳代，女性．右利き．
職業：専業主婦．
現病歴：X年4月，右中大脳動脈動脈瘤破裂によるくも膜下出血を発症して脳内血腫，硬膜下血腫等を生じた．搬送先のA総合病院で動脈瘤クリッピング術，血腫除去術，外減圧術を施行され，5月には続発した水頭症へ脳室—腹腔シャント術を施行された．6月にBリハビリテーション病院へ転院して高次脳機能障害や左片麻痺に対する入院リハビリテーション（以下リハ）を行い，8月自宅退院後の9月に外来フォロー目的に当科を紹介された．

初診時所見：記憶障害が残存しており日用品の重複購入や約束の失念等がみられた．左半側空間無視は日常生活に差し支えない程度に回復していた．対座法で固視困難ながら左同名半盲が疑われた．左片麻痺は軽度となっており，杖なしでの歩行を含めて基本的ADLは自立していた．頭部CTでは開頭クリッピング術，シャント術の術後状態であり，右中大脳動脈領域に広範な低吸収域と右側脳室の拡大を認めた（図1）．

経過：高次脳機能障害の机上評価ではBIT行動性無視検査（BIT）[1]の通常検査が141/146点で合計点，各下位項目点のいずれもカットオフ以上であった他，知能や汎性注意にも著しい成績低下は認めなかった（表1）．しかし，その後自動車運転再開の希望にともない，X+3年に実施した簡易自動車運転シミュレーター（Simple Driving Simulator；SiDS）[2]では左方へ出現する刺激への反応

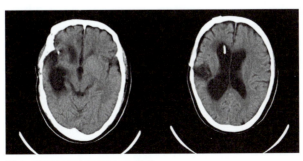

図1　当科紹介時の頭部CT画像

の遅延が明らかであった (図2). この結果をふまえ総合的に運転再開は危険であり, 控えるように説明したが自己判断で運転を再開していた. 後になって判明した運転再開後のエピソードとして,「中央分離帯のある複車線同士の交差点で右折時に反対車線に進入した」「左側を併走していた大型車輌と自車の左ドアを接触させて気づかずに降車してから大きな塗装の傷に気づいた」「ペーパードライバー教習を受けて教習指導員 (病気について知らない) から左側の見落としが多いことを指摘されつつ『どんどん運転して練習しなさい』と助言され自信を深めていた」, 等が挙げられる. X+6年に2車線道路を直進中に左車線に停車中のトラックの右後方に衝突し自車が大破した事故をきっかけに運転を中止した.

考察

視空間認知障害の中でも半側空間無視は頻度が高く, Appelrosら[3]の地域住民を対象にした脳卒中疫学研究では初発脳卒中の全患者を対象としても23%に認めるとしており, リハ訓練対象となる脳卒中患者においてはさらに頻度が高いと考えられる. 半側空間無視の定義は「さまざまな刺激に対する反応や行動に際し, 要素的な感覚, 運動障害を持たないのに, 大脳病巣の反対側に与えられた刺激に気づかず, 反応しない」[4]ことであり, 本人自らは症状に気づきにくい. BIT は標準化された半側空間無視の評価であり, わが国の医療リハの場へ普及して広く活用されている[1]. まず日常生活の自立を図る立場では, 臨床観察とBITの成績より半側空間無視の有無や回復程度を判定することが多いであろう. BIT の下位検査をみると成績判定に所要時間の概念がなく, 得点において

表1 神経心理学的検査成績

MMSE : 27/30
WAIS-Ⅲ : 言語性 IQ 98, 動作性 IQ 80, 全 IQ 89
WMS-R : 言語性 101, 視覚性 87, 一般 88,
　　　　注意/集中 93, 遅延再生 71
TMT : Part A 41秒, Part B 94秒
Rey-Osterrieth 複雑図形 : 模写 31/36 点
BIT 通常検査 : 141/146 点
　・若干の見落としあるも左側に限定されず
　・各下位検査, 合計のいずれもカットオフ点以上
標準注意検査法 (CAT) :
　・Visual cancellation の所要時間延長あり
　・SDMT 達成率やや低下
　・CPT 反応時間は標準域

MMSE : Mini-Mental State Examination, WAIS-Ⅲ : Wechsler Adult Intelligence Scale Third Edition, WMS-R : Wechsler Memory Scale Rivised, TMT : Trail Making Test.

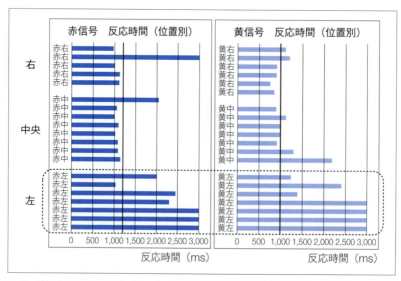

図2　簡易自動車運転シミュレーター反応時間課題結果 (信号位置別に再構成)
パソコン画面上の左右, 中央にランダムに表示される信号に対して赤信号ではアクセルを放しブレーキを踏み, 黄信号ではアクセルを放す.

(合志・他, 2015)[2]

表2 健常人45名の抹消試験所要時間（秒）

	平均	SD	範囲	平均+2SD
線分抹消試験	32.0	9.9	16.9〜60.1	51.7
文字抹消試験	99.2	29.8	48.3〜175.9	158.8
星印抹消試験	61.5	18.1	37.9〜125.2	97.6

(小泉・他, 2004)[5]

抹消課題の比重が高い．抹消課題で右から順次に，あるいは「まずは左から」と自己教示する言語方略を用いて，いずれにせよ通常以上にゆっくり時間をかけて課題を遂行して見落としがなければ減点はされない．小泉ら[5]はBITパーソナルコンピュータ版により通常検査の抹消課題について健常者から所要時間の正常値を求め(表2)，それぞれの得点が正常範囲であっても所要時間が正常値上限より延長し，他の下位検査成績にも低下を示す無視患者の存在を示している．

本症例のように運転再開を希望する右大脳半球損傷患者，特に経過中に左半側空間無視を認めていた場合には，日常生活には差し支えないが自動車運転には差し支える程度の半側空間無視が残存する可能性がある．したがって日常生活や訓練場面の観察結果，BIT成績が良好であっても，さらにSiDSのような反応時間の要素を含む評価を追加することが望ましいと考える．普通免許の適性試験合格基準（道路交通法施行規則23条）では視覚認知にかかわる内容として，視力について「両眼で0.7以上，および片眼で0.3以上，もしくは片眼で0.3未満の場合は，他眼視力が0.7以上で視野が左右150度以上であること」，色彩識別能力について「赤色，青色及び黄色の識別ができること」とされている．半盲や半側空間無視については明記されていないが，実際の運転再開時には医療機関からの適切な助言が必要である．

また，本項の冒頭に述べたように運転適性評価は単に運転を禁ずる手段とせず，運転再開後にいっそう安全に運転するにはどうしたらよいか，また運転再開が不適である場合には適切な再評価や訓練についての検討等に活用されるべきである．今後は安全に反復できるシミュレーター訓練の特性を生かした訓練効果の実証と発展も望まれる[6]．

おわりに

重度の半側空間無視があっても麻痺が重度であればADLの多くに介助を受け，結果として半側空間無視はさほど問題とならないことがある．

一方で麻痺が軽度で行動範囲が広くなると軽度の半側空間無視であっても影響が大きくなる．この点にも注意して評価，訓練，患者・家族教育に取り組む必要がある．

リハ経過中に半側空間無視を指摘された症例の運転適性の評価では，日常生活の観察や通常の机上検査で無視症状が明らかでなくともSiDSのように左右の反応時間を含む評価を行うことが望ましく，その実施が困難な場合にも抹消試験の所要時間や視覚消去現象の有無等の確認を行ってより安全な運転再開につなげたい．

（岡﨑哲也，加藤徳明，佐伯 覚）

★ 文献

1) 石合純夫（BIT日本版作製委員会代表）：BIT行動性無視検査日本版，新興医学出版，1999.
2) 合志和晃，加藤徳明：簡易自動車運転シミュレーター（SiDS）の使用方法．高次脳機能障害者の自動車運転再開とリハビリテーション2, 蜂須賀研二（編），金芳堂，2015, pp98-102.
3) Appelros P et al：Neglect and anosognosia after first-ever stroke：incidence and relationship to disability. J Rehabil Med 34：215-220, 2002.
4) Heilmann KM et al：Neglect and related disorders. In；Clinical Neuropsychology, 3rd ed, Heilman KM, Valeistein E (eds) Oxford University Press, New York, 1993, pp279-336.
5) 小泉智枝・他：半側空間無視診断における抹消試験遂行時間の意義—BITパーソナルコンピュータ版による検討—．神経心理学 20：170-176, 2004.
6) 岡﨑哲也・他：運転支援装置による運転評価．臨床リハ 23：989-993, 2014.

認知リハビリテーション—症例報告

視覚性失認への認知リハビリテーション

はじめに

　視覚性失認は，形の知覚段階の障害と考えられる統覚型視覚性失認（形態の認知が障害されている病態）と，知覚された形と意味との連合障害と考えられる連合型視覚性失認（視覚的に呈示された対象が何かわからない病態）に分類される．今回筆者らは，失語症に連合型視覚性失認を合併した症例に対し，各種認知リハビリテーション（以下リハ）を施行し，一定の効果を得たので報告する．

症例

症例：60歳代前半，男性，会社員．
主訴：物や写真を見てもそれが何かわからない．言葉がうまくしゃべれない．
既往歴：40歳から高血圧．
現病歴：X年5月6日，旅行中に右手の脱力が出現した．5月8日より言語障害が出現し，5月9日近医受診し，脳梗塞と診断され同院入院となり，保存的に加療された．その後運動麻痺は改善したが，失語症を含む高次脳機能障害が残存したため，さらなるリハ目的で6月17日にリハ病院転院となった．

入院時現症：入院時意識清明，視力，視野は正常．右片麻痺はごく軽度で，分離は良好であり，右上肢のSTEF（Simple Test for Evaluating Hand Function）は92％．失語症を認め，自発語を認めたがやや非流暢，簡単な日常会話の理解は可能だったが複雑な聴理解は困難であった．自発書字，書き取り，物品呼称は困難だったが復唱は可能だった．簡単な図形（三角，正方形，丸，ひし形）

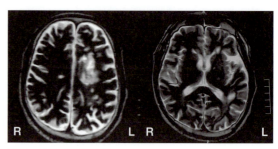

図1　入院時画像診断
頭部MRIでは左の脳室周囲白質，および側頭後頭葉領域に梗塞巣を認め，右半球深部白質にも小さな梗塞巣を認めた．

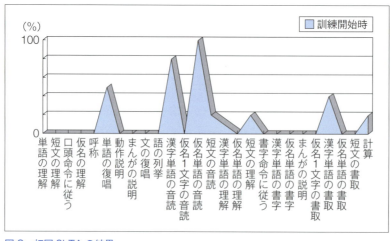

図2　初回SLTAの結果

の模写は可能だった．物品（はさみ等）を見て，その使用法を動作で示すことは困難であった．物品のカテゴリー分類は不可能だった．

歩行は屋内平地歩行自立しており，日常生活動作（ADL）は，動作そのものは可能だったが，監視が必要であった．

画像診断：頭部MRIでは左の脳室周囲白質および側頭後頭葉領域に梗塞巣を認め，右半球深部白質にも小さな梗塞巣を認めた（図1）．

標準失語症検査（SLTA，図2）：絵カードを用いた課題はすべて低得点であり，明らかな失語を認めた．また日常生活においては，物や写真を見てもそれが何かわからないといった症状が認められた．以上から，失語症以外に視覚認知障害の合併が疑われた．

Frostig（フロスティッグ）視知覚発達検査（図3）：図に挙げている5つの項目で評価した．今回の症例ではいずれの項目でも障害が認められ，特に視覚と運動の反応，そして形の恒常性において障害が顕著であった．

WAIS-R：動作性IQは，スケールアウトであった．

治療経過

検査所見より視覚認知障害が疑われ，入院後1週間経過した6月24日より視覚認知訓練を開始した．

視覚認知訓練の内容

①具体物の型はめ：○，△，□等，図形のパズルの型はめを行った．

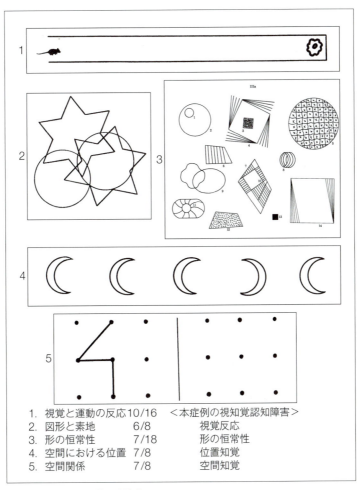

図3　Frostig視知覚発達検査

認知リハビリテーション―症例報告

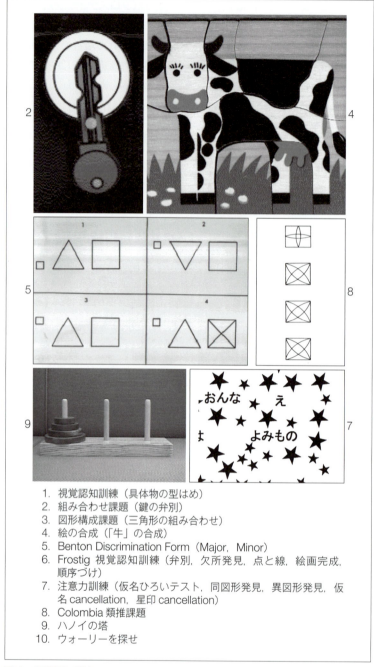

1. 視覚認知訓練（具体物の型はめ）
2. 組み合わせ課題（鍵の弁別）
3. 図形構成課題（三角形の組み合わせ）
4. 絵の合成（「牛」の合成）
5. Benton Discrimination Form（Major, Minor）
6. Frostig 視覚認知訓練（弁別，欠所発見，点と線，絵画完成，順序づけ）
7. 注意力訓練（仮名ひろいテスト，同図形発見，異図形発見，仮名 cancellation, 星印 cancellation）
8. Colombia 類推課題
9. ハノイの塔
10. ウォーリーを探せ

図4 視覚認知訓練

②組み合わせ課題：図4-2のように鍵と鍵穴を組み合わせる課題で，鍵の弁別を行った．

③構成課題：三角形の組み合わせにより，多種の図形を作り上げた．

④絵の合成：図4-4のように「牛」の絵のパズルの合成を行った．

⑤Benton Discrimination Form：図4-5に示すうち大きな図形をMajor，小さな図形をMinorとして，それぞれ図形の弁別を行った．

⑥フロスティッグ視知覚認知訓練：弁別，欠所発見，点と線，絵画完成，順序づけ等フロスティッグ視知覚発達検査の課題を用いた訓練を行った．

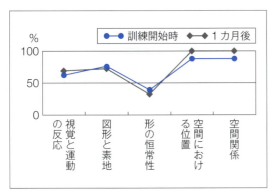

図5　フロスティッグ視知覚発達検査の変化

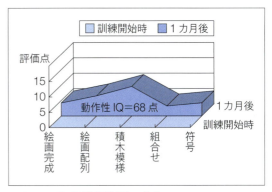

図6　WAIS-R(動作性IQ)の変化

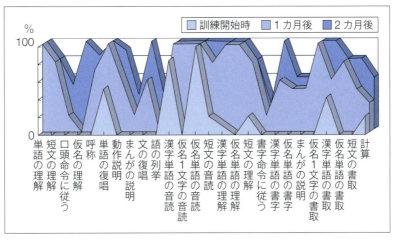

図7　SLTAの変化

⑦注意力訓練：仮名ひろいテスト，同図形発見，異図形発見，仮名 cancellation，星印 cancellation (図4-7)等，注意力を促す訓練を行った．

⑧Colombia類推課題：図4-8のように4個の図形の中から，形の違う図形1つを選び出す課題を行った．

⑨ハノイの塔課題 (Tower of Hanoi Puzzle)：ある一定のルールを設けて，図4-9に示す輪型の積木を移動させる課題を行った．

⑩ウォーリーを探せ：多くの群集が描かれた絵の中から，ウォーリーというキャラクターを探し出す課題を行った．

いずれも視覚認知への刺激を狙った訓練で，訓練施行時には，常に成績を患者自身にフィードバックするよう心がけた．

約1カ月間，心理士による視覚認知訓練に加え，訓練室，病棟におけるADL訓練，さらには言語聴覚士による言語訓練を施行した．結果，フロスティッグ視知覚発達検査の3つの項目，視覚と運動の反応，空間における知覚，空間関係において改善が認められた(図5)．また入院時に評価不能であったWAIS-Rは1カ月後には評価可能なレベルまで改善し，動作性IQは68点であった(図6)．一方，SLTAでは，入院後2カ月で絵カードを用いた課題を含め，全般的な改善が認められた(図7)．

考察

本症例の視覚認知障害は，図形の模写が可能であることから，統覚型視覚性失認とは区別される．また，物品使用法の動作による表現，または物品のカテゴリー分類がそれぞれ困難であったことから，視覚失語とも鑑別された[1]．概念的には，要素的

認知リハビリテーション―症例報告

知覚や形態知覚は正常であるが，対象が何であるかわからない病態で，視覚系と対象についての記憶系との連合の障害された連合型視覚性失認が疑われた．また，フロスティッグ視知覚発達検査からは，形の恒常性，位置知覚，視覚処理速度等に障害が疑われた．統覚型視覚性失認は，事故により一酸化炭素（CO）中毒にかかった患者のように，一般にびまん性の病変であるといわれている[2]．過去のCTやMRIの検討では，両側紡錘状回中心の側頭葉から後頭葉領域の損傷による症例が多いが[3-5]，本症例では左一側の同領域の損傷が認められ，Feinbergら[6]が必要十分条件として報告した海馬傍回，紡錘回，舌状回の損傷による連合型視覚失認と類似した．

そこで，この機能障害に対し心理士による[7]要素的認知訓練を行った．これらはいずれも，視知覚訓練の中の基本的視覚探索を目的とした訓練（標的図形，刺激図形，メンタルローテーション等の認知的操作を加える作業）であった．

WAIS-Rの動作性IQが大きく改善したのは，視覚認知機能が改善したことがその一因と考えられた．一方で，視覚認知障害のみならず，筆者らはADL障害，失語症へのアプローチもあわせて行っており，本症例での改善は脳卒中亜急性期の自然回復も含めた全般的改善と考える．また，SLTAの成績の変化からも失語の改善が著明であったことがうかがえる．

しかしながら，視覚認知の領域の中で弱くなった要素（本症例は，形の恒常性，位置知覚，視覚処理速度）に重点をおき，段階的に訓練したことは，それら全般的認知機能の改善の基盤となったのではないかと考える．

（橋本圭司，中島恵子）

★ 文献

1) 喜多也寸志：視覚認知障害の評価法．臨床リハ別冊 高次脳機能障害のリハビリテーション（江藤文夫・他編），1995，pp142-148．
2) 武田克彦：失認症（視覚失認）．高次脳機能障害のリハビリテーション（本田哲三編），第3版，医学書院，2016，pp196-203．
3) 石合純夫：認知・知覚の障害．高次神経機能障害，新興医学出版社，1997，pp89-128．
4) Riddoch MJ, Humphreys GW：Visual agnosia. *Neurol Clin* **21**：501-520, 2003．
5) 河村 満：脳血管障害による視覚性認知障害．臨床神経 **37**：1125-1126, 1997．
6) Feinberg TE et al：Associative visual agnosia and alexia without prosopagnosia. *Cortex* **30**：395-412, 1994．
7) 中島恵子：重度視覚認知障害（統覚型視覚失認）への認知リハビリテーションの経験―復職への援助．日本失語症学会第23回大会発表論文集，2000, p106．

認知リハビリテーション―症例報告

聴覚性失認および皮質聾のリハビリテーション

はじめに

大脳の聴覚皮質あるいは皮質下聴放線の損傷によって生じる聴覚性失認および皮質聾は稀な病態である．聴覚性失認では，内耳や蝸牛神経・脳幹に至る聴覚伝導路の機能は保たれており，音としては聞こえるが何の音かわからず，音の認知ができなくなる．一方，皮質聾では，聴覚性失認と同様に内耳から脳幹に至る聴覚伝導路の機能は保たれているが，純音聴力閾値の重度上昇がみられ，いわゆる聾の状態になる．今回は，聴覚性失認および皮質聾の症状とリハビリテーション（以下リハ）について取り上げる．

聴覚性失認

聴覚性失認（auditory agnosia）[1,2]では，純音聴力は残存（健常～軽度・中等度難聴レベル）し，言語音・非言語音（環境音，音楽）等の音の認知ができなくなった状態をいう．環境音のみの認知障害である環境音失認（狭義の聴覚性失認）[3]では右聴皮質損傷，言語音のみの認知障害である純粋語聾[4]では左聴皮質損傷，音楽の認知障害である感覚性失音楽症[5]では音楽経験の差によって左右いずれかの聴皮質損傷により生じると報告されているが，環境音，言語音，音楽のすべての認知障害が生じる場合（広義の聴覚失認）は大部分が両側の聴皮質損傷[6]によるとされている．

自験例の広義聴覚性失認10症例[6]（表）においては，原因疾患は9例に脳血管障害があり，大部分の例が2回に及ぶ脳損傷により発症している．損傷部位は全例が両側性の損傷を呈しており，聴皮質損傷が8例，聴放線損傷が2例であった．語音認知は全例に重度の認知障害がみられ，いずれも聴覚的言語理解力が低下し，言語音の聴取が困難であった．読話[7]は口形の動き（視覚）と音声刺激（聴覚）を併用すると一部可能となったのが2例で，他の8例は実用不可であった．したがって言語理解手段は，読話が一部可能な2例も含めて，全例に筆談が必要であり，失語症がある2例には筆談に加えて身振りや手話を併用する必要があった．言語表出手段は，失語がないか軽度であれば発話可能であり，その他2例は書字表現で行い，

表 聴覚性失認例（自験例）

症例	年齢	性	原因疾患	損傷部位	語音認知	読話（聴覚併用）	言語理解手段	表出手段
1	37	F	モヤモヤ病	左聴放線・右聴皮質	重度障害	一部可能	読話＋筆談	発話
2	54	F	くも膜下出血	両側聴皮質	重度障害	一部可能	読話＋筆談	発話
3	56	M	脳出血	両側聴放線	重度障害	実用不可	筆談	発話
4	65	M	脳梗塞	両側聴皮質	重度障害	実用不可	筆談	発話
5	63	M	脳梗塞	両側聴皮質	重度障害	実用不可	筆談	発話
6	49	M	脳梗塞	両側聴皮質	重度障害	実用不可	筆談	書字
7	16	M	頭部外傷	両側聴皮質	重度障害	実用不可	筆談	書字
8	25	M	モヤモヤ病	両側聴皮質	重度障害	実用不可	筆談	文字盤指差し
9	17	M	脳出血	両側聴皮質	重度障害	実用不可	筆談＋手話＋身振り	手話＋身振り
10	65	M	脳出血	両側聴皮質	重度障害	実用不可	筆談＋身振り	発声

（進藤，2000）[6]

認知リハビリテーション—症例報告

発話・書字ともに困難な例は，文字盤指し，身振り・手話，発声等で表現していた．

前述の聴覚性失認例の中で，長期経過の追跡を行った症例で，重度の聴覚認知障害が継続し，失語症の合併がなく，発話・読字・書字能力が保存されていた代表的な例（症例1：表）[6]を紹介する．

(1) 症例1：聴覚性失認例

症例：40歳代前半，女性，右利き．
既往歴：15歳時に，モヤモヤ病により右側頭葉の出血があり，一時左側の軽い片麻痺が生じたが，1週間で軽快した．このときは聴覚に何も問題は生じなかった．17歳時，左半球レンズ核の出血により，朝，学校に出かける前に，テレビを見ていて急に音が聞こえなくなった．その後約20分間意識が消失した．意識回復後，何の音か，音の意味がわからなくなり，人の話す言葉も全く聴き取れなくなった．

一方，表出語は発症1カ月間はわずかであったが，その後自由に話せるようになった．18歳時に当院に紹介され，現在に至るまでフォローアップを行っている．

検査所見：

①画像所見：図1に本例のMRI画像を示す．左聴放線，右聴皮質に損傷が認められる．

②聴力検査所見：図2に本例の発症後2年，11年，17年時の純音聴力検査結果を示す．発症初期にはほぼ正常レベルの閾値が得られていたが，11年経過後には中等度レベルとなり閾値の上昇が認められた．その後現在に至るまで，純音聴力レベルは特に大きな変化はみられていない[8]．

図3に聴性誘発反応検査[2]の結果を示す．純音聴力検査結果と異なり，経過を追ってもABR（auditory brain-stem response），SVR（slow vertex response）は正常，MLR（auditory middle latency response）は出現しない状態が続いている．

③聴覚認知検査所見：

語音認知検査：語音弁別検査では，左右耳とも

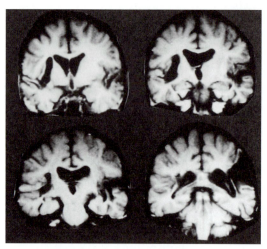

図1 本例のMRI画像（向かって左が本例の左を示す）
(進藤, 2000)[6]

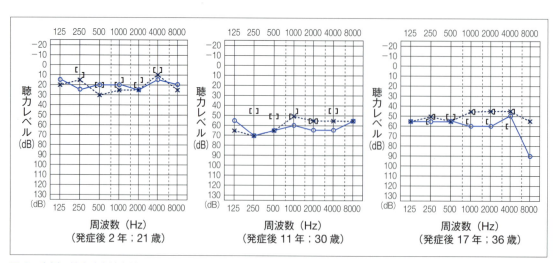

図2 本例の純音聴力検査結果

(進藤, 2000)[6]

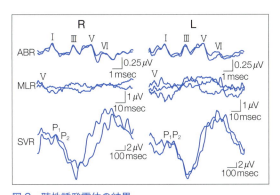

図3 聴性誘発電位の結果
ABRとSVRは正常．MLRは出現しない．
(進藤，2000)[6]

0〜2%（ときどき母音/a/, /o/がわかる程度），有意味2〜3音節単語では0%，文章レベルでは10%程度であるが，読話（視覚情報）に音声による聴覚情報が加わると，単語レベルでは約50%，文レベルでも20%程度了解可能[2]となった．

環境音認知検査：杉下・加我による環境音認知テスト[3]結果では，絵の手掛かりがない状態で口頭で答える場合には，全く認知できなかったが，絵とのマッチングによると46%応答できていた．

音楽認知・表現：音研式音楽能力診断テスト[5]（日本文化科学社刊）の小学生用のリズム，メロディ，ハーモニーの異同弁別は困難であり，既知のメロディの認知（歌のイメージと絵とのマッチング）も困難．楽器音の認知（楽器音と楽器の絵とのマッチング）は，太鼓やカスタネット等の馴染みのある打楽器のみマッチング可能であった．ピアノは楽譜を見て音符と鍵盤の対応は可能であったが，自分の弾いた音を認識できなかった．歌は自分の歌声を自分の耳でフィードバックできないため，メロディックに歌うことができなかった．

④音声・言語所見：

スピーチの特徴：特に目立った構音障害，喚語障害はみられないが，長期経過とともに，発声がnasal（鼻声）になる傾向がみられ，全体的にやや発語不明瞭な印象を与えている．

読解・書字面：発症前と比べて特に問題はみられず，読書を好み，手紙の文章表現に問題はみられない．

(2) リハアプローチ

聴覚性失認ケースのリハアプローチについては，個々のケースに残存する言語能力，聴覚認知障害の程度に応じて，聴覚的言語理解障害をどのような手段で補うことができるかを見極め，代償手段を構築していく必要がある．

本例は紹介により出会った遠方のケースであり，言語リハ指導については1〜2週間の検査入院時や再検査で来院したときに集中して行い，他の時期は手紙等でフォローアップを行った．本例は，聴覚認知のみの限局した障害を有しているため，日常会話の聴覚的言語理解を補うため，口形情報（視覚）と聴覚情報の併用での読話訓練を行った．

読話訓練は，次のような手順で進めていった．

①ステップ1：有意味2〜3音節単語を用い，口形の手掛かりの多い両唇音や同じ口形が連続して続かない語を選び，聴覚と口形情報により，文字カードを選択する練習．

②ステップ2：有意味3〜5音節単語を用い，聴覚と口形情報により，文字カードを選択する練習．

③ステップ3：日常会話の頻出語（挨拶，日常語等）を取り上げ，聴覚と口形情報により，復唱法による読話練習．

④ステップ4：短文レベルの理解を目指し，情景画や物語等を用いて，聴覚と口形情報による読話練習．

本例は勘がよく，馴染みのある単語や日常会話の頻出表現であれば，読話と聴覚情報を2〜3回呈示すれば50%程度理解可能になってきた．

皮質聾

皮質聾（cortical deafness）では，初期から高度の聾状態が持続する場合[9,10]と，経年的に純音聴力閾値が軽度から高度に上昇する場合[8]，さらに経過とともに聴覚が回復する場合が報告されている[11]．今回は，Kagaら[12]が報告した高度の聾状態が持続している皮質聾について取り上げる．

(1) 症例2：皮質聾例

症例：30歳代後半，男性[12]，右利き．主訴：「全

認知リハビリテーション─症例報告

く音が聞こえない」.

X年に右IC-PC動脈瘤破裂によりくも膜下出血を発症. 術後, Aリハ病院に転院. X+5年に精密検査とリハ目的でB医療センターを受診した. 発症直後は聞こえていたが, その後全く聞こえなくなり, 無音状態になった. 身体的な麻痺は認めず, ADLは自立. 現在は復職している.

検査所見：

①画像所見：X+5年にMRI（図4）[12]にて左右聴皮質, 左右レンズ核, 右前頭側頭頭頂葉の損傷が認められる.

②聴覚検査：X+1年標準純音聴力検査（図5）[12]で左右耳ともに無反応であった. なお, 歪成分耳音響放射（distortion product otoacoustic emissions；DPOAE）は正常, ABRは左右耳ともに正常波形, 20 dBの閾値を呈していた.

③言語評価：標準失語症検査によると, 文字言語について読解はすべて100％正解し, 自発書字については文レベルでも100％正解し, 内言語は保たれていた. 一方, 聴覚が関与する課題では, 単語～文レベルの聴覚的理解課題はすべて0％, 単語・文の復唱課題はすべて0％, 仮名1文字および単語/短文の書取課題はすべて0％と全くできなかった. なお, 発話については単語の呼称50％, 動作や文レベルの説明は0％, 語の列挙は27％, 音読では仮名1文字の音読のみ100％であったが, 単語および短文の音読では40～60％であり, 重度の発語失行のため音声表出が難渋した.

(2) リハアプローチ

本例は皮質聾による重度の聾状態が継続し, 自分が全く聴こえなくなったことを自覚している. 加えて, 発語時には音の探索行動や著しい音韻変化が伴う重度の発語失行様発語を呈している. 文字言語の読み書き能力は保存されているため, コミュニケーションの受信・発信ともに筆談を用い, 常にライティングボードを2台持ち歩いている. 会社の仕事は, 対面時はライティングボードを使用して筆談で, パソコンを使用している人にはメールの送受信で対応している.

本例に対するリハアプローチでは, 聴覚は全く活用できないため, 言語指導場面では, 挨拶等簡単な手話や指文字等のsign languageを学習して, STとコミュニケーションを行っている. 本例はsign languageを用いたコミュニケーションは書かなくても通じる楽しさがあると述べているが, 実際には家族と同居していないため頻繁に会えず, 会社にはsign languageを使える人がいないため, 日常場面ではほとんど用いていない.

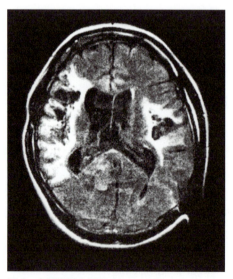

図4 皮質聾例のMRI
(Kaga et al, 2015)[12]

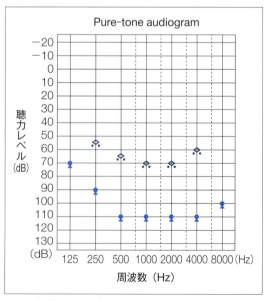

図5 皮質聾例の純音聴力検査結果
(Kaga et al, 2015)[12]

なお，本例は自分の声も全く聴こえないため聴覚フィードバックが使用できず，発語失行が顕著であるため，自分で発したことばが正しい発音かどうか確認できない．そこでスマホの音声入力機能を用いて，自分の発した言葉を文字画面で見て，正しい発音か否かを確認している．発語は，相槌の「ソウソウ」や，感情が伴った「イタイ」，「アツイ」等の単語は比較的はっきりと発語できるが，その他の自発語・音読等では，ほとんどが探索的・努力性の発語で実用性が低い状態である．

おわりに

聴覚性失認および皮質聾に対するコミュニケーション支援を考える際に基本的なことは，画像検査と聴覚機能/聴覚認知検査を適切に行い，まずそれぞれの症状について的確に分析することが不可欠である．

聴覚性失認の場合には個々のケースに残存する言語能力や聴覚認知障害の程度に応じて，聴覚的言語理解障害をどのような手段で補うことができるかを見極め，代償手段を構築していく必要がある．不明瞭なわずかな聴覚情報しか受容できない場合でも，残存する聴覚に口形，絵，文字等，視覚情報を併用すれば，語音の理解が向上する可能性がある．特に，有意味単語の認知では，top down処理が働き，脳に記憶されていた語彙の中から，聴覚と視覚の統合によって認知が促進されることが期待される．本項で取り上げた聴覚性失認例の特徴はモヤモヤ病により高校3年時に聴覚性失認を呈し，重度の聴覚認知障害が持続していること，加えて人生の若い時期に発症し，希望していた大学受験を諦め，就職も適わず，ずっと家族に守られて生活してきた背景を有している．したがって，本例のように重度の聴覚性失認が永続する例は，聴覚の改善を期待するよりも，積極的に口形（読話）や文字等の視覚情報を活用し，視覚と聴覚を併用してコミュニケーションを図ることが重要と思われる．

一方，皮質聾の場合には，聴覚の活用は期待できないため，もっぱら視覚機能による代償手段を構築する必要がある．文字言語の読み書きに支障がない場合には，筆談（ライティングボードの使用）やパソコンでのやり取りが実用的であり，周囲の人の協力が得られれば，手話や指文字等のsign languageの活用が望まれる．

（進藤美津子）

★文献

1) 進藤美津子：聴覚失認の病態．Clin Neurosci **29**(12)：1419-1421, 2011.
2) 加我君孝・他：両側聴皮質・聴放線障害．中枢性聴覚障害の基礎と臨床（加我君孝編），金原出版，2000, pp80-89.
3) 加我君孝・他：環境音の認知．中枢性聴覚障害の基礎と臨床（加我君孝編），金原出版，pp174-175, 2000.
4) Takahashi N et al：Pure word deafness due to left hemisphere. Cortex **28**：295-303, 1992.
5) 進藤美津子：脳と音楽認知の障害．音声言語医 **37**(4)：462-467, 1996.
6) 進藤美津子：語聾・聴覚失認のリハビリテーション．中枢性聴覚障害の基礎と臨床（加我君孝編），金原出版，2000, pp119-122.
7) Shindo M et al：Speech discrimination and lip reading in patients with word deafness or auditory agnosia. Brain Lang **40**：153-161, 1991.
8) 進藤美津子，加我君孝：両側側頭葉聴覚皮質/聴放線損傷例における純音聴力閾値の経時的変化について．Audiol Jpn **40**(5)：279-280, 1997.
9) 平野正治：「所謂」皮質聾について．精神誌 **75**：94-138, 1973.
10) 平野正治：「Cortical Deafness」とは何か—文献的考察．精神医 **25**：337-343, 1983.
11) 山本久美子・他：皮質聾の1例—病態失認・無関心と知的機能に関する文献考察．高次脳機能研 **31**：337-344, 2011.
12) Kaga K et al：A case of cortical deafness and loss of vestibular and somatosensory sensations caused by cerebrovascular lesions in bilateral primary auditory cortices, auditory radiations, and postcentral gyruses- complete loss of hearing despite normal DPOAE and ABR. Acta Otolaryngol **135**：389-394, 2015.

認知リハビリテーション—症例報告

発症6カ月後に職場復帰を果たしたWernicke失語症例に対するリハビリテーション

はじめに

　失語症は程度の差はあれ話す，聞く，書く，読むという言語の全側面を障害する．失語症の原因疾患の90％は脳血管障害といわれるが，突然の発症は患者とその家族の生活を激変させる．失語症は患者からコミュニケーションの手段を奪うばかりか，職を奪い，人間の尊厳を奪うことも稀ではない[1]．失語症のリハビリテーション（以下リハ）は言語機能の改善だけでなく，円滑な人間関係の構築やその人らしく生活するための環境調整のためにも重要な意味をもつ．

　失語症の回復にはさまざまな要因が影響することが知られている．失語症のタイプと重症度，脳損傷の部位と大きさ，原因疾患等のような脳損傷に関係する要因の他に，発症時の年齢，利き手，性別，病前の性格，周囲の理解と協力等のような患者側の要因，およびリハの頻度や内容等のようなセラピスト側の要因も影響するといわれる．

　予後に影響するこれらの要因が必ずしも理想的とはいえない場合，失語症者が職場復帰を果たすことは難しいと考えられる．失語症者の多くが職場ではなく家庭に復帰しているという報告[2]は，職場復帰がいかに困難であるかを示している．本項では発症6カ月後に職場復帰を果たしたWernicke失語症例に対するリハと言語症状の変化について若干の考察を加えて報告する．

症例

症例：発症時50歳代前半の男性．右利き．大学卒会社員．

主訴：言葉が理解できない．頭でわかっていても言葉に出せない．

既往歴，家族歴：特記すべきことなし．

現病歴：約1年前からテレビのリモコン等の名詞や固有名詞が思い出せず，「あれ」「それ」と言うことがあった．X年8月4日，両手指先のしびれ感を自覚．翌5日夜，会社の帰りに同僚と飲みに行くものの，辛そうにしていた．その後駅改札前で2時間ほど眠り，紛失していた定期券1枚を探し出し徒歩にて帰宅し，特に変わった様子もなく就寝した．8月6日朝，定期券がないことを「車がなくなった」と言ったり，意味の通らないことを言ったりしたが，自転車で最寄り駅まで行く等

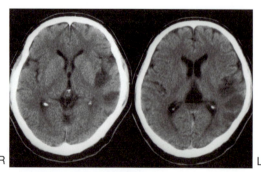

図1　発症3日後のCT所見
左側頭葉に低吸収域を認める．

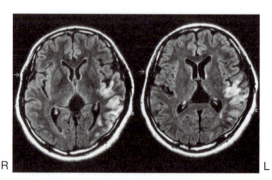

図2　発症13日後のMRI(FLAIR)所見
左側頭葉の皮質〜皮質下に高信号域を認める．

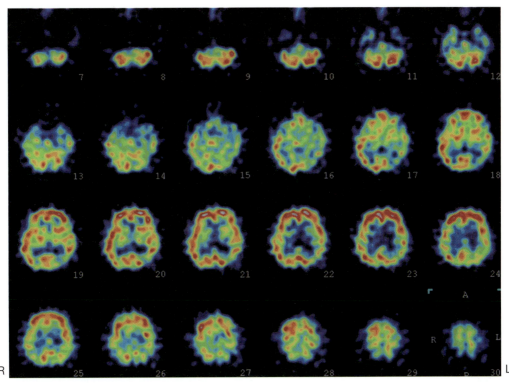

図3　発症36日後のSPECT所見
左右（特に左側）頭頂葉，左後頭葉のwatershed area，左側頭葉に血流低下を認める．

運動面では異常はみられなかった．出社して仕事を始めるが，知人の名前がわからず，支離滅裂なことを言い出したために，同僚に付き添われて近医を受診し，当院に救急搬送された．頭部CT画像（図1）にて左側頭葉に低吸収域を認めたため，入院となった．

入院時現症：意識清明．身長165 cm，体重74.2 kg，血圧170/98 mmHg，脈拍66/min（整）．心肺腹部を含めて一般内科学的所見に異常なし．

神経学的所見：高次脳機能は後述．脳神経領域では両側軽度混合性難聴（高音部）を認める以外異常なし．運動機能では麻痺なく，腱反射正常，病的反射なし．感覚障害，小脳失調は認めない．

神経放射線学的所見：MRAにて左MCAに狭窄がみられ，発症13日後のMRI（FLAIR）にて左側頭葉の皮質～皮質下に高信号域を認めた（図2）．また，発症36日目のSPECTでは左右（特に左側）頭頂葉，左後頭葉のwatershed area，左側頭葉に血流低下を認めた（図3）．

言語所見：発症12日後のWAB失語症検査日本

表1　初回評価時のWAB失語症検査日本語版結果（発症12日後）

Ⅰ．自発話	16
情報の内容	8/10
流暢性	8/10
Ⅱ．話し言葉の理解	5.15
はい・いいえで答える問題	38/60
単語の聴覚的理解	55/60
継時的命令	10/80
Ⅲ．復唱	4.2
Ⅳ．呼称	6.5
物品呼称	51/60
語想起	4/20
文章完成	2/10
会話での応答	8/10
Ⅴ．読み	7.9
Ⅵ．書字	8.8
失語指数（AQ）	63.7

語版[3]による初回評価（表1）では，流暢な発話，頻発する錯語（音韻性および語性錯語），聴覚的理解の障害，復唱障害を認め，WAB分類基準にてWernicke失語症と考えられた．AQは63.7．文

認知リハビリテーション—症例報告

表2　退院時および復職時のWAB失語症検査日本語版結果

	退院時 （発症1.5カ月後）	復職時 （発症5.5カ月後）
Ⅰ．自発話	16	18
Ⅱ．話し言葉の理解	6.55	8.15
Ⅲ．復唱	6.3	8.2
Ⅳ．呼称	6.1	9.7
失語指数（AQ）	69.9	88.2

字言語は良好で文レベルの音読，読解，書字が80％程度可能であった．

その他の高次脳機能：失行，失認なし．レーブン色彩マトリックス検査31/36．

検査所見まとめ：以上より左中大脳動脈領域の梗塞による失語症と診断された．

経過とリハアプローチ

（1）経過

初回評価に引き続き，入院中から失語症に対するリハを開始した．X年9月19日の退院後も職場復帰を目標に週1回，1回100分程度のリハを継続した．発症当初，状況判断やトップダウン処理が良好なために聴覚的理解力の低下は過小評価され，本人も家族も現職復帰は容易と考えていた．しかし，退院時（発症1.5カ月後）のWAB失語症検査日本語版の結果（表2）は初回評価時と著変なく，自然回復だけでは職場復帰に必要な言語機能獲得は困難と思われた[4]．そこで，言語聴覚士（ST）が現時点での失語症状と今後の職場復帰に向けての問題点について本人と妻に再度詳細な説明を行った．現状再認識後は本人と家族のリハへの取り組みに真剣さが増し，自宅学習が質・量もに充実した．

（2）職場復帰

STと会社人事担当者との情報交換の結果，X＋1年2月3日に週2～3日，1日6時間勤務の職場復帰が実現した．職場復帰時のWAB失語症検査日本語版では退院時に比して話し言葉の理解，復唱，呼称の得点と失語の重症度（AQ）に大幅な改善がみられ，失語症状の回復が明らかであった（表2）．しかし，錯語と喚語困難は残存し，長い文章の聞き取りや読解は依然として困難であったため，業務の監査という高度な言語機能が求められる現職を独力で遂行することはかなわなかった．

（3）配置転換

同年秋まで補助役として勤務したが，職務を完璧にこなす病前の自己像を訂正できずストレスが増大して精神的に不安定な状態に陥った．そこで産業医の勧めにより，言語能力に見合った職務への配置転換が決まった．新たな職務は電話による応対が必要ではあるものの，マニュアル通りの定型的なものであるうえ，重要事項はメールにて再確認できたため，ミスはほとんどなく勤務できた．このため，本人も充実感を得ることができ，精神的にも安定した．

（4）リハの終了

これに伴い，職場復帰の時点から月1回となっていたリハをX＋2年6月20日に終了した．この時点でのWAB失語症検査日本語版でAQは91.6まで改善していた．このAQはほぼ健常者の平均（97.7）－2SDに相当し，失語症が依然残存していることを示してはいるが，初回評価時に比して大きく改善していた．

（5）リハアプローチの概要

初診時のWAB失語症検査日本語版の結果から本例の聴覚的理解の障害は明らかであった．語音弁別検査では単音節・単語の対の異同弁別はほぼ

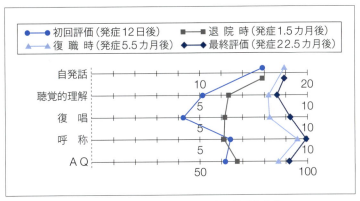

図4　WAB失語症検査日本語版の口頭言語得点の継時的変化

100％可能であったこと，高頻度の実在語を聞いてもイメージがわかず非実在語と判断しがちであったこと，復唱が不良であったことから，本例の聴覚的理解障害は語音同定のレベルの障害と考えられた．また，口頭命令の成績が不良な一方で，文字による命令文の成績は良好であることから，聴覚的把持力の低下が推測された．そこで，職場復帰までの4カ月間は聴覚的理解力の改善に重点をおき，語彙判断課題，聴覚呈示された単語の復唱・書き取りと絵カード選択，同義語選択等を通して語音のすばやい同定と意味処理過程の活性化を，またポインティングスパン等によって単語把持力の改善を図った．また，喚語困難・音韻性錯語・語性錯語に対するリハとして，呼称と書称，単語のマッチング課題，カテゴリー分類課題，絵の説明等を行った．

職場復帰後は職務遂行上障害となった具体的問題に焦点をあてたリハに移行した．特に重点をおいたのは人の話を聞きながらのメモ，まとまった内容の表出，一定の長さの文章の読解と要約等であった．職務遂行上の困難は次第に少なくなったが，メモは最後まで困難であった．特に電話番号・日付・時刻等の番号や人名・地名等の固有名詞は不正確であった．正確さが要求される番号のメモに対しては恥ずかしがらずに聞き取ったメモを再確認し，固有名詞は漢字表記に執着せずまずは仮名表記して聞き逃しを防止する，等のコミュニケーション態度の是正が必要であった．

結果

WAB失語症検査日本語版の口頭言語得点の継時的変化を図4にまとめた．一般に失語症状は急性期には自然回復のために急激に改善し，それ以降の時期には発症半年頃までは緩やかに改善するパターンを示す[5]．ところが，本例の退院時検査結果は初回評価と大きな変化はない．これは，この間に各種評価の実施に時間がかかり，失語症に対する本人と家族の現実認識も甘く，リハに本腰を入れていなかったためと思われる．一方，リハが本格化した退院以降の言語機能をWAB失語症検査日本語版の結果を指標に追ってみると，退院時，復職時，最終評価時の得点は回を追うごとに上昇した．最終評価（発症22.5カ月後）の時期が一般的にはプラトーとされる時期であることを考えると，この改善は少なくとも部分的にはリハの効果と考えてよいと思われる．

なお，発症後長期間経過した現在，本例は失語症状もほぼ消え，無事に定年退職して充実した毎日を過ごしている．

考察

中等度Wernicke失語症を呈した本例の職場復帰にはいくつかの要因が幸いした．病巣が比較的小さかったこと，年齢が比較的若く知的に保たれており失語症以外に合併症がなかったこと，リハに対する意欲が高く家族が協力的であったこと，職場が失語症を理解し本人の状態に合わせ対応し

認知リハビリテーション―症例報告

たこと，発症後ほどなくして失語症に対するリハを開始したこと等である．失語症をもちつつ職場復帰することは極めて困難である．特に本例のように運動機能には問題がないが聴覚的理解障害が明らかな若年失語症者は適切な対応がなされぬまま自宅にひきこもりがちである．職場復帰のためには言語機能改善以外にも多くの条件が必要である[6]が，ST としては適切なリハプログラムによって最大限の効果をあげ，復帰に必要な環境調整を行って支援することが必要である．

（関 啓子，苅田典生）

★ 文献

1) 関 啓子：失語症を解く，人文書院，2003．
2) 高次脳機能障害全国実態調査委員会：高次脳機能障害全国実態調査報告．高次脳機能研 **36**：492-502, 2016．
3) WAB 失語症検査（日本語版）作製委員会 代表 杉下守弘：WAB 失語症検査（日本語版），医学書院，1986．
4) 関 啓子：失語症の検査とリハビリテーション．言語聴覚障害学 基礎・臨床（石合純夫編著），新興医学出版社，2001, pp254-264．
5) 中川ゆり子，関 啓子：失語症のみかた．臨床リハ **21**(1)：24-34, 2012．
6) 立石雅子：社会復帰．よくわかる失語症と高次脳機能障害（鹿島晴雄，種村 純編著），永井書店，2003, pp225-230．

認知リハビリテーション―症例報告

失読・失書──純粋失読と失読失書のリハビリテーション

はじめに

　失語症等，言語の障害は「見えない障害」といわれるが，中でも「身体に麻痺がなく，会話は普通にできるのに，読み書きだけが障害される」失読や失書はひときわ見えにくい障害である．子どもの頃から読むことに習熟し，スマホを操る生活を送っている健常者にとって，脳の障害で文字が「読めなくなる」ことがあるなど想像もつかないであろう．そのため脳損傷によってある日突然「読めなくなった」人は，生活上の困難ばかりでなく，知的能力を疑われる「社会的なスティグマ」を恐れ，社会参加をためらうことすらある．本項ではICFの枠組みに沿って，純粋失読と失読失書の人達の生活機能とリハビリテーション（以下リハ）について報告する．

症例1

症例：発症時50歳代後半，右利き男性，大卒，管理職．
疾患名：脳内出血．
障害名：純粋失読，記憶障害．
病変部位：病巣の主座は左後頭葉で，側脳室後角から側頭葉内側後部にかけて広がりあり（図1）．
神経学的所見：運動機能，知覚機能に障害なし．

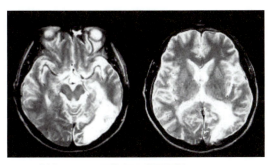

図1　症例1のMRI画像（T2強調画像）

右同名半盲．
リハの経過：発症5カ月後より言語リハを開始．失語症検査（老研版失語症鑑別診断検査）の結果，失語症はなく，文字言語面で読みの障害が顕著にみられ，仮名1文字の音読も困難だったが，なぞり読み（運動覚性促通）を利用した遂字読みにより自己修正しながら短い文を読むことはできた．書字は可能だったが，時間を置くと自分の書いた文章が読めないという純粋失読特有の症状を示した．合併症として中等度の記憶障害が認められた．ICFの各領域を念頭に症例1に関する情報を表1に整理した．
リハの目標：症例1のリハは「読む機能の改善」だけを目標にするのではなく，活動・参加面で生活上の困難をもたらしている「記憶障害」と「失読」への対応として，環境因子への介入の検討（補助具等），障害をもちながら社会参加する意欲を高めるためのエンパワメント等を含んだ総合的なものであった[1,2]．本人の希望も踏まえて現在まで20年の長期にわたりAクリニックでST訓練を継続している．以下，これまでに行ってきたリハの概要と経過について述べる．

（1）機能障害へのアプローチ
読みの訓練（発症後5カ月〜）

　訓練開始時には，既になぞり読みの効果を妻が発見し，利用していた[1]．読みの訓練は仮名1文字からはじめ，音読の繰り返しだけでなく，視覚的認識力を高める目的で単語の中から，特定の文字を見つける練習やFrostigの視知覚発達検査等も利用した．漢字2文字熟語（高頻度，高心像）については，単語を構成する個々の漢字の音読み・訓読みの想起，さらにそれらの漢字を使う別の熟語の想起・書字を行わせ，漢字の音韻・意味記憶の活性化による読み能力の向上を目指した．漢字

認知リハビリテーション─症例報告

表1 ICFの枠組みによる症例1の整理

心身機能・身体構造	活動・参加	環境・個人因子
・運動障害（なし） ・記憶障害（中等度） ・右同名半盲（あり） ・文字以外の視覚情報処理の問題（あり） ・失語症（なし） ・失読（重度） ・文レベルの書字が可能だが，時間を置くと自分の書いた文章が読めない	・記憶障害による生活上の困難 ・半盲のため運転を断念 ・スーパー店内等物があふれる場所やなじみのない場所等での行動が困難 ・文字が読めないことによる生活上の困難 ・職場復帰断念 ・生活を充実させる活動を希望するも読めないことが壁となる ・妻の支援なしには外出・参加が困難	・50歳代後半，右利き男性 ・大卒，管理職として勤務 ・妻と会社員の息子の3人家族，支持的で良好な家族関係 ・仕事にも地域活動にも熱心に取り組み，課題を柔軟に解決できる人 ・コミュニケーション用支援機器（文字→音声）の使用 ・記憶の補助具やストラテジーの使用 ・"見えない"障害ゆえに周囲に理解されず，家族ともども悩む

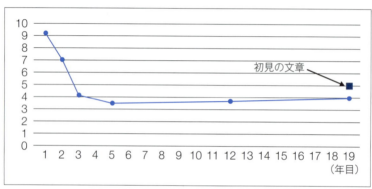

図2 「北風と太陽」の音読時間の19年間の推移
健常者速度を1とした比較.

熟語の音読速度は数回の訓練で初見時の1/3〜1/5に短縮，非訓練期間（8カ月）後の再テストでは短縮幅は減少したが，一定の効果は持続していた．文レベルの訓練には，本人の関心に合わせ文脈や知識からのトップダウンサポートを得やすい内容の新聞記事（地域の出来事や政治のトピック等）を，短く編集して使用した．「読めない」というネガティブな体験の強化を避け，よりスムーズな読みを体験することで動機付けにつなげるとともに，トップダウンによる読みのストラテジーを獲得してもらうことを目的とした．

当初みられたなぞり読みは手の動きを禁じてもわずかな頭や眼球の動きとして残り，運動覚ストラテジーは次第に内在化した．図2に「北風と太陽」の音読時間の推移を示す（運動覚不使用条件）．当初は健常者の約10倍近い時間といくつかの誤読もみられていたが，約3年で音読時間は健常者の4倍程度まで改善した．その後はほとんど変化なく，19年目にほぼ同じ難易度と長さの文章を初見で読んでもらったところ，所要時間は■印で示したようにほぼ同程度だったことから，同一テキストの学習効果ではなく，音読時間そのものが短縮したことが確認された．

(2) 活動・参加へのアプローチ
①記憶障害への対応[1,2]（発症後5カ月〜）

中等度の記憶障害が認められ，自分が言ったことや，したことを忘れる，電話の伝言を忘れる，といったことが苦労の種となった．妻とともに記憶障害についての家族向けの解説書を読んでもらい，補助具やストラテジーの利用によって障害の影響を軽減できることを知ってもらった．症例1には記憶障害についての病識があり，妻とともに記憶障害克服のためのさまざまな工夫を日常生活の中で実践し，決まった日課を過ごすことにより，徐々に失敗は減少した．

②コミュニケーション用支援機器の利用[1]
（発症後1年目〜）

訓練により少しずつ読みの能力は改善したものの，実生活のニーズに対応できるレベルではなかった．生活が屋外へ，地域へと広がるにつれて，駅構内の表示や運賃表示の理解，ATMの利用，さまざまな商品の中から自分に必要なものを選択して買うこと等ができず，文字が読めないと普通に生活できないことを痛感した．1999年当時は視覚障害者用文字音声化補助具に満足できるものはなく，自宅でスキャナーとパソコンを使った読み上げソフトを利用して必要な文章を音声化するところから開始した．その後，メール音読ソフト等も利用するようになった．必要な情報をその都度読み上げてくれている妻の負担を少しでも軽くしたいと希望し，最近は文字情報を写真に撮って音声化するアプリの利用法を学習中である．まだ，満足のゆく代替機能は得られていないが，今後の機器の進歩を期待しながら効率的な利用法を試行錯誤している．記憶障害のある本症例に対しては，これらの機器の使用法の学習と実践に当たっては，次の③に示すようにきめ細かな指導が必要であった．

③機器利用法の学習について（発症後1年目〜）

記憶障害のため，機器やソフトについて説明やデモを行うだけでは利用できないことがわかっていたので，導入に当たっては操作過程をスモールステップに分割し，カード化し，さらに補助者がついてエラーレス学習（EL法）[3]や間隔伸張法（SR法）[4]を利用して学習してもらった．ある程度自力でできるようになっても，トラブル対応等は困難であり，身近に相談できる人材がいることが不可欠である．症例1の場合は現在もAクリニックとのかかわりが続いていることでこれが可能となっている．

④エンパワメントの取り組み（発症後6カ月頃〜）

職場復帰を強く希望し，1年間の休職期間をリハに当てたが，重度の失読と記憶障害という複合的な高次脳機能障害の改善には限界があるため，職場復帰は困難と予測された．仕事上要求される読み書き能力のレベルは高く，機器による代替も困難だったことに加えて職務柄交渉事も多く，記憶の問題が大きな妨げとなることを徐々に自覚するようになり，退職を決意した．"見えない"障害ゆえに周囲から理解されず，退職後は一時うつ状態となったが，失語症友の会で仲間と出会ったことによって居場所を見つけることができた．また，昔の趣味の写真撮影を復活させ，新しい一眼レフのデジタルカメラを購入し，ST訓練でその説明書を教材にステップバイステップで使い方を試す訓練を行ったことが新たな生きがいにつながった．

発症から13年，脳損傷のある人々と共に生きていく社会づくりの実現を目指して設立された「脳損傷者ケアリング・コミュニティ学会」の第1回大会に参加し，「私の体験談―障害と写真への取り組み」のタイトルでSTの支援を受け，音読練習を繰り返して発表した．この経験が転機となり，2年前からは失語症友の会会長として新しく入る会員やボランティアに対して自分の障害をオープンに話すことができるようになった．

(3) 考察

症例1は仕事にも地域活動にも熱心に取り組み，課題に柔軟に対応できるという個人因子に加え，長期にわたりAクリニックとのつながりを継続できたこと等，環境面での促進因子があったことで相互作用がプラスの方向に働いたケースである．

機能障害については，読みの障害は発症から20年経った現時点でも重度であり，逐字読みの特徴が残り，身のまわりにあふれる文字情報を実用的に読みこなすことは困難である．純粋失読に関する最近の研究からは，障害は文字処理に限定されず，文字以外の複雑な視覚情報処理も障害されること，そして両者に共通のメカニズムがあることが指摘されている[5]．Patterson[6]は，このように視覚情報処理の基本的レベルに問題をもつ純粋失読患者に対する訓練法としては，繰り返し文字を音読させる方法よりも，保たれている高次の言語機能に働きかける方法が有効ではないかという提言をしている．本症例では，①なぞり読み（運動覚利用）によるクロスモダリティ・ストラテジー，②意味記憶を介した読みの活性化ストラテジー，

認知リハビリテーション―症例報告

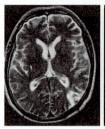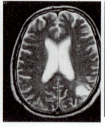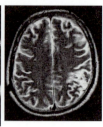

図3　症例2のMRI画像

図4　症例2の書字サンプル（SLTA「短文の書取」）
a）初回検査時：発症後1カ月
b）再検査時：発症後5カ月

③文脈情報を利用したトップダウン・ストラテジーを組み合わせて利用した．機能改善には限界があったが，訓練経過の中で①，②の有効性が認められたことに加えて，文の音読中に③のストラテジー利用も観察された[1]ことから，個々の症例の症状や重症度に合わせてこれらの方法を試みる価値はあると考えられた．

症例2

症例：60歳代前半，右利き，男性，大卒，会社経営者．
疾患名：脳梗塞．
障害名：失読失書．
病変部位：左半球頭頂葉．86日後のMRI検査所見（T2強調画像）を図3に示す．
神経学的所見：運動機能，感覚機能に障害はなく，独歩可能であった．
経過：発症後1カ月から2カ月にかけて行った標準失語症検査（SLTA）の結果，「口頭命令に従う」で多少の低下が認められたが，仕事上必要な電話での会話には支障なく，失語による問題というよりは注意面の低下等の影響と考えられた．呼称，語列挙にも問題なく，音声言語面は保たれていると考えられた．文字言語面では，読みで多少の低下が認められ，文章の音読速度が遅く，ときどき読みにつまる等の読み誤りがみられた．書く側面は他の側面に比べて，低下が著しかった．漢字，仮名ともに障害が認められ，誤りの内容は文字の想起困難・誤り・脱落等であった（図4a）．なお，写字や三次元図形模写，Reyの図形模写，左右の理解，手指の呼称と認知には問題がなかった．

ICFの各領域により症例2に関する情報を整理すると表2のようになる．
リハの目標：職務復帰．

(1) 機能障害へのアプローチ
失読失書に対して

読み書き中心のアプローチを発症後2カ月から

表2 ICFの枠組みによる症例2の整理

心身機能・身体構造	活動・参加	環境・個人因子
・運動障害（なし） ・記憶障害（なし） ・失語症（なし） ・失読（あり） ・失書（あり） ・計算障害（あり）	・交通機関を利用して外出可能 ・会話に問題なし ・読みの障害は軽度で，生活上支障を感じず ・書字の低下は著しかったが，生活上のニーズは低かった ・発症から3カ月で徐々に職務に復帰した	・60歳代前半，右利き男性 ・大卒，会社経営者 ・妻と2人家族，家族関係は良好 ・病前から秘書がついており，職務上必要な読み書きは秘書が行っていた ・会話に支障なく，また職務上のニーズが低かったこともあり，訓練へのモティベーションは低い ・早期の職務復帰を希望

5カ月まで行った．読みの障害は書字に比較して軽度であったので，会社の文書や新聞等関心のある素材を利用して繰り返し音読を行ってもらった．書字の問題は主として文字形態の想起困難であったので，訓練課題としては小学3年生までの漢字ドリルによる漢字書字と仮名ふりを行った．計算障害に対しては計算ドリルを実施した．

(2) 活動・参加へのアプローチ
復職までの経過

症例2の場合，会社経営者としての職務上重要だったのは，電話や対面での会話によるコミュニケーションであった．失語がなく，記憶にも問題がなかったこと，読み書きを要する作業はもともと秘書に任せていたことから，職務への復帰は可能と思われた．

活動・参加面については，読み書きに中等度の困難があったものの，他の側面には問題がなく，環境因子，特に職業に関しては読み書きの問題が大きな阻害因子とはならず，秘書に任せられるということから，「促進因子あり」と判断された．発症後3カ月目から徐々に職務に復帰したこともあって，訓練への取り組みは熱心さに欠けていたが，発症後の経過が短かったこともあり，易疲労性も影響したと思われる．

(3) 考察

発症後5カ月目に行ったSLTAの「書く」の結果には改善が認められた（図4b）．「読む」の結果は不変で，週刊誌の記事のように長い文章を読んでもらうと，初回時同様，途切れがちで速度は遅く，ところどころで読み誤りが認められた．症例2では書字障害が失読よりも強くみられたが，5カ月間の経過では失読失書ともに持続していた．失読の内容は主として文レベルでの軽度の読みの障害であり，内容理解は可能だった．失読失書では多少なりとも呼称障害や失語的要因を伴うといわれ，基本的に失語の範疇に含める立場もある[7]が，症例2には失語の特徴はみられなかった．失読失書が取り上げられることが少ないのは，診断基準のあいまいさに加えて，会話が可能であり読みの障害も比較的軽微であることが多いため，長期にわたる観察・訓練の対象となりにくいためかもしれない．

本症例は会社経営者という立場柄，自ら読み書きをする必要性があまりなく，かつ環境面での促進因子（秘書）もあり，スムーズに職務に復帰できた．しかし，標準的な評価として実施されることの多い，SLTAでチェックできる読み書き機能はごく基本的なレベルに過ぎず，実生活での困難の判断材料にはならないことに注意が必要である．また，機能障害の程度が本症例と同じであったとしても，職務上読み書きの能力への要求が高い職種に就いていたり，一人暮らしであったりした場合は，決してこのような流れにはならず，活動参加や環境因子についての評価が重要となる．

症例2は，失語症のない，読み書き障害であったが，春原（本書p236～）も述べているように，臨床場面では失読失書と失語症の合併例もみられる．読み書き障害があっても言語機能障害が軽度の場合，早期に退院となり，日常生活に復帰する中でさまざまな問題が顕在化することがある．本

認知リハビリテーション—症例報告

多[8]は就労移行支援事業所への通所を始めた40代独居女性において，検査結果（失語症検査の読み書き課題の正答率80％以上）からは軽度と思われていた言語障害が，実際には「読めない，書けない，記憶が消える」等，生活場面での困難につながり，「読めないと生活できない」実態を報告している．郵便物の重要性の判断ができず，電話のメモもとれない等，生活を始めてみて初めてわかる高次脳機能障害による症状も多々あり，生活面を含めた支援を提供することが生活の安定に役立ったと述べている．

近年，失読失書を合併する失語症例に対し，スマートフォンのアプリを意思伝達に利用する取り組みも始まっている．次頁の「note」にはこうした取り組みの成功例1例を紹介する．失語症者の活動・参加を向上させる目的でアプリ利用の検討が増加することが予想されるが，特に高次脳機能障害者ではネットやメールで金銭がらみのトラブルに巻き込まれるリスクがあることに注意が必要である．さらに，失語症者では非言語的認知機能障害による学習様態の個人差[9]等にも留意する．アプリ等の利用に当たっては当事者の機能障害の把握に加え，日常生活状況を確認したうえでのきめ細かな支援と利用開始後のサポート体制が重要である．

（綿森淑子，鈴木 勉，小山美恵，津田哲也）

★文献

1) 土本亜理子：純粋失読—書けるのに読めない—（綿森淑子監修），三輪書店，2002．
2) 綿森淑子，本多留美：エクスパートに聞く 5 生活から見えてくる高次脳機能障害— 家族に学ぶリハビリテーションのヒント—．高次脳機能研 37(3)：308-313, 2017．
3) Wilson BA : Memory Rehabilitation Integrating Theory and Practice, 1st Ed, The Guilford Press, NY, 2009.
4) Benigas JE et al : Spaced Retrieval Step by Step An Evidence-Based Memory Intervention. 1st Ed, Health Professions Press, Inc. Baltimore, Md, 2016.
5) Roberts DJ et al : Efficient visual object and word recognition relies on high spatial frequency coding in the left posterior fusiform gyrus : Evidence from a case-series of patients with ventral occipito-temporal cortex damage. Cereb Cortex 23 : 2568-2580, 2013.
6) Patterson, K：イギリスと日本，読みの障害の比較を通して＜カラリン・パターソン博士に聞く＞，純粋失読—書けるのに読めない—（土本亜理子著，綿森淑子監修），三輪書店，2002, pp139-149．
7) 波多野和夫，中村 光：言語聴覚士のための失語症学，医歯薬出版，2002．
8) 本多留美：失語症者の一人暮らし～退院後に課題が見えた事例から～．第1回広島県言語聴覚士会学術集会抄録集, p9, 2017, 三原．
9) Vallila-Rohter : Considering learning ability in language rehabilitation plans, Perspectives of the ASHA Special Interest Group SIG 2, Vol.2 (Part1), 2017, pp.23-29.

note

失読・失書症状に対してアプリケーションを用いた AAC を導入したリハビリテーションの1例

　失読・失書症状が重篤な失語症の症例である．スマートフォンのアプリケーション（以下，アプリ）を用いた AAC（augmentative and alternative communication，拡大代替コミュニケーション）を導入したことによって活動と参加の機会が増大し，またそのことが言語の機能的改善にも繋がったと考察された．

　症例：発症時 60 歳代前半，右手利きの女性．会計事務所勤務．脳出血にて発症し，左側頭葉から頭頂葉にかけての病変．右下 1/4 盲，失語症の他に，左右失認，手指失認，構成障害，視空間認知障害が認められた．

　失語は伝導失語に近い流暢タイプであり，音韻操作の障害，聴覚的短期記憶障害が顕著であった．理解障害は軽度．また軽度に語音認知障害が認められた．呼称・復唱・音読は中～重度の障害であったがいずれの場面でも巧みな迂言を用いて伝えた[1]．文字の障害は特に重篤であり，自分の名前ですら理解・書字ともにできず，書写では，知らない外国語を書き写すようなぎこちなさであった．

　経過：回復期リハビリテーション病棟に入院して，集中的な言語訓練が軌道に乗った発症 4 カ月時のこと．本人は，発症以来使用していなかったスマートフォンで友人とメールのやり取りをすることを強く希望し，意味をなさない文字や絵文字のみでメールを送ることを始めた（図 1）．その様子を見て，言語聴覚士（ST）がシステムエンジニアに相談して，本人の発話（音声）を文字に変換する，画面上の文字を音声に変換する代償手段を検討した．音声から文字への変換

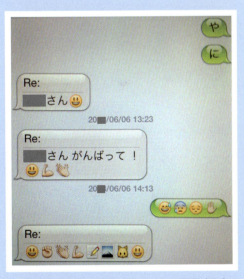

図 1　発症後初めて送信したメールの画面（発症 4 カ月時）
右側の 3 つが症例が送信したメッセージ．左側は友人からのもの．友人は症例が文字を操作できないことを察して，途中から絵文字のみを送信している．

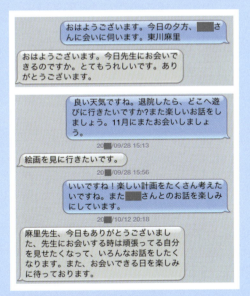

図 2　発症 7 カ月時のメール画面
症例と ST とのメールのやり取りの一部．左側の 3 つが症例が送信したメッセージ．

に誤りが少なく，文字から理解しやすい音声に変換する機能を備えたアプリを選択して本人のスマートフォンに搭載し，メールの送受信の練習を段階的に行った．本人は熱心にスマートフォンの操作に取り組み，2カ月後には長い文章のやり取りまでが可能となった（図2）[2,3]．

発症7カ月時に退院したが，メールはほぼ不自由なく利用が可能で，メールに限らずテキストであれば何でも解読できるためにインターネット情報も積極的に利用している．この時期のSLTAで，これまでなかなか改善しなかった，仮名1文字の書取・理解，仮名単語の書字，単語レベルの復唱に改善が認められた．

考察：本人が病前よりスマートフォンの使用に習熟していたこと，メールの使用に特に強い希望があったこと，といった個人因子が今回のAAC導入を促進したと思われた．STが，重篤な失読・失書症状を代償する手段について，ICTの専門家と協働し，試行錯誤しながら導入することが重要であった．メールおよびインターネットの利用が可能になり，活動・参加の機会を著しく増大させた．スマートフォン上で文字を頻回に操作する日常を取り戻したことが，それまで滞っていた音韻操作能力の機能改善にも繋がったと考察した[4]．

謝辞：リハビリテーションの経過を本書に紹介することをご快諾くださいました当事者の方に，心から感謝を申し上げます．

（東川麻里）

★文献

1) 原田 円・他：呼称，復唱，音読に迂言が観察された一症例．高次脳機能研 **34**(1)：34-35, 2014.
2) 野内朝子・他：失読・失書症状を伴う失語症・高次脳機能障害を呈した症例へのAAC導入—アプリケーションを用いてメールができるようになるまで—．言語聴覚研 **11**(3)：283, 2014.
3) 木村菱治：医療とApple 失ったコミュニケーションをiPhoneで取り戻す．*Mac Fan* **22**(10)：106-107, 2014.
4) 東川麻里：シンポジウムⅠ：失語症の実態と治療戦略 言語障害の構造に対応した集中的言語治療．高次脳機能研 **35**(2)：23-30, 2015.

認知リハビリテーション―症例報告

観念失行，失語症のある患者のリハビリテーション

はじめに

　失行，失語，失認という，脳卒中でよく認められる高次脳機能障害の中で，失行は失語や失認に比べて理解されにくい．また，左大脳半球損傷者に認められることが多いので，右片麻痺，失語症を合併することも多く[1]，診断が困難となる．
　失行は肢節運動失行，観念運動失行，観念失行，構成失行，着衣失行等に分類されるが，中でも観念失行は日常生活動作（ADL）を阻害し[2]，本人・家族を戸惑わせる．観念失行の定義には，単一物品の使用を含めるものと含めないものがあるが，ここでは単一物品を含む道具の使用障害を観念失行とする．
　左半球の脳梗塞により失語症，観念失行，観念運動失行，軽度の右片麻痺を生じた症例のリハビリテーション（以下リハ）について解説する．

症例

症例：70歳代，男性，右利き．
現病歴：X年5月，畑で転倒し，右大腿骨転子部骨折の診断で骨接合術を施行された．術後10日後に右片麻痺，失語症が出現し，アテローム血栓性脳梗塞と診断された．脳梗塞に対する急性期治療の後，発症約1カ月後に回復期病院へ転院しリハが行われた．右片麻痺は軽度だったが，3カ月経っても歩行は自立できず，ADLは食事を含め介助が必要な状態であった．自宅退院に向けてのリハを家族が希望し，X年9月に当院へ入院した．
生活歴：妻と二人暮らし．住居は平屋で段差あり．公務員を60歳で定年後は農業を行っていた．ADLは自立し自家用車の運転もしていた．
入院時現症：身長168 cm，体重46 kg．右大腿に術創があり，下肢長84 cmで左右差はなかった．構音・嚥下障害があり，水分でむせを認めた．右片麻痺はBrunnstrom Stage上肢V，手指V，下肢Vで，握力は右10 kg，左18 kg．簡易上肢機能検査（STEF）は右10点，左69点で，左は動作が遅く失点した．基本動作は，寝返り・起き上がり・端座位・長座位は可能で，立位は手すりを使用して可能だった．歩行は杖を使用したが，麻痺側へ過度に荷重して転倒の危険があった．
高次脳機能：失語があり，自発語は少なく非流暢で語性錯語，音韻性錯語があった．聴覚的理解は不十分で読みは簡単な短文は可能だったが，書字は全くできなかった．図1に入院時（発症4カ月後）の標準失語症検査（SLTA）結果を示す．口腔顔面失行，観念失行，観念運動失行，構成障害，注意障害が認められた．
観念失行：標準高次動作性検査（SPTA）は失語による言語理解困難のため，すべては行えなかったが，検査でもADLの観察でも観念失行は明らかであった．入院時のADLはFIMで38点だった．具体的なADLの状態を示す．
①食事：左手でスプーンを使用したが，スプーンの表裏が逆になったり，すくう場所や向きが異なったりして拙劣であった．箸は使用できなかった．水分にはとろみをつけていた．
②整容：義歯をつけたまま歯ブラシを使用し，うがいをした．義歯を外してうがいしてもらうと，義歯の上下，向きが合わずに自分では入れられなかった．別の日には義歯用ブラシを口の中に入れた．
③更衣：袖に手を正しく入れることができないので介助が必要だった．
④排泄：日中尿回数5～6回，夜間尿回数2～3回で失禁あり，便失禁はなかった．排便後に尻を拭くことができず，水を流さないのでトイレ動作は介助が必要だった．
⑤入浴：洗髪，洗体，浴槽出入り等，介助が必要

認知リハビリテーション—症例報告

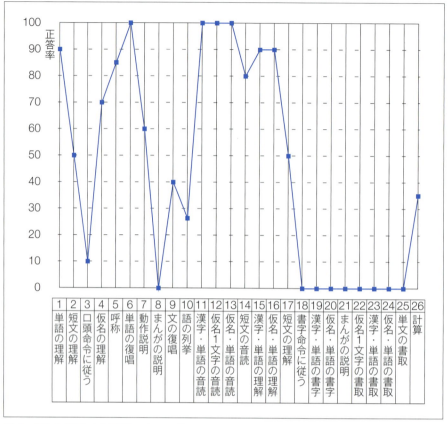

図1 入院時（発症4カ月後）のSLTA結果

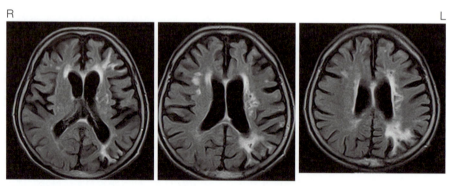

図2 頭部MRI（FLAIR）
左中大脳動脈領域の前頭葉，縁上回，放線冠と右前頭葉に病巣あり．

だった．
⑥移動：車椅子介助，または杖を使用しての介助歩行であった．杖の使い方を指導してもうまくできなかった．
⑦その他：用事があるときに自らナースコールを押せなかった．

画像所見：頭部MRI（FLAIR）画像（図2）では，左中大脳動脈領域に脳梗塞があり，病巣は左前頭葉，縁上回，放線冠に認められた．右前頭葉にも梗塞巣があった．MRAでは左内頸動脈，左鎖骨下動脈に高度の狭窄が認められた．右大腿骨はγネイルで骨接合術後であった．

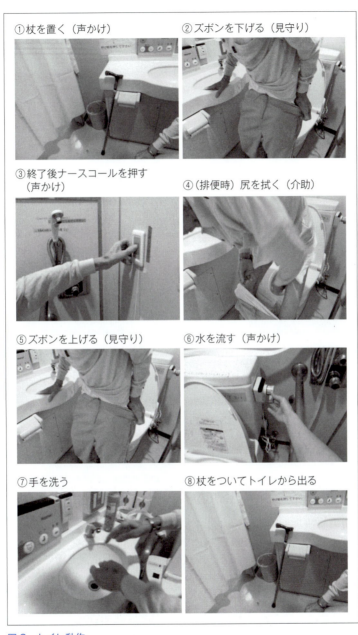

図3 トイレ動作

対応と経過

本人はすぐにでも自宅復帰を希望していたが，家族は排泄動作が自立してから退院することを望んでいた．そこで入院時の目標を「トイレまでの杖歩行とトイレ動作の自立」とした．

麻痺に対しての促通反復訓練，歩行訓練，ADL訓練，失語症や嚥下障害に対する訓練等をPT，OT，STと行いながら，病棟でも通常通りのADL訓練を行った．入院1カ月後の高次脳機能カンファレンスでは，観念失行があるためにADLがなかなか自立できないこと，特に口腔ケアとトイレ動作については，医療スタッフが同じように介助，指導できていないことの問題点が挙げられた．

そこで，医療スタッフが同じように介助でき，

認知リハビリテーション─症例報告

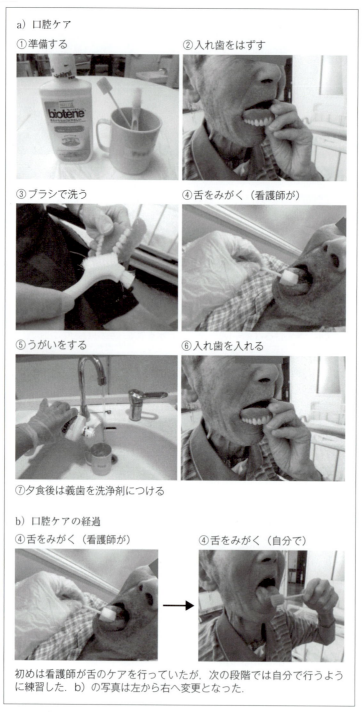

初めは看護師が舌のケアを行っていたが，次の段階では自分で行うように練習した．b）の写真は左から右へ変更となった．

図4 口腔ケア

本人が戸惑わないように，実際に本人が行っているところを写真に撮り，順に並べて文字で具体的な動きを示した．実際に使用した写真を図3，4に示す．病棟は4人部屋で各部屋にトイレがあるので，トイレ動作はトイレの壁に，口腔ケアは洗面台の横に表示した．トイレまでの移動は車椅子ではなく杖歩行に統一し，杖を置く位置も決めた．動作については写真を示して声かけしながら行っ

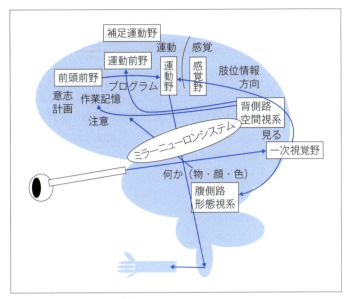

図5　道具使用時の脳の情報処理

てもらい，間違いそうになったら介助し，「誤りなし学習」を心がけた．できるようになった動作は援助方法や表示内容を変更した．口腔ケアについては，準備するものも示した．

夜間の排尿については，少なくとも2回の排尿があり，失禁が多かった．1人で歩いてトイレに行くのは危険であり，尿器採尿を練習しても寝入ってしまい失禁してしまう．そこで安全と介護負担を考えて安楽尿器を使用することにした．すぐにはうまくいかなかったが，本人・家族にも理解を得て使用を続けたところ，本人は夜間ぐっすり眠ることができ，夜間に家族が介助する必要もなくなった．

X年11月初旬には食事動作は準備をすれば可能となり，ベッドからトイレまでの杖歩行，排泄するまでの動作は監視下で可能となった．排便後にトイレットペーパーをとって尻を拭く動作と水を流す動作がなかなか自発的にできず，声かけが必要だった．

前医で申請した介護保険は要介護4であり，ケアマネジャーを決めて同年11月中旬に退院に向けての家屋調査と外泊を行なった．家屋評価で自宅に帰ったとき，病棟ではなかなかできなかったトイレ動作の尻を拭くこと，水を流すことができた．これにより患者との自宅での生活に対する家族の不安は軽減したようだった．

その後，口腔ケア，日中のトイレ動作は監視下ではほぼ可能となった．自宅の改修を終え，退院後は歩行の安定と距離を伸ばすために通所リハを行うことを決めて，同年11月末に自宅へ退院した．FIMは入院時38点から2カ月半後の退院時52点となった．食事，更衣，トイレ動作，移乗，歩行，言語表出等の項目の点数が向上した．

また，入院中には主治医を含めて各職種は頻回に家族に状態を説明した．観念失行について主治医は，「認知症ではないこと」「脳の神経回路がうまく働かないために道具の使用等がうまくできないこと」「リハとしては，動作を表示して皆が同じ方法で練習していること」を説明した．家族も徐々に理解していた．

考察

随意運動，あるいは道具使用のメカニズムについては，サルを用いた実験や人におけるPETやfMRI，MEG等の非侵襲的イメージングの検討から，脳内の情報処理系と機能局在が明らかになってきた．

道具使用の意図形成から遂行までの過程は，図5のように目で見たものが後頭―側頭連合野で認知され，前頭連合野で道具使用の意図の形成，そ

認知リハビリテーション—症例報告

れを実現するためのプランニングと作業記憶が，そして運動前野や補足運動野で道具に対応した運動プログラムの選択とセットが行われる．ついで前頭前野からの運動開始の指示に一次運動野から運動性下行路へ信号が伝達されて道具の使用となる．このとき，頭頂葉は道具の位置，傾き等の情報と道具操作時の手指形態に関与した身体感覚情報を絶えず，前頭前野，運動前野，補足運動野へ送り，道具使用の円滑な遂行を可能にしている[3]．

一方，サルで発見されたミラーニューロンは，道具使用や行為に関係があり，ヒトでもその存在が確認されている[4,5]．ミラーニューロンシステムは，他人の行動やその行動の意図の理解に関与していると考えられ，この障害は，ヒトの観念運動失行，観念失行，模倣の障害，自閉症等を生じると考えられている[6,7]．しかし，道具使用の脳活動にどのように関与しているのか，観念失行のリハにどう活用すればよいのかいまだ明らかでないことも多い．

観念失行は物品の認知は保たれているので，視覚的認知を行う後頭—側頭連合野の神経回路は保たれていると考えられる．観念失行のリハは，道具使用の情報処理を行う脳の神経回路（後頭葉〜頭頂葉〜前頭葉）に障害が生じたと考えられるので，リハは，残存するニューロンを使って新しいニューラルネットワークを再構築することと考えられる．

観念失行のリハの研究は小規模なものが多く，エビデンスの高い研究報告は少ないが，リハは大きく分けて失行そのものをよくしようというものと，代償的な訓練でADL能力を向上させようとするものがある[8-10]．失行そのものを改善するにはジェスチャー訓練[11]が主に用いられ，代償的なものはストラテジー訓練[12,13]が主なものである．ストラテジー訓練とは，動作の順序を言語化する，記述して提示する，図柄にする等で障害の代償方法を習得する訓練である．

観念失行があると，ADL障害が問題となるので，ADLで物品を使う，服を着るといった行為の操作プログラムが正しくセットされて行動できるように，物品とその正しいプログラムのセットを繰り返すことがリハとして必要であり，これは神経回路の強化となる．そのためには，環境を整えて，「誤りなし学習」を繰り返すことが大切である[1,14]．このとき，動作の言語化，図式化が役に立つ．

今回，介助量が減らない観念失行症例に対して，いわゆるストラテジー訓練を用いてADL動作を繰り返し行った．その活動を行う場所で正しい動作を行う症例を写真に撮り，文章を添えて順に並べた．活動する場所に掲示することで，介助するスタッフが共通の認識を持ち同じ方法で繰り返して行えた．観念失行は，「意図と自動性の解離」といわれるように，検査場面では道具使用ができなくても日常で使えることがある．今回，病棟ではできなかったトイレ動作が自宅では行うことができた．その後は病棟でもできることが多くなり，退院時には日中のトイレ動作は監視下で可能となった．

「脳卒中治療ガイドライン2015」[10]では，失行の有無とその内容，程度を評価すること，評価結果は家族に伝えることが勧められている．回復期リハ病棟は入院が比較的長期になるので，家族に何度も状態を説明し，リハの様子を見てもらうことや，リハに参加してもらうことができる．一度の説明で理解できなくても何度も説明することで家族の理解と協力を得ることにつながる．観念失行は完全に消失することはなくても，自宅での生活は過ごしやすくなるし，誤った行動をしても慣れた家族は失行の症状を笑って話すことができるようになるものである．

おわりに

観念失行のリハは，脳の情報処理過程を考えると，道具使用の正しいプログラムが適切なときに立ち上がるようにすることであり，そのためには正しい動作を繰り返し訓練することが必要である．実際のリハは訓練室だけでのリハより，生活の場での訓練がよい．いつもの環境で同じように訓練することで脳の神経回路も強化される．写真や文字を用いて表示することでスタッフ全員が同じ方法で介助や指導ができ，動作を行う患者の手助けにもなる．今後，さらに効果的なリハの研究が望まれる．

（緒方敦子）

★ 文献

1) 緒方敦子：失語を伴う左半球損傷患者の観念失行に関する非言語的課題による検討．リハ医学 38：366-373, 2001.
2) Donkervoort M et al：The course of apraxia and ADL functioning in left hemisphere stroke patients treated in rehabilitation centres and nursing homes. *Clin Rehabil* 20：1085-1093, 2006.
3) 川平和美：中枢神経系の機能．標準理学療法学・作業療法学専門基礎分野―神経内科学（川平和美編），第4版，医学書院, 2013, pp23-25.
4) Gallese V et al：Action recognition in the premotor cortex. *Brain* 119：593-609, 1996.
5) Rizolatti G et al：Localization of grasp representation on humans by PET：1. Observation versus execution. *Exp Brain Res* 111：246-252, 1996.
6) Cattaneo Luigi, Rizzolatti Giacomo：The mirror neuron system. *Arch Neurol* 66(5)：557-560, 2009.
7) Binder E et al：Lesion evidence for a human mirror neuron system. *Cortex* 90：125-137, 2017.
8) Cantagallo A et al：The cognitive rehabilitation of limb apraxia in patients with stroke. *Neuropsychol rehabil* 22(3)：473-488, 2012.
9) Dovern A et al：Diagnosis and treatment of upper limb apraxia. *J Neurol* 259：1269-1283, 2012.
10) 園田 茂・他：認知障害に対するリハビリテーション．脳卒中治療ガイドライン 2015（日本脳卒中学会脳卒中ガイドライン委員会編），協和企画, 2015, pp309-312.
11) Smania N et al：Rehabilitation of limb apraxia improves daily life activities in patients with stroke. *Neurology* 67：2050-2052, 2006.
12) Donkervoort M et al：Efficacy of strategy training in left hemisphere stroke patients with apraxia：A randomised clinical trial. *Neuropsychol rehabil* 11(5)：549-566, 2001.
13) Geusgens C et al：Transfer of training effects in stroke patients with apraxia：an exploratpry study. *Neuropsychol rehabil* 16(2)：213-229, 2006.
14) 種村留美：失行症のリハビリテーション―エラー特性に応じた介入．神心理 28：182-188, 2012.

認知リハビリテーション―症例報告

脳梁失行に対するリハビリテーション

はじめに

　臨床で脳梁離断症状を呈するものはわずかであるといわれている．その理由として，脳梁の大部分を灌流する前大脳動脈の梗塞自体が全梗塞の0.6〜3％[1,2]と少ないこと，また血管障害の場合，その損傷が周囲の白質や皮質に広く及ぶことも多く，脳梁離断症状が単独で出現しにくいことが挙げられる．筆者らは，脳梁離断に由来した左上下肢に失行を呈する症例を経験し，評価およびリハビリテーション（以下リハ）を行ったので報告する．

症例

症例：50歳代前半，男性，右利き．
主訴：歩行時の違和感．
既往歴：X－3年，解離性大動脈瘤に対する人工血管置換術．X年6月，頸椎椎弓切除術．
職業歴：大手コンピュータ会社のシステムエンジニア．
現病歴：X－3年10月，A病院にて胸部解離性大動脈瘤に対し手術を施行した際，脳梗塞を併発し左不全片麻痺が残存したが軽度であったため，リハ病院を経由することなく自宅退院した．しかし，歩きづらさが軽快せず，リハ専門病院を含め評価・治療目的で計5ヵ所の病院に延べ8回の入退院を繰り返した．その間，臨床心理士による評価でX－1年4月に行ったWAIS-Rでは言語性IQ 113，動作性IQ 78であり，視空間認知障害を疑われたが，失行は指摘されなかった．またB病院で変形性頸椎症の診断にてX年6月にC3〜6の椎弓切除術を受けたが症状は不変であった．最終的にC病院神経内科に入院し頭部MRI・筋電図・髄液検査等の精査を受けたが特に問題を指摘されず，主治医から「リハをすればよい」といわれ，X年11月に当科紹介入院となった．

入院時所見：意識清明で，失語は認めなかった．左手における行為は拙劣であるも，明らかな麻痺を認めなかった．Barthel Indexは100/100点，FIMは126/126点とADLは自立していた．歩容は左下肢の振り出しが外旋，外転位，またワイドベースで小刻みであった．
神経心理学的所見：以下，①から③までの症状は右手足にはみられていない．

①左手足の失行：左手でライターにて煙草の火を点ける，ブラシで髪をとかす，歯ブラシで歯を磨く等の口頭指示による課題に対する動作は不能だった．しかし，ライターやブラシを用いての物品使用，模倣によるライターの使用は可能だった．また，左足で煙草の火を消す，リズムをとる，ボールを蹴る等の口頭指示による課題に対しての動作は不能だった．ボールや煙草を用いての物品使用，模倣によるボールを蹴る，リズムをとる等の動作は可能だった．

②左手の失書・失筆算：「おはようございますと書いて下さい（口頭指示による書字）」は不能．「木を描いて下さい（口頭指示による描画）」は拙劣であった（図1）．「こんにちはと書いた手本を見せ，写して下さい（字の模写）」は拙劣だったが，口頭指示による書字に比べ錯書は軽度であった．「花の絵を描いた手本を見せ，写して下さい（絵の模写）」に対する課題は可能だった（図2）．また左手で演算を行わせたところ，かけ算，割り算ともに不能だった（図3）．

③左手の触覚性呼称障害：鍵，ペン等を閉眼で握ってもらい物品が何であるか聞いたところ，左手で呼称不可であったが，指差しによる同定は可能だった．

④右手で行った半側空間無視課題：線分二等分試験，アルバートの線分抹消試験，模写試験，自発描画のいずれにおいても半側空間無視は認め

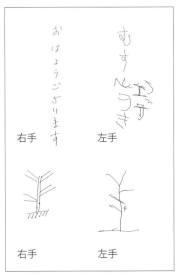

図1　口頭指示による書字および描画

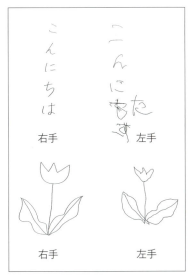

図2　字および絵の模写

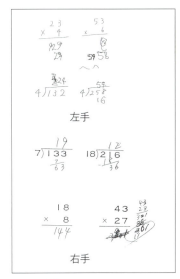

図3　演算

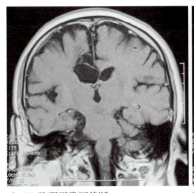

a）T1強調画像冠状断

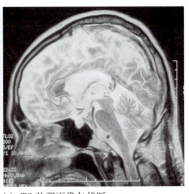

b）T2強調画像矢状断

図4　頭部MRI

なかった．

⑤右手で行った知能障害・構成障害・記憶障害・遂行機能障害検査：HDS-R 27/30点，WAIS-R言語性IQ 113，動作性IQ 66と差が認められた．また，Kohs立方体組み合わせテストIQ 67，Rey-Osterrieth複雑図形検査では歪みがあり，やや拙劣な印象があった．WCST，YG性格テストは正常範囲内であった．

画像所見：頭部MRIにおいて右前頭頭頂葉大脳縦裂内側面および脳梁幹部ほぼ全域から膨大部の一部にT2強調画像で高信号域が，T1強調画像で低信号域がみられた（図4）．頸椎X線写真はC3/4の椎間孔の狭小化およびC5/6に骨棘がみられ，また頸椎MRIでC3～6にかけての椎弓切除後の所見は認めたが，明らかな脊髄の圧排はなかった．

問題点として，①歩行障害，②左手足に認められる失行，③左手失書および失算，④左手の触覚性呼称障害が挙げられた．

リハアプローチと結果

リハアプローチ：神経心理学的検査施行後，その結果についてなぜ症候が出現するのかを十分に説明した．理学療法では自分の歩いている姿のビデオを見せることにより視覚のフィードバックを利用して，歩容の改善を図った．作業療法ではリラクセーションのためのワイピング，巧緻動作としてボルトの留めはずし・ペグゲーム・立方体パズ

認知リハビリテーション—症例報告

ル等の上肢操作訓練を行うとともに，社会生活適応訓練の意味でセラピストが同行し駅までの歩行と同時に，電車の乗り降り等を含めた外出訓練を施行した．

結果：歩きづらさに対しビデオを用いて視覚のフィードバックを利用するのと同時にバランス訓練を行うことで，ワイドベースと小刻みであった歩容は改善し，主訴であった歩きづらさが軽減した．また経験値を上げるため，社会生活適応訓練の意味での外出訓練等を重ねることで外出への恐怖感が減り，社会復帰に対し前向きさが認められた．Kohs 立方体組み合わせテスト IQ 84，WAIS-R 言語性 IQ 119，動作性 IQ 87 と言語性と動作性の差は認められたものの改善した．X+1 年 2 月に自宅退院となった．その後，歩きづらくて外出できないと訴えていた患者が，退院後は毎日，1 人で図書館に行くようにもなった．また，自宅でゆっくり注意しながらコンピュータのキーボードを打つことは可能となった．

考察

脳梁は前方より吻部，膝部，幹部，膨大部に分けられる．吻・膝・幹部は前大脳動脈の分枝である脳梁正中動脈と脳梁周動脈によって，また膨大部は後大脳動脈の分枝である後脳梁周動脈によって灌流されている．中大脳動脈からの血流供給はないため，脳梁離断症候群を呈する症例は比較的稀と思われる．脳梁の吻部，膝部が損傷されると吃音様症状，構音障害[3]，拮抗失行，alien hand sign，また膝部の損傷に左前頭葉内側面の損傷が加わると道具の強制使用が生じる可能性があると指摘されている[4,5]．

幹部の病変では左手の失行，後方 1/3〜1/4 の背側部位で触覚性呼称障害，触覚性失読，触覚の左右対象障害が起こるといわれている．本症例は脳梁幹部のほぼ全域にわたる病変であった．左下肢の失行を伴っていた点が特徴的であるが，左手失行，触覚性呼称障害，失書が認められた点においては典型的な症例といえよう．

後部〜膨大部では書字の情報伝達の障害が，膨大部の病変では視覚刺激の伝達の障害により色名呼称，文字認知の障害，変形視が起こり得ると考えられている[6,7]．本例では膨大部の部分損傷を認めているが，同部位によるこれらの症状は出現していなかった．本症例は 3 年もの間見逃され続けてきた．その結果，患者は症候を受容できず，延べ 8 回にもわたる入退院を繰り返していた．その間，頸椎症に対する手術を受けるに至ったが症候は改善しなかった．冒頭でもふれたが脳梁離断症状は前大脳動脈の障害で出現するため症例も少なく，皮質症状の合併により本症候が隠されてしまうこともあるため，見逃されやすい．また本症例は，歩きづらさを主訴としていた．脳梁梗塞に伴う歩行障害の報告は稀であり周知されておらず局在診断が困難であったことも発見を遅らせた一因と考えられる．本例では前頭葉内側面の損傷を伴っており，下肢にみられる症状が歩行失行であったか，脳梁離断のための左足失行による歩行障害か等，その機序の解明にも類似症例の集積が必要である．

脳梁梗塞に起因する運動障害に対するリハアプローチは報告が少ない．林らは，多発性脳硬塞に合併した脳梁梗塞例の失行症状に対して，①心理的緊張や不安は症状出現の要因となるのでリラクセーションを図る，②言語指示よりセラピストの誘導のほうが有効，③右手で行った後，左手での動作を行う，④左手の失行症状出現時は一度，その動作を中断する，⑤手を使わないときは，左右相互の感覚を確認するため両手を組む，⑥応用動作を行う際に失行症状が出現しやすいため，経験値を上げることが有効と報告している[8]．一方，種村らは脳梁梗塞に由来する拮抗失行に対し，患者自ら言語的行動調整を行い有効だったと報告している[9]．渡邉らは拮抗失行や道具の強制使用に対し患者自身がリラクセーションを図る，左手の失行に対しては視覚的フィードバックが有効と報告しており[10]，儀間らも，動作が円滑に行える環境下での反復訓練，視覚的フィードバック，口頭指示よりも模倣のほうが有効だったと報告している[11]．

筆者らは，①歩容の改善に対し視覚のフィードバックを利用しバランスを意識して歩く，②リラクセーションを図った後に上肢操作を行う，③社

会生活適応訓練の意味でセラピストが同行し外出訓練を行った．これらにより歩行しづらさが軽減し，バスや電車を使っての1人での外出が可能となった．また，自宅でコンピュータの操作をゆっくりではあるが行っている．前大脳動脈に起因する脳梁梗塞の脳梁離断症状は見逃されやすいため，十分に留意して診察する必要性があるだろう．

（吉田 瑞，笠井史人）

★ 文献

1) 数井誠司・他：全大脳動脈領域に限局した脳梗塞例の臨床的検討．脳卒中 9：317-324, 1987.
2) 馬場孝彦・他：脳梁のMRI—虚血性血管障害例を中心に．CT研究 12：675-681, 1990.
3) 萩原宏毅・他：失書のない左手失行と吃音様症状を呈した右前大脳動脈領域梗塞による脳梁離断症候群の一例．臨床神経 40：605-610, 2000.
4) 前田真治・他：脳出血例にみる意図的行動の制御．失語症研究 15：264-269, 1995.
5) 大槻美佳：脳梁および近傍領域損傷による高次脳機能障害．脳神外ジャーナル 18：179-186, 2009.
6) 吉澤浩志，岩田 誠：脳梁離断症候群．神経内科 57 (3)：203-211, 2002.
7) 永石彰子，成田智子・他：左視野の顔面および単純な図形の変形視を呈した脳梁膨大部右側梗塞の1例．臨神経 55：465-471, 2015.
8) 林 恵子・他：脳梁離断症状を呈する患者へのリハビリテーション—その具体的なアプローチ方法を巡って．神奈川リハビリテーションセンター紀要 25：26-31, 1999.
9) 種村留美・他：離断症候群の症例に対する言語的行動調整の試み．作業療法 10：139-145, 1991.
10) 渡邉 修・他：脳梁梗塞患者のリハビリテーション．リハ医学 38：465-470, 2001.
11) 儀間温子・他：一側下肢の失行症状を伴った脳梁離断症候群の一例．臨床リハ 21：317-320, 2012.

認知リハビリテーション―症例報告

着衣障害患者のリハビリテーション

はじめに

着衣は身体と衣服の関係を操作する学習された行為で、幼少時に獲得し、ほとんど自動化される。脳損傷後に着替えができなくなる背景には、運動麻痺や高次脳機能障害等のさまざまな要因がある。高次脳機能障害による着衣障害では、特徴的な着衣の誤反応を認める[1-5]。右手利きの場合、左半球病変に多い失行等の行為の障害では、衣服の操作や着衣手順等の誤りを認め、右半球病変に多い視覚認知の障害では、視覚性失認、視空間認知障害、半側空間無視等により、衣服の部位、左右、裏表、上下を誤る。また、重度の片麻痺では健常者と異なる新たな着衣方法を覚える必要があるが、注意障害や記憶障害では動作や手順の学習が難しくなる。

着衣障害の中で、要素的な運動・感覚障害に起因しない身体と衣服の空間関係の認知障害は着衣失行とされ、純粋例は他の高次脳機能障害を伴わない着衣に限定した障害だが、非常に稀である[4]。日常で遭遇する着衣障害は、運動・感覚障害に複数の高次脳機能障害を伴うことが多く、着衣のどの段階が、なぜできないのか、要因を詳しく分析する必要がある。本項では着衣障害の症状を検討してリハビリテーション（以下リハ）を行った症例を紹介する。

主に行為の障害による着衣障害（症例1）

症例：80歳代前半、女性。

診断：心原性脳塞栓症（左中大脳動脈領域）、心房細動。

生活歴：農業。中学卒。右手利き。病前の日常生活活動（ADL）は自立。

現病歴：失語症と右片麻痺を呈し、左中大脳動脈

表1 症例の神経症状のまとめ

症　状	症例1	症例2
片麻痺	○（右）	○（左）
感覚障害	○（右）	○（左）
不随意運動	―	○（左ジストニア）
精神症状	○（拒否）	○（焦燥）
病識低下	○	○
失語	○	―
記憶障害	検査困難	―
失行	○	―
使用行動	○	―
把握現象	○	―
他人の手徴候	○	―
動作の保続	○	―
注意障害	○	○
運動維持困難	―	○
半側空間無視	○（右）	○（左）
空間関係の認知障害	○（失行と重複）	○
身体部位失認	検査困難	―
構成障害	検査困難	○

○：あり、―：なし（症例1は失語で検査困難な項目あり）

領域の脳梗塞の診断で，近医にて急性期治療を行い，発症から9週で当院へ転院した．

入院時所見（発症9週；表1，表2，表3a）：意識清明，全失語（発話は残語のみで，理解不良），失行，右手の本態性強制把握，動作の保続，道具の使用行動，右手の他人の手徴候，右半側空間無視，注意障害（選択性，持続性障害），右不全片麻痺，軽度の右感覚鈍麻を認めた．失語のため詳細な感覚や神経心理学的評価は困難であった．失行は，象徴的行為，道具使用のパントマイムや模倣動作の障害（古典分類の観念運動失行），道具の使用の障害（古典分類の観念失行）を認めた．ADLは独歩可能だが，排泄時にズボンの上から紙で拭いたり，体温計を口に入れたりする行為があり，全般に見守り介助を要した．左手のスプーン操作は拙劣で，食事動作中に，右手が意図せず食器の中に入ってしまうため，食事中のみアームスリングで右上肢の動作を抑制した．意欲低下や不安，拒否もみられた．

画像所見：頭部MRIでは左前頭葉，左被殻，島回，

表2　高次脳機能障害による着衣障害の誤反応（症例1，2の初回評価）
■：あり　□：なし　（　）内は誤反応の出現側
※：失行でもみられる
★：半側空間無視でもみられる

高次脳機能障害	症例1	症例2
失行：空間性の誤反応		
・衣服の扱い方がわからない．	■	□
・衣服の誤用．衿ぐりに腕を通し，腕をズボンに入れる．	■（両）	□
・衣服をつかむが，適切に把持できない．	■（両）	□
・運動が拙劣でボタンやファスナー操作が困難．	■（右＞左）	□
失行：時間性の誤反応（系列動作の障害）		
・動作を正しい順序で行えない．ズボンの上に下着をはく．	■	□
・動作段階を完遂できない（袖通し，ボタンかけ，靴のベルト）．	■	□
・動作を中断し，促されないと継続できない．	■	□
保続		
・動作の非合目的な反復．袖をいつまでも上げ続ける．	■	□
・ボタンかけ動作をボタンのない場所でも続ける．	■	□
半側空間無視・一側身体無視		
・患側の身体に衣服を着ない．	■（右）	■（左）
・患側の衣服の誤り，乱れに気付かず，修正困難．	■（右）	■（左）
空間関係の認知障害		
・袖ぐり，ズボンの入り口や上着の裾を探せない（★）．	□	■
・衣服の前後，左右，上下が識別できない．	□	■
・袖を誤った方向に引っぱる（※）．	■	■
・ボタンとボタン穴を正しく合わせられない（※）．	■	■
・上肢を袖口や衿ぐりから差し入れる（※）．	■	■
・ズボンが裏返し，左右逆でも気付かず，修正困難．	□	■
・上着の袖を腕に通したまま服を回転して直そうとする．	□	■
その他		
・把握現象：袖を握りしめ，袖通しができない．	■	□
・他人の手徴候：左手でかけたボタンを右手で外す．	■	□
・他人の手徴候：左手で袖を通すが右手で脱ごうとする．	■	□
・図と地の認知障害：表裏や部位の識別ができない．	□	■
・理解障害：動作の口頭指示を理解できない．	■	□
・着衣に対する動機の欠如，無関心．	■	□
・注意障害：課題に集中できない．	■	■
・情動障害：焦燥，性急，拒否．	■	■

表3 運動，認知機能や ADL の変化
ADL 評価（FIM：着衣動作）

点	自立度	着衣：上衣・下衣の衣服着脱を評価
7	100%（完全自立）	病院の外まで来て行ける服を一人で着られる
6	100%（修正自立）	自分で着替えられるが3倍以上時間がかかる
5	100%（監視・介助）	服を出してもらったり，指示や装具装着の介助が必要
4	75〜100%未満（最小介助）	片袖や片脚だけ介助者が手伝う等，少しの介助が必要
3	50〜75%未満（中等度介護）	袖は通せるが被る・下ろす動作ができない
2	25〜50%未満（最大介助）	健側の袖は通せる，膝まで履かされたズボンを上げられる
1	0〜25%（全介助）	着替えの際，前傾姿勢を取るだけ

a）症例1　80歳代前半，女性

症例1			入院時（1週目）		退院時（12週目）	
罹病期間			9週		21週	
評価項目			右	左	右	左
運動機能	Brunnstrom stage	上肢	V		V	
		手指	V		V	
		下肢	VI		VI	
	握力（kg）		6	8	5	5
	上肢機能検査 MFS		59	91	81	94
	10 m 歩行速度（独歩）		12.9秒，23歩		8.2秒，19歩	
	下肢運動年齢（月）		21.5		38.5	
認知・言語機能	HDS-R		不可		不可	
	BIT 通常検査		不可		50/139（抹消・線分2等分のみ）	
	Kohs 立方体テスト		不可		不可	
	注意機能検査	TMT	不可		不可	
		仮名拾い	不可		不可	
	SLTA 正答率（%）		0.9		3.6	
日常生活活動	Barthel index		25		70	
	FIM：運動項目の小計		45		65	
	FIM：認知項目の小計		11		13	
	FIM：合計		56		78	
	FIM セルフケア	食事	4		5	
		整容	1		2	
		清拭	1		2	
		更衣・上半身	2		6	
		更衣・下半身	2		6	
		トイレ動作	2		6	
	FIM 排泄管理	排尿管理	1		3	
		排便管理	3		4	
	FIM 主な移動手段		歩行　5		歩行　7	

b) 症例2　70歳代後半，男性（CAT，VPTA，RCPM，S-PA は入院時評価）

症例2			入院時（1週目）		退院時（8週目）	
罹病期間			6週		14週	
評価項目			右	左	右	左
運動機能	Brunnstrom stage	上肢		V		V
		手指		V		V
		下肢		VI		VI
	握力（kg）		21	13	24	14
	上肢機能検査 MFS		91	75	97	78
	上肢機能検査 STEF		93	33	97	46
	10m歩行速度（独歩）		10.8秒，24歩		6.8秒，19歩	
	下肢運動年齢（月）		33.5		39.5	
認知・言語機能	HDS-R		27		27	
	BIT通常検査		118		138	
	Kohs立方体テスト		不可		不可	
	注意機能検査	TMT A（秒）	106		105	
		TMT B	不可		不可	
		仮名拾い（個）	無意味 11/　物語 3		無意味 17/　物語 11	
	標準注意検査法 CAT		数唱，視覚性スパン：forward のみ年齢平均内　記憶更新検査，PASAT，CPT は実施困難			
	標準高次視知覚検査 VPTA		図形模写不可，相貌認知は表情の叙述困難，色彩やシンボル認知良好　左半側空間無視，構成障害，推論能力低下			
	RCPM		17/36点（13分49秒）70代平均以下			
	S-PA		有関係対語 良好，無関係対語 境界			
日常生活活動	Barthel index		80		90	
	FIM：運動項目の小計		71		79	
	FIM：認知項目の小計		28		32	
	FIM：合計		99		111	
	FIM セルフケア	食事	7		7	
		整容	7		7	
		清拭	3		5	
		更衣・上半身	3		5	
		更衣・下半身	4		5	
		トイレ動作	6		6	
	FIM 排泄管理	排尿管理	7		7	
		排便管理	6		7	
	FIM 主な移動手段		歩行　5		歩行　7	

MFS：manual function score, RCPM：Raven's colored progressive materices, レーブン色彩マトリックス検査

認知リハビリテーション—症例報告

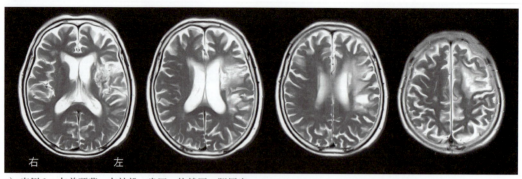

a）症例1：左前頭葉，左被殻，島回，放線冠の脳梗塞

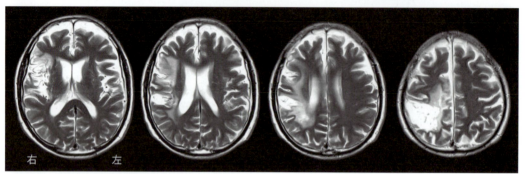

b）症例2：右前頭弁蓋，右島回，右頭頂葉の脳梗塞

図　頭部MRIのT2強調画像所見

放線冠の脳梗塞を認め（図a），磁気共鳴血管造影（MRA）では左中大脳動脈末梢の描出が不良であった．IMP-SPECTでは左前頭葉内・外側面，左側頭・頭頂葉の低灌流を認めた．

着衣障害（表2）：かぶり型，前開き型の上衣，下衣の着衣は困難で，脱衣は可能であった．着衣は口頭や身振りでの誘導や徒手的介助がないと動作開始が困難で，戸惑い，躊躇，動作中断を認めた．袖通しや着衣手順の誤り，拙劣さ，右側の衣服の着脱忘れ等の誤反応が観察され，口頭指示や模倣による修正はできなかった．衣服の前後や裏表の誤りはなかった．生活や検査場面の状況によって，誤反応の出現には変動があった．

(1) リハアプローチと経過（表3a）

失行，前頭葉性行為障害，右半側空間無視が着衣障害の主な要因であり，リハの目標は更衣を含むADLの自立，コミュニケーションの改善とした．理学療法（PT）では歩行や筋力訓練を行い，言語聴覚療法（ST）では失語症の言語訓練を行った．

更衣訓練は作業療法（OT）と病棟で行った．

①リハアプローチ

治療的アプローチ：行動学習の原理を活用し，失行に対して誤りなし学習（errorless learning）を用いた．失語による理解・表出障害があり，心理面に配慮して対応し，口頭指導と徒手的介助を併用した．失行ではできるときもできないときもあるという特徴を理解して対応した．病棟とリハ部門の連携を密にし，方法を統一して段階的に訓練を進めた．早期から家族へ症状の説明や指導を行い，動機付けの強化に協力を得た．

代償的アプローチ：集中できる訓練環境を設定し，着やすい衣服を選定した．

②経過

入院後1〜4週：転院直後は環境に慣れず，易疲労で訓練拒否もあった．OTでは右手が主体となる課題は混乱して遂行困難なため，簡単な両手動作や体操訓練から開始した．ADL訓練は食事，整容，更衣や排泄動作の評価・訓練を開始した．

2〜3週目には環境に馴染み，拒否も軽減したこ

とから，集中できる環境で更衣訓練を開始した．前後，裏表がわかりやすく，着やすいサイズやデザインの衣服を用い，衣服の裏表，前後，左右を確認させた後，手順はかぶり型，前開き型，いずれも右袖→左袖を通す方法を病棟と OT で統一した．表情や態度から理解の程度や心理状態を推察し，誤反応が出そうになったら，声をかけながら手を添えて正しい動作を誘導し，繰り返し指導した．訓練は無理せず，成功した際はその都度誉めて達成感をもたせた．また，タオルたたみ，紐通しや紐結び等の更衣関連動作や，右半側空間無視に対する視覚走査課題も行った．3 週目から見守りでズボンの上げ下ろしが可能となった．

5〜8 週：OT でシャツやズボンをたたむ訓練を始めた．当初は右袖のたたみ忘れがあったが徐々に改善した．6 週目から起床時の更衣が可能となり，7 週目には就眠前も自発的に更衣可能となった．失禁時や入浴時の更衣は動作介助を要した．家族の協力を得て積極的に外出を行い，更衣の機会を増して気分転換をはかった．

9〜12 週：更衣周辺動作やトイレ操作，整容動作の指導を継続した．退院時には，更衣は靴下や靴の着脱を含め，終日ほぼ自立した．失語は重度だが，精神的に安定して状況判断が向上し，簡単な挨拶や単語の復唱が可能となった．右半側空間無視，注意障害，使用行動，把握現象，右手の他人の手徴候は軽減し，食事中のアームスリングは不要となった．口頭指示で折り紙や紐結びも可能となった．ADL は独歩自立，食事は見守り，整容，排泄は一部介助レベルで施設へ入所した．

(2) 考察

本例の着衣障害の誤反応には，失行，他人の手徴候，把握現象，保続，右半側空間無視，注意障害が関連し，特に失行の影響が大きいと考えられた．失行による着衣の誤反応には，不器用で効率的でない動作，ぎこちなさ（拙劣），着ようとしてやめたり，持ち変えたりして躊躇する（困惑），更衣の系列動作の手順を省く（省略），ズボンを頭にかぶる等の誤用（誤使用），着衣の順序の誤り（系列動作の誤り）等がある．

本例の病巣は左前頭葉が首座で一部左側頭葉，頭頂葉に及び，左半球の広範な病変では失行と失語が併存することが多い．本例では失語，失行により，口頭や文字での教示や動作模倣が困難で，徒手的な動作介助を中心に更衣訓練を行った．失行では失敗体験から学習できないため，誤りなし学習が推奨される．誤りなし学習は，介入初期に手がかりや介助を十分に与え，行動が安定したら手がかりや介助を減らす学習方法である．動作中に誤反応が出そうな場合は中断し，口頭指示や徒手で正しい動作を誘導する．たとえば，麻痺側の袖通しができないときは，袖通しまで介助し，以後の動作を続けて行ってもらう．失敗体験による不安，挫折感を回避して達成感をもたせ，訓練意欲を高める効果がある．介入はタイミングよく簡潔に行い，一連の着衣動作が誤りなく最後までできるよう援助する．能力に応じて段階的にかぶり型→前開き型，あるいは袖なし→半袖→長袖等，簡単な衣服から徐々に難易度を上げる．対面指導で混乱するときは隣や後方から動作を誘導する．着衣に関連する動作訓練（ひも結び，ボタンかけ等）も役立つ．

失行では，開始時に混乱しやすい課題を避け，うまくできる課題から段階的に行うことが，円滑に次の訓練に進むポイントである．失行では誤り方が状況によって一定ではないという特徴を理解して，根気強く対応することも重要である．また，家族にとって失語，失行，前頭葉症状は理解し難いことが多く，早期から家族指導を行い，訓練に参加していただく．おしゃれをして外出する機会を増やすことも，着衣の動機付けに有用である．

主に視覚認知の障害による着衣障害（症例 2）

症例：70 歳代後半，男性．
診断名：心原性脳塞栓症（右中大脳動脈領域），発作性心房細動，高血圧症．
生活歴：元大工．妻と 2 人暮らし．中卒．右手利き．病前は着衣以外の ADL 自立．
現病歴：X 年に右頭頂葉の脳梗塞で左片麻痺（Brunnstrom Stage 上肢 V，手指 V，下肢 VI）を

認知リハビリテーション─症例報告

後遺し，ADLは自立していた．X+1年に左片麻痺をきたし，脳梗塞の診断で近医にて加療後，発症6週で当院へ転院した．

入院時所見（発症6週：表1，表2，表3b）：意識清明．多弁，多動，動作性急，焦燥感，病識低下，左半側空間無視，構成障害，注意障害（配分性，持続性，選択性，転換性障害），運動維持困難，左片麻痺，左半身の全感覚鈍麻，左上下肢の失調，左上肢のジストニアを認めた．失語，失行，強制把握，使用行動，遠近や奥行きの知覚障害，身体部位失認，地誌的障害はなかった．ADLは着衣以外，独歩で自立していた．

画像所見：頭部MRIで右前頭弁蓋，右島回の新鮮梗塞，右頭頂葉の陳旧性梗塞を認め（図b），MRAで右中大脳動脈の前頭・頭頂葉への分枝の描出が不良であった．IMP-SPECTでは右の前頭葉，基底核，頭頂葉と左小脳半球の低灌流を認めた．

更衣障害（表2）：着衣はかぶり型，前開き型上衣とも困難で，脱衣はかぶり型上衣の後ろ襟を引っぱる方法で可能であった．着衣がうまくできない自覚はあるが病識は低く，楽天的であった．衣服の部位は指摘できたが，左右，前後，裏表の誤りがあった．患側の左袖通しが困難で，途中で衣服がねじれるとさらに混乱して動作を完遂できなかった．靴下の装用，ボタンかけ，紐結びも拙劣であった．袖通しが不十分なまま襟ぐりに頭を通したり，ズボンをはく途中で，尻を半分出したまま上衣を着る等，ひとつの動作を完了せず，性急に次の動作を行った．上衣の左裾のはみ出しや左ズボンの上げ忘れに気づかず，鏡を用いた修正はできなかった．着衣中に雑談で注意が逸れると誤りが増した．

(1) リハアプローチと経過（表3b）

衣服の視覚的な認知，空間操作の障害，注意障害が主な問題であり，ADLでは更衣自立を目標とし，OTと病棟で訓練を行った．PTでは応用歩行動作訓練，筋力強化を，STでは評価，指導を行った．

①リハアプローチ

治療的アプローチ：左半側空間無視に対して患側への注意喚起を図った．注意障害に対し，声に出して確認する方法（確認喚呼）を指導した．記憶，言語機能は維持されており，言語情報による学習を活用し，統一した方法で指導した．

代償的アプローチ：視覚的に方向や裏表の手がかりが得やすい衣服を選択し，目印を使用した．注意障害に対し，集中できる訓練環境を設定した．

②経過

入院後1〜3週：OTでは更衣や更衣関連動作を中心に訓練を行った．黒い服を好んで着たが，表裏，前後が識別しやすい，明るい色で着やすいデザインの衣服を勧めた．衣服の認知段階では，裏表，方向や部位を確認し，背側を上にして衣服を広げた．左袖，ズボンの左右，前後の探索と左袖通しが困難で，袖通しとズボン通しを重点的に指導した．

通常，片麻痺の着衣手順では，患側，次いで健側の袖やズボンを通すが，本例は患側の左上肢にジストニアがあり，左袖通しの過程で衣服がねじれやすく，衣服と身体の関係に混乱を生じた．このため，上衣は健側の右袖→患側の左袖を通す→頭からかぶる，下衣は患側の左→健側の右を通す，という手順に統一した．左半側空間無視に対しては，机上や立位での視覚的探索課題を行った．

訓練意欲は高く，更衣指導のビデオを反復して視聴し，写真入りの更衣手順表を病室に貼って自主訓練も行った．着衣の成功の際は賞賛して，動機づけを強化した．3週目にはかぶり型上衣の手順が学習され，裏表の誤りが減少した．

4〜8週：更衣手順はほぼ学習されたが，左側の衣服の乱れや前後の誤りは改善なく，確認や修正が困難であった．無視側には目印をズボンの左ポケットやシャツの左裾につけて識別の補助とした．ビデオや写真入り手順表は役立ったが，左側の見落としや左右の混乱もあった．このため，手順表を文字だけで箇条書きにまとめて掲示し，着衣時は過程ごとに声を出して読み上げ，動作を確認する方法（確認喚呼）を指導した．8週目には上衣やズボンの裏表，前後の誤りは改善し，左側の衣服の乱れは口頭指示や鏡で自己修正が可能となった．

左半側空間無視，注意障害，運動維持困難，精神症状は軽減し，更衣以外のADLは自立して自宅退院となった．

(2) 考察

本例は右半球の前頭葉・頭頂葉病変による着衣障害で，左半側空間無視，視空間認知障害，空間操作の障害，注意障害が主な要因と考えられた．動作が完了しないまま次の動作へ移る行為は，右半球病変によるペーシング障害と関連する可能性もあった．

視覚認知レベルの着衣障害では，衣服の全体像や部位，方向が把握できないため，視覚的に前後，裏表，方向の手がかりが得やすい衣服や目印等の代償的アプローチを用いる．本例のように記憶や言語機能が良好な場合，動画や写真等の視覚情報よりも，音声・文字の言語情報による指導が有効なこともある．半側空間無視に対しては，視覚走査訓練や物品操作訓練も行う．また，本例は重度の注意障害により，手順や動作の学習や着衣状態の確認が困難であった．注意障害はすべての認知機能に影響し，健常者でみられる着衣の誤りも注意障害による．課題に集中できる環境設定への配慮も不可欠である．本例では単純に反復訓練するより，着衣手順を声に出して確認する方法が有効であった．「確認喚呼」や「指差呼称(指差し，声に出して確認)」は事故の予防対策にも用いられ，大声で確認する行動によって，集中力を高める効果がある．他の学習行動理論を用いた着衣訓練には，一定時間内に目標動作が出現しなかった場合にのみヒントや介助を与え，自発的な反応の出現を促す「時間遅延法」等がある[4]．動機づけの強化には，成功の賞賛や上達の数値化等のフィードバックが効果的である．

〈横山絵里子〉

★ 文献

1) 高山吉弘, 杉下守弘：着衣失行. 右半球の神経心理学(杉下守弘・編), 第1版, 朝倉書店, 1991, pp63-77.
2) Arnadottir G：The brain and behavior. Assessing cortical dysfunction through activities of daily living. Weimer RA(ed), Mosby, Missouri, 1990, pp124-265.
3) 内田智子・他：失語・失行・失認のリハビリテーション 着衣障害—分類・評価と作業療法. MB Med Reha 99：37-44, 2008.
4) 横山絵里子：着衣障害. 神経内科 76(4)：328-336, 2012.
5) 山本 潤・他：着衣障害(dressing disability)の臨床徴候. 神経心理学 29(3)：212-222, 2013.

認知リハビリテーション—症例報告

展望記憶に関するリハビリテーション

はじめに

日常の生活では，約束した時間に電話をかけるといったような，意図した行為をタイミングよく想起し実行することが要求される．このような記憶はその対象が過去ではなく，未来に行う行為であり，展望記憶(prospective memory)といわれる．また社会生活を営むうえで重要な記憶であるが，この記憶の障害は，日々の生活では最もありふれた記憶の誤りとして報告されるという[1]．また，脳損傷患者が社会復帰する際にも鍵となる能力である[2-7]．

記憶障害のリハビリテーション（以下リハ）の分野では，展望記憶が訓練によって回復するといった報告がある．Furst[2]は12名の脳損傷患者にメモリーダービー課題を行わせ，数週間にわたる成績の向上を報告している．また，それらの結果と各種神経心理学的検査の得点との相関を調べた結果，展望記憶障害とその他の記憶障害とを区別して考える必要性があるとしている．Sohlbergら[5]の一連の研究では，体系化した展望記憶訓練が行われており，ある時刻に特定の行為を行わせる課題を繰り返し行わせた結果，ある者は3.5カ月の訓練で，ある者は4〜5カ月の訓練で時刻や行為内容の想起の正確さが改善されたと報告されている．またSohlbergら[6]は，「何分経ったら展望記憶の内容を想起できなくなるか」という展望的記憶閾を想定し，これよりも1分間および6分間長い遅延時間課題を用いた訓練を施行し，展望記憶訓練が脳損傷患者にとって有効であることを指摘している．

梅田[9]は展望記憶の必要条件として，次の3つを挙げている．すなわち，①記憶の対象が未来に行うことを意図した"行為"であること，②行為を意図してからそれを実行に移すまでの間に，ある程度の遅延期間があること，③その行為を実行しようとする意図が一度意識からなくなり，再度それをタイミングよく自発的に想起する必要があることである．また認知レベルの処理を考えると展望記憶には何か行うべきことがあるといったことの想起，意図の存在の想起と，その内容が何であったかという意図の内容の想起という2つの要素が含まれているとしている．この展望記憶における存在想起と内容想起の分類は，リハプログラムを開発するうえでも重要である．しかし，たとえば前述したSohlbergら[6]のリハプログラムでは存在想起の障害が顕著で内容想起には障害がない患者に対するリハと，存在想起と内容想起に障害がある患者に対するリハが区別されていない．患者に残存している能力を最大限に活かすのであれば，患者ごとに存在想起と内容想起の障害を明確にし，それぞれにふさわしいリハを施行することが必要と思われる．

筆者らは以前，健忘症候群をもつ若年の家庭の主婦において，家庭復帰およびスケジュールに基づいて一人で行動できるようになることを目標とし，さらに予定された行動の遂行の獲得を目的として展望記憶訓練を行い，この訓練が効果的であることを報告した[10]．さらに同じケースについて，1日のスケジュールを想定した展望記憶課題を用いた記憶訓練を施行し，展望記憶課題の学習が可能であること，さらに日常生活へ訓練の効果が認められることを示した[11]．この効果には，健忘に対するメタ認知の改善が関与していると考えられた．本項では，2つの異なったタイプの健忘例，すなわちくも膜下出血後の前脳基底部例とヘルペス脳炎後の側頭葉性健忘例に，再生のタイミングを考慮にいれた展望記憶課題であるミニデー課題を継時的に施行することにより認知リハを施行し，同時に模擬的に提示される時刻にタイミングよく記

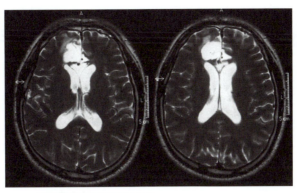

図1　前脳基底部健忘例（症例1）

銘された行為内容を想起することの学習がこの両ケースにおいて可能かどうかを検討し，さらに学習過程の相違点について比較した．

症例

(1) 症例1：30歳代前半，男性．右利き，会社員．くも膜下出血，前交通動脈瘤破裂後後遺症．

X年2月に仕事中に転倒．意識障害，頭痛でくも膜下出血を発症し，M病院に入院．クリッピング手術を施行した．同年5月に当院に入院，6月に退院後，外来心理療法を施行した．図1に本例のMRI画像を示す．健忘の責任病巣と考えられる前脳基底部と右優位の両側前頭葉腹内側部・眼窩部に病変を認めた．表1に神経心理学的検査の結果を示す．MMSEの成績は27/30で，日付け等の応答が不確実であった．TMT，PASATの成績は正常の範囲であった．WAIS-Rは動作性に比べ，言語性が低下していたが健常範囲であった．WCSTの成績は良好であった．WMS-Rの成績は言語性，視覚性，一般的記憶ともに低下傾向がみられ，遅延再生は明らかに低下していた．日常生活上は，明らかな健忘症候群を認めた．

(2) 症例2：20歳代後半，女性．左利き，ヘルペス脳炎後後遺症．

X年6月初旬に，虫垂炎手術を施行．術後，痙攣発作，意識障害を呈し，6月12日，K病院に入院し外減圧術を施行した．7月12日にcranioplastyを施行した．8月25日，健忘を主訴に当院

表1　神経心理学的検査結果（症例1，2）

		症例1	症例2
MMSE		27/30	29/30
TMT	Part A B	1分19秒 1分25秒	1分29秒 1分20秒
PASAT （1.2秒用）		48/60	44/60
WMS-R	言語性記憶指標 視覚性指標 一般的記憶指標 注意集中指標 遅延再生指標	73 77 71 94 66	54 62 — 97 —
東大脳研式 記銘力検査	有関係対語 無関係対語	6, 7, 8 1, 2, 3	6, 5, 7 0, 0, 0
Benton視 覚記銘力検査	正答数 誤謬数	6 5	9 1
WAIS-R	FIQ VIQ PIQ	98 92 105	92 89 100
WCST	達成カテゴリー数	5	5

に受診した．以後，外来で心理療法を開始し，注意訓練および展望記憶課題を用いた記憶訓練を行った．図2に本例のMRI画像を示す．健忘の責任病巣と考えられる両側側頭葉内側部に病変を認めた．右側（非優位半球）の側頭葉の前方部と外側部に広範な損傷を認めた．表1に神経心理学的検査の結果を示す．MMSEの成績は29/30で，語の想起のみが2/3の成績であった．TMTとPASATの成績は正常の範囲であった．WAIS-Rの成績は動作性に比べて言語性が低下しており乖離がみられたが健常範囲と考えられた．WCSTの成績は良好であった．WMS-Rの成績は一般的

認知リハビリテーション―症例報告

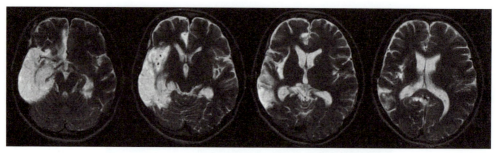

図2 頭部 MRI（症例2）

〔訓練前評価〕
1. RAVLT, ROCFT, 日常の記憶障害評価用紙
2. 展望記憶評価

〔訓練〕
　第1試行
　　記銘課題（課題1）
　　ミニデー課題
　第2試行
　　記銘課題（課題2）
　　ミニデー課題
　↓
　第15試行

〔訓練後評価〕
1. RAVLT, ROCFT, 日常の記憶障害評価用紙
2. 展望記憶評価

図3　訓練の流れ

記憶指標，遅延再生指標ともにスケールアウトしており，明らかに低下していた．Benton視覚記銘力検査の成績は改善していた．訓練時現在症としては，全般的知能は健常範囲であり，注意力は正常．初診時みられた記憶障害，前向性健忘，逆向性健忘は残存していたが，前向性健忘に改善傾向が認められ，ときにはエピソードが想起できるようになり，メモ使用のような代償方略の使用も可能になっていた．

経過とリハアプローチ

訓練全体の流れを図3に示した．評価はABAデザインによって行った．ミニデー課題は，記銘課題とテスト課題により構成される．

表2　課題内容（一部）

課題1	
10：00	草加駅で切符を買う
10：30	病院で診察券を出す
12：00	サンジェルマンでパンを買う
2：00	銀座でセーターを買う
3：30	喫茶店で紅茶を飲む

同様の課題（1～6）を用意して患者に示した．

（1）訓練材料

記銘課題の材料として，それぞれ5項目からなる6つの課題，すなわち全部で30枚のカードが用意された．表2に課題内容を示す．カードには，時刻とその時刻に行うべき日常の行為内容が記載されている．行為内容は，「場所＋動作の目的語＋動作を表す動詞」という形で記載されている．また，記銘を促進するために，行為内容が記載されていない，すなわち時刻のみが書かれたカードが用意され，学習のために用いられた．テスト課題の材料としては，午前8時から午後8時までの30分ごとの時刻を示すアナログ時計の絵（合計25枚）を用意した．

（2）ミニデー課題の手続き

記銘課題では，まず患者にカードに書かれた日常的行為の時刻とその内容を実際に自分が行っているつもりでイメージしながら覚えるように教示した．記銘材料であるカードの1項目の提示時間は10秒で，約15秒に1項目のペースで提示した．記銘課題とテスト課題の間には，約5分間の干渉時間を挿入した．テスト課題では，午前8時から午後8時までの30分ごとの時刻を示すアナログ時計の絵を，一つの提示時間を5秒間として視覚

的に提示した．患者にはまず各時刻において想起すべき行為があるか否かを答えることが要求される．なすべき行為があるとの解答が得られた場合には，次にその行為の内容が何であるかを報告することが要求された．ある時刻に何をするのかという患者の時刻の想起，行為内容の想起に関する言語反応は，実験者が記録した．存在想起の評価では，タイミングよく記銘された時刻が想起されるかどうかが評価された．また内容想起に関しては，時刻の想起にかかわらず，想起された内容の正答率を比較した．すなわち時刻に関係なく，記銘課題で学習した行為が正しく再生されたかどうかを2例で比較検討した．

(3) 評価

評価1(表3)として，全セッション前後の記憶機能を評価し，また，日常生活上の記憶障害の評価を施行した．評価1は，回顧的記憶能力（retrospective memory）の評価であり，訓練前後にRAVLT，Rey-Osterrieth 複雑図形検査および日常生活上の記憶障害評価用紙が施行された．評価2(表4)は，展望記憶能力の評価であり，ミニデー課題とは異なる展望記憶課題を訓練前後に行った．評価2は展望記憶に関する評価であり，訓練前後にブザー課題を行った．この課題では，まず通常の認知機能検査開始時に「ブザーが鳴ったら手を叩いてください」という教示があらかじめ被験者に与えられ，開始20分後にブザーが鳴らされる．「手をたたく」という動作が行われれば正解である．ブザーが鳴っても何もしようとしない被験者には，プロンプトAとして「何か忘れていませんか」という手がかり情報を言語的に与えた．それでも「手をたたく」という要求される動作を遂行しなかったり，間違った行為を遂行した被験者には，さらにプロンプトBとして「ブザーが鳴ったら何かしなければなりませんでしたね」という手がかり情報を言語的に与えた．「存在想起」が可能であるとは，プロンプトを与えられずに自発的に何らかの行為が遂行されることであり，また「内容想起」が可能とは，与えたプロンプトに関係なく，正しい行為が遂行できることである．

(4) 訓練期間

おおよそ3カ月，週に1, 2回の訓練で，合計15回試行した．

結果

(1) 2症例の比較

2例の存在想起の比較を図4のグラフに示した．縦軸には，テスト課題の正答率を%で示した．2例の成績には明らかな差（P<0.01, Mann-Whitney U 検定）がみられ，前脳基底部健忘例（症例1）

表3 回顧的記憶課題（評価1）

		症例1		症例2	
		訓練前	訓練後	訓練前	訓練後
RAVLT 再生	1回	4	4	4	5
	2回	6	7	4	6
	3回	6	6	5	8
	4回	6	6	6	8
	5回	7	5	7	6
	遅延	2	3	4	5
	再認	14	15	14	12
ROCFT	模写	36	36	36	36
	遅延	11	13	4	6
記憶障害評価*	本人	40	38	89	53
	家族	53	51	85	53

*：特点が高ければ障害が重症

表4 ブザー課題（評価2）

	症例1（前脳基底部健忘）	症例2（側頭葉性健忘）
訓練前		
存在想起	○（プロンプトなしで想起）	×（プロンプトAで想起）
内容想起	×（記憶錯誤）	×（内容非想起）
訓練後		
存在想起	○	○（プロンプトなしで想起）
内容想起	○	×（内容非想起）

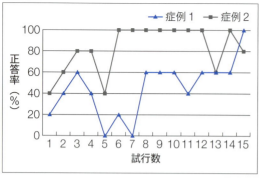

図4 障害部位の異なる健忘2例の存在想起正答率の比較

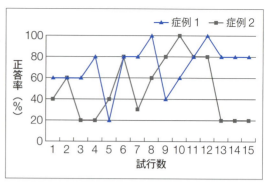

図5 障害部位の異なる健忘2例の内容想起正答率の比較

では，側頭葉性健忘例（症例2）に比較して展望記憶における存在想起により大きな障害が存在することが示唆された．また，2例の内容想起の結果を図5のグラフに示した．時刻の想起にかかわらず，想起された内容の正答率を比較した．すなわち時刻に関係なく，記銘課題で学習した行為が正しく再生されたかどうかを2例で比較検討した．図5のように，行為内容の想起そのものは側頭葉健忘例（症例2）と比較して前脳基底部健忘例（症例1）では有意に良好であった（P<0.05，Mann-Whitney U 検定）．

また，ある時刻において想起すべき行為があるか否か（存在想起）については，最終的には両例ともに成績が向上し学習が可能であった．しかし，この正答が100％に達するまでに前脳基底部健忘例（症例1）では15試行を必要とした．また，側頭葉性健忘例（症例2）では6試行を要した．症例1では行為の内容自体の想起（内容想起）は初期から比較的良好な傾向を示し，この内容想起は，存在想起が良好になるのと平行してより改善した．しかし症例2では，存在想起の成績が良好であるにもかかわらず，行為内容の成績は不良であった．

(2) 回顧的記憶と展望記憶に対する訓練の影響

評価1の回顧的記憶課題の成績を表3に示した．前脳基底部健忘例（症例1）では明らかな変化はみられなかった．日常生活での記憶障害評価でも病識が十分でなく明らかな変化はみられなかった．

側頭葉性健忘例（症例2）でも，RAVLT，ROCFTの成績ではやや得点が高くなったものもあったが，明らかな改善はみられなかった．日常の記憶障害評価用紙では，本人の自己評価では89から53に，母親による評価では85から53と得点が低下しており，日常生活での記憶障害が改善したことが示唆された．

ブザー課題による展望記憶の評価2の結果を表4に示した．症例1のブザー課題の成績には改善がみられた．症例2では訓練前は存在想起（プロンプト1で想起），内容想起（内容非想起）ともに不能であったが，訓練後では，存在想起（プロンプトなしで想起）が可能になった．内容想起（内容非想起）は不能なままであった．

考察

本項では，2つの異なったタイプの健忘例，すなわち，クモ膜下出血後の前脳基底部例とヘルペス脳炎後の側頭葉性健忘例に，展望記憶課題であるミニデー課題を継時的に施行することにより認知リハを施行した．存在想起については，最終的には両例ともに成績が向上し学習が可能であった．しかし，前述したようにこの正答が100％に達するまでに前脳基底部健忘例（症例1）では15試行を必要とし，側頭葉性健忘例（症例2）では6試行を要した．症例1では，存在想起は不良であるにもかかわらず，内容想起は初期から比較的良好な傾向を示した．症例2では，存在想起の成績が良好であるにもかかわらず，行為内容の成績は不良

であった．この2重の乖離は症例1では展望記憶における存在想起に，症例2では内容想起により重篤な障害をもつことを示唆している．前頭葉と展望記憶との関係については，この関連を示唆するいくつかの報告がある．たとえば，Shallice[12]は両側前頭葉の梗塞（中脳動脈瘤破裂術後）の患者において，言語性の想起や新規学習には大きな障害はみられなかったが，展望記憶課題の遂行のために必要な進行中の行為の抑制が一貫してできなかったことを指摘している．またShimamuraら[13]は，「展望記憶は記憶だけではなく計画，決定，抑制的メカニズムの技能を共通の特徴としてもっている実行記憶システムであり，記憶機能とさまざまな認知過程とを統合する役割をもつ前頭葉機能に依存している」としている．このように展望記憶の遂行には何らかの形で前頭葉機能が関与している可能性が示唆される．

また，Cockburn[14]は，回想的記憶と事象ベース課題でよい成績を示したが，時間ベース課題では成績の低下を示した両側前頭葉梗塞例を報告し，展望的記憶と回想的記憶にはそれぞれ異なったメカニズムがある可能性を指摘した．今回の展望記憶訓練でも，両例とも回顧的な記憶課題の成績には変化が認められなかった．このことは，展望記憶と回顧的記憶のコード化ないしは検索メカニズムの違いを示唆している．

今後さらに，症例1のように存在想起に問題がみられる場合には，存在想起の改善を目的に検索モードを高めるような訓練を行う必要がある．すなわち，初めは手がかりによって想起の意図を検索しやすくし，さらに自発的に想起できるようにする訓練を計画する必要があろう．また症例2のような患者は手がかりと連合させて何をすべきかを学習させるような訓練，また内容想起の想起確率を高めるように手がかりを用いるための代償方略の獲得や効率のよい使用法の熟練のための訓練が必要になる．また患者の展望記憶の背景にある遂行能力を正確に把握し，残存能力を最大限発揮させるような訓練も考慮する必要があるだろう．

（南雲祐美，加藤元一郎，梅田 聡）

★文献

1) Bennett-LEVY J, Powell GE：The subjective memory questionnaire：An investigation into the self-reporting of real-life memory skills. *J social and clin Psychology* **19**：177-188, 1980.
2) Furst C：The memory derby：Evaluating and remediating intention memory. *Cognitive Rehabil* **4**：24-26, 1986.
3) Mateer CA et al：Focus on clinical research：Perceptions of memory function in individuals with closed head injury. *Head Trauma Rehabil* **2**：74-84, 1987.
4) Mckitrick LA et al：Prospective Memory Intervenntion in Alzheimer's Disease. *Gerontology* **47**(5)：337-343, 1992.
5) Sohlberg MH et al：Background and initial case studies into the effect of prospective memory training. *Brain Injury* **6**：129-138, 1992.
6) Sohlberg MM, White O：An investigation of the effects of prospective memory training. *Brain Injury* **6**：139-154, 1992.
7) 梅田 聡，小谷津孝明：展望的記憶研究の理論的考察．心理学研究 **69**(4)：317-333, 1988.
8) Brandimonte MA et al：Prospective Memory：Theory and applications. Lawrence Erlbaum Associates, Mahwah NJ, 1996.
9) 梅田 聡：しわすれはなぜ起こるのか：認知神経心理学から見た展望記憶研究．認知リハビリテーション 2001，新興医学出版，2001, pp1-10.
10) 南雲祐美・他：ヘルペス脳炎後遺症による健忘例に対する展望記憶訓練の効果について．認知リハビリテーション 2001，新興医学出版，2001, pp74-80.
11) 南雲祐美・他：ミニデー課題を用いた展望記憶訓練の効果について．認知リハビリテーション 2002，新興医学出版，2002, pp90-94.
12) Shallice T：Specific impairments of planning. *Philosophical Transactions of Royal Society* **298**：199-209, 1982.
13) Shimamura AP et al：What is the role of frontal lobe damage in memory disorders？ In：Frontal Lobe Function and Dysfunction, Levin HS, Eisenberg H et al (eds), New York, OUP, 1991, pp173-195.
14) Cockburn J：Task interruption in prospective memory：A frontal lobe function？ *Cortex* **31**：87-97, 1995.

認知リハビリテーション—症例報告

前交通動脈瘤破裂くも膜下出血術後記憶障害例に対する認知リハビリテーション
——回復期における間隔伸張（SR）法を用いた介入

はじめに

　脳動脈瘤破裂くも膜下出血術後に記憶障害等の高次脳機能障害を発症することは少なくない．とりわけ，前交通動脈瘤破裂くも膜下出血術後における記憶障害の発症頻度が高いことが報告されている[1-4]．発症機序は一様ではないが，前交通動脈からの穿通枝である視床下部動脈損傷による場合には前脳基底部損傷による健忘として知られている[5]．また前大脳動脈穿通枝であるHeubner反回動脈が損傷して，その支配領域である尾状核，淡蒼球の病変の場合には，遂行機能障害とともに，ワーキングメモリー等の記憶を含めた認知機能の障害を生じることも特記される病態として知られている．

　今日までに記憶障害に対する認知リハビリテーション（以下リハ）のEBMが明らかにされている．高い推奨レベルの方法として，記憶の内的ストラテジーと脳卒中による重度記憶に対する領域特異的な外的補助具の導入訓練（Cicerone, 2011）[6]や，メモリーノートの活用等，外的補助手段を使いこなす訓練（渡邉, 2013）[7]等がある．前脳基底部健忘症例の特性として記憶障害とともに病識の欠如が顕在化していることがあるが，自伝的記憶ビデオを用いることで，病識の改善等を獲得できたとの報告がある[8,9]．

　今回，脳動脈瘤破裂くも膜下出血術後の亜急性期から介入した重度な記憶障害症例に対して，認知リハの理論的枠組みと方法論に依拠して，間隔伸張法（spaced retrieval, expanding rehearsal technique/Landauer and Bjork, 1978；SR法）[10]を中心とした介入によって，日常記憶を含めた認知機能に改善を認めた症例を，SR法の新しい視点を含めて説明する．

症例

　症例は50歳代男性，右利き，妻と2人で鮮魚店を経営していた．

現病歴：X年7月，前交通動脈瘤破裂くも膜下出血を発症して他院に入院をした．重症度はグレード3，Fisher3であった．翌日前交通動脈瘤に対して開頭Clipping術が施行された．Clippingは左側の前大脳動脈のA1－A2の破裂動脈瘤と未破裂動脈瘤の2カ所に実施され，直回切除術は行われなかった．術後14～15日目に血管造影検査にて左前大脳動脈のA2と右内頸動脈のC2に脳血管攣縮が認められている．X年8月，見当識障害，記憶障害が残存していることを愁訴にリハを目的に転院となった．転院後の頭部CTにて水頭症の所見を認め，VPシャント術が施行された．

画像所見：リハ開始時の頭部CT所見では左前頭葉底眼窩面と左尾状核頭に低吸収域を認めた．シャント術後のCT所見を図1に示す．

リハ開始時の症状：運動麻痺と失語症は認めなかった．頻回な着替えを行い，荷物をすべて廊下に出して「これから家に帰る」との常同行動や保続，離室等，問題行動や「これから市場へ出かける」等の現実見当識が欠如した発言が持続し，離棟・離院の危険性が常時認められる病状であった．

神経心理学的評価結果：MMSE 9点，RBMT標準プロフィール点（SPS）6点等重度な記憶障害に加え，注意障害，遂行機能の障害を認めた（表）．

認知リハビリテーション

　重度な記憶障害ではあるが，RBMTのSPSが6点とある程度のエピソード記憶が残存していること，さらに手続き記憶等の非宣言的記憶（non declarative memory）は保たれていると評価した．

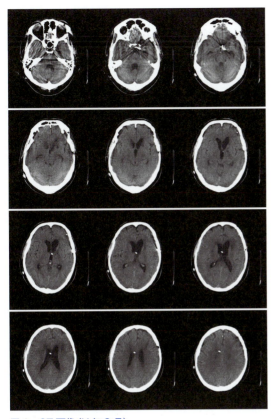

図1 CT画像（X年9月）

そうした保持されている記憶のシステムを効果的に刺激して，見当識の入力，行うべきスケジュールを学習させる，何よりも離棟を予防することを初期の目標とした．そのための手法として，誤りをさせない学習（誤りなし学習，errorless learning），外言語化（Overt Verbal Mediation/Craine JF, 1982），環境調整（environmental manipulation），そして間隔伸張（SR）法を導入した．

（1）SR法による見当識の改善と代償手段使用の習得

本症例では，エピソード記憶の重度な障害に加えて，前頭眼窩面と左尾状核頭の病変によると考えられる遂行機能障害が重複していた．熟慮して考えることが不可能で，眼前の情報や質問に即座に反応してしまい，作話や保続，誤謬，脈絡のない行動を繰り返していた．

想起すべき情報に対して"わからないときは代償手段を使う"ことを習得課題とし，質問内容や

表　神経心理学的検査評価結果

	入院時	8週後	退院3カ月後	退院1年後
MMSE	9	26	26	
WAIS-R				
FIQ	79		91	
VIQ	77		89	
PIQ	83		94	
RBMT				
標準プロフィール点	6	8	15	17
スクリーニング点	3	2	5	5
三宅式記銘力検査				
有関係	3.3.2	2.3.2	4.4.5	5.7.6
無関係	0.0.0	1.3.0	0.0.1	0.0.1
WMS-R				
一般性記憶	50以下		62	
言語性記憶	52		63	
視覚性記憶	56		75	
注意/集中力	78		87	
遅延再生	50以下		50以下	
生活健忘チェックリスト				
本人 /52		24	29	26
家族 /52		27	19	22
担当OT /52				29
TMT				
A	283秒	158秒	129秒	180秒
B	158秒	318秒	230秒	204秒
比	2.43	2	1.8	1.1
K-WCST				
達成カテゴリー	1	0	0	0
保続	17	3	7	13
セット維持困難	3	3	3	1
BADS				
総プロフィール得点 /24				16
標準化得点				90
年齢標準化得点				88
質問表（BADS付属）				
当事者 /80				20
家族 /80				14
OT評価 /80				37

代償手段の変更を段階づけて行うこととした．実際の訓練は，2分後，4分後，8分後と時間間隔を徐々に延長し，患者に想起すべき情報を反復して質問していくという手順で実施した．誤った反応をしたら，直ちに訂正し，正しい情報を教え，そしてその直後に成功した時間間隔に戻し，再度質問をする．毎回の訓練は，はじめに質問をし（冒

認知リハビリテーション―症例報告

頭想起），3回続けて正答すればその課題の質問は終了となるという具合に進められた．

見当識に対する想起課題として，「日付」，「病院名」，「病室番号」，「入院理由と目的」，およびその日のスケジュール，担当スタッフの氏名を基本情報とした．

SR法に基づき，基本情報を記載したカードを身につけてもらい，質問をされてわからないときにはカードを見て答えるように促す．

① 最初の質問は，日付のみとする．
② ①が確立してからは入院目的を質問する．
③ さらにこれが確立したあとは「1時間ごとにすべきこと」を質問し，手帳への記入動作を取り入れる．
④ ③と同時に，手帳の利用を定着化させるためにアラームが1時間ごとに鳴るようにセットし，メモリーノートに行動・情報を記入するようにする．

上記を8週間（X年10月〜11月）の入院期間に実施した．なお，環境調整の一つとして，前記の基本情報を記載したメッセージを病室に掲載し，定時に作業療法士・理学療法士・言語聴覚士・看護師・介護福祉士により外言語化する機会を設定した．

（2）認知リハ訓練の経過

① 日付の質問に対する結果を図2に示す．誤反応をするたびに正しい情報を与え，訓練を反復していき8回目で終了となった．
② 入院目的の質問では，訓練6回目でカードを見て答えられるようになった．この頃，「質問されるとカードを見る」といった行動が可能となってきたが，スケジュール表が確認できないことに加えて，1日のエピソードを保存しておく手段もなかったため自主的な行動が乏しかった．
③ 手帳を導入し，1時間ごとに自分の予定を確認し，実施したことを記録しておくことで，スケジュールに沿った生活を遂行できるようにした．初期では冒頭想起で誤答や作話を認めたが，改善がみられ6回目には訓練終了となった．
④ はじめは全介助のもと本人と一緒にアラームをセットし手帳へ記入していたが，徐々に自らアラームをかけるようになった．③の終了直前では，アラームの必要はなくなっていた．

結果

8週後，病棟では問題行動と作話は消失し，離棟時には必ずナースステーションへの報告が可能となった．また，1時間ごとのアラームを用いて，

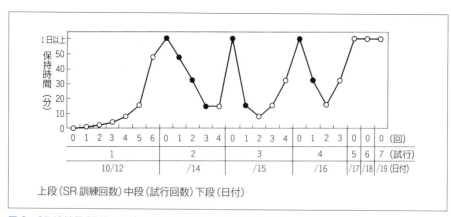

図2　SR法結果（課題：日付を聞かれたらカードを見て答える）
　〇は正答，●は誤答を表す．訓練1回目は1分後から徐々に記憶を把持できる時間間隔が伸びていき，訓練時間最長50分の記憶把持が可能となった．2回目の訓練では冒頭想起にてカードを見ずに必死に思い出そうとして誤反応をした．そこですぐに正しい情報を与え，前回正しく想起できた最長時間間隔50分後にもう一度質問をしたが誤反応をしたため，さらに時間間隔を短くした．誤反応をするたびに正しい情報を与え，訓練を反復し8回目で終了となった．

メモリーノートの情報を閲覧，1日の予定を確認・実施記録が可能となった．さらにスケジュールに沿った行動が可能となった．

臨床経過を示す神経心理学的検査評価結果（表）では，8週後，全般的認知機能は若干の改善を認めたが，記憶・遂行機能はスコア上での顕著な改善を認めなかった．しかし日常記憶の指標であるRBMTのSPSでは6点から8点へと改善を認めた．入院3カ月後に自宅へ退院し，退院後まもなく通院が自立し，外来での認知リハを継続した．また，徐々に妻の援助を得ながら自営業への復職を果たしていったが，入院中獲得したメモリーノートの活用は継続していなかった．しかし，自宅・仕事先ではカレンダー，持ち物，仕事の日程等のメモを活用し，想起困難なときにはそれを見て行動し，あるいはメモをとる，わからないときには妻に尋ねるといった行動形成(shaping)が確認された．

退院3カ月後には，RBMTは15点となり日常記憶の改善には特筆すべきものがあったが，まだなお記憶障害，遂行機能障害は持続していた．

退院1年後，自営業は，病前と比べて8割程度自立して行えるようになり，家族からも記憶障害に対する愁訴は減少した．日常生活では，「趣味だったことが今は少しも面白くない」「嫌になるとすぐに席を立つ」「集中できない」等の遂行機能障害に起因する症状がみられ，仕事では，「やる気がでない」「仕事途中でもすぐに休憩を入れる」「取引先への連絡確認を怠る」等の症状が認められている．そして自力ではその解決方法を見いだすことができず，自営業を立て直すための戦略を立てることができない状態が続いていた．そのため外来リハでは遂行機能障害に対する認知リハ訓練にフォーカスをあてるように変更をした．

考察

高次脳機能障害に対する認知リハは，損傷した脳組織に対する機能再建と機能的再編成の2つの方法論が知られている[11]．前者は損傷神経回路に対する直接的刺激法であり，ボトムアップ手法とトップダウン制御の手法が知られている．後者は代償法的戦略とされ，新しいストラテジーを用いて外界の刺激に対処できるようにしていく方法論である．現実にはこの2つの方法論を組み合わせて治療することによって機能回復が進むとされている．

記憶障害に対する認知リハは，残存している非宣言的記憶（潜在記憶）を刺激することにより，日常生活上の制約を軽減し，ひいては障害されている宣言的記憶であるエピソード記憶の改善をも目指す手法である[12]．具体的方法論として，①環境調整，②誤りをさせない学習法，③間隔伸張(SR)法，④認知補助具（外的補助具）の活用・利用の習得等が挙げられる．（図3）また，遂行機能障害例に対してはさらに，⑤新たな行動様式スキーマの獲得による行動制御，⑥言語による介入・外言語化等の方法の有用性も支持されている[13]．

記憶障害に対するSR法は，このような理論的背景に依拠して進化を遂げてきている極めて有用な方法論である[14]．ASHA(American Speech language-Hearing Association)は，SR法を軽度から重度の認知コミュニケーション障害者に対するエビデンスに依拠する治療技術であるとし，臨床現場での活用を推奨している(2012)．SR法の理論的背景の構成には，記憶リハ上で支持されているClassical Conditioning, Priming, Spacing Effect, Errorless learningがすべて盛り込まれている（本書p.249「記憶障害のリハビリテーション」を参照）．

前交通動脈瘤破裂の出血後に認められる健忘は，AcoA(anterior communicating artery) syndromeとして知られており[15]，記憶障害だけではなく，前頭葉病変による性格変化，抑制の障害，遂行機能障害，内省障害等，多様な精神症状を随伴している．こうした重度な認知機能障害であるからこそ，理論的背景に依拠した方法論を導入していくことが望ましいといえる．

報告した症例においては，8週間の認知リハを入院にて実施し，通院の自立のレベルまで達成でき，その後家族の援助を得て自営業へ復帰している．可塑性に富む回復期における認知リハを集約することの重要性を示唆している症例であった．

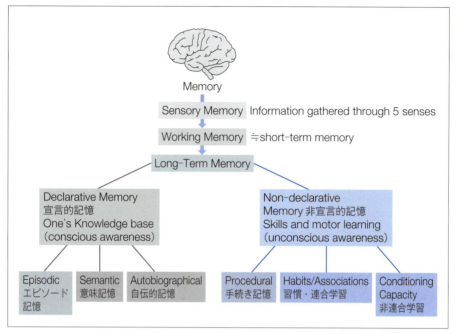

図3 記憶システム概要

(Benigas, 2016, 文献14を改変)

またリハの転帰は，神経心理スコアの改善推移ではなく，生態学的妥当性ecological validity こそ評価すべきとする原則[16]に則った回復を援助できた一例であったと考えている．

(原　寛美)

文献

1) DeLuca J, Diamond BJ : Aneurysm of the anterior communicating artery : A review of neuroanatomical and neuropsychological sequelae. *J clin Exp Neuropsychol* **17** : 100-121, 1995.
2) 堀田二郎・他：前交通動脈瘤術後の健忘症状に関する検討. 脳卒中 **19** : 34-39, 1997.
3) 大沢愛子・他：脳動脈瘤破裂によるクモ膜下出血後の言語性記憶障害の特徴. *Jpn J Rehabil Med* **49** : 625-630, 2014.
4) 数井裕光, 佐藤俊介：記憶障害. 高次脳機能障害の考え方と画像診断 (武田克彦, 村井俊哉編), 中外医学社, 2016, pp44-58.
5) 船山道隆：前脳基底部損傷による健忘. 高次脳機能研 **31** (3) : 301-310, 2011.
6) Cicerone KD et al : Evidence-Based Cognitive Rehabilitation : Updated Review of the Literature From 2003 Through 2008. *Arch Phys Med Rehabil* **92** : 519-530, 2011.
7) 渡邉　修：認知リハビリテーションのエビデンス. *Jpn J Rehabil Med* **50** : 530-535, 2013.
8) 穴水幸子・他：前脳基底部健忘症例に対する「自伝的記憶ビデオ」を用いた認知リハビリテーション. 認知リハ **11** : 129-136, 2006.
9) 大森智裕・他：前脳基底部健忘症例に対する「reality orientation & self-awareness movie」を用いた認知リハビリテーション. 認知リハ **18** : 50-59, 2013.
10) Brush JA, Camp CJ：記憶の改善テクニック 間隔伸張法. 痴呆性老人の機能改善のための援助（綿森淑子監訳），三輪書店, 2002.
11) 加藤元一郎：脳の可塑性と高次脳機能障害. 高次脳機能障害のリハビリテーション Ver.2（江藤文夫・他編），医歯薬出版, 2013, pp13-18.
12) De Vreese LP et al : Memory rehabilitation in Alzheimer's disease : a review of progress. *Int J Geriatr Psychiatry* **16** : 794-809, 2001.
13) 原　寛美：遂行機能障害に対する認知リハビリテーション. 高次脳機能研 **32** : 185-193, 2012.
14) Benigas JE et al : Spaced Retrieval Step by Step. An Evidenc-Based Memory Intervention. Health Professions Press Inc., Baltimore, 2016.
15) Alexander MP, Freedman M : Amnesia after anterior communicating artery aneurysm rupture. *Neurology* **34** : 752-757, 1984.
16) Turkstra LS : Treating memory problems in adults with neurogenic communication disorders. *Semin Speech Lang* **22** : 147-155, 2001.

認知リハビリテーション―症例報告

遂行機能障害の認知リハビリテーション
――制御障害への治療介入と改善機序の検討

はじめに

　前頭葉損傷後には遂行機能が障害されることが多い．遂行機能は他の機能を統合的に制御する働きであり，多彩に変化する環境で適応的に行動したり，計画的に行動したり，行動をより効率化するため等に必要な機能である．遂行機能が障害されると，反射的な行動や日常の習慣・定型的な行動はよいが，非習慣・非定型的な新規の行動や計画的な行動，効率的な行動等が困難になる．

　遂行機能障害は，前頭葉以外の損傷によっても生起する．変性疾患による大脳皮質や皮質下（大脳基底核）の萎縮，多発脳梗塞や脳外傷による皮質や皮質下のびまん性損傷によっても現れる．これらは，前頭葉（前頭前野背外側部）との神経連絡が離断した結果と考えられている[1]．

　遂行機能障害に代表される前頭葉機能の障害は，一般的に最高次脳機能の障害であり，回復が困難であるとされている．また障害像が多様であったり，微妙であったり等，治療標的を明確に特定しづらいことが多い．これらのために，遂行機能障害への有効な治療介入法は未確立であり，治療効果も不明な点が多い．

　両側前頭葉損傷後の遂行機能障害例に，治療標的を制御性に定めた一連の治療介入を実施して，改善効果と機序について検討した．

症例

症例：70歳代前半，男性，右手利き，大学卒，無職．既往歴は特記事項なし．

現病歴：オートバイにはねられ受傷した．受傷直後のCTで両側急性硬膜下血腫，外傷性くも膜下出血と診断され両側前頭葉が広範に損傷された．右片麻痺，無関心，感情鈍麻，記憶障害，失語を認め，認知症が疑われた．これらの症状はその後軽快したが，日常生活では積極的に活動することがなく，ちぐはぐな言動や非適応的な行動が多かった．

　受傷後3年半を経過した時点で日常生活上の問題（後述）を主訴にTリハビリテーション（以下リハ）病院を受診した．受診時のCTでは，両側前頭葉に広範な損傷がみられた（図1）．身体機能は良好であった．感覚失語がわずかに残存していたが，会話上の問題はなかった．失認や失行はなく，記銘力は軽度低下していた．生彩感に乏しく，感情の細やかな表出に欠けていたが，人格面は問題なかった．礼節は保たれ，応対は丁寧で，対人的な交流・接触感も良好であった．

神経心理学的検査結果：入院時の神経心理学的検査結果は以下の通りであった．注意機能はTrail Making Test（TMT）-A＝97秒・TMT-B＝125秒，Paced Auditory Serial Addition Test（PASAT）＝26/60個．記憶機能は三宅式記銘力検査の有関係対語＝3/10―3/10―5/10個・無関係対語＝2/10―2/10―2/10個，Benton視覚記銘検査の正答数＝4/10個・誤数＝7個．知的能力はMMSE＝29/30点，レーブン色彩マトリックス

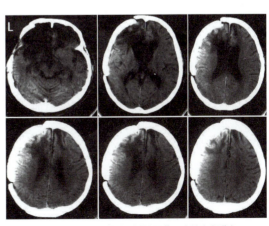

図1　本症例のCT画像（両側前頭葉に広範な損傷）

認知リハビリテーション―症例報告

検査＝28/36 点，WAIS-R 言語性 IQ＝119・動作性 IQ＝105・全 IQ＝113 点．

問題点：認知機能や知的能力は良好で人格面は保たれていたが，日常生活の行動は受傷前と大きく違っていた．行動に目的性・計画性・柔軟性・効率性を欠き，問題が多発していた．

本症例の日常生活上の様子について，家族は次のように訴えていた．活動に積極性がない，日常生活活動に多様性がなく定型的な行動の繰り返しが多い，日常の活動を自発的にスケジュール化できない，会話につじつま合わせが多い，障害に対する意識が乏しい等，遂行機能障害に起因すると思われる問題が頻発していた．これらの状態に家族は苦慮していた．また，本人も自身の状態に困惑していた．

方法

(1) 遂行機能の評価

遂行（前頭葉）機能の評価課題には，WCST（最高 6 点），Tinkertoy Test（最高 12 点）[2]，遂行機能の日常行動評価（Good Samaritan Hospital Center 版；17 項目を 5 段階で評定，最高 85 点）[3]を用いた．WCST と Tinkertoy Test は面接形式で実施した．日常の行動評価は各評価項目を家族に尋ねて回答してもらった．さらに，家庭での生活状況を家族から聞き取り調査した．

(2) 治療介入仮説

機能への制御には意図的制御と自動的制御が関係し，脳損傷後にはこの制御形式に乖離が生じやすい[4]．遂行機能の中核は，環境や自己の要求にかなうように，他の機能を意図的に制御する点にある．遂行機能障害ではこの制御性が低下していると考えられる．認知・運動機能への制御性の改善を治療標的にした．通常は自動（非意図）的に進行している認知・運動過程を明瞭に意識して制御してもらうために，認知過程を言語化する手続きと，運動過程を監視し調整する手続きを用いた（認知・運動過程の意図的制御化）．

(3) 治療介入法

自己教示法[5]，問題解決法[6]，身体運動セット変換法[7]の 3 種類の治療介入法を制御性改善のために治療パッケージとして組んだ．

自己教示法では，言語化手続きを利用して，計画性と自己制御性の改善を目的にした．「トロントの塔」を治療課題にして，解決手順を叙述（言語化）しながら実行してもらった．言語的制御を外言から内言へ移行するために，叙述は次の 3 段階で実施した．解決の手順を，①明瞭な声で叙述して実行（self-guidance），②小声で叙述して実行（faded self-guidance），③内的に言語化して実行（internalized self-guidance）してもらった．最短手順で 10 試行連続して解決できたら，次段階へ移行した．

問題解決法では，言語化手続きを利用して，問題の分析・解決の推論・結果の評価と修正の一連の問題解決過程を改善することを目的にした．レーブン・スタンダード・マトリックス検査（Raven's Standard Progressive Matrices Test）を治療課題にして，解決に到達した推論過程を順序よく明確に叙述してもらった．誤答の際は，正答が得られるまで解決手がかりを逐次提供した．答の発見・理由の説明・誤答の修正の各過程を言語化することで，思考過程の明瞭な意識化を図った．

身体運動セット変換法では，身体運動の連続的な監視と変換を通じて，制御性の改善を試みた．ビデオで提示した指導者の身体各部の連続した動きを逐次模倣してもらった．正確に模倣し続けるためには，動作への絶えざる監視と調整が必要であり，運動過程への意識的な制御が要求される．

(4) 実施手続き

自己教示法と問題解決法は週 2 回各 1 時間で各 6 週間実施した．身体運動セット変換法は 1 日 2 回（朝・夕方），各 20 分間で 6 週間毎日実施した．各治療介入法の実施前後に前述の遂行機能の評価課題を施行した（図 2）．評価者と各治療介入法の実施者は別に割り当て，各治療担当者には対象者の評価に関する情報をいっさい提供しなかった．

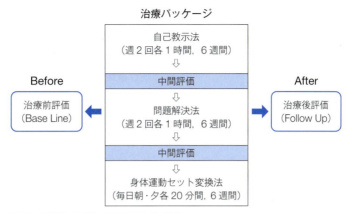

図2　評価および治療介入の実施手順

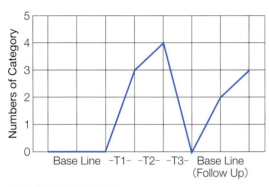

図3　WCSTの成績変化
(T1：自己教示法，T2：問題解決法，T3：身体運動セット変換法)

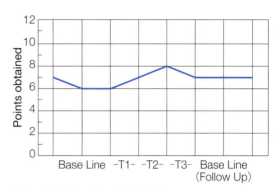

図4　Tinkertoy Testの成績変化
(T1：自己教示法，T2：問題解決法，T3：身体運動セット変換法)

結果

治療介入前後の遂行（前頭葉）機能の評価課題の成績の変化を図に示した．治療介入前に比べ，WCSTは自己教示法と問題解決法の実施後に達成カテゴリー数が増加した（図3）．Tinkertoy Testは治療介入前後の得点に大きな変化はみられなかった（図4）．遂行機能の日常行動評価は治療介入後に得点が大きく改善した．特に自己教示法と問題解決法の実施後に改善が顕著であった（図5）．

家庭での生活状況では，治療介入後に生活活動の質や量が全般に改善した．家族からの報告では，日常生活で積極性が向上し，計画的に行動するようになり，非適応的な行動が大きく減少した．具体的には，自発的に日記をつける，老人会に一人で出かける，判断が的確になった，生活をスケ

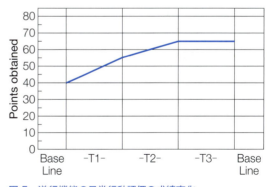

図5　遂行機能の日常行動評価の成績変化
(T1：自己教示法，T2：問題解決法，T3：身体運動セット変換法)

ジュール化して予期的に行動できる，会話内容が現実に即し確実になった，等が報告された．

治療介入後の他の検査結果では，注意機能はTMT-A＝169秒・TMT-B＝215秒，PASAT＝28/60個であった．PASATに明らかな変化はな

かったが，TMT は低下していた．知的能力は WAIS-R 言語性 IQ = 119・動作性 IQ = 107・全 IQ = 114 点で，大きな変化はなかった．

考察

(1) 改善効果

　脳機能障害の改善の原因は，一般的には自然回復と治療効果が考えられる．本症例は治療介入開始時点で発症後約 3 年半を経過し，遂行機能障害の状態は持続し固定していた．また 70 歳代前半と比較的高齢であり，観察された改善を自然回復に単純に帰すのは難しい．さらに治療介入法の違いによって改善傾向には差があり，治療介入前後の評価課題の成績の変化にも違いがみられていた．遂行機能課題の改善に比べて，注意機能や知的能力等他の課題の改善は乏しかった．以上から，本症例の結果を自然回復や治療介入に伴う全般的な賦活効果による改善とは考えづらい．改善は治療介入に起因し，遂行機能障害に特異的であったと思われる．

　遂行機能は多様に変化する日常生活環境への適応に必要な機能である．そのために，WCST や Tinkertoy Test 等の検査室場面の課題よりも，実際の日常行動や生活状況の活動において，改善がより顕著に反映されたと考えられる．加えて，実生活上の改善は本人の自己効力感の実感と養成をもたらし，結果として気分が安定し，意欲が向上したことも改善に好影響したと思われる（心理的効果）．

(2) 改善機序

　前頭葉の神経構造的な特徴，および遂行機能と他の機能との関係から改善の機序を考えてみる．

　遂行機能に関連の深い領域は前頭葉，特に前頭前野背外側部が指摘されている．前頭前野は他の皮質領域に比べて，神経構造的には機能との対応関係が弱く，局在性が比較的緩いとされている．神経構造と機能との対応が冗長であるほど，損傷領域外の神経構造が当該機能に関与する程度は大きいはずであり，障害機能の回復や代償が生じやすいと推定される．これが妥当であれば，前頭葉損傷後の遂行機能障害は，局在性の強い他の領域の機能障害に比べて，回復や改善の可能性が高いとも考えられる（図 6）．

　遂行機能は他の機能を環境や自己の要求に適合するように制御する．機能の制御様式からいえば，遂行機能は下位機能を意図（努力）的に制御する．健常時には，下位機能は自動（非努力）的に制御されている．障害後には自動的な制御性が低下して，意図的な制御性が高くなる．機能障害が改善するにつれて，しだいに意図的制御性は低下し，再び自動的な制御下に移行する．

　遂行機能と下位機能が同時に障害された場合には，障害された下位機能を通じて遂行機能を活性化することになる．この場合，下位機能の実行に制御資源が配分され，遂行機能自体に割り当てられる制御資源は少なくなる．そのために，遂行機能が十分に活性化されないことが推定される．下位機能が健常な際は，自動的な制御で機能するために制御資源の割り当ては必要なく，遂行機能に十分に配分される．その結果，遂行機能が最大限に活性化されると考えられる．

　本症例では，遂行機能以外の認知機能は比較的保たれていた．そのために治療介入課題を通じて，制御資源は十分に遂行機能に割り当てられ，遂行機能が最大限に活性化された結果，改善が生じたと思われる．

　遂行機能の中核は他機能への制御だが，注意機能による制御とは時間的な範囲が異なる．注意機能は現前の情報を主に制御するのに対して，遂行機能の制御は過去・現在・未来の各時制と密接に

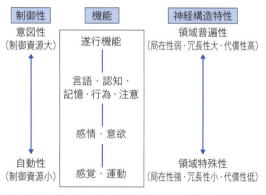

図 6　機能と制御性および神経構造特性の関係

関連する[8]．また遂行機能障害の改善には記憶障害の影響が大きい[9]．遂行機能障害へ治療介入する際には，他機能との関係を考慮することが必要である．

おわりに

遂行機能障害の影響は，検査室場面よりも，日常・社会生活において顕著に出現する．対象者を現実の生活場面で評価して治療介入する，いわば生態学的評価とリハの実践はまだ数少ない．たとえば，筆者らは遂行機能障害例の業務活動上の困難さを実際の職場で評価して介入している．遂行機能障害による支障を代償するために，外的補助手段（パソコンのアイデア・プロセッサを利用した思考の外在化）を指導して復職を実現している．業務活動の確立につれて，遂行機能障害自体も改善したことを報告している[10]．

病院内で実施される通常のリハは，障害機能自体の回復を目的にしたボトムアップ的アプローチが多い．現実の生活活動の確立と高次脳機能障害の改善のためには，日常・職業・社会生活における実際の活動を対象にした生態学的評価とトップダウン的なリハも大切である．

（坂爪一幸，本田哲三）

★文献

1) Malloy PF et al：Frontal lobe function and dysfunction. In：Clinical Neuropsychology, Snyder PJ, Nussbaum PD (eds), American Psychological Association, Washington DC, 1998, pp573-590.
2) Lezak MD：Neuropsychological Assessment, 3rd ed, Oxford University Press, New York, 1995, pp659-665.
3) Sohlberg MM, Mateer CA：Introduction to Cognitive Rehabilitation. Theory and Practice, Guilford Press, New York, 1989, pp232-263.
4) 坂爪一幸：機能遂行速度の制御の障害と脳損傷側の関連―effortful 条件と non-effortful 条件における遂行速度の比較．神経心理学 **9**(4)：230-239, 1993.
5) Ciceron KD, Wood JC：Planning disorder after closed head injury：A case study. Arch Phys Med Rehabili **68**：111-145, 1987.
6) Cramon DY von, Matthes-von Cramon G：Frontal lobe dysfunction in patients-Therapeutical approaches. In：Cognitive Rehabilitation in Perspective, Wood R. LI, Fussy I (eds), Taylor & Francis, London, 1990, pp164-179.（清水 一，千島 亮・他訳：認知障害のリハビリテーション，医歯薬出版，1998, pp191-209.）
7) 古川俊明・他：パーキンソン病の認知障害へのリハ訓練の試み．臨床リハ **5**：212-215, 1996.
8) 坂爪一幸・他：遂行機能障害の認知リハビリテーションからみた遂行，注意，および記憶の関係．認知リハビリテーション 2001, 新興医学出版，2001, pp81-88.
9) 坂爪一幸・他：遂行機能障害の認知リハと記憶障害の影響．認知リハビリテーション 2000, 新興医学出版，2000, pp84-89.
10) 坂爪一幸・他：高次脳機能障害の代償によって復職した脳外傷事例―アイデア・プロセッサによる遂行機能障害の代償．認知リハビリテーション 2004, 新興医学出版，2004, pp46-56.

認知リハビリテーション─症例報告

Cerebellar cognitive affective syndrome のリハビリテーション
──小脳出血後に行為抑制障害，発動性障害，記憶障害が著明であった1例

はじめに

ここ20年の間に高次脳機能に対する小脳の寄与に関する報告が増加している．小脳の機能は，運動の円滑化，運動学習，平衡機能等の運動機能にこれまで関心の中心があったが，小脳のもつ機能の多様性が明らかとなり，特に前頭葉と関連した高次脳機能に注目が集まっている[1]．

つまり，小脳病変により，運動障害だけでなく，言語や認知・記憶・感情の障害が生じることがあり，Schmahmannらがcerebellar cognitive affective syndrome（CCAS）として報告したことに端を発する[2]．これは，小脳と大脳連合野（特に前頭前野）との線維連絡を解剖学的知見[3]とした小脳病変による認知機能障害の総称といえる．

「前頭葉」症状は，他の部位の症状ほどは恒常的に観察されず，症状と損傷部位との1対1の厳密な対応を確認することが困難であり[4]，特にCCASのような線維連絡を起因とした前頭葉症状は病態や変化をとらえづらい．人格・行動・情動障害，いわゆる"前頭葉症候群"の主なものには，発動性欠如，人格変化─発動性過剰ないし抑制欠如と情動障害，高次の社会的行動障害と実行機能障害，精神運動性障害，固執性症候群，被影響性症候群等が挙げられる[5]．

症例

症例：50歳代後半，男性．右利き大学卒，会社員．
病名：小脳出血（右小脳半球）．
既往歴：高血圧．10年ほど前に医師から指摘あり，降圧薬を処方されるも怠薬が多かった．
家族歴：特記事項なし．

生活歴，家庭環境：大学卒業後，会社員として働き現在は部長職．妻・子どもと4人暮らし．キーパーソンは妻．性格は元来明朗で社交的，責任感が強かった．家屋は持ち家で2階建て，未改造．喫煙歴はなく，機会飲酒．身体障害者手帳と介護保険は未申請．

現病歴：自宅で夕食後に吐気・嘔吐と意識障害がみられたため，某院へ救急搬送され，小脳核出血（図1）の診断にて保存的に加療．第23病日にリハビリテーション（以下リハ）目的に当院に転院となった．

神経学的所見：Japan Coma Scale（JCS）でⅠ-3，浮動性あり．両側方視で視方向性眼振がみられ，体動時めまいを伴い，構音障害も認めた．麻痺や感覚障害はなく，不随意運動もみられなかった．右上下肢の筋緊張の低下はわずかで，筋力は徒手筋力テストで左右の上下肢とも5レベルであった．体幹と右上下肢に小脳性運動失調がみられ，指鼻試験や踵膝試験では右のみ陽性であった．基本動作は，寝返りと起きあがりのみ可能で，端座位，立位，移乗は介助を要した．歩行は不能で，ADLは，排泄・移動・更衣・入浴が介助を要し，Barthel Index 10点．

神経放射線学的所見：図2に第30病日の^{99m}Tc-ECD SPECT画像を示す．右小脳の著しい血流低下（図2a）と，左側で優位の両側前頭葉の血流低下（図2b）が認められた．

神経心理学的所見：

　行為抑制障害：右上肢には強い把握現象がみられ，動的刺激でも静的刺激でも反応が生じることから，把握反射と本態性把握反応が混在すると考えられた．また単純な動作の反復的な繰り返し現

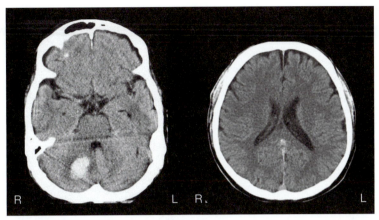

図1　頭部CT（第1病日）
右小脳半球に脳出血像を認めた．両側前頭葉に明らかな異常所見は認めなかった．

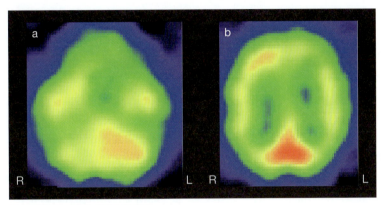

図2　^{99m}Tc-ECD SPECT画像
右小脳の著しい血流低下（a）と，左側で優位の両側前頭葉の血流低下（b）が認められた．

象である運動保続がみられた．また，危険への認識が低く，急に起き上がったり立ち上がったりすることが多く，病棟では安全のためにベッドや車椅子に抑制帯が必要であった（転倒・転落の防止対策）．その他にも衝動的な行動が時折みられた．

発動性障害：口数は少なく自発的に物事をしようとせず発動性低下が著明であった．病室へ帰ると臥床し睡眠を過度にとる傾向にあった．

入院初期では，神経心理学的検査は知能に関して低い数値を示した（表）．また，やる気スコアではアパシーありと判断され，Hamiltonうつ病評価尺度では軽度うつ状態と評価された（表）．

言語は，日常の会話は理解可能であったが，声の大きさや発話速度が不規則な小脳性構音障害のため聴き取りづらさがみられた．単語や簡単な文の書字・読字は可能であった．1日の中でも変動がみられ，発動性の低下の影響が強いと思われた．

記憶障害（表）：入院初期は個人史を除くエピソード記憶と視覚記銘を含めて記憶障害が著明であった．

病前性格に問題がなく，神経心理学的検査および画像所見から，行動障害および感情障害を含む高次脳機能障害は小脳出血に起因した病態，すなわちCCASと考えられた．

治療経過

(1) 行為抑制障害

ADL訓練を進めるうえで，陽性症状である行為抑制障害がリハの阻害要因となっていると考えた．渡辺ら[6]の症例と類似しており，刺激を反復

認知リハビリテーション──症例報告

表　神経心理学的検査

		入院初期	入院4カ月後
知能	MMSE	16/30	28/30
	HDS-R	14/30	27/30
	Kohs立方体組み合わせ検査	測定不可	IQ 74
	レーブン色彩マトリックス検査	測定不可	30/36(83.3%)
	Trail Making Test(TMT)	測定不可	Part A 108秒 Part B 206秒
うつ・アパシー	やる気スコア	26/42	12/42
	Hamiltonうつ病評価尺度	14点	7点
記憶	数字順唱・逆唱	順4桁－逆2桁	順8桁－逆4桁
	三宅式記銘力検査 　　有関係 　　無関係	 2-2-3 0-0-1	 5-7-8 2-2-3
	Rey-Osterrieth複雑図形検査	測定不可	模写　28/36 3分後再生　15/36
	個人史	比較的良好	良好

すると把握行為がやや減弱することから，反射的運動の非生起状態を作り出すことを目的とし，道具を用いた触刺激と他動的ROM訓練を反復して行った．また振動刺激[7]を用いたのちに，意図的な運動を可能にするための口頭指示での促しを図った．これらの治療法の併用により把握現象や運動保続は徐々に減弱し，日常生活ではみられなくなった．

衝動的な行動も，把握現象や運動保続の減退とともにみられなくなった．感情障害が小脳出血に起因する症状であることを医療スタッフおよび家族と情報共有し，易怒性が強いときには時間をおき落ち着かせてからかかわる等の対応[8,9]も効果的であった．

歩行はT字杖と緊縛帯にて監視下レベルとなり，ADLでは，排泄，更衣，整容は自立し，Barthel Index 80点と大きく改善した．入院時測定不可であった簡易上肢機能検査（Simple Test for Evaluating Hand Function；STEF）は，入院4カ月後で右78点，左93点となった．

(2) 発動性障害

リハ意欲が低く，「下を向いて目を合わせようとしない」「表情が乏しい」等の精神活動の低下と持続的な食欲の低下が観察された．

発動性障害には，意識障害の可能性を視野に入れながらも，脳損傷者では前頭葉（内側部）機能低下に由来した情動活動の低下を疑わねばならない．この場合には，抗うつ薬投与による改善は少なく，むしろ生活や訓練に対する心理的な介入（肯定的フィードバックや行動療法）を図り，環境調整をすることが必要である．また，ドパミン作動性ニューロンの活性を増強するアマンタジン[10]や中枢刺激剤であるメチルフェニデートの投与により活動性の向上を期待できる．

本症例に対しては，アマンタジン投与を行った（少量から始めて漸増）．薬剤の効果は著明で，意識レベルや覚醒時間の向上が得られた．ところが，入院2カ月後に，暴言や看護ケアへの抵抗がみられ，興奮や感情失禁も観察された．アマンタジンを中止するとともに向精神薬を一時的に少量投与して対応した．

入院4カ月後には，知能に関する検査の改善も得られた（表）．また，やる気スコアやHamiltonうつ病評価尺度では標準値となった（表）．

言語は，小脳性構音障害の改善とともに日常会

話ではほとんど支障がなくなった．利き手である右手指の運動失調が若干残存するため書字にわずかな問題が残った．

(3) 記憶障害

記憶に関してもリハと前述の薬剤効果が得られ改善がみられた（表）．主なリハプログラムは，反復練習法，外的補助手段の使用（手帳，日記），グループ訓練法を用いた．

意味記憶と手続き記憶は，リハ開始4カ月後には日常生活で問題の生じない程度に保たれていた．即時記憶である数字の順唱・逆唱は，正常範囲となり，遠隔記憶である個人史も良好になった．入院初期から著しかったエピソード記憶の障害については，三宅式記銘力検査ではリハ開始4カ月後にても残存し，言語性前向性健忘が示唆された．Rey-Osterrieth複雑図形検査でも同様に視覚性前向性健忘の残存が示唆された．

エピソード記憶の障害には，従来の直接刺激法は有効ではなく，むしろ外的なキュー，記憶術，内的な記憶戦略を用いた代償法が有効であることが示されている[11]．本症例に対して最も有効性が期待される代償手段は，外的補助具の利用であった．できるだけ簡単なものを用い，繰り返し練習することによって手続きとして記憶するよう心掛けた．

考察

行為抑制障害とは，脳損傷によってある種の行為が刺激に対して意思とは無関係に発現してしまう症候である．前頭葉からの抑制が解除されることにより，下位に位置する機能あるいは反射弓が活性化されるために生じる[12]と考えられており，把握反射や本態性把握反応，alien hand sign，道具の強迫的使用現象等が含まれる[13]．これらは本来行うはずのない行為が脳損傷により出現したものであり，麻痺や失語等の陰性症状に対し陽性症状といわれる．陽性症状はリハの阻害因子となり，ADLの自立等予後にも影響を大きく与える．本症例のリハを進めて行くうえでは陽性症状の軽減・除去を第一の目標としその効果を得た．

CCASによる行動障害を含む高次脳機能障害は，前頭葉症状としての脱抑制に由来するものと考えられる．留意する点のひとつは，意識レベルの改善とともに感情障害が顕在化することがあることである[8]．本症例でも同様の場面があり，薬剤投与や家族指導で良好な経過が得られた．上手な薬物療法や医療スタッフの対応で改善を図ることができると考えられる．

本症例の前頭葉症状は，頭部CT/MRIで前頭葉に異常所見がなく，脳血流SPECTで左側優位の両側前頭葉の集積低下が認められたことから，小脳出血による小脳と大脳皮質連合野との線維連絡の障害，すなわちCCASによると考えられた．リハ医療において小脳単独病変では，意識障害や運動失調，筋緊張の低下等の運動機能障害が前面に現れるため，前頭葉症状に気づかれにくい[1,9]．リハ介入当初からCCASを念頭においたリハ[8]を実施したことが良好な経過をもたらしたと考えられた．CCASによる行動障害等の高次脳機能障害は，リハ介入によってある程度の改善を促進できる可能性も示唆される．CCASという病態を早期に正確に判断し，リハプログラムを練る姿勢が重要といえる．前頭葉は，認知的階層構造の中でより上位のレベルに位置しており，注意，知覚，記憶，運動，言語等の多彩な認知機能を統合ないしは制御する機能をもっていることから，個々に応じたリハの対応も必要であるといえる．

（松元秀次）

★ 文献

1) 山口修平：小脳と認知機能．神経進歩 **44**：810-819, 2000.
2) Schmahmann JD, Sherman JC：The cerebellar cognitive affective syndrome. *Brain* **121**：561-579, 1998.
3) Middleton FA, Strick PL：Anatomical evidence for cerebellar and basal ganglia involvement in higher cognitive function. *Science* **266**：458-461, 1994.
4) Stuss DT, Benson DF：The Frontal Lobes, Raven Press, New York, 1986.

5) 濱中淑彦：人格，行動，情動障害．Clin Neurosci **8**(7)：752-758, 1990.
6) 渡辺佳弘・他：多彩な行為抑制障害を呈した1例のリハビリテーション経過．総合リハ **25**(6)：575-578, 1997.
7) Noma T, Matsumoto S et al：Anti-spastic effects of the direct application of vibratory stimuli to the spastic muscles of hemiplegic limbs in post-stroke patients. *Brain Injury* **23**：623-631, 2009.
8) 伊藤俊幸・他：Cerebellar cognitive affective syndromeと考えられた1症例に対するリハビリテーションの経験．作業療法 **30**：619-625, 2011.
9) 工藤由理・他：小脳出血後，認知，感情，行動障害がリハビリテーションの障害となった1例．*Jpn J Rehabil Med* **42**：463-468, 2005.
10) Reekum VR et al：Amantadine for the amotivational syndrome in a patient with traumatic brain injury. *Brain Injury* **9**：49-53, 1995.
11) Wilson BA, Watson PC：A practical framework for understanding compensatory behaviour in people with organic memory impairment. *Memory* **4**：465-486, 1996.
12) 森 悦郎, 山鳥 重：alien hand sign. 精神科MOOK 神経心理学（鳥居方策編），金原出版，1993, pp153-161.
13) 平山惠造：前頭葉病変と行為障害．神経心理 **9**：2-12, 1993.

column

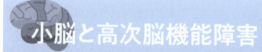

小脳と高次脳機能障害

　近年，小脳の幅広い高次脳機能への関与が示唆されており，小脳機能が運動制御以外にも及ぶことが明らかになってきた．ここでは，小脳の障害による高次脳機能障害について，解剖学的知見と臨床的知見および脳機能画像からの知見を示し，今後の課題について述べる．

　小脳が高次脳機能に関与することの解剖学的根拠として，高次脳機能を司る前頭前野や頭頂葉皮質，側頭葉と小脳とを連結する回路の存在がある．小脳はこうした大脳皮質から橋を介して入力を受け，視床を介して大脳の同じ領域に投射し，それぞれの大脳領域と閉じたループ構造をとると考えられている[1]．

　小脳の高次脳機能への関与について，1990年頃よりさまざまな臨床的検討が行われてきた．小脳病変をもつ患者における遂行機能障害や，右小脳病変をもつ患者での失語や失行性失書[2,3]，左小脳病変をもつ患者での視覚認知障害の報告[4,5]がある他，感情表現の減少や子どもじみた行動等といった情動制御の障害が小脳虫部に病変をもつ患者で認められる．また，自験例では右小脳梗塞に伴いエピソード記憶の障害を呈した症例がある[6]．Schmahmannらは小脳損傷に伴う高次脳機能障害として，遂行機能，言語機能，空間認知，情動制御の機能障害を挙げ「小脳性認知・情動症候群（cerebellar cognitive affective syndrome；CCAS）」という疾患概念を提唱した[7]．また，近年は自閉症スペ

クトラム障害や統合失調症といった社会的認知や情動の障害を示す疾患に小脳が関与することが注目されている[1]．

　脳機能画像研究では，さまざまな高次脳機能課題に伴う小脳の活動が報告されてきた．遂行機能には小脳皮質の第一脚，第二脚が関与しており，特に右側の第一脚，第二脚は言語性ワーキングメモリーの主要なプロセスを司り，さらに言語の習得や取り出し，流暢性にも関与することが示唆されている．また，右第VI半球小葉も言語機能との関与が考えられている．一方で，視覚空間認知には左第VI半球小葉の関与が示唆されている[1]．このように小脳半球の機能的な左右差は，大脳でのそれとは逆であり，それぞれ反対側の半球とループを形成している影響が考えられる．また，情動制御への関与は，小脳虫部後葉と前頭前野を結ぶループや辺縁系領域との機能的結合が関連すると考えられる．社会認知に関しては，小脳後葉，特に第一脚での活動が，社会的な推測を要求するタスクにおいて増加することが示されている．エピソード記憶については報告が限られるが，小脳自体が関与している可能性と，小脳からの投射を受ける視床の機能低下を反映している可能性が考えられる[6]．

　このように小脳の高次脳機能について，大脳との連関にその解剖学的基礎を求める考え方に対して，小脳自体がなんらかの役割をもつとする意見もある．すなわち，小脳皮質は運動制御において「内部モデル」[8]の理論に基づいて制御対象のシミュレーションを行うと考えられているが，高次脳機能においても同様のメカニズムによって，迅速で正確な情報処理を可能にしているという考え方である．Schmahmannらは，小脳病変による高次脳機能障害を「思考の測定障害」と比喩しており[9]，内部モデルの理論に通じる考え方を示唆している可能性がある．現在，小脳性の高次脳機能障害と大脳が障害された際の症状とに違いがあるかどうかは不明であり，その違いについて明らかにすることが，小脳自体が何らかの役割をもつかどうかを解明するうえで重要である．また，小脳性の高次脳機能障害は，同程度の病変でも症例間での症状の差異が大きい理由も不明である．

　今後，小脳損傷の患者に対して医療者が高次脳機能を意識的に評価し，その結果を蓄積することで障害のメカニズムの解明を進めるとともに，個々の患者に対して適切なリハビリテーションにつなげていくことが重要である[10]．

〈中元ふみ子，武田克彦〉

★文献

1) Sokolov AA et al：The Cerebellum：Adaptive prediction for movement and cognition. Trends Cogn Sci **21**(5)：313-332, 2017.
2) Mariën P et al：Cerebellar induced aphasia：case report of cerebellar induced prefrontal aphasic language phenomena supported by SPECT findings. J Neurol Sci **144**：34-43, 1996.
3) Mariën P et al：Apraxic agraphia following a right cerebellar hemorrhage. Neurology **69**：926-929, 2007.
4) Wallesch CW et al：Logn-term effects of cerebellar pathology on congitive functions. Brain Cogn **14**：19-25, 1990.
5) Gottwald B et al：Evidence for distinct cognitive deficits after focal cerebellar lesions. J Neurol Neurosurg Psychiatry **75**：1524-1531, 2004.
6) Nakamoto FK et al：Memory impairment following right cerebellar infarction：a case study. Neurocase **21**(5)：660-664, 2015.
7) Schmahmann JD et al：The cerebellar cognitive affective syndrome. Brain **121**：561-579, 1998.
8) Kawato M, Gomi H：A computational model of four regions of the cerebellum based on feedback-error learning. Biol Cybern **68**：95-103, 1992.
9) Schmahmann JD：Dysmetria of thought：clinical consequences of cerebellar dysfunction on cognition and affect. Trends Cogn Sci **2**(9)：362-371, 1998.
10) 東山雄一，田中章景：小脳と高次脳機能．神経内科 **78**(6)：667-673, 2013.

巻末付録

高次脳機能障害相談窓口の情報

（国立障害者リハビリテーションセンター WEB サイトより，平成 30 年 5 月 28 日現在）

地域		支援拠点機関	郵便番号	住所	電話番号
北海道	北海道	北海道大学医学部附属病院	060-8648	札幌市北区北 14 条西 5 丁目	011-716-1161
		NPO 法人コロポックルさっぽろ	062-0051	札幌市豊平月寒東 1 条 17 丁目 5-39	011-858-5600
		NPO 法人 Re～らぶ	003-0023	札幌市白石区南郷通 7 丁目北 5-29 スタジオセブン 2F	011-868-7844
		こころのリカバリー総合支援センター	003-0029	札幌市白石区平和通 17 丁目北 1-13	011-861-6353
		北海道渡島保健所	041-8551	函館市美原 4 丁目 6-16	0138-47-9547
		北海道江差保健所	043-0043	檜山郡江差町字本町 63 番地	0139-52-1053
		北海道八雲保健所	049-3112	二海郡八雲郡末広町 120	1367-63-2168
		北海道江別保健所	069-0811	江別市錦町 4 番地 1	011-383-2111
		北海道千歳保健所	066-8666	千歳市東雲町 4 丁目 12	0123-23-3175
		北海道倶知安保健所	044-0001	虻田郡倶知安町北 1 条東 2 丁目	0136-23-1957
		北海道岩内保健所	045-0022	岩内郡岩内町字清住 252-1	0135-62-1537
		北海道岩見沢保健所	068-8558	岩見沢市 8 条西 5 丁目	0126-20-0100
		北海道滝川保健所	073-0023	滝川市緑町 2 丁目 3 番 31 番	0125-24-6201
		北海道深川保健所	074-0002	深川市 2 条 18 番 6 号	0164-22-1421
		北海道室蘭保健所	051-8555	室蘭市海岸町 1 丁目 4 番 1 号	0143-24-9847
		北海道苫小牧保健所	053-0021	苫小牧市若草町 2 丁目 2-21	0144-34-4168
		北海道浦河保健所	057-0007	浦河町東町ちのみ 3 丁目 1 番 8 号	0146-22-3071
		北海道静内保健所	056-0005	日高郡新ひだか町静内こうせい町 2 丁目 8 番 1 号	0146-42-0251
		北海道上川保健所	079-8610	旭川市永山 6 条 19 丁目 1-1	0166-46-5992
		北海道名寄保健所	096-0005	名寄市東 5 条南 3 丁目 63 番地 38	01654-3-3121
		北海道富良野保健所	076-0011	富良野市末広町 2 番 10 号	0167-23-3161
		北海道留萌保健所	077-0027	留萌市住ノ江町 2 丁目 1-2	0164-64-8327
		北海道稚内保健所	097-8525	稚内市末広 4 丁目 2 番 27 号	0162-33-3704
		北海道北見保健所	090-8518	北見市青葉町 6 番 6 号	0157-24-4171
		北海道網走保健所	093-8585	網走市北 7 条西 3 丁目	0152-41-0698
		北海道紋別保健所	094-8642	紋別市南が丘町 1 丁目 6 番地	0158-23-3108
		北海道帯広保健所	080-0803	帯広市東 3 条南 3 丁目	0155-26-9084
		北海道釧路保健所	085-0038	釧路市花園町 8 番 6 号	0154-22-1233
		北海道根室保健所	087-0009	根室市弥栄町 2 丁目 1 番地	0153-23-5161
		北海道中標津保健所	086-1001	中標津町東 1 条南 6 丁目 1-3	0153-72-2168
東北地方	青森県	財団法人黎明郷 弘前脳卒中・リハビリテーションセンター	036-8104	弘前市扇町 1 丁目 2 番地 1	0172-28-8220
	岩手県	いわてリハビリテーションセンター	020-0503	岩手郡雫石町七ツ森 16 番地 243	019-692-5800
	宮城県	宮城県リハビリテーション支援センター	981-1217	名取市美田園 2-1-4　まなウエルみやぎ	022-784-3592
		東北医科薬科大学病院	983-0005	仙台市宮城野区福室 1-12-1	022-259-1221
	秋田県	秋田県立病院機構リハビリテーション・精神医療センター	019-2413	大仙市協和上淀川字五百刈田 352 番地	018-892-3751

地域		支援拠点機関	郵便番号	住所	電話番号
東北地方	山形県	国立病院機構山形病院	990-0876	山形市行才126番地の2	023-681-3394
		山形県立庄内高次脳機能障がい者支援センター(鶴岡協立リハビリテーション病院内)	997-0346	鶴岡市上山添字神明前38	0235-57-5877
	福島県	一般財団法人脳神経疾患研究所附属総合南東北病院	963-8052	郡山市八山田7丁目115	024-934-5680
		社会医療法人秀公会あづま脳神経外科病院	960-1101	福島市大森字柳下16-1	024-544-3650
		公益財団法人会田病院	969-0213	西白河郡矢吹町本町216	0248-42-2370
		一般財団法人竹田健康財団竹田綜合病院	965-0876	会津若松市山鹿町3-27	0242-29-9898
		公益財団法人ときわ会常磐病院	972-8322	いわき市常磐上湯長谷町上ノ台57	0246-43-7164
関東甲信越地方	茨城県	茨城県高次脳機能障害支援センター	300-0394	稲敷郡阿見町阿見4669-2	029-887-2605
	栃木県	栃木県障害者総合相談所	320-0065	宇都宮市駒生町3337-1	028-623-6114
		栃木県立リハビリテーションセンター	320-0065	宇都宮市駒生町3337-1	028-623-6101
	群馬県	前橋赤十字病院	371-0014	前橋市朝日町3-21-36	027-224-4585
	埼玉県	埼玉県高次脳機能障害者支援センター(埼玉県総合リハビリテーションセンター内)	362-8567	上尾市西貝塚148-1	048-781-2236
	千葉県	千葉県千葉リハビリテーションセンター	266-0005	千葉市緑区誉田町1-45-2	043-291-1831
		旭神経内科リハビリテーション病院	270-0022	松戸市栗ヶ沢789-1	047-385-5566
		亀田リハビリテーション病院	296-0041	鴨川市東町975番地2	04-7093-1400
	東京都	東京都心身障害者福祉センター	162-0823	新宿区神楽河岸1-1 東京都飯田橋庁舎(セントラルプラザ)12階~15階	03-3235-2955
	神奈川県	神奈川県総合リハビリテーションセンター	243-0121	厚木市七沢516	046-249-2602
	新潟県	新潟県精神保健福祉センター	950-0994	新潟市中央区上所2-2-3	025-280-0114
	山梨県	甲州リハビリテーション病院	406-0032	笛吹市石和町四日市場2031	055-262-3121
	長野県	長野県立総合リハビリテーションセンター	381-0008	長野市下駒沢618-1	026-296-3953
		佐久総合病院	384-0301	佐久市臼田197	0267-82-3131
		桔梗ヶ原病院	399-6461	塩尻市宗賀1295	0263-54-0012
		健和会病院	395-0801	飯田市鼎中平1936	0265-23-3116
東海地方	岐阜県	岐阜県精神保健福祉センター(岐阜県障がい者総合相談センター内)	502-0854	岐阜市鷺山向井2563-18	058-231-9724
		木沢記念病院	505-8503	美濃加茂市古井町下古井590	0574-25-2181
	静岡県	社会福祉法人明光会 サポートセンターコンパス北斗	421-1211	静岡市葵区慈悲尾180	054-278-7828
		社会福祉法人天竜厚生会 相談支援事業所きずな	434-0015	浜松市浜北区於呂4201-6	053-583-1148
		社会福祉法人誠信会 地域生活支援センターせふりー	417-0801	富士市大渕2710-1	0545-32-8830
		社会福祉法人農協共済中伊豆リハビリテーションセンター 障害者生活支援センターなかいずリハ	410-2507	伊豆市冷川1523-108	0558-83-2195

巻末付録

巻末付録

地域		支援拠点機関	郵便番号	住所	電話番号
東海地方	静岡県	社会福祉法人 M ネット東遠 相談支援事業所 M ネット	436-0079	菊川市赤土 1660-1	0537-29-8970
		社会福祉法人十字の園　オリブ	410-3624	賀茂郡松崎町江奈 157	0558-43-3131
	愛知県	名古屋市総合リハビリテーションセンター	467-8622	名古屋市瑞穂区弥富町字密柑山 1-2	052-835-3811
	三重県	三重県身体障害者総合福祉センター	514-0113	津市一身田大古曽 670-2	059-231-0155
北陸地方	富山県	富山県リハビリテーション病院・子ども支援センター	931-8517	富山市下飯野 36	076-438-2233
	石川県	石川県リハビリテーションセンター	920-0353	金沢市赤土町二 13-1	076-266-2860
	福井県	福井総合病院	910-8561	福井市江上町 58-16-1	0776-59-1300
近畿地方	滋賀県	滋賀県障害者医療福祉相談モール	525-0072	草津市笠山 8-5-130	077-561-3486
	京都府	京都府リハビリテーション支援センター	602-8566	京都市上京区河原町通広小路上る梶井町 465	075-221-2611
		京都市高次脳機能障害者支援センター	604-8854	京都市中京区壬生仙念町 30 番地	075-823-1658
	大阪府	障がい者医療・リハビリテーションセンター（大阪府高次脳機能障がい相談支援センター）	558-0001	大阪市住吉区大領 3-2-36	06-6692-5262
		堺市立健康福祉プラザ生活リハビリテーションセンター 指定管理者（社福）堺市社会福祉事業団	590-0808	堺市堺区旭ヶ丘中町 4 丁 3 番 1 号	072-275-5019
	兵庫県	兵庫県立総合リハビリテーションセンター	651-2134	神戸市西区曙町 1070	078-927-2727
	奈良県	奈良県障害者総合支援センター 高次脳機能障害支援センター	636-0345	磯城郡田原本町大字多 722 番地	0744-32-0200
	和歌山県	和歌山県子ども・女性・障害者相談センター	641-0014	和歌山市毛見 1437 番地の 218	073-441-7070
中国地方	鳥取県	医療法人十字会　野島病院 高次脳機能センター	682-0863	倉吉市瀬崎町 2714-1	0858-27-0205
	島根県	エスポアール出雲クリニック	693-0051	出雲市小山町 361-2	0853-21-9779
	岡山県	川崎医科大学附属病院	701-0114	倉敷市松島 577	086-462-1111
		社会福祉法人　旭川荘	700-0952	岡山市北区平田 407	086-245-7361
	広島県	広島県立障害者リハビリテーションセンター	739-0036	東広島市西条町田口 295-3	082-425-1455
	山口県	山口県立こころの医療センター 高次脳機能障害支援センター	755-0241	宇部市東岐波 4004-2	0836-58-1218
四国地方	徳島県	徳島大学病院	770-0042	徳島市蔵本町 2 丁目 50-1	088-631-3111
	香川県	かがわ総合リハビリテーションセンター	761-8057	高松市田村町 1114 番地	087-867-7686
	愛媛県	松山リハビリテーション病院	791-1111	松山市高井町 1211 番地	089-975-7431
	高知県	高知ハビリテーリングセンター	781-0313	高知市春野町内ノ谷 63-6	088-842-1921
九州沖縄地方	福岡県	福岡県障がい者リハビリテーションセンター	811-3113	古賀市千鳥 3-1-1	092-944-2011
		久留米大学病院	831-0011	久留米市旭町 67	0942-35-3311
		産業医科大学病院	807-8556	北九州市八幡西区医生ヶ丘 1-1	093-603-1611
		福岡市立心身障がい福祉センター	810-0072	福岡市中央区長浜 1 丁目 2-8	092-721-1611
	佐賀県	佐賀大学医学部附属病院	849-0937	佐賀市鍋島 5 丁目 1 番 1 号	0952-34-3482

地域		支援拠点機関	郵便番号	住所	電話番号
九州沖縄地方	佐賀県	佐賀県高次脳機能障害者相談支援センター　ぷらむ (一般社団法人ぷらむ佐賀) (一般社団法人ぷらむ佐賀内)	849-0924	佐賀市新中町8番20 リファイン佐賀裏	0952-65-3351
	長崎県	長崎こども・女性・障害者支援センター	852-8114	長崎市橋口町10-22	095-844-5515
	熊本県	熊本県高次脳機能障害支援センター	860-8556	熊本市本荘1丁目1番1号	096-373-5784
	大分県	農協共済別府リハビリテーションセンター	874-8611	別府市大字鶴見字中山田1026-10	0977-67-1711
		諏訪の杜病院	870-0945	大分市大字津守888番地の6	097-567-1277
	宮崎県	宮崎県身体障害者相談センター (宮崎県総合保健センター内)	880-0032	宮崎市霧島1丁目1番地2	0985-29-2556
	鹿児島県	鹿児島県精神保健福祉センター	890-0021	鹿児島市小野1丁目1番1号	099-228-9568
	沖縄県	沖縄リハビリテーションセンター病院	904-2173	沖縄市比屋根2-15-1	098-982-1777
		平安病院	901-2111	浦添市字経塚346	098-877-6467

高次脳機能障害関連学会

(各学会WEBサイトより，平成30年10月現在)

学会名	事務局	連絡先
日本高次脳機能障害学会	〒133-0052 東京都江戸川区東小岩2-24-18　江戸川病院内	TEL：03-3673-1557 FAX：03-3673-1512
日本音声言語医学会	〒112-0004 東京都文京区後楽2-3-10　白王ビル5F	TEL：03-5684-5958 FAX：03-5684-5954
日本耳鼻咽喉科学会	〒108-0074 東京都港区高輪3-25-22	TEL：03-3443-3085 　　　　　　-3086 FAX：03-3443-3037
日本小児神経学会	〒162-0055 東京都新宿区余丁町8-16 ネオメディトピア4F	FAX：03-3351-4067
日本神経心理学会	〒114-0024 東京都北区西ヶ原3-46-10　株式会社杏林舎内	FAX：03-3910-4380
日本神経治療学会	〒130-0012 東京都墨田区太平4-6-17 シェグランほり川209号室	TEL：03-5610-1350 FAX：03-5610-1360
日本聴覚医学会	〒105-0012 東京都港区芝大門1-4-4　ノア芝大門405	TEL：03-5777-6310 FAX：03-5777-4605
日本脳神経外科学会	〒113-0033　東京都文京区本郷5-25-16 石川ビル4階・6階	TEL：03-3812-6226 FAX：03-3812-2090
日本脳卒中学会	〒101-0044　東京都千代田区鍛冶町一丁目10番4号 丸石ビルディング4階	TEL：03-3251-6800 FAX：03-3251-6700
日本脳卒中の外科学会	〒980-8574　仙台市青葉区星陵町1-1　東北大学大学院医学系研究科神経・感覚器病態学講座神経外科学分野	TEL：022-717-7230 FAX：022-717-7233
日本老年精神医学会	〒162-0825　東京都新宿区神楽坂4-1-1 オザワビル2F	TEL：03-5206-7434 FAX：03-5206-7757
認知神経科学会	〒222-0036 神奈川県横浜市港北区小机町3211 労働者健康安全機構横浜労災病院神経内科内	FAX：045-473-5257

索　引

あ

アセチルコリン　279, 280, 281, 282
アパシー　88, 115, 269
　　──の診断基準　89
アプリ利用　350
アミタールテスト　94
アラートネス　6, 11
アルツハイマー病（AD）
　　151, 280, 281
新しい道具の使用　64
誤りなし学習　357, 358, 368, 379
安全運転義務　298
安楽尿器　357

い

インターネット情報　352
インフルエンザ脳症　125
医療機関　302
医療保険制度　315
依存的行動　271
意思確認　303
意図の抗争　103
意図性　386
意図的制御　259, 386
意味記憶　72
意味処理過程　343
意味性錯語　49
意味性錯読　237
意味性認知症（SD）　53, 64, 153
意味知識　64
意欲　343
　　──の指標　270
意欲・発動性の低下　269
閾値の上昇　336
一酸化炭素中毒　132

う

ウィスコンシンカード分類検査
　　250, 261
ウィリアムズ症候群　162
ウエクスラー記憶検査改訂版
　　（WMS-R）　152, 251
ウエクスラー成人知能検査
　　（WAIS-Ⅲ）　152, 252
ヴィゴツキー・カテゴリー検査　262
うつ　199
うつ状態　270
うつ病　91
運転行動モデル　296
運転者の義務　299
運転適性相談　297
運転適性評価　299
運動ニューロン疾患型前頭側頭型
　　認知症（FTD-MND）　154
運動プログラム　358
運動維持困難　94
運動覚ストラテジー　346
運動覚性促通　345
運動視の障害　27
運動失語　52
運動消去現象　216
運動無視　24, 216
運動無視の症状　24
運動無視症状に対する評価方法
　　216

え

エピソード記憶　72, 324
エラーレス学習　253, 347
エンパワメント　347
遠隔記憶　70
遠近視の障害　27

お

押韻判定　229
横側頭回　48
大磯二重課題　197
音韻の訓練　228
音韻意識課題　229
音韻失書　236
音韻失読　230, 236
音韻性錯語　49
音韻性失名詞　49
音韻操作課題　229
音楽認知・表現　337
音楽無感症　42
音楽療法　45
音読　236

か

カテコールアミン　280
カロリックテスト　95
下頭頂小葉　20
加齢　280
仮性球麻痺　59
仮名ひろいテスト　197
仮名文字訓練　230
書取　236
家族会　318
過小評価　342
過労運転等の禁止　298

画像検査　339
介護者評価の日本語版（AES-I-J）
　　270
介護保険制度　313
介護保険優先利用　322
会話の開始　281
改善機序　386
改訂長谷川式簡易知能評価スケール
　　（HDS-R）　217
海馬硬化症を伴う内側側頭葉
　　てんかん　159
外言語　379
外傷性くも膜下出血　119
外傷性正常圧水頭症　118, 122
外傷性脳室内出血　119
外傷性脳損傷　323
外傷性脳内血腫　119
外側後頭側頭葉　66
外的補助具　250, 255
外来通院治療プログラム　10
概念系　62
概念失行　65
角回　54
角回病変　54
拡散テンソル解析　180, 181
拡散強調画像　180
拡散光トモグラフィ　179
拡大代替コミュニケーション
　　（AAC）　351
覚醒　280
覚醒下手術　235
覚度　6, 11
学習障害　294
楽譜の失読失書　56
活動・参加面　345
間隔伸張法（SR法）　253, 347, 378
間欠型一酸化炭素中毒　132
間代発作　158
間脳　75
喚語困難　49
感覚失語　52
感覚統合療法　293
関係者支持型治療介入　263
緩徐進行性肢節運動失行症　65
緩徐進行性失語　53
監督的注意システム　259
環境依存症候群　259
環境因子　349
環境音失認　40, 225

環境音認知検査	337	グループ療法	275	口腔ケア	355, 356, 357
環境調整	271, 276, 344, 379	工夫	304	行為の知識	63
環境調整型治療介入	263	空間性の注意ネットワーク	12	行為抑制障害	388
簡易自動車運転シミュレーター（SiDS）	327	**け**		行動の計画と実行	260
観念運動失行	59, 61, 62, 353	計算障害	162	行動の水準	261
観念失行	59, 61, 62, 353, 357	経頭蓋磁気刺激	115	行動の評価と修正・効率化	261
眼窩前頭皮質	87	軽度意識障害	199	行動結果の客観化	264
眼窩部	13	軽度外傷性脳損傷	194	行動障害型前頭側頭型認知症（bvFTD）	153
き		軽度知的障害	293	行動評価尺度	198
キーワード法	230, 238, 239	軽度認知障害（MCI）	75	行動変容型治療介入	263
気づき	250	欠神発作	158	行動変容療法	276
企業	308	血管性認知症（VaD）	152	行動療法的対応	271
机上検査	210	見当識障害	73	交叉触点定位	102
記憶	280	健忘	378	交叉性視覚性運動失調	102
記憶システム	382	健忘失語	53	抗アンフィフィジン抗体	128
記憶更新検査	195	健忘症候群	70	抗コリンエステラーゼ抑制薬	281
記憶錯誤	73	権利擁護	314	抗コリン薬	280
記憶障害	70, 249, 345, 372, 378, 388, 389	言語	281	抗ドーパミン性向精神薬	281
——への対応	346	言語—運動連合障害性失行	68	抗GAD抗体	128
記号素性錯語	112	言語モダリティ	227	抗Hu抗体	127
基音	39	言語音消去現象	100	抗NMDA受容体脳炎	128
基本周波数	39	言語機能	281	後天性脳損傷	286
規則化錯読	237	言語性短期記憶	50	後発射	191
規則語	237	言語性半球内解離性失行	65	高額療養費	315
機能回復予後	292	言語聴覚士	342	高次視知覚検査	217
機能改善型治療介入	263	言語能力	342	高次脳機能障害	286
機能障害	349	原発性進行性失語（PPA）	53	高次脳機能障害支援モデル事業	267
機能的自立度評価法	292	現実認識	343	高次脳機能障害者	350
機能的MRI	115	現職復帰	304, 342	硬膜下水腫	118
拮抗失行	103	**こ**		構音障害	47
逆説的難易度効果	196	コネクショニスト・モデル	3	構音動作の訓練	229
逆転視	27	コネクトーム解析	183	構成障害	216
逆向性健忘	71, 325	コミュニケーション用支援機器	347	——に対する評価方法	217
弓状束	52	コリン	282	構文の訓練	232
休職期間	304	コリンエステラーゼ阻害薬	15	**さ**	
急性硬膜下血腫	119	コリン作動薬	4	左右識別障害	56
急性硬膜外血腫	119	コリン薬	280	作業記憶	358
急性症候性発作	156	コントラスト感度	37	作業場面評価	305
急性脳症	286	古典の失行	243	作動記憶	71, 255
嗅覚検査	145	古典分類	51	作話	73
教示	275	固執性	271	再建	2, 203, 204
強直間代発作	158	個人因子	347	再組織化	2, 203, 207
強直発作	158	語彙・意味の訓練	227	再編成	2
競合性抑制	4	語彙化錯読	237	最高次脳機能	383
局所酸素消費量（CMRO$_2$）	187	語彙性失名詞	49	錯語	49
局所脳血流量（CBF）	187	語彙判断課題	343	産業医	304
近時記憶	70	語音同定のレベル	343	産生系	62
近赤外線スペクトロスコピー	178	語音弁別検査	225	酸素摂取率（OEF）	187
く		語義失語	53	**し**	
グラスゴー・ピッツバーグ脳機能・全身機能カテゴリー	133	語義聾	49	シナプス再モデル化	3
		語形聾	49	シミュレーション	67
		語性錯語	49		
		語聾	48		

シミュレーター訓練	329	——の水平図式	61	上中下検査	195
ジェスチャー訓練	358	失行症	241	状況判断	342
ジョブコーチ	315	失書	56	情動コントロールの障害	270
支援機関連携	306	失読失書	51, 54, 345, 348	情動認知	87
刺激法	5	失認	33, 39	情動表出	87
肢節運動失行	59, 64	失名詞失語	53	職業準備支援	315
視運動性刺激	214	実行機能	281	職業復帰	326
視覚失語	33	実行機能障害	281	職場適応援助者	315
視覚消去現象	329	実行認知機能	281	触覚性失読	100
視覚性運動失調	28, 29, 110	実車評価	300	心的外傷後ストレス障害	278
視覚性形態失認	35	社会資源	302	心理安定型治療介入	263
視覚性錯読	237	社会的行動障害	90	身体運動セット変換法	384
視覚性失見当	30	若年性ミオクロニーてんかん	159	身体障害者手帳	312
視覚性失語	167	手指失認	56	神経回路	358
視覚性失認	33, 220, 330	受容性失音楽	40	神経構造特性	386
視覚性知覚転位	27	終夜脳波	145	神経心理ピラミッド	11
視覚性注意障害	28	就労移行支援	315	神経心理学的検査	292, 305
視覚性半球内解離性失行	65	就労継続支援	302, 315	神経精神 SLE	126
視覚走査訓練	213	就労年齢	302	神経伝達機能	186
視覚認知訓練	331, 332	純音聴力検査	225	神経伝達物質	4
視覚認知障害	287, 288, 333	純粋語唖	48	神経発達的アプローチ	293
視空間失認	27	純粋語聾	40, 225	神経疲労	293
視空間性ワーキングメモリー不良	162	純粋自律神経障害 (PAF)	146	振動刺激	390
視空間認知障害	27, 327, 328	純粋失書	51, 231	進行性核上性麻痺 (PSP)	138, 147, 280
視野欠損	37	純粋失読	51, 230, 237, 345, 345	進行性非流暢性失語 (PNFA)	53, 153
試行雇用	315	純粋発語失行	48		
自己活性化	88	純粋 AOS	48	深層失書	231, 236
自己教示法	264, 384	書字障害	239	深層失読	230, 236
自己行動の予測	264	書称	236	診断書	304
自己調整	259	小血管病変性認知症	153	新規就労支援	302
自己認識	96, 97	小児	286	**す**	
自動車の運転に支障を及ぼすおそれがある病気	296	小児欠神てんかん	159	ストラテジー訓練	358, 358
自動車運転適性評価	327	小児良性部分てんかん	158	ストループ・テスト	262
自動車保険	316	小脳出血	388	ストループ効果	196
自動性	386	小脳性認知・情動症候群 (CCAS)	392	ストレス	342
自動的制御	259, 386	小発作	158	スマートフォン	350, 351
自発的な使用低下	24	消去現象	21	遂行機能	255, 258, 383
自閉症スペクトラム障害	293, 294	症候性てんかん	156	遂行機能障害	80, 162, 199, 258, 260, 383
事故多発運転者	299	焦点性意識減損発作	158	——の治療介入	264
持続性注意	200	焦点性意識保持発作	157	——の評価法	261
時間分解計測法 (TRS)	179	焦点性注意	12	遂行機能障害者の心理と行動	261
磁化率強調画像	166	詳細な説明	342	遂行形式	259
失音楽症	42	傷病手当	316	——への負荷	264
失語	47, 353	傷病手当金	304, 315	遂行制御	259, 260
失語症	115, 281, 282, 330, 353	障害者雇用促進法	314	睡眠時無呼吸検査	145
——の回復	340	障害者総合支援法	312	睡眠障害	144
失語症者のコミュニケーションの有効性増進法 (PACE)	233	障害者手帳	304, 311	随伴発射	258
		障害認識	307	数唱	10
失行	59, 353	障害年金	304, 316	**せ**	
——の鑑別診断	60	障害福祉サービス	312	セイリアンスフィルター	13
——の誤反応	60	上行性投射路	283	セラピー	232
		上行性網様体系	12		

セロトニン	279, 282	**た**		聴覚的言語理解障害	339	
正の強化	271			聴覚的把持力	343	
正常圧水頭症	118, 122	ダイアスキシス	189	聴覚認知検査	336, 339	
生活訓練	313	他人の手徴候	103	聴覚認知障害	336	
生態学的妥当性	382	多発ラクナ梗塞性認知症	153	聴性誘発反応検査	336	
成人期発達障害	294	多発梗塞性認知症	152	聴皮質損傷	335	
制御	258	多様式失認	37	聴放線損傷	335	
制御機能障害	260	対人関係の障害	270	直接注意訓練	15	
制御資源	386	大小，長短の知覚障害	27	直接的刺激法	381	
制御障害	383	大脳皮質基底核変性症	148	陳述記憶	72	
制御性	386	大脳皮質変性症（CBS）	138	**つ**		
青斑核	280	大発作	158	通過症候群	117, 122	
精神緩慢	280, 281	代償	2, 203, 207	通勤手段	304	
精神刺激薬	10	代償手段	339	**て**		
精神疾患の診断・統計マニュアル		脱抑制	271	ティンカートイ・テスト	262	
第5版	151	脱力発作	158	てんかん	156	
精神障害者保健福祉手帳	312	単一症例実験計画法	265	手続き記憶	72	
精神性注視麻痺	28	単語の属性	236	低酸素性虚血性脳症	131	
脆弱X症候群	162	単語全体読み	237	低酸素性低酸素血症	131	
選択性注意	201	単純ヘルペス脳炎	124	低酸素脳症	131	
線分傾斜の知覚異常	27	淡蒼球	134	適性試験合格基準	329	
線分二等分試験	210	短期記憶	71	点頭てんかん	158	
全般性注意	10	**ち**		展望記憶	72, 250, 255, 372, 376	
全般性発作	158	地理的障害	30	展望記憶課題	372	
前向性健忘	71	知覚型視覚性失認	35	転換性注意	201	
前交通動脈瘤破裂くも膜下出血	378	治療介入パッケージ	265	伝導失語	52	
前庭神経刺激実験	95	治療介入の型	263	伝導失行	68	
前頭前野	280	遅発性低酸素性白質脳症（DPL）	132	電気眼振検査	145	
前頭側頭葉変性症（FTLD）	53, 153	遅発性脳虚血	112	**と**		
前頭葉	388	遅発性脳症	132	トイレ動作	355, 356, 357	
前頭葉機能	258	逐字読み	237	トップダウン	5	
前頭葉機能に関する行動評価尺度		着衣失行	364	トップダウン処理	342	
（FrSBe）	268	着衣障害	364	トップダウン制御	13, 381	
前頭葉機能検査	82, 268	中央実行系	13	トライアル	315	
前頭葉症状	391	注意	194, 280	ドーパミン	4, 279, 280, 281, 282, 283	
前頭葉障害	280	――による制御機能	11	ドーパミンアゴニスト	279, 282	
前頭葉損傷	82, 383	――の維持機能	11	ドーパミン系	281	
前頭連合野	120	――の機能的コンポーネント	14	ドーパミン受容体	280	
前脳基底部	75, 378	――の選択機能	11	ドーパミン性薬剤	281	
前脳基底部健忘例	373, 375, 376	――の変換	12	ドライビングシミュレータ	300	
前脳基底部例	372	注意機能	280	時計描画テスト	283	
そ		注意欠如・多動性障害	293, 294	倒錯視	27	
ソマティック・マーカー仮説	259	注意障害説	20, 283	統覚型	43	
阻害因子	349	注意制御	260	統覚型視覚性失認	35, 330	
素因性てんかん	157	注意力訓練	332	統合型視覚物体失認	36	
双極性障害	91	貯蔵庫	51	統合情報理論（IIT）	104	
相貌失認	37	長期記憶	71	統合情報量	104	
層状壊死	131, 134	重複記憶錯誤	110	頭頂・側頭連合野	121	
即時記憶	70	超皮質性運動失語	52, 281	頭部外傷	249	
促進因子	347, 349	超皮質性感覚失語	52	頭部外傷後精神病障害	90	
側頭葉健忘例	372, 376	超皮質性失語	52	同定	343	
側頭葉内側部	75	調整	304	動作の理解	64	
存在想起	372	聴覚性失認	39, 225, 335, 336, 337	道具の強迫的使用	103	

401

道具使用	63	脳浮腫	117	左手の失書	101, 360
特発性てんかん	157	脳梁梗塞	362	左手の触覚性呼称障害	100, 360
特発性正常圧水頭症(iNPH)	154	脳梁性失行	101	左手足の失行	360
特別支援教育	293	脳梁離断	362	筆談	335, 338
読字・書字の訓練	229	脳梁離断症候群	98	表出性失音楽	42
読話	337	脳梁離断症状	323	表象障害説	21
読話訓練	337	脳MRI画像	145	表層失書	231, 236

な

なぞり読み	237, 345, 346			表層失読	230, 236

は

内的ストラテジー	250, 253	ハノイの塔課題	262, 333	評価バッテリー	264
内容想起	372	パーキンソン病	138, 280, 281	標準意欲評価法(CAS)	270

に

日本語版前頭葉性行動質問表(FBI)		パーキンソン病認知症(PDD)	146	標準言語性対連合学習検査(S-PA)	
	268	パルス	180		251
日本脳外傷友の会	309	パントマイム失認	68	標準高次視知覚検査(VPTA)	221
日常記憶チェックリスト	252	把握反射	388	標準高次動作性検査(SPTA)	
日常生活自立支援事業	314	背外側部	13		217, 242
日常生活動作	353	背側円蓋部	13	標準失語症検査(SLTA)	
任意通報制度	297	背側経路	39		47, 331, 338
認知リハビリテーション	2	配置転換	342	標準注意検査法(CAT)	195
認知機能	279	配慮	304	病識	93, 273
認知訓練	2	倍音	39	病巣	66
認知行動療法	272	橋本脳症	126	病的泣き笑い	90
認知補助テクノロジー	255	発語失行	48, 162, 172	描画試験	210

の

ノルアドレナリン	4	発声	281	貧血性低酸素血症	131
ノルエピネフィリン		発達障害者支援法	293, 314	頻発する錯語	341
	279, 280, 281, 282	発達性ディスレクシア	236		

ふ

ノルエピネフィリンアゴニスト	281	発動性障害	388, 389	フラッシュカード方式	237
能力代償型治療介入	263	反復経頭蓋磁気刺激	115, 214	フロスティッグ視知覚認知訓練	332
能力補填型治療介入	263	半球内離断性肢節運動失行	65	フロスティッグ視知覚発達検査	
脳炎	124	半側空間無視	19, 210, 283, 327, 328		287, 331
脳外傷	289	──の経過	23	プラトー	343
脳外傷の認知―行動障害尺度		──の症状	19	プランニング	358
（TBI-31）	268	──の責任病巣	20	プリズム順応課題	212
脳幹網様体系	12	汎性注意	194	プログラム	358
脳機能マッピング	191	範疇化	48	不規則語	237

ひ

脳血流スペクトロスコピー	145	ピアサポート	310	賦活研究	67
脳血流SPECT	391	ひきこもり	344	復元	2, 203, 204
脳挫傷	118, 119	びまん性軸索損傷		復唱	50
脳腫瘍	291		120, 121, 122, 168, 323	復唱障害	341
脳循環	185	びまん性脳損傷	119, 121, 122	復職支援	302
脳小血管病	107	皮質電気刺激	191	福祉的就労	303
脳症	124	皮質聾	335, 337	腹側の流れ	33
脳振盪	119, 121, 122	非空間的な認知能力	23	腹側経路	39
脳卒中ドライバーのスクリーニング		非言語的認知機能障害	350	複合音	40
評価	300	非陳述記憶	72	複雑な視覚情報処理	347
脳卒中うつスケール(JSS-D)	270	非定型精神薬	281	物品の理解	64
脳卒中情動障害スケール(JSS-E)		非流暢性失語	48, 282	分割性注意	201
	270	歪成分耳音響放射	338	分水嶺梗塞	131
脳代謝	185	左視野の失読・呼称障害	99	分配性注意	12, 201
脳波検査	145	左上肢の賦活課題	213	分離脳	98
		左手の交叉性逃避反応	102		
		左手の失行	101		

へ

				ペナンブラ	189
				平衡機能検査	145

ほ

ボトムアップ	5, 381
ボトムアップ制御	13
補足運動野	281
方向性注意仮説	21
傍シルビウス裂周囲言語領域	50
傍腫瘍性脳炎	127

ま

マイネルト核	281
マッピング	232
マップ	181
街並失認	31, 37
抹消試験	210
慢性硬膜下血腫	117, 122

み

ミオクロニー発作	158
ミラーニューロン	358
見えない障害	347
右手の構成障害	102
右手の半側空間無視	102
道順障害	30

む

ムスカリン受容体	280
無意味動作	63
無音状態	338

め

メール	351
メタ記憶	73, 249
メモリーノート	255, 326
メロディック・イントネーション・セラピー（MIT）	45, 230

迷

迷路学習テスト	262
面談	303

も

モダリティ特異的失行	68
もやもや病	291
文字-音変換	237, 238
文字音声化補助具	347
文字言語	51
模写試験	210
模倣	63
妄想性誤認症候群	111
目標の意図と保持	260
目標無視	259
問題解決法	264, 384

や

やる気スコア	269
薬物療法	279

ゆ

有意味動作	63

よ

抑制性競合	4
読み書き	236

ら

り

リハビリテーションアプローチ	362
リハビリテーション訓練プログラム	271
リバーミード行動記憶検査（RBMT）	251

立体視の障害	27
流暢な発話	341
流暢性テスト	262
流暢性失語	48, 282
両眼の右半側視野に対する遮蔽法	214
両耳分離聴検査	100
領域特殊性	386
領域普遍性	386
療育手帳	312

れ

レーブン色彩マトリックス検査	342
レビー小体型認知症（DLB）	138, 146
連合型	43
連合型視覚性失認	330
連合型視覚物体失認	36

ろ

ローランドてんかん	158
労災保険制度	316

わ

ワーキングメモリー	13, 71, 77, 82, 280
ワークサンプル幕張版	305

数字

22q11.2欠失症候群	162

ギリシャ文字

βブロッカー	279, 282

欧文索引

A
AAC	351
AADS	68
acute symptomatic seizure	156
AD	151
ADAS-Jcog	152
ADC	181
ADHD	294
ADL	353
ADL 能力向上のための介入方法	215
ADL 評価	211
ADS	59
AES-I-J	270
affordance	63
agnosia	39
amusia	42
anosognosia	94
A-ONE	268
AOS	48
apathy	115
Apathy Evaluation Scale	270
Apathy Scale	269
apperceptive	43
APT	205
APT-II	206
AQ	341
Arnadottir OT-ADL 神経行動学的評価 (A-ONE)	268
ASD	294
associative	43
ataxie optique	29
Attentional Rating Scale	15
auditory agnosia	39
automatic processing	259
awareness	250

B
BADS	83, 262
Bálint 症候群	28
Barthel Index	211
Beck Depression Inventory (BDI)	270
Behavioral Assessment of Attentional Disturbance (BAAD)	199
Benton Discrimination Form	332
Benton 視覚記銘検査	217
Binswanger 病	153
Bisiach	21
BIT 行動性無視検査	210, 327
Block Design	173
BOLD effect	173
BORB	223
Boston 学派	51
bottom up control	13
bradyphrenia	280, 281
Broca 失語	52, 282, 283
Broca 野	50
Broca 領域失語	50
Brodmann area	120, 121
bromocriptine	282, 283
bvFTD	153

C
CAS	15, 270
CAT	15, 195
Catherine Bergego Scale	211
CBD	148
CBS	138, 148
CCAS	392
CCEP	192
central executive	13, 78
cerebellar cognitive affective syndrome (CCAS)	388
CI 療法	214
cognitive rehabilitation	2
cognitive training	2
Colombia 類推課題	333
compensation	2
competitive inhibition	4
complex sound	40
Continuous Performance Test (CPT)	195
controlled processing	259
corollary discharge	258
crossed avoiding reaction of the left hand	102
crossed-point localization	102
cross-replication of hand postures	102

D
De Renzi の分類	62
DEX	83
diaschisis	4, 111
dichotic listening	100
diffuse axonal injury (DAI)	167
diffusion tensor imaging	181
diffusion weighted imaging	180
digit span	10
DLB	138, 146
DMN	174
DN-CAS 認知評価システム	292
dorsal pathway	39
dorsal stream	63
DPL	132
DSM-5	151
dyschiria	21
dysexecutive syndrome/executive dysfunction	258

E
EL 法	253, 347
environmental dependency syndrome	259
environmental sound agnosia	40
epilepsy	156
errorless learning	379
Event Related fMRI	173
excessive daytime sleepiness (EDS)	144
executive function	258
expressive amusia	42
External cueing procedure	264

F
FAB	145, 262
FBI	83, 268
FIM	211, 292
Florida Apraxia Screening Test-Revised (FAST-R)	243
Fluency Test	262
fMRI	115, 173
Formal self-monitoring and reinstatement procedure	264
FOXP2	162
Frontal Assessment Battery (FAB)	268
FrSBe	268
FTCIT スペクトロスコピー	145
FTD-MND	154
FTLD	53, 153
functional adaptation approach	202
fundamental frequency	39
fundamental tone	39

G
GABA	283
GABA 系	283
general stimulating approach	202
genetic epilepsy	157
Gerstmann 症候群	55
Geschwind の仮説	66
Goal Management Training	264
goal neglect	259
grasp 系	66

H
Hamilton Rating Scale for Depression (HAM-D)	270
HDS-R	217
Hebb 則	3
Heilman	243

Heschl 回	48	Inventory (NFI)	273	self-regulation	259
HGA	191	NPI	152	shearing injury,	167
HIV 脳症	125	**O**		SiDS	327
hypoxic encephalopathy	131	Ochipa and Heilman の分類	62	sign language	338
I		optische Ataxie	28	SLTA	47, 331
IADL	152	overtone	39	small-vessel disease with	
ICD-10	314	**P**		dementia	153
ICF	345	PACE	233	somatic marker hypothesis	259
ICT	352	Paced Auditory Serial Addition		S-PA	252
idiopathic epilepsy	157	Task (PASAT)	195	SPECT	185
IIT	104	PAF	146	split brain	98
inhibitory competition	4	Papez の回路	74, 134	SPTA	242
iNPH	154	Patient Competency Rating Scale		SR 法	253, 347, 378
J		(PCRS)	273	STEF	330
JSS-D	270	Patterson	19	strategic single-infarct dementia	
JSS-E	270	PD	138		153
K		PDD	146	Stroop Test	262
K-ABC II	292	personal neglect	20	supervisory attentional system	259
Kinsbourne	21	PET	185	Symbol Digit Modalities Test	
Kohs 立方体組み合わせテスト	217	physical feeling	283	(SDMT)	195
L		piecemeal approach	217	synaptic remodeling	3
LARC エラー	237	Pinéas	19	**T**	
LD	294	PNFA	153	T2*強調画像	166
Lennox-Gastaut 症候群	158	Poeck の分類	62	TBI-31	268
levodopa	281	Position Stroop Test	195	TBS	214
Liepmann	243	PPA	53	tDCS	214
──の仮説	60	PQRST 法	253	time pressure management	
──の分類	62	Prediction paradigm	264	(TPM)	207
LPA	53	process specific approach	202	Tinkertoy Test	262
luxury perfusion	188	Program of prompt and reward		TMS	115
M			264	top down control	13
Marchiafava-Bignami 病	98	prospective memory	372	Tower of Hanoi Puzzle	262
MARS	15	PSMS	152	TPO junction	20
Maze Learning Test	262	PSP	138, 147	Trail Making Test (TMT)	
MCI	75	PTSD	278		197, 252, 262
Memory Updating Test	195	pure word deafness	40	Trail Making Test-B	250
metacognitive strategy training		**R**		TRH	283
	275	Ramachandran	94	TRS	179
methylphenidate	10	Rating Scale of Attentional		**U**	
MIBG 心筋シンチグラム	145	Behavior (RSAB)	199	use 系	66
misery perfusion	188	RBMT	145, 251, 252, 378	**V**	
MIT	230	receptive amusia	40	VaD	152
MMSE	145, 151, 217	reestablishment	2	ventral pathway	39
Morlaás の分類	62	REM 関連行動異常 (RBD)	144	ventral stream	63
Moss Attention Rating Scale		reorganization	2	virtual lesion	67
(MARS)	199	Resting State fMRI	173	Vitality Index	270
MPG	180	restitution	2	VPTA	221
MRI	166	rTMS	115, 214	VSRAD	172
multi-infarct dementia	152	**S**		vSTM	50
Multiple Oral Reading 法	238	SAS	13	Vygotsky Category Test	262
musical anhedonia	42	SD	153	**W**	
N		self awareness	96, 97, 274	WAB 失語症検査	47, 242, 341
Neurobehavioral Functioning		Self-Depression Scale (SDS)	270	WAB 分類基準	341

WAIS-Ⅲ 145, 152, 217, 252	WISC-Ⅳ知能検査 287, 292	**Y**
WAIS-R 324	Wisconsin Card Sorting Test 261	Yakovlev の回路 74, 134
Wernicke-Lichtheim の図式 51	WMS-R 152, 251, 324	**Z**
Wernicke 失語 52, 282, 283, 340	word deafness 48	Zangwill 19
West 症候群 158		

CR BOOKS
高次脳機能障害のリハビリテーション Ver.3　ISBN978-4-263-21878-5
2018年12月10日　第1版第1刷発行

編者　武　田　克　彦
　　　三　村　　　將
　　　渡　邉　　　修
発行者　白　石　泰　夫
発行所　医歯薬出版株式会社

〒113-8612　東京都文京区本駒込1-7-10
TEL. (03)5395-7629(編集)・7616(販売)
FAX. (03)5395-7609(編集)・8563(販売)
https://www.ishiyaku.co.jp/
郵便振替番号　00190-5-13816

乱丁, 落丁の際はお取り替えいたします　　印刷・教文堂／製本・皆川製本所
© Ishiyaku Publishers, Inc., 2018. Printed in Japan

本書の複製権・翻訳権・翻案権・上映権・譲渡権・貸与権・公衆送信権（送信可能化権を含む）・口述権は，医歯薬出版㈱が保有します．
本書を無断で複製する行為（コピー，スキャン，デジタルデータ化など）は，「私的使用のための複製」などの著作権法上の限られた例外を除き禁じられています．また私的使用に該当する場合であっても，請負業者等の第三者に依頼し上記の行為を行うことは違法となります．

JCOPY＜出版者著作権管理機構　委託出版物＞
本書をコピーやスキャン等により複製される場合は，そのつど事前に出版者著作権管理機構（電話 03-3513-6969, FAX 03-3513-6979, e-mail：info@jcopy.or.jp）の許諾を得てください．